病理学应试训练

第 2 版

主　编　陈　莉　周士东　冯一中
副主编　周家名　崔　涛　王修珍　秦　婧
　　　　曹晓蕾　牛保华

编著者　（以姓氏笔画为序）

干文娟　王修珍　王桂兰　王超群　牛保华
冯一中　巩玉森　刘　莹　刘　慧　李杏玉
宋美娜　张永胜　张丽丽　张迎春　陆　鹏
陆锦标　陈　莉　季周婧　季菊玲　周士东
周家名　秦　婧　索永珍　郭玲玲　曹晓蕾
崔　涛　董　亮　谢　芳　戴晓晓　鞠小丽

中国协和医科大学出版社

图书在版编目（CIP）数据

病理学应试训练／陈莉，周士东，冯一中主编. —2 版. —北京：中国协和医科大学出版社，2018.1

ISBN 978-7-5679-0963-2

Ⅰ. ①病… Ⅱ. ①陈… ②周… ③冯… Ⅲ. ①病理学-医学院校-习题集 Ⅳ. ①R36-44

中国版本图书馆 CIP 数据核字（2017）第 280505 号

病理学应试训练（第 2 版）

主　　编：陈　莉　周士东　冯一中
责任编辑：田　奇

出版发行：**中国协和医科大学出版社**
（北京东单三条九号　邮编 100730　电话 65260431）
网　　址：www.pumcp.com
经　　销：新华书店总店北京发行所
印　　刷：北京朝阳印刷厂有限责任公司

开　　本：787×1092　　1/16 开
印　　张：22.75
字　　数：380 千字
版　　次：2018 年 1 月第 2 版
印　　次：2018 年 1 月第 1 次印刷
定　　价：48.00 元

ISBN 978-7-5679-0963-2

内 容 简 介

　　本书根据国家执业医师考试的目标和考研大纲、医学本科病理学教学大纲的要求编写。全书共 18 个章节，每个章节由中英文对照的名词解释题、填空题、选择题、病例讨论和问答题五部分组成。读者可根据教学顺序循次渐进系统的进行训练，也可按实际需要选择相应题型和难度试题进行针对性训练。在书后配有相应答案，有利于读者自主学习，进行分析、评价、归纳和综合。

　　各选择题型的使用说明如下：A 型选择题：每道题有 A、B、C、D、E 五个备选答案，按题意从中选择一个最佳答案，这是医学考试中最重要的题型。B 型配伍选择题，在问题上方列出 A、B、C、D、E 五个备选答案，为每道题从中选配一个最佳答案，每个备选答案可重复选用，或不被选择。C 型选择题：问题上方给出 A、B、C、D 备选答案，如果该题只与 A 有关，则选 A，如果该题只与 B 有关，则选 B，如果该题与 A 和 B 都有关，则选 C，如果该题与 A 和 B 都无关，则选 D。X 型选择题：A、B、C、D、E 是备选答案，答题时，需在五个备选答案中正确选择，答案可以是 1~5 个不等。病例分析选择题：类似于 X 型选择题，答题时从 A、B、C、D、E 五个备选答案中正确选择，答案可以是 1~5 个不等。

内 容 简 介

再版前言

2010 年该书第一版与读者见面，尽管国内同类书籍不少，但本书深受读者的青睐和推崇，令人欣喜。随着生命科学的发展，人们对疾病的认识不断深化，医学教育理念随之而变，以学生为中心的教学模式、培养学生的自学能力比任何时候都更加凸显。在中国协和医科大学出版社的提议和支持下，作者对本书进行修订再版。再版中立足实用性的改编宗旨，在保持原来编写特色和主要内容的基础上补充了病理学的新进展和近年来病理学知识的新考点。通过严谨规范的专业术语、不同形式的题型，使该书内容更贴近自学、贴近临床、贴近实训、贴近应试。

本书编委来自教学一线，在教学和教材编写中均有丰富的经验，在繁重的教学、科研和临床工作的同时，大家不遗余力完成该书的编写，付出了辛勤劳动。在该书的编写过程中得到了相关学校领导的支持，特别是南通大学杏林学院课程建设项目的资助，以及徐州医科大学、苏州大学医学院等对该书编写给予的指导和关心，以及中国协和医科大学出版社的支持，在此一并表示感谢。

在该书的再版修订过程中虽然作者已尽最大努力，但书中难免还有不足之处，望读者批评与指正。

陈　莉

2017 年 10 月 8 日

前　言

　　病理学作为一门极其重要的医学基础学科，涉及临床医学各个专业，是基础医学与临床医学之间的桥梁学科。病理学也是国家执业医师资格考试的重要内容和临床各专业研究生入学考试的基础课程。为了提高医学人才培养的质量，适应临床医学各专业学科发展的需要，夯实医学生的病理学基础，帮助临床医师能更好地应对国家执业医师资格考试及医学研究生入学考试、临床医学的三基考试等，作者遵循医学专业人才的培养目标和要求，遵循国家执业医师考试的目标和考研大纲，在纵览国内外多部最新病理学专著与文献后，根据作者长期一线病理教学经验，精心编写了《病理学应试训练》，该书在内容编排中突出本学科的基础理论和专业知识及学科的发展水平，体现科学性、启发性和实用性。知识点新、内容系统、试题面广。专业名词以国家科学名词委员会审定公布及运用教材为准。全书共18个章节，每个章节由中英文对照的名词解释题、填空题、选择题、病例讨论和问答题五部分组成。重点、难点内容通过不同的题型，从不同的角度进行重复，帮助读者更好地掌握重点。书后配有相应答案，有利于读者自主学习。读者通过使用该书进行病理学知识的自测，能较系统而全面地反映读者对病理学基本理论的掌握情况，帮助读者熟悉和记忆病理学专业英语词汇，从而使读者对病理学的基础理论、基本知识和技能获得良好的训练，提高读者病理学的应试能力，和提高读者参加各类医学考试（医学研究生入学考试、医疗行业招聘考试、执业医师考试、执业护士/师考试、卫生与药监公务员考试、医疗卫生系统定级定岗晋升等考试）的通过率。

　　该书的读者对象为医学院校临床各专业和口腔、卫生、医学检验、法医、护理、影像等专业五年制本科生，也可作为重要的参考书供研究生、长学制本-硕连读、本-博连读医学生、病理医师、国家执业医师资格考试病理学复习使用。

　　该书的出版集中体现了编者们高度的责任心，团结协作、精益求精的精神和忘我的工作热情。在编写过程中虽然作者已尽最大努力，但书中难免还有不足之处，望读者批评与指正。

陈　莉

2010 年 8 月 8 日

目 录

第一章　细胞和组织的损伤

一、名词解释

1. 尸检（autopsy）
2. 活检（biopsy）
3. 适应（adaptation）
4. 萎缩（atrophy）
5. 肥大（hypertrophy）
6. 代偿性肥大（compensatory hypertropy）
7. 内分泌性（激素性）肥大（endocrine hypertropy）
8. 假性肥大（pseudohypertrophy）
9. 增生（hyperplasia）
10. 化生（metaplasia）
11. 肠化（intestinal metaplasia）
12. 损伤（injury）
13. 可逆性损伤（reversible injury）或变性（degeneration）
14. 细胞水肿（cellular swelling）或水变性（hydropic degeneration）
15. 气球样变（ballooning degeneration）
16. 脂肪变（fatty change or fatty degeneration）
17. 脂肪肝（fatty liver）
18. 虎斑心（tigeriod heart）
19. 心肌脂肪浸润（fatty infiltration of myocardium）
20. 玻璃样变（hyalinization）或透明变（hyaline degeneration）
21. 细动脉硬化（arteriolosclerosis）
22. 淀粉样变（amyloidosis）
23. 黏液样变性（mucoid degeneration）
24. 病理性色素沉着（pathologic pigmentation）
25. 含铁血黄素（hemosiderin）
26. 脂褐素（lipofuscin）
27. 病理性钙化（pathologic calcification）
28. 营养不良性钙化（dystrophic calcification）
29. 转移性钙化（metastatic calcification）
30. 不可逆性损伤（irreversible injury）或细胞死亡（cell death）
31. 坏死（necrosis）
32. 核固缩（pyknosis）
33. 核碎裂（karyorrhexis）
34. 核溶解（karyolysis）
35. 凝固性坏死（coagulative necrosis）
36. 干酪样坏死（caseous necrosis）
37. 液化性坏死（liquefactive necrosis）
38. 溶解坏死（lytic necrosis）
39. 脂肪坏死（fat necrosis）
40. 纤维素样坏死（fibrinoid necrosis）
41. 坏疽（gangrene）
42. 干性坏疽（dry gangrene）

43. 湿性坏疽（moist gangrene）
44. 气性坏疽（gas gangrene）
45. 糜烂（erosion）
46. 溃疡（ulcer）
47. 窦道（sinus）
48. 瘘管（fistula）
49. 空洞（cavity）
50. 机化（organization）

51. 包裹（encapsulation）
52. 凋亡（apoptosis）
53. 凋亡小体（apoptotic body）
54. 嗜酸性小体（eosinophilic body）
55. 细胞老化（cellular aging）
56. 端粒（telomere）
57. 端粒酶（telomerase）

二、填空

1. 适应在形态上表现为①_____、②_____、③_____和④_____。

2. 病理性萎缩按其发生原因可分为①_____、②_____、③_____、④_____和⑤_____。

3. 肥大分为①_____和②_____；细胞肥大通常具有功能代偿意义，多属于③_____；由激素引发的肥大称为④_____。

4. 按原因分类，在生理状态下，举重运动员上肢骨骼肌的增长肥大属于①_____；妊娠期孕激素及其受体激发平滑肌蛋白合成增加而致的子宫平滑肌肥大属于②_____。病理状态下，高血压心脏后负荷增加或左室部分心肌坏死后周围心肌功能代偿引起的左室心肌肥大属于③_____；甲状腺素分泌增多引起的甲状腺滤泡上皮细胞肥大属于④_____。

5. 吸烟者支气管假复层纤毛柱状上皮，易发生①_____化生。慢性胃炎时，胃黏膜上皮转变为含有潘氏细胞或杯状细胞的小肠或大肠上皮组织，称为②_____化生；胃窦胃体部腺体由幽门腺所取代，则称为③_____化生。慢性反流性食管炎时，食管下段鳞状上皮也可化生为胃型或肠型柱状上皮称为④_____。

6. 细胞损伤的发生机制有①_____、②_____、③_____、④_____、⑤_____和⑥_____。

7. 化学性损伤的途径有①_____、②_____、③_____、④_____。

8. 脂肪变性多发生于①_____、②_____和③_____等部位。电镜下，细胞质中脂质表现为④_____；光镜下呈⑤_____，用苏丹Ⅲ染料可使脂肪染色呈⑥_____。

9. 诱发肝细胞发生脂肪变性的因素①_____、②_____、③_____。

10. 细胞内玻璃样变性是蓄积于细胞内的异常蛋白质形成均质、红染的近圆形小体，通常位于细胞质内，常见的细胞内玻璃样变有蛋白尿时肾小管上皮细胞重吸收蛋白，形成①_____；浆细胞质中的②_____；酒精性肝病时肝细胞胞质中的③_____；狂犬病患者神经细胞胞质中的④_____。

11. 细动脉壁玻璃样变性，常见于①_____和②_____患者，弥漫地累及

③_____、④_____、⑤_____和⑥_____等处的小动脉。

12. 病理性色素沉着的色素主要包括 ①_____、②_____、③_____、④_____。

13. 细胞死亡包括①_____和②_____。

14. 坏死细胞，胞核呈现①_____、②_____、③_____。

15. 坏死的类型分为①_____、②_____、③_____。

16. 液化性坏死包括含蛋白少和脂质多的脑和脊髓发生的①_____以及由化脓、脂肪坏死和由细胞水肿发展而来的②_____。脂肪坏死包括③_____和④_____两大类。

17. 坏死的结局包括①_____、②_____、③_____、④_____、⑤_____、⑥_____。

18. 皮肤、黏膜处的浅表性坏死性缺损称为①_____；较深的坏死性缺损称为②_____；由于坏死形成的只有一个开口的通道样坏死缺损称为③_____；连接两个内脏器官或从器官通向体表的通道样坏死缺损称为④_____；在有天然管道与外界相通器官内，较大块坏死组织经溶解后由管道排出后残留的空腔，称为⑤_____。

19. 坏死对机体的影响，与下列因素有关 ①_____、②_____、③_____、④_____。

三、选择题

（一）A 型题（1~90 题）

1. 活检组织送病理检查应该以何种方式固定？
   A. 在 10% 福尔马林中固定
   B. 在 90% 酒精中固定
   C. 在 0.9% 盐溶液中保存
   D. 冷冻
   E. 在普通的固定剂中

2. 送活检时应该同时有以下信息，除了
   A. 病人的年龄和性别
   B. 活检组织的部位
   C. 相关实验室检验结果
   D. X 线检查
   E. 家族史

3. 对各种损伤最敏感的细胞器是
   A. 粗面内质网
   B. 滑面内质网
   C. 线粒体
   D. 高尔基体
   E. 溶酶体

4. 常温下大脑缺氧后尚能复苏的时间极限为
   A. 4min
   B. 8~10min
   C. 30~35min
   D. 60min
   E. 90min

5. 光镜下能观察到细胞损伤，在肝细胞缺血发生
   A. 5min 后
   B. 15min 后
   C. 30min 后
   D. 60min 后
   E. 120min 后

6. HBsAg 阳性肝炎时，电镜下可见肝

细胞内

　　A. 粗面内质网增生

　　B. 滑面内质网大量增生

　　C. 基质型线粒体肿胀

　　D. 高尔基体肥大

　　E. 溶酶体增大、增多

　　7. Mallory 小体的形成与下列哪种细胞成分有关？

　　A. 细胞膜

　　B. 线粒体

　　C. 核糖体

　　D. 中间丝

　　E. 滑面内质网

　　8. 下列哪项不属于细胞和组织的适应性反应

　　A. 肥大

　　B. 增生

　　C. 萎缩

　　D. 变性

　　E. 化生

　　9. 下列哪项属病理性增生与肥大的是

　　A. 妊娠期子宫肥大

　　B. 哺乳期乳腺肥大

　　C. 高血压引起的心肌肥大

　　D. 运动员的肌肉肥大

　　E. 长期体力劳动者的心室肥大

　　10. 哪一项不是引起萎缩的原因

　　A. 肾盂积水

　　B. 幽门狭窄

　　C. 垂体功能低下

　　D. 四氯化碳中毒

　　E. 慢性肝淤血

　　11. 关于萎缩，下列哪项是正确的

　　A. 凡是比正常小的器官组织细胞均可称为萎缩

　　B. 缺乏及血供断绝均可引起

　　C. 细胞内线粒体变小，数目不减少

　　D. 萎缩的组织细胞不消失

　　E. 间质不减少，有时反而增生

　　12. 萎缩细胞在电镜下，最显著的特点是

　　A. 肌丝增多

　　B. 线粒体增多

　　C. 滑面内质网增多

　　D. 自噬泡增多

　　E. 粗面内质网增多

　　13. 营养不良性萎缩多累及全身各种器官和组织，通常首先见于

　　A. 骨骼肌

　　B. 脑

　　C. 肝脏

　　D. 脂肪组织

　　E. 心肌

　　14. 癌症患者首先发生萎缩的组织是

　　A. 脂肪组织

　　B. 骨骼肌

　　C. 心肌

　　D. 肝细胞

　　E. 神经元

　　15. 不属于萎缩的器官是

　　A. 高血压病的肾脏

　　B. 肾切除术后，保留的对侧肾脏

　　C. 慢性肾小球肾炎的肾脏

　　D. 肾盂积水的肾脏

　　E. 动脉粥样硬化症的肾脏

　　16. 在萎缩的肌细胞内可见

　　A. 含铁血黄素

　　B. 脂褐素

　　C. 黑色素

　　D. 胆色素

　　E. 纤维素

　　17. 老年性前列腺肥大属于

　　A. 功能性肥大

　　B. 内分泌性肥大

C. 代谢性肥大

D. 代偿性肥大

E. 假性肥大

18. 下列哪种增生属于再生性增生

A. 溶血性贫血时骨髓增生

B. 肝炎时库普弗细胞的增生

C. 阴道糜烂时上皮增生

D. 妊娠时垂体细胞增生

E. 雌激素过多时子宫内膜增生

19. 下列器官肥大时不伴细胞增生的是

A. 乳腺

B. 甲状腺

C. 心脏

D. 肝脏

E. 肾脏

20. 一种分化成熟的细胞类型被另一种分化成熟的细胞类型取代的过程称为

A. 间变

B. 化生

C. 增生

D. 再生

E. 瘤性增生

21. 支气管黏膜上皮鳞化属哪种改变?

A. 分化不良

B. 异型增生

C. 不完全再生

D. 癌前病变

E. 适应性改变

22. 下列关于化生的说法哪项是错误的

A. 由该处的成熟细胞直接转化所致

B. 上皮组织的化生在原因消除后或可恢复

C. 间叶组织的化生大多不可逆

D. 可发生恶变

E. 其生物学意义利弊兼有

23. 一种分化成熟组织取代另外一种分化成熟组织,称为

A. atrophy

B. hypertrophy

C. hyperplasia

D. metaplasia

E. degeneration

24. 下列哪一项不属于化生

A. 慢性萎缩性胃炎时胃黏膜内出现肠上皮

B. 食管黏膜内出现灶状正常胃黏膜组织

C. 骨化性肌炎时大量成纤维细胞增生并可见骨组织

D. 慢性膀胱炎时可见移行上皮变为鳞状上皮

E. 胆石症时胆囊黏膜出现鳞状上皮

25. 肠上皮化生的概念是

A. 原来无上皮的部位出现肠上皮

B. 肠上皮转变为其他上皮

C. 肠上皮转变为胃黏膜上皮

D. 胃黏膜上皮转变为肠上皮

E. 呼吸道上皮转变为肠上皮

26. 关于细胞水肿的描述,哪项是错误的

A. 常是细胞损伤中最早出现的改变

B. 缺氧、感染、中毒等有害物质破坏水电平衡的膜屏障

C. 钠离子和钙离子进入细胞内

D. 细胞膜通透性下降

E. ATP 生成减少

27. 细胞水肿与脂肪变性最易发生在

A. 肺、脾、肾

B. 心、肝、肾

C. 肺、脾、心

D. 心、肝、脾

E. 肝、肾、脾

28. 细胞水肿发生的机制主要是由于

A. 内质网受损

B. 高尔基体受损

C. 中心体受损

D. 线粒体肿大和内质网扩张断裂

E. 核糖体受损

29. 细胞水肿时，电镜下不易见到的改变是

A. 微绒毛破坏

B. 线粒体肿胀

C. 内质网肿胀

D. 溶酶体破坏

E. 髓鞘样结构

30. 引起细胞水肿的主要原因不包括

A. 营养缺乏

B. 缺氧

C. 中毒

D. 败血症

E. 感染

31. 关于细胞水肿下列叙述中哪项是不正确

A. 细胞膜受损，钠泵功能障碍所致

B. 胞质疏松并透明

C. 胞核淡染或稍大，有时不清

D. 属于可逆性损伤

E. 继续发展，可形成玻璃样变

32. 细胞水肿时

A. 胞质内出现嗜伊红染细颗粒物

B. 细胞损伤不可逆

C. 胞质内均质红染圆形小体

D. 云雾均质状物沉积于细胞间

E. 核糖体受损严重

33. 下列哪项不是器官水变性的通常描述

A. 体积增大

B. 包膜紧张

C. 切面外翻

D. 颜色变淡，似沸水煮过

E. 包膜增厚，灰白略带透明

34. 肝细胞气球样变属于

A. 水变性

B. 脂肪变性

C. 玻璃样变性

D. 淀粉样变性

E. 纤维素样变性

35. 肾小管上皮细胞变性中，哪种损害最轻

A. 混浊肿胀

B. 水变性

C. 玻璃样小滴变性

D. 脂肪变性

E. 细胞空泡变

36. 发生脂肪变性的细胞，电镜下可见脂滴形成于

A. 内质网

B. 高尔基体

C. 胞质基质

D. 自噬泡

E. 线粒体

37. 脂肪变性原因中，下列哪一项不正确

A. 四氯化碳中毒

B. 缺氧

C. 饥饿

D. 败血症

E. 食入过多脂肪可致心肌细胞脂肪变性

38. 下列哪种器官最易发生脂肪变性

A. 心

B. 肺

C. 肝

D. 脾

E. 肾

39. 脂肪变性是指

A. 实质细胞内脂肪异常蓄积

B. 脂肪组织沿间质伸入细胞间

C. 细胞空泡样变性

D. 胞质内见粗糙金黄色或褐色颗粒

E. 细胞内见磷脂和蛋白混合物

40. "虎斑心"是指

A. 心肌发生水变性

B. 心肌脂肪浸润

C. 心肌细胞中脂滴明显增多

D. 心肌脂褐素沉着

E. 心肌含铁血黄素沉着

41. 下列病变哪一项是正确的

A. 慢性肝淤血晚期，脂肪变性主要位于肝小叶周围

B. 磷中毒时肝脂肪变性主要位于小叶中心区

C. 白喉杆菌外毒素引起心肌脂肪变性，乳头肌常呈红黄相间

D. 贫血时心肌脂肪变呈弥漫分布

E. 脂性肾病时，远曲小管上皮脂肪变最明显

42. 引起虎斑心的病变，属于下列哪一项

A. 水样变性

B. 脂肪变性

C. 黏液变性

D. 玻璃变性

E. 坏死

43. 肝细胞最常见的病变是

A. 凝固性坏死

B. 纤维素样变性

C. 玻璃样变性

D. 脂肪变性

E. 淀粉样变性

44. 肝细胞脂肪变性的脂滴其主要成分是

A. 脂蛋白

B. 类脂

C. 胆固醇

D. 脂褐素

E. 中性脂肪

45. 有一患者长期饮酒，而后出现肝区疼痛。该病人肝脏的主要病变可能是哪一项

A. 肝细胞嗜酸性变

B. 肝细胞脂肪变性

C. 肝窦内皮增生

D. 肝细胞水样变性

E. 肝小动脉透明变性

46. 心肌脂肪变性

A. 仅见于过度肥胖者，易引起猝死

B. 显著弥漫性分布

C. 镜下见细胞内黄褐色微细颗粒

D. 是细胞自由基损伤和脂质过氧化的结果

E. 常累及左心室内膜下和乳头肌部位

47. 下列不属于结缔组织玻璃样变的是

A. 纤维瘢痕

B. 瘢痕疙瘩

C. 动脉粥样硬化斑块

D. 结节性动脉周围炎

E. 脾周围炎包膜增厚

48. 良性高血压病患者，长期不愈，该病人全身血管出现的主要病变是

A. 大动脉硬化

B. 中等动脉硬化

C. 小动脉黏液样变

D. 细动脉玻璃样变

E. 细动脉脂质沉积

49. 哪种疾病不易发生玻璃样变性

A. 肾小球肾炎

B. 动脉粥样硬化

C. 高血压病

D. 酒精性肝炎

E. 支气管炎

50. 肾小管上皮细胞内发生玻璃样变主要是因为

A. 细胞内酸中毒

B. 重吸收蛋白质过多

C. 细胞凋亡

D. 细胞内角蛋白的聚集

E. 胞质不均匀浓缩

51. Russell 小体的本质是

A. 肝细胞内玻璃样变性

B. 肾小管上皮细胞内玻璃样变性

C. 锥体细胞内嗜酸小体

D. 浆细胞内免疫球蛋白体形成小体

E. 肝细胞凋亡小体

52. 高血压病时，血管壁的玻璃样变性主要发生在

A. 小动脉

B. 中等动脉

C. 大动脉

D. 静脉

E. 细小动脉

53. 细动脉壁的玻璃样变最常发生于

A. 急性弥漫性增生性肾小球肾炎

B. 急性肾盂肾炎

C. 快速进行性肾小球肾炎

D. 急进型高血压

E. 缓进型高血压

54. 细动脉玻璃样变最常发生于

A. 心、脾、肺、视网膜等处的细动脉

B. 肾、脑、脾、视网膜等处的细动脉

C. 心、肝、肾、脑等处的细动脉

D. 肺、胰、脾、肠等处的细动脉

E. 肺、脑、脾、视网膜等处的细动脉

55. 肺出血时，肺泡腔内出现细胞质中含有铁反应阳性的棕色颗粒的巨噬细胞，称

A. 尘细胞

B. 含有含铁血黄素的巨噬细胞

C. 心衰细胞

D. 含有胆色素的巨噬细胞

E. 以上都不是

56. 肝细胞一般不发生

A. 脂肪变

B. 细胞水肿

C. 玻璃样变

D. 黏液样变性

E. 糖原蓄积

57. 下列哪一项不引起营养不良性钙化？

A. 肾结核坏死灶

B. 急性坏死性胰腺炎

C. 甲状旁腺功能亢进

D. 血吸虫病

E. 下肢静脉血栓

58. 病理性钙化病灶肉眼观察时，下列哪项描述是正确的？

A. 灰白色颗粒状

B. 暗红色颗粒状

C. 蓝色颗粒状

D. 黑色炭末样

E. 土黄色颗粒状

59. 坏死的细胞代谢停止，功能丧失，并出现一系列形态学改变，下面哪种是细胞坏死最具特征的形态学标志

A. 胞质内糖原减少

B. 溶酶体破裂

C. 核固缩、碎裂及溶解

D. 胞质内出现细胞器结构破坏

E. 细胞体积变小，染色变浅

60. 细胞坏死的主要形态学标志是

A. 细胞膜的变化

B. 细胞质的变化

C. 细胞器的变化

D. 细胞核的变化

E. 细胞连接的变化

61. 细胞坏死在镜下的主要形态学标志是

A. 核浓缩，核膜破裂，胞质浓缩

B. 核溶解，胞质浓缩，核膜破裂

C. 核破裂，胞质浓缩，胞核破裂

D. 核浓缩，核碎裂，核溶解

E. 核碎裂，胞质浓缩，核膜破裂

62. 组织损伤时，血中酶含量升高是由于

A. 细胞内酶减少，使血中酶相对增高

B. 细胞内酶增多，释放入血增多

C. 细胞内酶减少，释放入血增多

D. 细胞外酶减少，均存在于血液中

E. 损伤周围代偿性释放增加

63. 关于干酪样坏死的说法，错误的是

A. 因结核病灶中含脂质较多

B. 肉眼坏死区灰黄色，质软，颗粒状

C. 组织内干酪样物质可在原位长期存在

D. 病灶与周围组织分界不清

E. 镜下坏死组织无结构颗粒状红染物

64. 细胞质嗜酸性变最常见于

A. 心肌梗死

B. 肺梗死

C. 病毒性肝炎

D. 脾梗死

E. 肾梗死

65. 凝固性坏死的组织学特点是

A. 红染无结构物质

B. 可见核碎片

C. 尚保留细胞、组织轮廓残影

D. 间质胶原纤维崩裂

E. 基质解聚

66. 凝固性坏死的特殊类型有

A. 坏疽与纤维蛋白样坏死

B. 坏疽与脂肪坏死

C. 干酪样坏死与坏疽

D. 纤维素样坏死与干酪样坏死

E. 脂肪坏死与干酪样坏死

67. 关于干性坏疽，下列正确的是

A. 实质脏器凝固性坏死后细菌感染

B. 肢体坏死伴腐败菌感染

C. 肺组织坏死伴不同程度腐败菌感染

D. 四肢末端凝固性坏死伴水分蒸发变干

E. 肢体动脉闭塞，静脉回流受阻

68. 下列哪项是发生干性坏疽的条件

A. 发生于肺或子宫等内脏

B. 有明显的腐败菌感染

C. 全身中毒症状严重

D. 病变部分较干燥，腐败菌感染较轻

E. 病灶内坏死组织分界，产生大量气体

69. 干性坏疽的叙述，下列哪项是正确的

A. 发生机制为动脉闭塞而静脉回流受阻

B. 腐败菌感染一般较重

C. 全身中毒症状重

D. 坏死区与周围组织没有界线

E. 多见于四肢末端

70. 足干性坏疽时呈黑色是下列哪种物质所致?

A. 黑色素

B. 变性的血红蛋白

C. 脂褐素

D. 硫化亚铁

E. 含铁血黄素

71. 湿性坏疽的叙述，下列哪项是不正确的

A. 常见于肺、肠和子宫等内脏器官

B. 坏死组织与周围组织分界不清

C. 由于动脉阻塞，静脉回流正常引起

D. 坏死组织内有大量腐败菌繁殖

E. 全身中毒症状重

72. 急性肠扭转最可能引起

A. 凝固性坏死

B. 湿性坏疽

C. 气性坏疽

D. 液化性坏死

E. 以上都不是

73. 引起气性坏疽的常见原因是

A. 血液循环障碍

B. 真菌感染

C. 伤口与外界相通

D. 深达肌肉的开放性创伤合并产气荚膜杆菌感染

E. 干性坏疽伴有感染

74. 干酪样坏死的本质是

A. 纤维素样坏死

B. 脂肪坏死

C. 干性坏疽

D. 液化性坏死

E. 彻底的凝固性坏死

75. 关于结核病引起的干酪样坏死，下列哪一项是错误的

A. 坏死灶呈淡黄色，均匀细腻

B. 镜下，坏死彻底，呈无结构的颗粒状物质

C. 容易钙化

D. 容易液化，容易吸收

E. 坏死中心结核菌少

76. 下述哪项与液化性坏死无关?

A. 脑组织坏死

B. 化脓菌感染

C. 乳房的外伤性脂肪坏死

D. 急性胰腺炎引起的脂肪坏死

E. 肾梗死

77. 液化性坏死好发生于下列哪种器官

A. 脑

B. 心

C. 肝

D. 脾

E. 肺

78. 急性坏死性胰腺炎的胰腺坏死属于

A. 凝固性坏死

B. 干酪样坏死

C. 液化性坏死

D. 湿性坏疽

E. 脂肪坏死

79. 脑组织较大范围坏死液化后，最易形成

A. 溃疡

B. 空洞

C. 囊腔

D. 包裹

E. 窦道

80. 深部脓肿有两个以上开口的病理性管道

A. 溃疡

B. 瘘管

C. 窦道

D. 脓肿

E. 积脓

81. 肺结核病变不发生

A. 包裹

B. 钙化

C. 空洞

D. 化生

E. 溶解吸收

82. 纤维素样坏死常发生于

A. 骨组织、细动脉壁

B. 结缔组织、平滑肌组织

C. 神经组织、细动脉壁

D. 鳞状上皮组织、移行上皮组织

E. 结缔组织、细动脉壁

83. 肾结核时，坏死组织经自然管道排出后可形成

A. 糜烂

B. 窦道

C. 瘘管

D. 空洞

E. 溃疡

84. 表层肠黏膜坏死脱落后形成

A. 糜烂

B. 溃疡

C. 瘘管

D. 包裹

E. 窦道

85. 坏死组织被肉芽组织取代的结局称为

A. 肉芽组织化

B. 机化

C. 血管化

D. 骨化

E. 化生

86. 大叶性肺炎肉质变属于

A. 肥大

B. 增生

C. 再生

D. 化生

E. 机化

87. 死后组织自溶与生前组织坏死区别的主要病变依据是

A. 组织轮廓存在的情况

B. 细胞核溶解消失情况

C. 胞质结构崩解情况

D. 胞内氧化酶丧失情况

E. 病变周围有无炎症反应

88. 关于细胞凋亡，下列叙述中哪一项不正确

A. 凋亡见于许多生理和病理过程

B. 发生单个细胞坏死或小灶状坏死

C. 凋亡不引起炎症反应

D. 可见凋亡小体形成

E. 凋亡是由酶解作用所致

89. 单个细胞或小团细胞死亡称为

A. 坏死

B. 死亡

C. 凋亡

D. 液化

E. 化生

90. 下述细胞死亡方式中哪一种可以发生在生理状况下

A. 溶解性坏死

B. 凝固性坏死

C. 凋亡

D. 酶解性坏死

E. 变态反应所致坏死

（二）B型题（91~128题）

A. 代偿性肥大

B. 内分泌性肥大

C. 过再生性增生

D. 萎缩

E. 再生性增生

91. 高血压左心室增大

92. 长期肾盂积水的肾实质

93. 妊娠时的子宫平滑肌

94. 溶血性贫血时的骨髓

A. 细胞水变性

B. 脂肪变性

C. 玻璃样变性

D. 纤维素样坏死

E. 淀粉样变性

95. 纤维瘢痕组织

96. 急性风湿病的间质及小血管壁

97. 肝细胞气球样变

98. 高血压病的脾中央动脉

99. 严重贫血者的肾小管

A. 刚果红染色

B. 苏丹Ⅲ染色

C. 阿尔辛蓝染色

D. 普鲁士蓝染色

E. 多巴染色

100. 对脂肪特异地染色

101. 对淀粉样物质特异地染色

102. 对黑色素特异地染色

103. 对类黏液特异地染色

104. 对含铁血黄素特异地染色

A. 凝固性坏死

B. 干酪样坏死

C. 液化性坏死

D. 脂肪坏死

E. 纤维素样坏死

105. 结核病

106. 急性坏死性胰腺炎

107. 肾贫血性梗死

108. 脑梗死

109. 肝阿米巴病

A. 干酪样坏死

B. 脂肪坏死

C. 坏疽

D. 纤维素样坏死

E. 液化性坏死

F. 凝固性坏死

110. 急性胰腺炎

111. 淋巴结结核

112. 足冻伤后组织坏死变黑

113. 乙型脑炎

114. 恶性高血压病细小动脉

115. Ⅲ期梅毒发生的坏死

A. 溶解吸收

B. 分离排出

C. 机化

D. 包裹钙化

E. 组织再生

116. 肺结核空洞的形成

117. 肺结核球

118. 大叶性肺炎愈复

119. 肺肉质变

A. 化生

B. 机化

C. 分化

D. 再生

E. 增生

120. 一种分化成熟的细胞类型被另一种分化成熟的细胞类型取代的过程

121. 肉芽组织取代坏死组织、血栓或渗出物的过程

122. 组织从胚胎期不成熟细胞到正常成熟细胞的生长发育过程

123. 组织损伤后，由其邻近的健康细胞分裂增生完成修复的过程

A. 具有两端开口的病理性通道

B. 只有一端开口的盲管

C. 表面或黏膜上皮坏死脱落形成较深缺损

D. 单个毛囊发生的化脓性炎

E. 多个毛囊发生的化脓性炎

124. 溃疡

125. 窦道

126. 疖肿

127. 痈肿

128. 瘘管

（三）C 型题（129~135 题）

A. 增生

B. 化生

C. 两者均有

D. 两者均无

129. 慢性胃炎

130. 慢性宫颈炎

131. 地方性甲状腺肿

132. 骨骼肌中出现骨和软骨组织

A. 局灶性胞质坏死

B. 凋亡

C. 两者均有

D. 两者均无

133. 大多为细胞的生理性死亡

134. 形成 Councilman 小体

135. 可发生在单个细胞

（四）X 型题（136～147 题）

136. 病理学的任务和在医学中的地位

A. 侧重从形态学角度研究疾病

B. 研究疾病的病因学、发病学

C. 研究形态改变与功能变化及临床表现的关系

D. 是诊断学基础学科

E. 是基础医学与临床学之间的桥梁

137. 萎缩肌肉的组织学特点有

A. 光镜下视野中肌细胞核增多

B. 电镜下线粒体减少

C. 电镜下溶酶体增多

D. 电镜下肌原纤维增多

E. 电镜下自噬泡增多

138. 关于萎缩，正确的叙述是

A. 凡是比正常小的器官均为萎缩

B. 萎缩器官的功能降低

C. 早期萎缩在病因消退后能恢复

D. 萎缩的组织间质不减少，有时反而增生

E. 萎缩的细胞体积缩小但不会消失

139. 下列哪些属于化生？

A. 鳞状上皮化生可发生在慢性口腔溃疡的口腔黏膜

B. 鳞状上皮化生可发生在胰腺的分泌管

C. 肌组织内可形成腺组织

D. 肌组织内可形成骨组织

E. 肾盂结石可引起黏膜出现鳞状上皮

140. 轻度细胞水肿时光镜下可见胞质内有许多细小红染颗粒，电镜下为

A. 扩张的内质网

B. 肿胀的线粒体

C. 增大的溶酶体

D. 纤维素样物质

E. 淀粉样物质

141. 关于脂肪变性，下列正确的叙述是

A. 饥饿状态可导致肝细胞脂肪变性

B. 高脂饮食可导致肝脂肪变性

C. 过量饮酒可导致肝脂肪变性

D. 白喉外毒素可引起肝细胞和心肌的脂肪变性

E. 肝淤血时，小叶周边区首先发生脂肪变性

142. 下列哪项属于细胞内玻璃样变？

A. 肾近曲小管上皮细胞内吸收的蛋白质

B. Negri 小体

C. Rusell 小体

D. Mallory 小体

E. Councillman 小体

143. 关于黑色素的描述，下列哪项是正确的

A. 存在于正常人皮肤、毛发、虹膜及脉络膜等处

B. 黑色素细胞多巴反应阳性

C. 噬黑色素细胞多巴反应阳性

D. 肾上腺功能亢进时，全身皮肤黑色素增多

E. 肾上腺功能低下时，全身皮肤黑色素增多

144. 转移性钙化常累及

A. 肺

B. 胃

C. 肠

D. 胆囊

E. 肾

145. 下列哪项改变标志着细胞的损伤为不可逆性？

A. 细胞表面结构变形

B. 核固缩

C. 核碎裂

D. 核溶解

E. 核内髓鞘样结构

146. 关于凝固性坏死，正确的叙述是

A. 坏死过程中蛋白质变性占优势

B. 这类坏死不会液化

C. 与健康组织分界清楚

D. 可发生在脑组织

E. 心肌缺血引起的坏死属凝固性坏死

147. 凝固性坏死常发生在

A. 脾

B. 心

C. 胰

D. 乳房

E. 肾

四、病例讨论（1~8题）

1. 一年轻男性病人，患慢性肾炎，近年来症状加重，出现少尿、夜尿以及贫血等表现。此病人肾脏会出现何种改变

A. 肾脏体积增大，质地韧

B. 肾脏体积缩小，质地软

C. 肾脏萎缩，颜色红

D. 肾脏萎缩，质地硬

E. 以上都不是

2. 有一长期吸烟的病人，经常咳嗽，现以肺部感染入院，作痰涂片检查，发现脱落的气管黏膜上皮中有鳞状上皮，但细胞无异型性。此为

A. 气管黏膜上皮鳞状化生

B. 痰中混有食管上皮

C. 痰中混有口腔上皮

D. 气管黏膜上皮不典型增生

E. 气管黏膜上皮间变

3. 有一学生，咽痛，高热数天，尿蛋白（+），此时患者的肾脏会出现什么样病变

A. 近曲小管上皮细胞混浊肿胀

B. 肾小管上皮细胞脂肪变性

C. 肾小管上皮细胞纤维素样变性

D. 肾小球入球动脉玻璃样变

E. 肾小管上皮坏死

4. 一18岁女性，无食欲，厌油腻，肝肿大，肝区疼痛，临床诊断急性普通性肝炎，此时患者肝出现病变为

A. 肝细胞气球样变

B. 肝细胞脂肪性变

C. 肝细胞透明变

D. 肝细胞碎片状坏死

E. 以上都不是

5. 一40岁妇女检查发现其右乳房外侧有一个3cm大小，质硬，不规则的肿块。同时伴有表皮的"酒窝"形成，活检显示这个肿块为慢性炎症，坏死脂肪组织伴皂化以及局部的钙化。这些组织学发现与下列哪项诊断一致

A. 粉刺癌

B. 脂肪坏死

C. 导管扩张

D. 肉芽肿型乳腺炎

E. 腺病

6. 哪项是与上第5题疾病有关的最可能的病史

A. 未经产

B. 雌激素治疗

C. 母乳喂养

D. 以前的创伤

E. 肺结核

7. 一老年病人，动脉粥样硬化症十几年，曾出现跛行，左下肢第一足趾逐渐变黑而疼痛，此足趾病变可能为

A. 贫血性梗死
B. 出血性梗死
C. 干性坏疽
D. 湿性坏疽
E. 黑色素瘤
8. 下列各项都是小动脉硬化的特点，

除了
A. 小动脉壁增生性增厚
B. 与高血压有关
C. 严重者可有小动脉壁坏死
D. 与糖尿病有关
E. 小动脉壁淀粉样纤维蛋白沉着

五、问答题

1. 试比较肥大和增生这两种不同的病理过程。
2. 试述萎缩器官的病理变化。
3. 什么是化生？请举例。
4. 为什么细胞膜破坏常常是细胞不可逆性损伤的关键环节？
5. 细胞膜损伤的重要机制是什么？
6. 简述细胞缺血缺氧引起细胞损伤的机制。
7. 试阐述细胞水肿发生的机制。
8. 试述细胞水肿的病理变化。
9. 细胞和间质内物质的异常沉积包括哪些？
10. 简述肝细胞脂肪变性的机制。
11. 试述肝脂肪变性的大体和镜下改变。
12. 简述玻璃样变性的分类。
13. 何为淀粉样变性？发生在什么情况下，如何证实淀粉样物质？
14. 试比较两种病理性钙化的改变。
15. 试述坏死的基本病理变化。
16. 为什么某些细胞坏死的早期可以检测血清来进行判断？
17. 为什么在组织切片上坏死组织成片状模糊的无结构的改变？
18. 试对三种坏疽类型进行比较。
19. 为什么干性坏疽呈干燥、皱缩、黑色？
20. 组织坏死的结局有哪些？
21. 坏死对机体的影响与哪些因素有关？
22. 试述凋亡与坏死的形态区别？
23. 什么是坏疽？有哪些类型？
24. 细胞老化的形态学变化是什么？
25. 简述细胞老化的特征。
26. 简述端粒和端粒酶的作用。
27. 细胞周期中有哪些调控因素？
28. 试述调节细胞凋亡的主要途径。

第二章　损伤的修复

一、名词解释

1. 修复（repair）
2. 再生（regeneration）
3. 瘢痕修复（scar repair）
4. 不稳定细胞（labile cell）或持续分裂细胞（continuously dividing cell）
5. 稳定细胞（stable cells）或静止细胞（quiescent cell）
6. 永久性细胞（permanent cell）或非分裂细胞（nondividing cell）
7. 创伤性神经瘤（traumatic neuroma）
8. 细胞外基质（extracellular matrix，ECM）
9. 接触抑制（contact inhibition）
10. 生长因子（cell growth factors）
11. 干细胞（stem cell）
12. 肉芽组织（granulation tissue）
13. 瘢痕组织（scar tissue）
14. 瘢痕疙瘩（keloid）
15. 创伤愈合（wound healing）
16. 痂下愈合（healing under scab）
17. 赘生骨痂（vegetation callus）
18. 假关节（pseudarthrosis）

二、填空

1. 组织损伤的修复包括①_____、②_____两种不同过程。
2. 生理性再生可发生在①_____、②_____、③_____、④_____等器官、组织。
3. 按再生能力的强弱，可将人体组织的细胞分为①_____、②_____、③_____三类。
4. 稳定细胞在生理情况下处于细胞增殖周期中的①_____，但受到组织损伤的刺激时，则进入②_____，表现出较强的再生能力，例如③_____细胞。
5. 胃肠黏膜上皮缺损后通过①_____修复；毛细血管以②_____方式再生；心肌损伤破坏后一般发生③_____修复；皮肤附属器损伤后发生④_____修复。
6. 影响细胞再生的分子机制中有三个重要的因素是①_____，②_____、③_____。
7. 请列举4种细胞生长因子①_____，②_____，③_____，④_____；抑制上皮增殖，促进间质细胞增殖的生长因子为⑤_____。

8. 骨髓组织内有两类干细胞，即①_____，和②_____。前者可分化为③_____，④_____，⑤_____；后者可分化为⑥_____，⑦_____，⑧_____，⑨_____，⑩_____等组织。

9. 脑内有①_____干细胞，可分化为脑内三种类型细胞②_____，③_____，④_____。

10. 肉芽组织的作用包括①_____，②_____，③_____。

11. 组织损伤后从出现肉芽组织到瘢痕组织的过程包括①_____，②_____，③_____和④_____。

12. 伤口愈合的基本过程包括①_____、②_____、③_____、④_____。

13. 根据损伤程度及有无感染，创伤愈合可分为以下 2 种类型①_____、②_____。

14. 影响创伤愈合的因素有①_____、②_____、③_____、④_____等因素。

15. 治疗伤口的原则应是①_____、②_____、③_____、④_____。

三、选择题

（一）A 型题（1~29 题）

1. 下列细胞再生能力最强的是
A. 表皮细胞
B. 平滑肌细胞
C. 肾小管上皮细胞
D. 血管内皮细胞
E. 成软骨细胞

2. 下列哪种细胞再生力最强
A. 平滑肌组织
B. 神经节细胞
C. 软骨组织
D. 心肌
E. 神经胶质细胞

3. 下列组织中，哪一种细胞无再生能力
A. 鳞状上皮细胞
B. 间皮细胞
C. 肝细胞
D. 平滑肌细胞
E. 神经元细胞

4. 属于完全性再生的是
A. 胃溃疡愈合
B. 皮肤溃疡愈合
C. 肺空洞愈合
D. 肝细胞点、灶状坏死愈合
E. 心肌梗死灶的修复

5. 下列具较强再生能力又有很强分化能力的细胞是
A. 表皮细胞
B. 呼吸道黏膜被覆细胞
C. 子宫内膜上皮细胞
D. 原始间叶细胞
E. 内分泌腺上皮细胞

6. 关于稳定细胞的叙述，下列哪项不正确
A. 生理状态下，这类细胞增生现象不明显
B. 这类细胞受损伤后表现出较强的再生能力
C. 这类细胞一旦受损伤后就不能再生

D. 汗腺腺上皮细胞属于这类

E. 生理状态下，这类细胞在 G_0 期

7. 下列哪种细胞是永久性细胞

A. 间皮细胞

B. 表皮细胞

C. 神经细胞

D. 呼吸及消化道黏膜上皮细胞

E. 淋巴造血细胞

8. 下列数据正确的是

A. 神经纤维再生时近端轴突每天可伸长 10mm

B. 神经纤维断离两端超过 3.5cm 时，才形成创伤性神经瘤

C. 伤口直径达 10cm 时，表皮难以再生，而必需植皮

D. 肉芽组织形成时，毛细血管每日延长 0.1~0.6mm

E. 以上都不是

9. 一旦组织或器官被破坏后自身重建，下列细胞能够重建组织，除外

A. 肝细胞

B. 结肠黏膜细胞

C. 血管内皮细胞

D. 心肌细胞

E. 骨髓原始细胞

10. 关于再生，下列可能发生的是

A. 一侧肾脏摘除后，另一侧肾脏体积增大

B. 胃肠道黏膜缺损后由表层上皮增生修补

C. 神经细胞通过脱髓鞘后再生

D. 分化低的组织再生能力强

E. 横纹肌损伤均不能再生

11. 下列能促进成纤维细胞增生的是

A. 层粘连蛋白

B. 肿瘤坏死因子

C. 干扰素-α

D. 肝素

E. 前列腺素 E_2

12. 肉芽组织主要由下列哪项组成

A. 成纤维细胞和新生毛细血管

B. 成纤维细胞和巨噬细胞

C. 炎性细胞和新生毛细血管

D. 炎性细胞和成纤维细胞

E. 新生毛细血管和巨噬细胞

13. 下列哪种病变不属于机化

A. 坏死组织由肉芽组织取代

B. 大叶性肺炎合并肺肉质变

C. 闭塞性心包炎

D. 脾梗死瘢痕灶

E. 疖破溃后由周围组织修补

14. 新生毛细血管、成纤维细胞长入血肿的过程称为

A. 血凝块包裹

B. 血肿机化

C. 栓塞

D. 化生

E. 钙化

15. 下列哪一项不属于肉芽组织的功能

A. 抗感染

B. 保护创面

C. 填补伤口

D. 机化凝血块

E. 伤口再生

16. 下列关于肉芽组织中炎细胞之描述，哪项是错误的

A. 巨噬细胞分泌 PDGF、FGF 等，刺激成纤维细胞和毛细血管增生

B. 吞噬细胞和组织碎片

C. 分解坏死组织和纤维蛋白

D. 产生基质和胶原

E. 以巨噬细胞为主，也可有少量中性粒细胞和淋巴细胞

17. 肉芽组织转化为瘢痕组织的过程中

不会发生

  A. 网状纤维及胶原纤维增多

  B. 炎症细胞消失

  C. 玻璃样变

  D. 毛细血管闭合、退化

  E. 成纤维细胞减少

18. 关于瘢痕组织特点的叙述，下列哪项是错误的

  A. 由大量的胶原纤维束组成

  B. 纤维束常发生玻璃样变性

  C. 组织内血管稀少

  D. 纤维细胞稀少

  E. 成纤维细胞较多

19. 由纤维包裹所致的病变是

  A. 肺结核瘤

  B. 梗死瘢痕

  C. 硅沉着病（矽肺）结节

  D. 动脉瘤

  E. 纤维瘤

20. 关于创伤一期愈合，正确的叙述是

  A. 无感染故无炎症，仅有表皮再生，无肉芽组织生长

  B. 无感染，有轻度炎症，表皮再生先于肉芽组织生长

  C. 无感染故无炎症，表皮再生先于肉芽组织生长

  D. 无感染，有轻度炎症，肉芽组织生长填平伤口后表皮再生覆盖

  E. 无感染故无炎症，肉芽组织生长填平伤口后表皮再生覆盖

21. 一期愈合的下列叙述中正确是

  A. 创面大，边缘不齐

  B. 需大量肉芽组织填平伤口

  C. 创面不洁易感染，炎症反应明显

  D. 见于手术即时缝合的切口

  E. 愈合时间长，形成较大瘢痕

22. 除下列哪一项外，均为一期外科无菌创伤愈合的特点

  A. 组织缺损少

  B. 无感染

  C. 肉芽组织适量

  D. 表皮再生覆盖伤口

  E. 过量的瘢痕形成

23. 一期愈合的手术切口，一般在术后多长时间可拆线？

  A. 第 3 天

  B. 第 5~6 天

  C. 2 周

  D. 3 周

  E. 以上都不是

24. 不符合伤口二期愈合的描述是

  A. 炎症反应重

  B. 常无感染

  C. 瘢痕组织较多

  D. 可引起器官变形

  E. 愈合时间长

25. 愈合伤口中张力强度发生主要取决于

  A. 瘢痕收缩

  B. 伤口胶原的含量

  C. 瘢痕抗坏血酸的含量

  D. 毛细血管芽的出现

  E. 致瘢痕瘤因子的水平

26. 手术切口一般 5~6 日拆线是因为

  A. 伤口内肉芽组织已长满

  B. 伤口两侧出现胶原纤维连接

  C. 伤口内肌成纤维细胞大量形成

  D. 伤口内成纤维细胞增生达到顶峰

  E. 炎症基本消失

27. 男性，20 岁，剧烈运动时，不慎将左踝骨骨折，符合骨折愈合的过程

  A. 骨折处由软骨代替

  B. 骨折处由纤维组织代替

  C. 骨折处由骨组织代替，但不能恢复

原状

D. 骨折处经血肿形成、纤维性骨痂、骨性骨痂、骨痂改建几个阶段达到完全愈合

E. 骨折处由纤维组织、软骨组织、骨组织混合增生代替

28. 维生素 C 在创伤愈合中的作用是

A. 促进含硫氨基酸吸收、合成

B. 促进前胶原分子形成

C. 促进胶原纤维的交联

D. 促进胶原蛋白的合成

E. 抑制胶原纤维的形成

29. 影响伤口愈合的局部因素不包括

A. 严重感染

B. 电离辐射

C. 含硫氨基酸缺乏

D. 局部血液循环不良

E. 手术缝线

（二）B 型题（30~39 题）

A. 肿瘤坏死因子（TNF）

B. 细胞间缝隙连接

C. 层粘连蛋白

D. 细胞的基因活化、表达

E. 前列腺素 E_2

30. 接触抑制

31. 血管再生

32. 细胞周期

33. 上皮细胞增殖

34. 抑制平滑肌增殖

A. 肥大

B. 增生

C. 化生

D. 再生

E. 机化

35. 月经期后的子宫内膜

36. 胆囊结石，胆囊黏膜内出现鳞状上皮

37. 妊娠期的子宫

38. 脾贫血性梗死的修复

39. 慢性肝炎时肝细胞分裂增殖

（三）C 型题（40~48 题）

A. 完全再生

B. 瘢痕修复

C. 两者均有

D. 两者均无

40. 胃溃疡愈合

41. 病毒性肝炎点状坏死

42. 开放性骨折愈合

43. 脑脓肿

44. 脾脏造血细胞增生

A. 一期愈合

B. 二期愈合

C. 两者均有

D. 两者均无

45. 炎症反应

46. 不形成瘢痕

47. 表皮再生先于肉芽组织形成

48. 发生气性坏疽的开放性创伤

（四）X 型题（49~56 题）

49. 下列属于永久性细胞的是

A. 神经细胞

B. 神经胶质细胞

C. 骨骼肌细胞

D. 心肌细胞

E. 平滑肌细胞

50 下列可发生完全再生的是

A. 所有的生理性再生

B. 骨折的修复

C. 断离的大血管经手术吻合后

D. 皮肤附属器完全被破坏后

E. 断裂的肌腱经手术缝合后

51. 冠心病心肌梗死后

A. 若及时治疗心肌细胞可完全再生

B. 局部发生凝固性坏死

C. 发生纤维性修复

D. 形成室壁瘤

E. 可发生心脏破裂

52. 肉芽组织可出现在

A. 手术切口修复过程

B. 血栓机化的过程

C. 溃疡底部和边缘

D. 胸膜炎胸腔积液

E. 脓肿壁形成过程

53. 肉芽组织镜下可见

A. 内皮细胞

B. 神经细胞

C. 炎性细胞

D. 成纤维细胞

E. 肌成纤维细胞

54. 下列关于瘢痕形成的叙述正确的是

A. 瘢痕中的胶原纤维最终与皮肤表面平行

B. 与腹壁疝有关

C. 脑的液化性坏死后通过纤维瘢痕修复

D. 瘢痕的抗拉力强度可与正常皮肤相同

E. 瘢痕的抗拉力强度主要由胶原纤维的量及其排列状态决定

55. 瘢痕修复可引起哪些不良后果

A. 胸膜腔粘连

B. 肠腔狭窄

C. 心瓣膜变形

D. 关节僵直，运动障碍

E. 瘢痕疙瘩

56. 关于伤口愈合，下列正确的是

A. 下肢静脉曲张时伤口愈合迟缓

B. 神经的损伤与否对愈合不产生影响

C. 感染的伤口可以缝合以缩小创面，促进愈合

D. 伤口感染时，局部张力增加，可导致感染扩散而加重损伤

E. 清创缝合术可以使有较多坏死组织的伤口达到一期愈合

四、病例讨论（1~2题）

1. 有一患者经常胃痛，钡透发现幽门区有一约1.5cm的缺损，临床诊断为慢性胃溃疡，溃疡处可能见到何种主要病变？

A. 病变区有肉芽组织长入

B. 病变区有钙化

C. 病变区有骨化

D. 病变区有平滑肌增生

E. 病变区有血管增生

2. 下列均为由肉芽组织进行修复的正确叙述，除了

A. 开放性伤口被称为二期愈合

B. 损伤处可有新肉芽形成

C. 人体自身可以修复大多数瘘管

D. 当炎症持续存在时，肉芽组织就已经开始形成了

E. 可能会形成瘢痕疙瘩

五、问答题

1. 简述两种修复的不同过程。

2. 肝再生可发生哪些不同的情况？

3. 横纹肌如何再生？

4．简述成纤维细胞的来源、形态、功能及与纤维细胞的关系。

5．简述血管的再生方式。

6．简述短距离调控细胞再生的主要因素。

7．简述胚胎干细胞研究的意义。

8．简述肉芽组织的形态特点与作用。

9．瘢痕组织对机体的影响是什么？

10．与创伤愈合有关的生长因子有哪些？

11．比较创口一期愈合和二期愈合。

12．当伤口的肉芽组织苍白、水肿、无弹性、触之不易出血时，应如何进一步去检查和分析伤口不易愈合的原因，怎样处理？

13．伤口愈合的过程中是如何进行收缩的？

14．骨折愈合的主要事件有哪些？

15．手术后应注意增加哪些营养成分，为什么？

第三章　局部血液循环障碍

一、名词解释

1. 充血（hyperaemia）
2. 淤血（congestion）
3. 发绀或紫绀（cyanosis）
4. 淤血性水肿（congestive edema）
5. 淤血性出血（congestive hemorrhage）
6. 淤血性硬化（congestive sclerosis）
7. 心衰细胞（heart failure cell）
8. 肺褐色硬化（brown induration of lung）
9. 槟榔肝（nutmeg liver）
10. 含铁结节（siderotic nodules）
11. 无细胞性硬化（acellular sclerosis）
12. 出血（hemorrhage）
13. 漏出性出血（transudate hemorrhage）
14. 血肿（hematoma）
15. 血栓形成（thrombosis）
16. 血栓（thrombus）
17. 白色血栓（pale thrombus）
18. 混合血栓（mixed thrombus）或层状血栓（lamination thrombus）
19. 红色血栓（red thrombus）
20. 透明血栓（hyaline thrombus）或微血栓（microthrombus）或纤维素性血栓（fibrinous thrombus）
21. 血栓机化（thrombus organization）
22. 再通（recanalzation）
23. 静脉石（phlebolith）
24. 栓塞（embolism）
25. 血栓栓塞（thromboembolism）
26. 交叉性栓塞（crossed embolism）或反常性栓塞（paradoxical embolism）
27. 逆行性栓塞（retrograde embolism）
28. 骑跨性栓塞（saddle embolism）
29. 减压病（decompression sickness）或沉箱病（caisson disease）或潜水员病（diver's disease）
30. 梗死（infarct）
31. 贫血性梗死（anemic infarct）或白色梗死（white infarct）
32. 出血性梗死（hemorrhagic infarct）或红色梗死（red infarct）
33. 水肿（edema）

二、填空题

1. 淤血性肝硬化不同于门脉性肝硬化，表现为①_____，②_____，③_____，④_____。

2. 血液从血管或心腔溢出，称为①_____，在组织内局限性的大量出血称为②_____。

3. 鼻黏膜出血排出体外称①_____；肺结核空洞或支气管扩张出血经口排出到体外称为②_____；消化性溃疡或食管静脉曲张出血经口排出到体外称为③_____；结肠、胃出血经肛门排出称④_____；泌尿道出血经尿排出称为⑤_____；微小的出血进入皮肤、黏膜、浆膜面形成较小的出血点称为⑥_____；而稍为大的出血称为⑦_____；直径超过 1~2cm 的皮下出血灶称为⑧_____。

4. 血栓形成的条件①_____，②_____，③_____。

5. 血栓的类型有①_____，②_____，③_____，④_____。

6. 风湿性心内膜炎时在二尖瓣闭锁缘上形成的血栓为①_____；静脉内的延续性血栓的体部为②_____；发生于心腔内、动脉粥样硬化溃疡部位或动脉瘤内的混合血栓，可称为③_____。延续性血栓的尾部可称为④_____，发生于微循环的血管内可称为⑤_____。

7. 透明血栓的主要成分是①_____和②_____。

8. 血栓的结局①_____，②_____，③_____，④_____。

9. 血栓对机体的影响包括①_____，②_____，③_____，④_____。

10. 静脉脱落的小血栓经肺动脉未闭的动脉导管进入体循环而引起栓塞为①_____。下腔静脉内血栓，在胸、腹压突然升高时，使血栓逆流至肝、肾、髂静脉分支并引起栓塞为②_____。较长的栓子可栓塞左右肺动脉干，称为③_____。循环血流中出现脂肪滴阻塞小血管，称为④_____。大量空气迅速进入血循环称为⑤_____。原溶于血液内的气体迅速游离，特别是氮气泡阻塞心血管、关节、肌肉等组织称为⑥_____。

11. 分娩过程中，在母体肺小动脉和毛细血管内有角化鳞状上皮、胎毛、胎脂、胎粪和黏液为①_____。在胎儿肺内有角化鳞状上皮、胎毛、胎脂、胎粪和黏液为②_____。

12. 出血性梗死发生的条件①_____，②_____，③_____，④_____。

13. 梗死灶的形状取决于该器官的血管分布方式。脾、肾、肺等器官的血管呈锥形分支，故梗死灶切面呈①_____。心冠状动脉分支不规则，故心肌梗死灶的形状呈②_____。肠系膜血管呈扇形分支和支配某一肠段，故肠梗死灶呈③_____。

14. 根据梗死灶内含血量的多少分为①_____，②_____。脾、肾、心和脑组织梗死属于③_____；肺、肠梗死属于④_____。肺因有炎症而实变时，所发生的肺梗死一般为⑤_____，急性感染性心内膜炎，含细菌的栓子引起相应组织器官动脉栓塞所致的梗死灶为⑥_____。

15. 水肿的发病机制①_____，②_____，③_____。

三、选择题

（一）A 型题（1~77 题）

1. 淤血器官的形态特征是

A. 色暗红，体积增大，切面湿润，功能增强，温度降低

B. 色暗红，体积缩小，切面干燥，功能增强，温度降低

C. 色暗红，体积增大，切面湿润，功能减退，温度降低

D. 色鲜红，体积增大，切面干燥，功能减退，温度降低

E. 色鲜红，体积缩小，切面湿润，功能增强，温度降低

2. 下列心脏病中很少引起肺淤血的是

A. 高血压性心脏病

B. 肺源性心脏病

C. 风湿性心脏病二尖瓣狭窄

D. 梅毒性心脏病

E. 冠心病

3. 下述哪项不符合静脉性充血的后果

A. 局部发绀

B. 小动脉扩张

C. 局部温度降低

D. 局部组织肿胀

E. 间质水肿

4. 下列哪项属于静脉性充血

A. 减压后充血

B. 妊娠子宫充血

C. 炎性充血

D. 进食后胃肠道的充血

E. 静脉阻塞引起的充血

5. 急性肺淤血时肺泡腔内的主要成分是

A. "心力衰竭细胞"

B. 水肿液

C. 炎症细胞

D. 纤维蛋白

E. 尘细胞

6. 符合肺淤血的描述是

A. 肺泡壁毛细血管扩张

B. 肺泡内多量中性粒细胞

C. 支气管鳞状上皮化生

D. 肺泡上皮弥漫增生

E. 肺小动脉玻璃样变

7. 关于严重肺淤血的叙述，下列哪项是错误的

A. 肺泡腔内有水肿液

B. 可见心力衰竭细胞

C. 可发生漏出性出血

D. 肺泡壁毛细血管扩张充血

E. 肺泡腔内见有白细胞和纤维蛋白

8. 肺淤血患者主要临床表现

A. 浆液性粉红色泡沫痰

B. 寒战高热，外周血白细胞增高

C. 全身中毒症状和微循环衰竭

D. 听诊可闻及哮鸣音

E. 肋间隙增宽，呈"桶状胸"表现

9. 心衰细胞最常见于

A. 冠心病

B. 肺心病

C. 右心衰竭

D. 慢性肺淤血

E. 肺褐色硬化

10. 引起肺褐色硬化的最常见疾病是

A. 二尖瓣狭窄

B. 肺动脉瓣狭窄

C. 三尖瓣狭窄

D. 主动脉瓣闭锁不全

E. 肺动脉栓塞

11. 急性左心衰竭时常引起

A. 肺水肿

B. 眼睑水肿

C. 脑水肿

D. 下肢水肿

E. 心包积液

12. 下述有关肝淤血的记述中，哪一项是错误的?

A. 小叶间静脉扩张

B. 中央静脉扩张

C. 肝窦扩张

D. 肝细胞萎缩

E. 肝细胞脂肪变性

13. 槟榔肝镜下的显著病变是

A. 肝小叶中央结构破坏

B. 中央静脉及血窦扩张充血和肝细胞萎缩及脂肪变性

C. 肝细胞脂肪变性

D. 肝细胞萎缩

E. 小叶中央静脉扩张充血

14. 不符合肝淤血的病理改变是

A. 肝窦扩张

B. 肝细胞萎缩

C. 肝细胞脂肪变性

D. 纤维组织增生

E. 肝内大量胆色素沉积

15. 慢性淤血引起的后果，下列哪项是不正确的

A. 漏出性出血

B. 血栓形成

C. 含铁血黄素沉积

D. 间质细胞增生

E. 实质细胞增生

16. 慢性肝淤血时，通常不会出现

A. 肝细胞萎缩

B. 肝细胞脂肪变性

C. 肝纤维支架的破坏

D. 纤维组织增生

E. 中央静脉和肝血窦扩张淤血

17. 下述疾病均可引起出血，哪个不属于漏出性出血?

A. 肺结核

B. 维生素 C 缺乏症

C. 血小板减少性紫癜

D. 肺淤血

E. 流行性出血热

18. 下列哪种因素与血栓形成无关?

A. 血管内膜损伤

B. 血流缓慢

C. 血小板数量增多

D. 癌细胞崩解产物

E. 纤维蛋白溶酶增加

19. 男性，60 岁，胃癌根治术后 7 天，出现左下肢肿痛。检查时，小腿腓肠肌有压痛、沿股静脉压迫有疼痛，下肢可凹性水肿。诊断为左下肢深静脉血栓形成。与深静脉血栓形成无关的因素是

A. 癌细胞释放促凝因子

B. 手术后血小板增多、黏性增高

C. 下肢血流缓慢

D. 血液中蛋白质 C、蛋白质 S 大量减少

E. 纤维蛋白溶酶系统被激活

20. 在触发凝血过程中起核心作用的是

A. 血小板的活化

B. 胶原

C. 凝血因子 XII

D. 纤维连接蛋白

E. 凝血酶敏感蛋白

21. 有关血栓形成，下列哪项是不正确的

A. 下肢血栓多于上肢血栓

B. 静脉血栓多于动脉血栓

C. 静脉内多为混合血栓

D. 心脏内多为红色血栓

E. 毛细血管内多为纤维素血栓

22. 下述有关死后凝血块的记述中，哪项是错误的?

A. 湿润、有光泽

B. 质地柔软

C. 有弹性

D. 暗红色，均匀一致，上层似鸡脂样

E. 与血管壁粘连紧密，不易剥离

23. 手术后好发血栓的部位是

A. 门静脉

B. 颈静脉

C. 肾动脉

D. 冠状动脉

E. 下肢静脉

24. 有关血栓的论述，错误的是

A. 静脉血栓多于动脉血栓

B. 下肢血栓多于上肢

C. 动脉瘤内血栓多为混合血栓

D. 静脉内血栓尾部多为红色血栓

E. 毛细血管内血栓多为白色血栓

25. 混合血栓通常见于

A. 静脉血栓尾部

B. 心瓣膜闭锁缘

C. 毛细血管内

D. 静脉血栓体部

E. 静脉血栓头部

26. 混合性血栓可见于

A. 静脉内柱状血栓的尾部

B. 毛细血管内血栓

C. 急性风湿性心内膜炎的疣状血栓

D. 动脉血栓的头部

E. 心室内附壁血栓

27. 属于白色血栓的是

A. 亚急性细菌性心内膜炎的疣赘物

B. 风湿性心内膜炎的疣状赘生物

C. 心肌梗死时的附壁血栓

D. 静脉内柱状血栓的体部

E. 静脉内柱状血栓的尾部

28. 下述血栓中，哪种是白色血栓？

A. 疣状心内膜炎的瓣膜赘生物

B. 心房颤动时心耳内球状血栓

C. 心肌梗死时的附壁血栓

D. 微循环内微血栓

E. 下肢深静脉的延续性血栓

29. 白色血栓形成的主要成分是

A. 纤维素

B. 中性粒细胞

C. 血小板

D. 单核细胞

E. 红细胞

30. 下肢深静脉内延续性血栓的尾部是

A. 透明血栓

B. 白色血栓

C. 混合性血栓

D. 红色血栓

E. 肿瘤性栓子

31. 延续性血栓形成的顺序依次是

A. 白色血栓、混合血栓、红色血栓

B. 红色血栓、混合血栓、白色血栓

C. 红色血栓、白色血栓、混合血栓

D. 混合血栓、红色血栓、白色血栓

E. 混合血栓、白色血栓、红色血栓

32. 弥散性血管内凝血（DIC）时微血管内的血栓称之为

A. 白色血栓

B. 混合血栓

C. 附壁血栓

D. 透明血栓

E. 红色血栓

33. 下肢大隐静脉内血栓完全机化大多需要

A. 1 天

B. 3 天

C. 1 周

D. 2 周

E. 4 周

34. 下肢末梢血栓性静脉炎引起的最严重的并发症是

A. 脑梗死

B. 肾梗死

C. 心肌梗死

D. 肺梗死

E. 消化道梗死

35. 下肢深静脉血栓形成后对机体的主要影响是

A. 血栓脱落后可造成肺动脉栓塞

B. 血栓脱落后可引起全身多器官的梗死

C. 堵塞血管，可引起下肢梗死

D. 血栓被机化后永久堵塞下肢血管

E. 形成静脉石后造成该静脉的永久性堵塞

36. 乳腺癌根治术后上肢水肿的主要原因是

A. 血浆胶体渗透压低下

B. 静脉压上升

C. 毛细血管通透性增高

D. 淋巴管闭塞

E. 肝细胞对醛固酮、抗利尿激素灭活能力降低

37. 血栓闭塞性脉管炎通常发生于以下病人

A. 先天性心房缺陷

B. 动脉粥样硬化性心脏病

C. 高脂饮食

D. 严重吸烟患者

E. 低运动量病人

38. 有关左心室附壁血栓的记述中，哪项是正确的？

A. 阻塞心室血流

B. 加重心肌梗死

C. 诱发心壁穿孔

D. 引起脑栓塞

E. 引起肺栓塞

39. DIC 发生广泛出血的主要原因是

A. 肝凝血酶原合成减少

B. 血管壁广泛损伤

C. 大量血小板及纤维蛋白原消耗

D. 单核巨噬细胞系统功能下降

E. 血浆中缓激肽浓度增高

40. 血液循环中血栓随血流运行发生相应的血管阻塞的过程称之为

A. 梗死

B. 血栓形成

C. 血栓运行

D. 血栓栓塞

E. 栓子

41. thrombus 是指

A. 血栓

B. 血小板

C. 栓塞

D. 栓子

E. 以上都不对

42. 下腔静脉内的栓子不会引起下列哪个部位的栓塞？

A. 下腔静脉属支

B. 门静脉属支

C. 脑

D. 肺

E. 肾

43. 上肢深静脉血栓形成，最可能引起

A. 肠系膜动脉栓塞

B. 冠状动脉栓塞

C. 门静脉栓塞

D. 肺动脉栓塞

E. 脑动脉栓塞

44. 股静脉血栓形成不易发生

A. 栓塞

B. 机化

C. 脱落

D. 钙化

E. 下肢坏疽

45. 栓塞中最常见类型为

A. 血栓栓塞

B. 脂肪栓塞

C. 羊水栓塞

D. 气体栓塞

E. 瘤细胞栓塞

46. 肺小动脉被骨肉瘤细胞阻塞时称为

A. 肿瘤的转移

B. 脂肪栓塞

C. 气体栓塞

D. 肿瘤细胞栓塞

E. 血栓栓塞

47. 下腔静脉血栓形成时，最主要的侧支循环是下述哪个静脉?

A. 脐旁静脉

B. 腹壁下静脉

C. 胃冠状静脉

D. 食管静脉

E. 上述均不是

48. 因逆行栓塞引起的病变是

A. 肝血吸虫病

B. 肠结核原发综合征

C. Krukenberg 瘤

D. 肠血吸虫病

E. 肠阿米巴病

49. 肺动脉及其分支栓塞的栓子来源于

A. 二尖瓣的疣状赘生物

B. 主动脉瓣的赘生物

C. 体静脉和右心房的血栓

D. 动脉及左心房的血栓

E. 左心室附壁血栓

50. 下列哪种情况与脑软化无关?

A. 主动脉附壁血栓

B. 脑血栓形成

C. 肺动脉栓塞

D. 二尖瓣疣状赘生物

E. 左心房球形血栓

51. 肺动脉栓塞引起猝死的原因不包括哪一项

A. 肺动脉痉挛

B. 支气管动脉痉挛

C. 支气管及肺泡管痉挛

D. 肺出血性梗死

E. 心冠状动脉痉挛

52. 肺动脉栓塞患者死亡的常见原因是

A. 急性右心衰

B. 急性左心衰

C. 肾衰竭

D. 中毒性休克

E. 大片肺出血

53. 栓子是指

A. 活体心血管内血液凝固的过程

B. 人体死亡后，血液凝固的过程

C. 循环血液中不溶于血液，随血流运动并阻塞血管的物质

D. 心瓣膜的疣状赘生物

E. 动脉夹层内的凝血块

54. 体循环的动脉栓塞，栓子绝大多数来自

A. 动脉粥样硬化溃疡形成

B. 动脉瘤内膜表面的血栓

C. 下肢静脉的血栓形成

D. 亚急性细菌性心内膜炎时二尖瓣瓣膜赘生物

E. 风湿性心内膜炎时心瓣膜疣状赘生物

55. 脑动脉发生栓塞，其栓子最可能来自

A. 下肢深静脉血栓

B. 下肢浅静脉血栓

C. 盆腔静脉血栓

D. 左心室附壁血栓

E. 门静脉血栓

56. 脂肪栓塞患者死亡的常见原因是

A. 急性右心衰竭

B. 急性左心衰竭

C. 脑出血坏死

D. 肾衰竭

E. 心源性休克

57. 股骨粉碎性骨折可以引起

A. 血栓栓塞

B. 空气栓塞

C. 羊水栓塞

D. 细菌栓子栓塞

E. 脂肪栓塞

58. 下述哪种情况不会发生气体栓塞？

A. 颈部外伤或手术

B. 胸部外伤或手术

C. 大隐静脉切开输液

D. 胎盘早期剥离

E. 锁骨下静脉插管输液

59. 潜水员从深水中过快地升向水面，容易发生

A. 肺水肿

B. 氮气栓塞

C. 二氧化碳栓塞

D. 肺不张

E. 氧气栓塞

60. 下列哪种情况一般不会引起立即死亡

A. 超过 20g 脂滴短期内进入肺循环

B. 超过 10ml 氮气迅速进入静脉

C. 大量小栓子广泛栓塞肺动脉多数小分支

D. 深海潜水所携空气罐中含一定比例氮气

E. 骑跨性栓塞

61. 羊水栓塞时，病理诊断的主要依据是

A. 肺小动脉和毛细血管内有羊水成分

B. 微血管内透明血栓

C. 肺泡腔内有角化上皮和胎粪小体等

D. 肺水肿和出血

E. 肺透明膜形成

62. 下列栓塞哪项能导致弥散性血管内凝血？

A. 脂肪栓塞

B. 羊水栓塞

C. 空气栓塞

D. 减压病

E. 血栓栓塞

63. 下列有关梗死的叙述中，哪一项是不正确的

A. 双重血循环的器官不易发生梗死

B. 全身血液循环状态对梗死发生无影响

C. 动脉痉挛促进梗死发生

D. 有效的侧支循环的建立可防止梗死发生

E. 梗死多由动脉阻塞引起

64. infarct 是指

A. 栓塞

B. 栓子

C. 血栓

D. 梗死

E. 水肿

65. 梗死发生最常见的原因是

A. 血栓形成

B. 动脉腔狭窄

C. 血管受压

D. 动脉痉挛

E. 静脉石

66. 梗死的形状取决于

A. 脏器的外形

B. 动脉阻塞的部位

C. 动脉阻塞的程度

D. 血管的分布

E. 有无淤血的基础

67. 下列哪个器官的梗死灶常为地图形

A. 肺脏

B. 心脏

C. 肝脏

D. 脾脏

E. 肠管

68. 下列哪个器官的梗死灶呈节段性

A. 肠

B. 心脏

C. 脑

D. 卵巢

E. 肝

69. 心肌梗死后不会出现下列哪种改变

A. 梗死灶呈地图状

B. 梗死灶周围可见充血出血带

C. 继发附壁血栓形成

D. 梗死灶内心肌细胞再生

E. 贫血性梗死

70. 易发生贫血性梗死的器官是

A. 心、脑、肠

B. 肾、肠、脑

C. 心、脾、肾

D. 脾、心、肺

E. 肾、心、肺

71. 出血性梗死的特点是

A. 梗死灶呈地图状

B. 梗死灶呈锥体形

C. 梗死灶呈节段状

D. 梗死灶呈暗红色

E. 梗死灶化脓

72. 动脉阻塞后极少发生梗死的器官为

A. 肾

B. 脾

C. 心

D. 肝

E. 脑

73. 下列哪种病变属于梗死

A. Ⅱ度烧伤

B. 足坏疽

C. 刀割伤

D. 病毒性肝炎

E. 脓肿

74. 下列哪种梗死灶常发生化脓?

A. 心脏附壁血栓脱落造成的梗死灶

B. 心肌梗死

C. 急性细菌性心内膜炎赘生物脱落造成的梗死灶

D. 肺出血性梗死灶

E. 卵巢肿瘤蒂扭转性梗死灶

75. 炎症水肿的主要原因是

A. 血浆胶体渗透压降低

B. 静脉压升高

C. 毛细血管通透性增高

D. 淋巴管闭塞

E. 肝细胞对醛固酮、抗利尿激素的灭活能力降低

76. 肠扭转一般不会引起下列哪种病理改变?

A. 病变肠段淤血、水肿

B. 病变肠段坏死

C. 病变肠段颜色变黑

D. 病变肠段纤维增生

E. 病变肠段出血

77. 肠扭转一般较少出现下列哪种病理改变

A. 病变肠段淤血,水肿

B. 病变肠段坏死

C. 病变肠段颜色变黑

D. 病变肠段贫血性梗死

E. 病变肠段出血

(二)B型题(78~93题)

A. 脂肪栓塞

B. 气体栓塞

C. 血栓栓塞

D. 羊水栓塞

E. 肿瘤细胞栓塞

78. 胸部手术时可能发生的栓塞是

79. 长骨骨折病人突然死亡的原因可能是

80. 产妇死亡后尸解时发现肺小动脉内有角化上皮细胞，其死亡原因可能是

A. 心衰细胞

B. 肺水肿

C. 下肢水肿

D. 颈静脉怒张

E. 肝细胞脂肪变性

81. 慢性肝淤血

82. 急性肺淤血

83. 慢性肺淤血

A. 心脏赘生物引起的脑软化

B. 肝硬化时食管静脉曲张

C. 发绀

D. 槟榔肝

E. 急性阑尾炎

84. 栓塞

85. 充血

86. 淤血

87. 贫血

88. 侧支循环建立

A. 梗死灶地图形

B. 梗死灶锥体形

C. 梗死灶节段状

D. 梗死灶发生液化

E. 梗死灶发生出血

89. 心肌梗死

90. 肺梗死

91. 脾梗死

92. 肾梗死

93. 脑梗死

（三）C 型题（94~98 题）

A. 含铁血黄素沉积

B. 纤维组织增生

C. 二者均有

D. 二者均无

94. 慢性肺淤血

95. 慢性肝淤血

96. 肺动脉主干栓塞

A. 坏死

B. 淤血

C. 二者均有

D. 二者均无

97. 冠状动脉前降支栓塞

98. 肝内门静脉栓塞

（四）X 型题（99~112 题）

99. 下述哪些疾病可以引起槟榔肝？

A. 上腔静脉闭塞症

B. 缩窄性心包炎

C. 门静脉高压症

D. 二尖瓣狭窄

E. 肺动脉高压

100. 脾脏淤血肿大多见于

A. 左心衰竭

B. 班替氏脾

C. 右心衰竭

D. 门静脉血栓形成

E. 门静脉高压症

101. 促进血栓形成的因子有

A. ADP

B. 血栓素 A_2

C. PGI_2

D. 凝血调解素

E. VWF

102. 血管内膜损伤时容易发生血栓形成，其原因是

A. 损伤的内皮释放组织因子

B. 损伤的内皮释放二磷酸腺苷

C. 裸露的胶原纤维吸附血小板

D. 裸露的胶原纤维激活第 XII 因子

E. 裸露的胶原激活血小板

103. 下列哪些血栓属混合性血栓？

A. 心房附壁血栓

B. 静脉血栓的体部

C. 动脉血栓的体部

D. 微循环内血栓

E. 动脉瘤内层状血栓

104. 透明血栓可见于

A. 微动脉

B. 微静脉

C. 毛细血管

D. 小动脉

E. 小静脉

105. 血栓的后果有

A. 完全阻塞管腔

B. 被纤维蛋白溶酶系统溶解

C. 机化再通

D. 引起远端栓塞

E. 钙化

106. 弥散性血管内凝血可引起

A. 休克加重

B. 微血栓形成

C. 多器官出血

D. 肾上腺皮质坏死

E. 血栓脱落后引起多器官梗死

107. 来自静脉系统的血栓可以引起

A. 肺动脉主干栓塞

B. 出血性梗死

C. 脾、肾、脑梗死

D. 肝梗死

E. 心肌梗死

108. 下腔静脉血栓脱落可引起

A. 肺动脉栓塞

B. 门静脉栓塞

C. 肝静脉栓塞

D. 肾静脉栓塞

E. 股静脉栓塞

109. 室间隔膜部缺损合并亚急性细菌性心内膜炎可引起

A. 脑栓塞

B. 肺栓塞

C. 肾栓塞

D. 门静脉栓塞

E. 肺动脉主干栓塞

110. 引起肺动脉栓塞的血栓栓子多来自

A. 腘静脉

B. 股静脉

C. 髂静脉

D. 盆腔静脉

E. 下肢浅静脉

111. 一病人因车祸致胫骨粉碎性骨折，整复时突然死亡，其原因最可能是

A. 伤口感染后引起脑膜脑炎

B. 骨折源性脂肪栓塞

C. 股静脉血栓形成

D. 脑动脉粥样硬化

E. 左心房球形血栓脱落

112. 肠出血性梗死可造成

A. 麻痹性肠梗阻

B. 急性弥漫性腹膜炎

C. 肠破裂

D. 败血症

E. 休克

四、病例分析（1~11题）

1. 有一病人患风湿性心脏病，二尖瓣狭窄合并关闭不全 5 年。如果对该病人作肺脏活检，在光镜下可能出现下列哪项病变？

A. 肺泡壁毛细血管扩张充血

B. 肺泡腔内有红细胞

C. 肺泡腔内有心力衰竭细胞

D. 肺泡腔内有蛋白性液体

E. 以上各项病变都可出现

2. 一患者主诉心悸气短，两下肢水肿入院，查体：颈静脉怒张，心尖区可闻及舒张期杂音，肝肋缘下3cm，轻度压痛，AFP正常。患者的肝脏可能出现下列哪一种病变？

A. 肝细胞癌

B. 慢性肝淤血

C. 肝脂肪变性

D. 慢性肝炎

E. 以上都不是

3. 有一位女教师，下肢静脉曲张，术中见静脉腔内有多个褐色物堵塞管腔。该褐色物最可能是下列哪种病变？

A. 静脉内血凝块

B. 静脉内血栓

C. 静脉内血栓栓子

D. 静脉内瘤栓

E. 以上都不是

4. 女性患者56岁，因车祸右膝关节严重损伤，5天后在手术过程中。病人突然呼吸困难，血压下降，经积极抢救无效，病人呼吸心跳停止死亡。尸检发现右侧腘静脉及深部大隐静脉内有残留血栓，试分析死因是

A. 肺动脉血栓栓塞

B. 急性心肌梗死

C. 麻醉意外

D. 大叶性肺炎

E. 败血症

5. 一患者左脚外伤后感染化脓，而后出现左腿麻木、发凉和水肿入院治疗。入院第三天突然出现呼吸困难，咳嗽、咯血以及口唇发绀等症状，在抢救过程中死亡。该患者可能死于下列哪一项疾病？

A. 大叶性肺炎

B. 肺动脉栓塞

C. 肺出血性梗死

D. 败血症

E. 以上都不是

6. 42岁男性，骑车跌倒引起右小腿胫腓骨骨折，经石膏固定后，回家卧床休息，此后小腿肿痛无明显缓解。伤后2周，右下肢肿痛加重。去医院复查，拆除原石膏并重新包扎固定，但肿胀进行性发展至大腿，胀痛难忍。住院观察4天后，坐起吃饭时，突然高叫一声，当即心跳呼吸停止，抢救无效死亡。分析病情

（1）此病人第二次小腿肿胀，且进行性加重，是因为

A. 固定不良

B. 局部炎症

C. 石膏压迫

D. 血栓形成

E. 局部出血

（2）病人突然死亡的原因是

A. 心肌梗死

B. 脑血管意外

C. 创伤性休克

D. 窒息

E. 肺动脉栓塞

（3）本例在处理上应引以为戒的是

A. 处理不及时

B. 固定不良

C. 未用抗生素

D. 病人骨折固定后缺乏适当活动

E. 抢救不力

7. 有一老人，车祸时发生右大腿骨粉碎性及开放性骨折，在送往医院途中，该患者出现面部青紫，呼吸困难，口吐白沫而亡。其最可能的死因是

A. 心肌梗死

B. 气体栓塞

C. 脂肪栓塞

D. 脑出血

E. 气胸

8. 有一年轻妇女在分娩过程中突然呼吸困难，口唇及四肢末端发绀而亡。尸检见肺血管内有角化上皮等物。此患者死因是下列哪一种？

A. 血栓栓塞

B. 气体栓塞

C. 脂肪栓塞

D. 羊水栓塞

E. 瘤细胞栓塞

9. 一乳腺癌患者，经检查发现椎骨和脑部出现转移性肿瘤，而肺部未发现病灶。

（1）本例肿瘤的转移途径是

A. 胸导管

B. 乳房内静脉

C. 上腔静脉

D. 脊椎静脉系统

E. 动脉系统

（2）本例的转移物质是

A. 血栓栓子

B. 细胞栓子

C. 脂肪栓子

D. 细菌栓子

E. 羊水栓子

10. 有一老人被人打后，入院检查中出现口唇发绀，四肢发凉，血压下降而死亡。其死亡原因最可能是下列哪一项？

A. 心肌梗死

B. 脑出血

C. 动脉瘤破裂

D. 肺动脉栓塞

E. 心力衰竭

11. 一患儿，腹部剧烈疼痛，伴恶心、呕吐，以急腹症入院。术中见肠套叠，肠管暗红，表面无光泽，该处可见纤维素样物附着。该肠管可能发生下列哪种病变？

A. 静脉淤血

B. 动脉充血

C. 肠管梗死

D. 急性肠炎

E. 以上都不是

五、问答题

1. 心力衰竭细胞是如何形成的？

2. 全心衰竭时，主要脏器可发生什么病理变化？

3. 血栓形成的原因是什么？

4. 为什么静脉比动脉易于发生血栓？

5. 为什么下肢静脉比上肢血管容易形成血栓？下肢静脉血栓形成后将出现哪些后果？

6. 血栓形成后，可引起哪些循环障碍？有哪些危险？有没有好处？

7. 闭塞性动脉内膜炎的病理学变化是什么？在哪种情况下会发生？

8. 栓子的种类有哪些？其主要来源及运行方向怎样？

9. 肺循环中的栓子有哪些类型？其主要的栓塞途径有哪些？

10. 脂肪栓塞的栓子来源如何？

11. 简述羊水栓塞引起猝死的发病机制。

12. 贫血性梗死和出血性梗死各有哪些特点？

13. 用橡皮筋将一手指紧紧捆住，过 1~2 分钟后，手指末端有什么变化？如何解释？

14. 为什么在骨折固定上夹板或绑石膏时不能过紧？

15. 淤血、血栓形成、栓塞、梗死、坏死和坏疽的相互关系如何？

16. 血液循环障碍和组织细胞损害有何关系？举例说明。

17. 梗死对机体有哪些影响？

18. 梗死的结局是什么？

19. 根据已学的病理学知识，说明为患者静脉输液时应注意哪些问题，为什么？

20. 水肿对机体有哪些影响？

第四章 炎 症

一、名词解释

1. 炎症（inflammation）
2. 变质（alteration）
3. 渗出（exudation）
4. 渗出液（exudate）
5. 漏出液（transudate）
6. 增生（proliferation）
7. 类白血病反应（leukemoid reaction）
8. 急性炎症（acute inflammation）
9. 慢性炎症（chronic inflammation）
10. 血流停滞（stasis）
11. 穿胞作用（transcytosis）
12. 炎细胞浸润（inflammatory cell infiltration）
13. 白细胞边集（leukocytic margination）
14. 白细胞滚动（leukocytic rolling）
15. 趋化作用（chemotaxis）
16. 趋化因子（chemotaxic factors）
17. 吞噬作用（phagocytosis）
18. 调理素（opsonin）
19. 非调理素化吞噬（non-opsonin phagocytosis）
20. 炎症介质（inflammatory mediator）
21. 浆液性炎（serous inflammation）
22. 卡他性炎（catarrh inflammation）
23. 纤维素性炎（fibrinous inflammation）
24. 伪（假）膜性炎（pseudomembranous inflammation）
25. 绒毛心（cor villosum）
26. 化脓性炎（purulent inflammation）
27. 化脓（suppuration）
28. 积脓（empyema）
29. 蜂窝织炎（phlegmonous inflammation，cellulitis）
30. 脓肿（abscess）
31. 溃疡（ulcer）
32. 瘘管（fistula）
33. 窦道（sinus）
34. 出血性炎（hemorrhagic inflammation）
35. 毒血症（toxemia）
36. 菌血症（becteremia）
37. 败血症（septicemia）
38. 脓毒血症（pyemia）
39. 炎性息肉（inflammatory polyp）
40. 炎性假瘤（inflammatory pseudotumor）
41. 肉芽肿性炎（granulomatous inflammation）
42. 肉芽肿（granuloma）

二、填空题

1. 发生于实质细胞的变质表现为①_____，②_____，③_____④_____，⑤_____；发生于间质细胞的变质表现为⑥_____，⑦_____，⑧_____。

2. 炎症的基本病理变化包括①_____，②_____，③_____。一般病变的早期以④_____或⑤_____为主，病变的后期以⑥_____为主。一般说来⑦_____是损伤性过程，而⑧_____和⑨_____是抗损伤和修复过程。

3. 炎症局部临床表现为①_____，②_____，③_____，④_____，⑤_____。

4. 炎症的全身表现是①_____，②_____，③_____，④_____，⑤_____，⑥_____

5. 鼻黏膜慢性炎症时实质细胞的增生包括①_____和②_____，间质细胞的增生包括③_____，④_____，⑤_____。

6. 在急性炎症过程中最明显的三种改变是①_____，②_____，③_____，以把抵抗病原微生物的两种主要成分④_____和⑤_____，运输到炎症病灶。

7. 炎症时，局部液体渗出的最主要原因和机制是①_____，而白细胞的浸润与②_____有关。

8. 炎性水肿指①_____，炎性积液指②_____。

9. 急性炎症过程中血流动力学变化主要表现在①_____和②_____的改变。血流动力学变化发生顺序为③_____，④_____和⑤_____，⑥_____和⑦_____。

10. 液体渗出的机制是①_____，②_____，③_____。

11. 炎症时渗出液的特征为①_____，②_____，③_____，④_____和⑤_____。

12. 炎症时液体渗出的有利影响①_____，②_____，③_____，④_____，⑤_____。

13. 急性炎症时，白细胞经血管内渗出到炎症灶内发挥作用往往经历①_____，②_____，③_____三个阶段。

14. 在炎症过程中富含蛋白质的液体渗出到血管外，聚集在间质内称为①_____，若聚集于浆膜腔则称为②_____。

15. 白细胞的渗出过程是复杂的连续过程，包括白细胞①_____和②_____、③_____和④_____、并在组织中⑤_____的作用下定向游走到达炎症灶，在局部发挥重要的防御作用。

16. 白细胞渗出过程中，毛细血管后静脉中的白细胞离开血管的中心部（轴流），到达血管的边缘部，称为①_____。随后在内皮细胞表面翻滚，并不时黏附于内皮细胞，称为②_____。

17. 炎症病灶中炎细胞吞噬和杀伤细菌的步骤为①_____，

②_____，③_____。

18. 炎症中具有吞噬能力的细胞主要有①_____和②_____。

19. 多数细菌感染引起①_____细胞增加；寄生虫感染和过敏反应引起②_____细胞增加；一些病毒感染选择性地引起③_____细胞增加。急性炎症炎症细胞浸润以④_____细胞为主，慢性炎症其炎症细胞浸润以⑤_____和⑥_____细胞为主。

20. 中性粒细胞常见于①_____炎症和②_____炎症。

21. 巨噬细胞常见于①_____炎症和②_____感染和③_____感染。

22. 淋巴细胞、浆细胞常见于_____炎症。

23. 嗜酸性粒细胞常见于①_____和②_____疾病。

24. 白细胞吞噬过程包括①_____，②_____，③_____三个阶段。

25. 白细胞杀伤病原体的方式有①_____和②_____。

26. 在吞噬过程中，吞噬细胞形成由吞噬细胞胞膜包围吞噬物的泡状小体，称作①_____，其与初级溶酶体融合形成②_____，细菌在溶酶体内容物的作用下通过③_____和④_____的途径被杀伤和降解。

27. 举出几种常见的炎症介质①_____，②_____，③_____，④_____。

28. 能引起血管扩张，通透性增加的炎症介质有①_____，②_____，③_____。

29. 在炎症过程中产生的细胞因子可分为五类①_____，②_____，③_____，④_____，⑤_____。

30. 选择素包括表达于内皮细胞的①_____选择素、表达于内皮细胞和血小板的②_____选择素和表达于白细胞的③_____选择素。

31. 免疫球蛋白超家族分子包括两种黏附分子，分别是①_____和②_____。它们表达于③_____细胞表面，分别与位于④_____细胞表面的整合蛋白受体结合，介导⑤_____细胞和⑥_____细胞黏附，还介导⑦_____细胞与⑧_____黏附。

32. 最常见的外源性化学趋化因子有①_____。内源性趋化因子包括②_____，③_____，④_____等。

33. 下列细胞均可释放炎症介质，中性粒细胞释放①_____，肥大细胞释放②_____，致敏淋巴细胞释放③_____。

34. 炎症中中性粒细胞释放的产物包括①_____、②_____、③_____和④_____。单核巨噬细胞还可产生⑤_____，这些产物加重原始致炎因子的损伤作用。

35. 炎性介质的作用有①_____、②_____、③_____、④_____、⑤_____、⑥_____。

36. 按渗出物的主要成分将急性炎症分为①_____，②_____，③_____，和④_____。

37. 引起蜂窝织炎的病原菌常为①_____，浸润的炎细胞是②_____，引起坏死的程度③_____，全身中毒症状④_____。

38. 纤维素性炎以渗出物中含有大量_____为特点。

39. 纤维素性炎好发于①_____，②_____，③_____。

40. 发生在黏膜的纤维素性炎，又称_____。

41. 伪（假）膜的组成成分包括①_____，②_____，③_____。

42. 在组织内局限性化脓性炎称①_____，组织内弥漫性化脓性炎则称②_____。

43. 脓肿形成中，脓液由①_____和②_____组成，脓肿膜由③_____组成，它的作用为④_____

44. 蜂窝织炎常发生于①_____，②_____，③_____。

45. 根据病因大致可将肉芽肿分为①_____和②_____二大类。

46. 毒蛇咬伤的局部炎性水肿属于①_____，喉头水肿属于②_____，白喉的假膜性炎属于③_____，绒毛心属于④_____，大叶肺炎属于⑤_____，痈属于⑥_____，疖属于⑦_____。鼠疫属于⑧_____。

47. 急性炎症结局可归纳为①_____，②_____和③_____。

48. 炎症蔓延和扩散主要通过①_____，②_____和③_____三种方式。

49. 你所了解的传染病中①_____，②_____属于变质性炎；③_____和④_____属于纤维素性炎；⑤_____属于化脓性炎；⑥_____属于增生性炎。

50. 单核细胞、巨噬细胞可以演变为哪些具有病理诊断意义的细胞①_____，②_____，③_____，④_____等。

51. 肉芽肿中巨噬细胞的主要表现是①_____，②_____；巨噬细胞的来源是③_____，④_____，根据核排列是否有规则分别称为⑤_____，⑥_____。

三、选择题

A 型题（1~91题）

1. 炎症的概念是
A. 致炎因子诱发的机体血管反应
B. 具有血管系统的活体组织的损伤反应
C. 具有血管系统的活体组织对损伤因子所发生的防御反应
D. 具有血管系统的活体组织发生防御反应
E. 具有血管系统的活体组织对致炎因子反应

2. 最常见的致炎因子是
A. 物理因子
B. 化学因子
C. 生物因子
D. 坏死组织
E. 免疫反应

3. 关于炎症的叙述，正确的是
A. 炎症反应均对机体有利
B. 任何机体均可发生炎症
C. 炎症是一种防御反应
D. 损伤必然导致炎症
E. 炎症是活体组织的损伤反应

4. 判断组织是否有炎症的主要依据是
A. 组织细胞有变性坏死
B. 组织有充血水肿
C. 病变处有增生变化
D. 病变处有炎细胞浸润
E. 病变处有肉芽组织形成

5. 炎症反应有以下有利因素，除外

A. 感染组织的分离

B. 致炎因素的失活

C. 中和毒素

D. 清除失活组织碎片

E. 瘘管形成

6. 关于炎症的叙述，下列哪项是错误的

A. 基本病理变化包括局部变质、渗出和增生

B. 通常早期以变质或渗出为主

C. 三种基本变化之间没有联系

D. 渗出和增生常是抗损伤和修复的过程

E. 病变后期以增生为主

7. 炎症的防御反应主要表现在炎症的局部病灶有

A. 增生性变化

B. 血管扩张充血

C. 炎细胞浸润

D. 肉芽组织形成

E. 纤维化

8. 创伤的基本病变反应是

A. 血管反应

B. 细胞和体液反应

C. 抗体和抗原反应

D. 炎症反应

E. 形成瘢痕

9. 下列哪一种疾病是以变质为主的炎症

A. 大叶性肺炎

B. 流行性脑脊髓膜炎

C. 肾小球肾炎

D. 结核性胸膜炎

E. 病毒性肝炎

10. 炎症的变质是指病灶局部实质细胞发生

A. 增生和变性

B. 萎缩和坏死

C. 增生和坏死

D. 变性和坏死

E. 萎缩和变性

11. 下列哪种疾病属于变质性炎

A. 白喉

B. 流行性乙型脑炎

C. 伤寒

D. 绒毛心

E. 肝脓肿

12. 下列哪一类炎症的红、肿、痛、热、功能障碍都表现得较明显

A. 体表的急性炎症

B. 体表的慢性炎症

C. 内脏的急性炎症

D. 内脏的慢性炎症

E. 体表及内脏的急性炎症

13. 急性炎症时组织变红的主要原因是

A. 血管内血栓形成

B. 动脉性充血

C. 肉芽组织形成

D. 静脉性充血

E. 血管扩张

14. 急性炎症时局部组织肿胀的主要原因是

A. 组织细胞增生

B. 组织细胞变质

C. 肉芽组织增生

D. 静脉充血

E. 血管充血及液体渗出

15. 急性炎症疼痛是由于

A. 液体渗出压力作用

B. 组胺的作用

C. 5-羟色胺的作用

D. 激肽类的作用

E. 以上都有

16. 急性炎症时，炎症局部血流速度的

减慢主要是由于

    A. 血管内流体静压下降

    B. 血管口径变小，血流阻力增大

    C. 微血管通透性升高的结果

    D. 组织水肿对血管产生压迫

    E. 血管阻塞

17. 在实验动物中网状内皮组织系统清除血液中黑炭粒子，可见于以下的器官除外

    A. 淋巴结窦

    B. 肾小球

    C. 肠上皮

    D. 肝窦

    E. 脾索

18. 炎症时，血液中细胞成分进入组织的现象称为

    A. 白细胞附壁

    B. 白细胞黏着

    C. 炎性细胞浸润

    D. 阳性化学趋向性

    E. 化学趋向性

19. 下列哪项与炎症时的渗出无关?

    A. 血管内流体静压升高

    B. 组织内渗透压增加

    C. 血管壁通透性增高

    D. 血浆胶体渗透压增加

    E. 血浆胶体渗透压降低

20. 急性炎症时，在下列改变中炎症区域最先出现的变化是

    A. 血流缓慢，轴流变宽

    B. 白细胞附壁

    C. 白细胞游出

    D. 白细胞吞噬

    E. 白细胞黏集

21. 下列各项急性炎症血流动力学反应，按出现顺序最先出现的是哪一种

    A. 细动脉短暂收缩

    B. 血管通透性增加

    C. 内皮细胞收缩

    D. 血液黏稠度上升

    E. 血流停滞

22. 炎症时血管反应的最早变化

    A. 静脉性充血

    B. 动脉性充血

    C. 细动脉短暂痉挛

    D. 血管扩张

    E. 血流加速

23. 下列哪项不是血管通透性增加的基本原因

    A. 内皮细胞收缩

    B. 穿胞作用增强

    C. 直接损伤内皮细胞

    D. 白细胞介导的内皮细胞损伤

    E. 渗出液的压迫和阻塞作用

24. 炎症早期导致液体渗出的原因

    A. 淋巴液引流不畅

    B. 血管内流体静压升高

    C. 血管内胶体渗透压下降

    D. 毛细血管基底膜损伤

    E. 微血管内皮细胞间连接分离，裂隙扩大

25. 判断体腔积液是渗出液还是漏出液的主要依据是

    A. 积液数量多少

    B. 积液的颜色

    C. 纤维蛋白含量多少

    D. 积液的成分

    E. 有无静脉回流受阻

26. 腹腔积液患者腹水检查比重1.018，利凡他试验（+），红细胞200/ml，淋巴细胞82%，细菌（-），首先应考虑

    A. 肝硬化腹水

    B. 血性腹水

    C. 渗出性腹腔积液

    D. 乳糜性腹水

E. 化脓性腹膜积液

27. 急性炎症时聚集的液体中含有的蛋白成分超过 3g/dl 而且比重超过 1.015 时，称为

A. 水肿

B. 渗出

C. 漏出液

D. 血清

E. 渗出液

28. 通常发生急性炎症的组织内浸润细胞主要是

A. 淋巴细胞

B. 浆细胞

C. 巨噬细胞

D. 中性粒细胞

E. 嗜酸性粒细胞

29. 急性病毒性肝炎时，最常见的炎症细胞是

A. 嗜酸性粒细胞

B. 巨噬细胞

C. 单核细胞

D. 淋巴细胞

E. 浆细胞

30. 下列有关白细胞从炎症区域血管移动的描述是正确的，除外

A. 白细胞穿过血管内皮细胞之间的间隙

B. 中性粒细胞首先移出

C. 白细胞伸出伪足以协助移动

D. 白细胞移动伴有少量液体丢失

E. 伴有红细胞被动性丢失

31. 白细胞借助免疫球蛋白超家族分子和整合蛋白类分子与内皮细胞结合，被称为

A. 边集

B. 血细胞渗出

C. 黏附

D. 白细胞游出

E. 趋化

32. 炎症时中性粒细胞游出是由于

A. 血管壁通透性增强

B. 血管内皮破坏

C. 毛细血管基底膜破坏

D. 血管内静水压增高

E. 以上都不是

33. 白细胞朝靶部位单向移动称为

A. 血细胞渗出

B. 趋化现象

C. 调理作用

D. 内吞作用

E. 边集

34. 具有噬菌作用的细胞包括

A. 中性粒细胞、巨噬细胞、嗜酸性粒细胞

B. 淋巴细胞、肥大细胞

C. T 细胞、B 细胞

D. 嗜碱性粒细胞、干细胞

E. 内皮细胞、浆细胞

35. 在急性炎症早期哪种细胞多见

A. 中性粒细胞

B. 嗜酸性粒细胞

C. 单核巨噬细胞

D. 淋巴细胞

E. 浆细胞

36. 过敏性炎中，具有特征性的炎细胞是

A. 淋巴细胞

B. 中性粒细胞

C. 浆细胞

D. 嗜酸性粒细胞

E. 单核巨噬细胞

37. 在炎症组织的活检中发现嗜酸性粒细胞和肥大细胞，最可能发生以下哪种免疫反应？

A. Ⅰ型

B. Ⅱ型

C. Ⅲ型

D. Ⅳ型

E. Ⅴ型

38. 在寄生虫感染引起的炎症组织内哪种细胞多见

A. 中性粒细胞

B. 嗜酸性粒细胞

C. 单核细胞

D. 淋巴细胞

E. 浆细胞

39. 浆液性炎时，其浆液内所含蛋白主要是

A. 纤维蛋白

B. 球蛋白

C. 白蛋白

D. 脂蛋白

E. 补体

40. 关于浆液性炎症哪一项是错误的

A. 皮肤二度烧伤时出现的水疱

B. 结核性胸膜炎时的胸腔积液

C. 风湿性心包炎时心包积液

D. 高热时口唇附近出现的疱疹

E. 亚急性重症肝炎时腹腔积液

41. 有关纤维素性炎的描述，错误的是

A. 多见于黏膜、浆膜和肺

B. 渗出大量纤维蛋白原

C. 发生在浆膜时，形成假膜性炎

D. 可以发生机化，引起粘连

E. 常伴有中性粒细胞渗出

42. 下列哪项常为纤维素性炎的并发症？

A. 肺肉质变

B. 肺褐色硬化

C. 肠穿孔

D. 痈

E. 颅底动脉炎

43. 纤维素性炎症见于

A. 急性肝炎

B. 急性阑尾炎

C. 急性扁桃体炎

D. 大叶性肺炎

E. 中毒性痢疾

44. 伪（假）膜性炎症是指

A. 浆膜发生的纤维素性炎

B. 浆膜发生的化脓性炎症

C. 黏膜发生的纤维素性炎

D. 黏膜发生的化脓性炎

E. 黏膜发生的坏死性炎

45. 假膜性炎症发生后对患者危害最大的部位在

A. 喉

B. 胸膜

C. 腹膜

D. 气管

E. 结肠

46. 纤维素性炎症的好发部位应除外

A. 心包膜

B. 腹膜

C. 皮下

D. 结肠黏膜

E. 支气管黏膜

47. 假膜性炎的假膜成分不包括

A. 大量纤维素

B. 中性粒细胞

C. 病原体

D. 坏死细胞碎屑

E. 大量增生的成纤维细胞

48. 假膜性炎，假膜中不含下列哪种成分

A. 坏死组织

B. 纤维素

C. 中性粒细胞

D. 病毒包涵体

E. 红细胞

49. 细菌性痢疾属于下列哪一种炎症

A. 纤维素性炎

B. 浆液性炎

C. 化脓性炎

D. 出血性炎

E. 卡他性炎

50. 下列哪项不是化脓性炎

A. 嗜酸性脓肿

B. 小叶性肺炎

C. 急性肾盂肾炎

D. 流行性脑脊髓膜炎

E. 急性蜂窝织炎性阑尾炎

51. 以大量中性粒细胞渗出为主的炎症是

A. 假膜性炎

B. 浆液性炎

C. 化脓性炎

D. 卡他性炎

E. 出血性炎

52. 金黄色葡萄球菌感染常引起

A. 蜂窝织炎

B. 脓肿

C. 出血性炎

D. 浆液性炎

E. 纤维素性炎

53. 男性，40 岁，背部红、肿、热、痛 7 天，表面有三四个破口，流黄色汁液。其病变最可能由

A. 溶血性链球菌感染引起

B. 大肠杆菌感染引起

C. 金黄色葡萄球菌感染引起

D. 变形杆菌感染引起

E. 铜绿假单胞菌引起

54. 溶血性链球菌感染常引起

A. 浆液性炎

B. 假膜性炎

C. 出血性炎

D. 蜂窝织炎

E. 脓肿

55. 脓性卡他、蜂窝织炎以及脓肿是根据什么区分的

A. 根据脓液含量多少

B. 根据病因、发生部位和脓液性质不同

C. 根据白细胞渗出的数量

D. 根据是否形成脓腔

E. 根据细菌种类不同

56. 下列哪项不符合化脓性炎的特征

A. 有大量中性粒细胞浸润

B. 化脓菌引起的炎症

C. 脓肿壁主要由肉芽组织组成

D. 病变区含有大量纤维素

E. 可引起感染性休克

57. 下列哪种疾病属于出血性炎

A. 病毒性肝炎

B. 流脑

C. 流行性出血热

D. 肠阿米巴病

E. 丹毒

58. 钩端螺旋体病属下列哪种类型炎症

A. 浆液性炎

B. 化脓性炎

C. 蜂窝织炎

D. 增生性炎

E. 出血性炎

59. 细菌进入血中并大量繁殖，引起全身中毒症状，称之为

A. 毒血症

B. 病毒血症

C. 菌血症

D. 败血症

E. 脓毒败血症

60. 下列哪一项不是败血症的表现

A. 细菌入血并产生毒素

B. 高热寒战

C. 一些器官多发生小脓肿

D. 皮肤、黏膜出血点

E. 肝脾肿大

61. 下列哪一项符合脓毒血症概念

A. 细菌大量入血，但不引起中毒症状

B. 细菌的毒素入血，出现中毒症状

C. 细菌入血繁殖，产生毒素，出现中毒症状

D. 细菌随血流运行，在内脏引起多个脓肿，出现中毒症状。

E. 以上都不是

62. 只有一个开口的病理性盲管是

A. 糜烂

B. 溃疡

C. 窦道

D. 瘘管

E. 空洞

63. 腰椎结核患者，背部脓肿破裂，脓液长期流出体表，此病变是

A. 溃疡

B. 窦道

C. 瘘管

D. 空洞

E. 糜烂

64. 炎症引起较大范围的组织缺损时，主要通过什么方式进行修补

A. 肉芽组织增生修补

B. 周围组织增生肥大

C. 巨噬细胞增生

D. 淋巴细胞增生

E. 缺损周围组织收缩

65. 5-羟色胺主要来源于

A. 巨噬细胞

B. 血管内皮细胞

C. 嗜酸性粒细胞

D. 肥大细胞

E. 淋巴细胞

66. 被称为过敏毒素的炎症介质是

A. 补体系统的 C3a、C5a

B. 缓激肽、舒血管肽

C. 组胺、5-羟色胺

D. 前列腺素

E. 酸性和中性蛋白酶

67. 下列哪种炎症介质具有趋化作用

A. 组胺

B. C5a

C. C3b

D. 缓激肽

E. 活性氧代谢产物

68. 使血管壁通透性增高，作用最显著的炎症介质是

A. 组胺、5-羟色胺

B. 激肽类

C. 前列腺素

D. 补体系统

E. 一氧化氮

69. 既能使血管壁通透性升高，又对白细胞有趋化作用的炎症介质是

A. 血小板激活因子

B. 组胺

C. 细胞因子

D. 前列腺素

E. 缓激肽

70. 组胺、激肽类炎症介质对血管的作用是

A. 小血管收缩，血管通透性降低

B. 小血管扩张，血管通透性增加

C. 小血管扩张，血管通透性降低

D. 小血管收缩，血管通透性升高

E. 均无以上作用

71. 慢性炎症中较常见的炎细胞是

A. 中性粒细胞

B. 嗜碱性粒细胞

C. 嗜酸性粒细胞

D. 单核巨噬细胞

E. 肥大细胞

72. 下列各项关于单核吞噬细胞的叙述都是正确的，除了

    A. 它们是固定的细胞，循环中仅有少量

    B. 它们为成纤维细胞、骨髓前体细胞和内皮细胞提供生长因子

    C. 它们产生内源性致热源 IL-1

    D. 它们通常表达主要组织相容性复合物 Ⅱ 类抗原

    E. 它们在抗原提呈中非常重要

73. 在慢性炎症组织中，哪种细胞最多见

    A. 中性粒细胞

    B. 嗜酸性粒细胞

    C. 淋巴细胞

    D. 肥大细胞

    E. 嗜碱性粒细胞

74. 具有吞噬能力的炎细胞主要是

    A. 嗜酸性粒细胞

    B. 嗜碱性粒细胞

    C. 淋巴细胞

    D. 浆细胞

    E. 中性粒细胞和单核巨噬细胞

75. 一般 T 细胞的功能包括下列各项，除了

    A. 直接细胞溶解作用

    B. 增强 B 细胞活性

    C. 抑制 T 细胞活性

    D. 抗原提呈

    E. 产生淋巴因子

76. 下列哪一种细胞合成免疫球蛋白

    A. 单核细胞

    B. T 淋巴细胞

C. 浆细胞

D. 中性粒细胞

E. 嗜酸性粒细胞

77. 关于嗜酸性粒细胞下列哪一种是错误的

    A. 来源于骨髓

    B. 运动能力弱

    C. 无吞噬功能

    D. 见于寄生虫病及过敏性疾病

    E. 见于某些部位的亚急性或者慢性炎症

78. 关于炎症细胞的描述，下列哪项不正确？

    A. 中性粒细胞浸润通常是急性炎症的标志

    B. 慢性炎症细胞主要是淋巴细胞，巨噬细胞和浆细胞

    C. 淋巴细胞并非总是慢性炎症的特征

    D. 中性粒细胞游出后常引起局部单核细胞的渗出

    E. 白细胞的渗出只见于急性炎症早期

79. 类上皮细胞来源于

    A. 成纤维细胞

    B. 中性粒细胞

    C. 巨噬细胞

    D. 浆细胞

    E. 淋巴细胞

80. 下列细胞来源中与巨噬细胞无关的是

    A. 泡沫细胞

    B. 风湿细胞

    C. 伤寒细胞

    D. 印戒细胞

    E. 类上皮细胞

81. 炎性息肉最常见于

    A. 胃

    B. 肠

C. 食管

D. 口腔

E. 子宫颈

82. 炎性假瘤常见于

A. 慢性增生性炎

B. 急性炎性增生

C. 良性细胞增生

D. 不典型细胞增生

E. 恶性细胞增生

83. 慢性炎症的主要原因是

A. 急性炎症对组织的破坏

B. 细菌毒力小

C. 细菌数量少

D. 自身免疫反应

E. 致炎因子持续存在

84. 下列哪一项不符合慢性炎症的特征

A. 持续时间可在数月到数年

B. 巨噬细胞和淋巴细胞浸润常见

C. 血流动力学改变显著

D. 小血管和结缔组织增生

E. 可由急性炎症转化而来

85. 属于感染性炎症的是

A. 物理性炎症

B. 内源性化学性炎症

C. 生物性炎症

D. 免疫性炎症

E. 外源性化学性炎症

86. 下列哪一项不属于肉芽肿性病变?

A. 结核结节

B. 结节病

C. 猫抓病

D. 麻风病

E. 脓肿

87. 肉芽肿指

A. 结缔组织增生而形成境界清楚的结节状病灶

B. 淋巴、网状组织增生形成的结节状病灶

C. 多核巨噬细胞形成的结节状病灶

D. 巨噬细胞及其演化细胞呈局部浸润和增生形成的境界清楚的结节状病灶

E. 黏膜上皮、腺体和结缔组织增生并向黏膜表面突出的蒂状肿物

88. 肉芽组织和肉芽肿的区别点在于

A. 是否为慢性炎症

B. 是否导致局部纤维化

C. 是否由急性转化而来

D. 组成成分不同

E. 最后结局不同

89. 感染性肉芽肿的特征性细胞成分是

A. 单核巨噬细胞及中性粒细胞

B. 嗜酸性粒细胞及浆细胞

C. Langhans 巨细胞及类上皮细胞

D. 中性粒细胞及单核细胞

E. 异物巨细胞及淋巴细胞

90. 感染性肉芽肿中，若有多个细胞核规律排列于胞质周围，呈花环状、马蹄形，则此细胞称为

A. 类上皮细胞

B. Langhans 巨细胞

C. Langhans 细胞

D. 异物巨细胞

E. 肥大细胞

91. 关于肉芽肿，以下说法错误的是

A. 结核结节是在细胞免疫的基础上形成

B. 血吸虫虫卵可引起肉芽肿形成

C. 上皮样细胞的形成不利于吞噬和杀灭病菌

D. 直径一般在 0.5~2mm

E. 是一种特殊的慢性炎症

B 型题（92~116 题）

A. 血管扩张充血

B. 动脉血流增多

C. 前列腺素

D. 中性粒细胞释放内源性致热原

E. 肉芽组织增生

92. 体表急性炎症局部温度升高

93. 体表急性炎症局部变红

94. 体表急性炎症局部疼痛

A. 变质性炎

B. 渗出性炎

C. 纤维素性炎

D. 卡他性炎

E. 蜂窝织炎

95. 病毒性肝炎

96. 溶血性链球菌感染为

A. 中性粒细胞

B. 嗜酸性粒细胞

C. 嗜碱性粒细胞

D. 浆细胞

E. 单核细胞

97. 合成免疫球蛋白

98. 哮喘反应的支气管壁多见

99. 对组织内寄生虫感染时的反应给下列炎症细胞的描述匹配最合适的细胞类型

A. 巨噬细胞

B. 肥大细胞

C. 中性粒细胞

D. 嗜酸性粒细胞

E. 嗜碱性粒细胞

100. 这些细胞中首先到达损伤部位的是

101. 这些细胞能抑制超敏反应

102. 这些细胞有异染颗粒而且主要见于组织内

103. 这些细胞参与Ⅰ型和Ⅱ型超敏反应

104. 这些细胞对于细胞内或有包囊的微生物特别有效

A. 以血浆渗出为主的炎症

B. 以纤维蛋白渗出为主的炎症

C. 以疏松组织内广泛中性粒细胞的浸润为主的炎症

D. 以局限性化脓为主的炎症

E. 以中性粒细胞浸润为主的炎症

105. 烧、烫伤的水疱

106. 丹毒

107. 脓肿

108. 白喉

109. 急性炎症

A. 黏膜的浆液渗出性炎

B. 皮肤烫伤的水疱

C. 体腔内蓄积大量的液体

D. 黏膜面有坏死的组织、纤维素、炎细胞为主的炎症

E. 伤口表面的脓苔

110. 伪（假）膜性炎

111. 积液

A. 具有两端开口的病理性通道

B. 只有一端开口的盲管

C. 表面或黏膜上皮坏死脱落形成较深缺损

D. 单个毛囊发生的化脓性炎

E. 多个毛囊发生的化脓性炎

112. 溃疡

113. 窦道

114. 疖肿

115. 痈肿

116. 瘘管

C 型题（117~126 题）

A. 有活跃的吞噬功能，并可释放致热源

B. 传递抗原信息，能参与免疫反应

C. 两者均有

D. 两者均无

117. 中性粒细胞

118. 巨噬细胞

119. 嗜酸性粒细胞

A. 类上皮细胞、朗汉斯巨细胞、成纤维细胞和淋巴细胞

B. 新生毛细血管和成纤维细胞

C. 两者均有

D. 两者均无

120. 新梗死灶

121. 脓肿

122. 对结核杆菌的反应

123. 早期伤口的愈合

A. 一个新形成的大脓肿

B. 一个新近的心肌梗死

C. 两者均有

D. 两者均无

124. 周围血中出现中性粒细胞

125. 重度，波动性发热

126. 周围血中淋巴细胞增加

X型题（127~142题）

127. 炎症过程中，液体渗出的原因主要是

A. 血管壁通透性增高

B. 血管内流体静压升高

C. 局部组织内渗透压升高

D. 淋巴循环障碍

E. 炎症引起血管破损

128. 渗出液的特点是

A. 蛋白质含量高（2.5g%以上）

B. 混浊能自凝

C. 比重在1.018以上

D. 细胞数目较多（>500/ml）

E. 澄清不能自凝

129. 急性炎症反应的特征性改变

A. 炎性充血

B. 炎性出血

C. 炎性渗出

D. 炎性浸润

E. 炎性增生

130. 炎性渗出对局部炎症反应的意义在于

A. 稀释和带走有害物质

B. 提供补体、抗体及营养物

C. 形成纤维蛋白网架有利于恢复

D. 可能引起组织粘连

E. 可能加重血循环障碍

131. 中性粒细胞赖以杀菌的主要物质是

A. 补体成分

B. 免疫球蛋白

C. 氧活性产物

D. 阳离子蛋白

E. 溶酶体酶

132. 巨噬细胞的作用有

A. 释放蛋白溶解酶

B. 吞噬原虫及异物

C. 形成多核巨细胞

D. 形成浆细胞

E. 形成脓细胞

133. 在急性炎症中，中性粒细胞的主要活动和作用是

A. 附壁

B. 穿出血管作阿米巴样运动

C. 传递信息，参与免疫反应

D. 吞噬作用

E. 阳性趋化作用

134. 炎症病灶中纤维蛋白的有利作用是

A. 引起血液凝固

B. 有利于阻遏细菌扩散

C. 有利于白细胞发挥吞噬作用

D. 有利于组织增生

E. 发生机化，引起组织粘连

135. 属于浆液性炎的病变有

A. 喉炎引起的声带水肿

B. 病毒引起的黏膜疱疹

C. 血吸虫肝病引起的腹腔积液

D. 有水疱形成的Ⅱ度烫伤

E. 结核病引起的胸腔积液

136. 假膜性炎常见于

A. 大叶性肺炎

B. 小叶性肺炎

C. 菌痢

D. 白喉

E. 风湿性心包炎

137. 纤维素性炎常发生于

A. 浆膜

B. 肝

C. 肺

D. 黏膜

E. 脾

138. 属于化脓性病变是

A. 嗜酸性脓肿

B. 阿米巴脓肿

C. 疖和痈

D. 肺脓肿

E. 大叶性肺炎

139. 蜂窝织炎之所以不局限是由于

A. 发生于疏松组织

B. 组织内血管丰富渗出明显

C. 细菌分泌透明质酸酶

D. 无肉芽组织包裹

E. 大量嗜酸性粒细胞浸润

140. 下列病变中哪些是属于感染性肉芽肿

A. 结核结节

B. 麻风肉芽肿

C. 梅毒树胶肿

D. 霍奇金淋巴瘤

E. 硅（矽）结节

141. 可组成肉芽肿病变的细胞成分主要有

A. 单核巨噬细胞

B. 中性粒细胞

C. 淋巴细胞

D. 类上皮细胞

E. 成纤维细胞

142. 不属于肉芽肿性炎的疾病有

A. 麻风

B. 原发型肺结核

C. 消化性溃疡

D. 链球菌感染

E. 阿米巴病

四、病例分析（1~12题）

1. 尸检发现肾脏肿大，包膜易剥，表面光滑，呈红色，可见小出血点，切面皮质增厚，皮髓分界尚清。该肾病变最可能是何种炎症？

A. 变质性炎

B. 渗出性炎

C. 出血性炎

D. 增生性炎

E. 纤维素性炎

2. 有一小孩左前臂不慎烫伤，局部红、肿、热、痛，随之出现水疱。属于哪种炎症？

A. 浆液性炎

B. 浆液纤维素性炎

C. 纤维素性炎

D. 出血性炎

E. 急性炎

3. 有一病人，两天前突然感冒发热寒战，呼吸困难，今天咳嗽，痰为红色带铁锈样外观，叩诊肺有一大叶实变，该病人病变

性质可能为何种病变

  A. 化脓性炎

  B. 浆液性炎

  C. 出血性炎

  D. 纤维素性炎

  E. 肺脓肿

4. 有一病人尸检发现脑膜充血、水肿，在脑及蛛网膜下腔内见到黄白色脓样渗出物。此脑病变属于何种病变？

  A. 脑脓肿

  B. 化脓性脑膜炎

  C. 结核性脑膜炎

  D. 浆液性脑膜炎

  E. 乙型脑炎

5. 一个1岁的婴儿在腹泻一周后发生左面部的肿胀，体检显示一个温热波动性的肿块在耳朵的下面偏外侧，细针穿刺诊断最有可能的结果是

  A. 脓肿

  B. 上皮细胞的病变

  C. 肉芽肿

  D. 恶性细胞

  E. 以上都不对

6. 19岁女性，鼻前庭生一疖，局部红肿加剧。次日高热，头痛，血培养金黄色葡萄球菌阳性，经治疗无效一周后死亡。死后解剖发现：肺、肾多处脓肿。

（1）根据所提供的资料，请作出本例的病理诊断

  A. 鼻前庭疖肿，脓毒血症，肺、肾多发性脓肿，化脓性脑膜炎

  B. 肺、肾多发性脓肿

  C. 鼻前庭疖肿、化脓性脑膜炎

  D. 脓毒血症，肺、肾多发性脓肿，化脓性脑膜炎

  E. 以上都不对

（2）本例鼻前庭疖肿的金黄色葡萄球

菌进入血流，引起

  A. 脓毒血症

  B. 毒血症

  C. 菌血症

  D. 败血症

  E. 以上都不对

7. 有一病人的阑尾切除，做病理切片检查，发现阑尾各层均有中性粒细胞浸润，血管明显充血，其诊断是

  A. 单纯性阑尾炎

  B. 蜂窝织炎性阑尾炎

  C. 坏疽性阑尾炎

  D. 阑尾类癌

  E. 以上都不是

8. 病理检查一小儿肺切面时，两肺各叶均有大小不等的实变病灶，而且下叶为重，呈灰白色或灰黄色，病灶边界不清，其病变应属于何种疾病？

  A. 大叶性肺炎

  B. 不典型肺炎

  C. 小叶性肺炎

  D. 干酪样肺炎

  E. 病毒性肺炎

9. 某患者因患阑尾蜂窝织炎，手术切除阑尾。术后出现肝肿大，肝区疼痛，体温升高，血白细胞总数为18×10^9/L，中性粒细胞0.81。

（1）本例的肝脏疾病应首先考虑为

  A. 肝脏肿瘤

  B. 肝脓肿

  C. 病毒性肝炎

  D. 重型肝炎

  E. 以上都不是

（2）本例肝脏病变的发生，是由于

  A. 细菌进入动脉系统，引起肝脏病变

  B. 肿瘤细胞栓塞于肝脏，引起肝脏病变

C. 细菌进入肠系膜静脉，通过门静脉进入肝脏，引起肝脏病变

D. 细菌进入肠系膜静脉，通过肝静脉进入肝脏，引起肝脏病变

E. 以上都不是

10. 某中年男性，因急性咽喉疼痛伴吞咽困难 10 小时急诊入院。检查发现，会厌充血、水肿。因突发性呼吸困难，入院不到 1 小时死亡。尸检病理诊断：急性会厌炎，咽壁横纹肌蜂窝织炎。本例患者的死亡原因为

A. 引发脓毒血症，全身脏器衰竭而死亡

B. 因吞咽困难不能进食而死亡

C. 死因不明

D. 因咽喉横纹肌蜂窝织炎致喉头水肿，窒息而死亡

E. 以上都不对

11. 病理解剖一女尸，发现一侧肾体积较小，表面不光滑，有数个大小不一、不规则瘢痕，切面瘢痕处质地较硬，肾盂黏膜增厚等改变。该肾最可能的病理诊断是

A. 动脉粥样硬化梗死瘢痕

B. 慢性肾炎

C. 慢性肾盂肾炎

D. 原发性颗粒性固缩肾

E. 以上都不是

12. 外科切除一段肠管，病检发现肠黏膜表面肿物有一细蒂与肠黏膜相连，镜下见腺体增生，腺管大小及形状不一，上皮无异型性，间质中有慢性炎细胞浸润，其病理诊断可能是

A. 高分化肠腺癌

B. 肠类癌

C. 慢性肠炎伴黏膜上皮增生

D. 克罗恩病

E. 肠黏膜炎性息肉

五、问答题

1. 手指头化脓性炎症为何伴有剧烈的疼痛？

2. 说明变质、渗出、增生三者在炎症中的辩证关系。

3. 简述在炎症中血管内皮细胞改变对微循环血管通透性影响的机制。

4. 试举例说明常见的变质性炎、渗出性炎和增生性炎各有何特点。

5. 简述渗出液的防御作用。

6. 试比较漏出液和渗出液之区别。

7. 试述炎症时血液中白细胞的变化及其意义。

8. 为什么中性粒细胞有较强吞噬能力？

9. 简述机体的不依赖氧杀菌机制。

10. 简述炎症介质的共同特点。

11. 哪里可以见到肥大细胞？可通过什么染色来识别肥大细胞？肥大细胞的功能是什么？

12. 炎症反应中有哪些重要的化学介质？

13. 炎症介质的主要作用

14. 何谓化脓性炎？比较脓肿与蜂窝织炎之区别。

15. 夏天，三位实习医生处理五个手指Ⅱ度烫伤的患者时，清创后分别采用不同方法：甲医生将患者五个手指分别包扎；乙医生将五指合并包扎；丙医生则不包扎。试从炎症角度评述这三种不同的方法处理的优劣。

16. 胸腔积液的原因有哪些？

17. 什么是胸腔积脓？引起积脓的原因有哪些？

18. 葡萄球菌可以引起哪些皮肤病损？它们有何特点？

19. 简述慢性炎症最重要的特点。

20. 急性和慢性炎症的病理学区别是什么？

21. 单核细胞、组织细胞和巨噬细胞的关系是什么？

22. 形成慢性肉芽肿性炎的常见病因是什么？

23. 何谓肉芽肿性炎？简述其基本组织结构，由哪些原因引起？

24. 根据局部组织的镜下改变，你能否确定病变组织：

（1）是否为炎症？

（2）是什么类型的炎症？

（3）病程如何？

（4）可能由何种原因引起？

第五章 肿 瘤

一、名词解释

1. 肿瘤（tumor/neoplasm）
2. 多克隆性（polyclonal）
3. 肿瘤的克隆性（clonality）
4. 自主性（autonomy）
5. 肿瘤的实质（tumor parenchyma）
6. 肿瘤的间质（tumor mesenchyma/stroma）
7. 肿瘤的分化（differentiation）/肿瘤的分化程度（degree of differentiation）
8. 未分化（undifferentiated）
9. 异型性（atypia）
10. 间变（anaplasia）
11. 癌（carcinoma）
12. 未分化癌（undifferentiated carcinoma）
13. 肉瘤（sarcoma）
14. 肿瘤微环境（tumor microenvironment，TME）
15. 癌肉瘤（carcinosarcoma）
16. "母细胞瘤"（-blastorna）
17. –瘤病（-atosis）
18. 畸胎瘤（teratoma）
19. 浸润（invasion）
20. 肿瘤细胞的倍增时间（doubling time）
21. 生长分数（growth fraction）
22. 肿瘤的演进（progressio）
23. 肿瘤异质性（heterogeneity）
24. 癌症干细胞（cancer stem cell）/肿瘤干细胞（tumor stem cell）/肿瘤启动细胞（tumor initiating cell，TIC）
25. 直接蔓延（direct spreading）
26. 转移（metastasis）
27. 血道转移（hematogenous metastasis）
28. 种植性转移（implantation metastasis）
29. Krukenberg 瘤（Krukenberg tumour）
30. 肿瘤的分级（grading）
31. 肿瘤的分期（staging）
32. 恶病质（cachexia）
33. 副肿瘤综合征（paraneoplastic syndrome）
34. 交界性肿瘤（borderline tumor）
35. 角化珠（keratin pearl）
36. 胶样癌（colloid carcinoma）
37. 印戒细胞癌（signet-ring cell carcinoma）
38. 实性癌（solid carcinoma）
39. 单纯癌（carcinoma simplex）
40. 硬癌（scirrhous carcinoma）
41. 髓样癌（medullary carcinoma）
42. 软组织肿瘤（soft tissue tumors）
43. 错构瘤（hamartoma）

44. 胚胎性肿瘤（embryonic tumour）
45. 黑色素瘤（melanoma）
46. 癌前病变（percancinoma lesion）
47. 非典型性增生（dysplasia, atypical hyperplasia）
48. 白斑病（leukoplakia）
49. 原位癌（carcinoma in situ）
50. 上皮内瘤变（intraepithelial neoplasia）
51. 原癌基因（proto-oncogene）
52. 肿瘤抑制基因（suppressive oncogene）
53. 肿瘤特异性抗原（tumor-specific antigen）
54. 肿瘤相关抗原（tumor associated antigen）

二、填空题

1. 可导致肿瘤形成的各种因素称为①_____。可导致恶性肿瘤形成的物质统称为②_____。

2. 肿瘤的病理学检查可以确定肿瘤的①_____、②_____及③_____等，为临床治疗提供重要的依据。

3. 除常规病理形态学检查外，能开展的肿瘤检查方法有①_____、②_____、③_____、④_____和⑤_____。

4. 用一些通用且形象的术语来描述肿瘤的形状有①_____，②_____，③_____，④_____，⑤_____，⑥_____，⑦_____和⑧_____。

5. 肿瘤的颜色由组成肿瘤的组织、细胞及其产物的颜色决定。例如，纤维组织的肿瘤切面多呈①_____；脂肪瘤呈②_____；血管瘤常呈③_____；黑色素瘤细胞呈④_____；软骨瘤切面呈⑤_____。

6. 肿瘤的组织成分都可概括为①_____和②_____两部分。

7. 肿瘤的间质成分不具特异性，主要由①_____、②_____和③_____。其中生长快的肿瘤常④_____丰富，而抗肿瘤免疫的局部反应常表现为⑤_____。

8. 肿瘤组织的异型性小，说明其①_____、②_____。

9. 恶性肿瘤细胞的异型性表现在3个方面，即①_____，②_____，③_____。3个方面中尤以④_____常为恶性肿瘤的重要特性。

10. 肿瘤的生长速度取决于3个因素①_____、②_____和③_____。

11. 根据肿瘤的细胞动力学概念，几乎所有化疗药物均针对①_____细胞，因此②_____肿瘤对化疗敏感，而③_____肿瘤对化疗相对耐药。

12. 在肿瘤有诱导血管生成的过程中，肿瘤细胞和炎细胞（主要是巨噬细胞）能产生①_____，血管内皮细胞和成纤维细胞表面有②_____。两者结合后，可促进新生血管的生成。因此抑制肿瘤血管生成可望成为治疗肿瘤的新途径。

13. 肿瘤细胞产生具血管生成作用的生长因子，通过受体与靶细胞的结合，产生①_____、②_____、③_____、④_____和⑤_____等功能。

14. 肿瘤的演进包括①_____，②_____，③_____等。

15. 肿瘤的异质性包括肿瘤细胞在①_____、②_____、③_____ 和④_____等方面的差异。

16. 通过免疫组织化学方法检测肿瘤细胞表面或细胞内的一些特定的分子。如肌肉组织肿瘤表达①_____，淋巴细胞肿瘤表达②_____，上皮细胞肿瘤表达③_____，恶性黑色素瘤细胞表达④_____；检测肿瘤细胞的增殖活性用⑤_____，⑥_____等标记。

17. 良性肿瘤的生长方式有①_____ 或②_____。恶性肿瘤生长方式呈③_____。

18. 恶性肿瘤的扩散方式有①_____、②_____、③_____和④_____4种。

19. 在以下部位的肿瘤往往是外生性生长①_____、②_____或③_____。

20. 恶性肿瘤在外生性生长的同时，其基底部往往_____。

21. 癌的淋巴道转移有其规律性，乳腺外上象限的乳腺癌首先到达①_____，肺癌首先到达②_____，鼻咽癌首先到达③_____，晚期胃癌则转移到④_____。

22. 左锁骨上淋巴结癌转移的原发部位常见于①_____、②_____。卵巢krukenberg瘤的原发部位多见于③_____。炎性假瘤多见于④_____。

23. 血道转移途径包括侵入体循环静脉的瘤细胞①_____；侵入门静脉系统的瘤细胞到②_____；侵入肺静脉的瘤细胞③_____；侵入胸、腰、骨盆静脉的瘤细胞④_____。

24. 血道转移可累及很多器官，其中最常见的是①_____，其次是②_____。

25. 某些肿瘤血道转移对某些器官有亲和性，例如，肺癌易转移到①_____，和②_____；甲状腺癌、肾癌和前列腺癌易转移到③_____；乳腺癌常转移到④_____、⑤_____、⑥_____、⑦_____和⑧_____等。

26. 肿瘤局部浸润和蔓延归纳为四个步骤①_____；②_____，③_____和④_____。

27. 恶性肿瘤的病理分级的主要依据是①_____，②_____及③_____。

28. 肿瘤分期的主要原则是①_____，②_____，③_____，④_____，⑤_____等。

29. 肿瘤TNM分期中三字母分别代表①_____、②_____、③_____。

30. 内分泌腺的良性肿瘤可分泌①_____而引起症状，如垂体生长激素腺瘤分泌②_____，可引起③_____或④_____。

31. 生物学表现介于良恶性肿瘤之间的一类肿瘤称①_____；在一定条件下可②_____。

32. 来自被覆上皮，呈乳头状生长的良性肿瘤称①_____；来自上皮组织，分化极差的恶性肿瘤称②_____；来自骨组织的恶性肿瘤称③_____；来自脂肪组织的良性肿瘤称④_____。

33. 发生在①_____和②_____部位的皮肤乳头状瘤及③_____部位的移行上皮乳头状瘤较易发生恶变。

34. 根据腺瘤的组成成分可以将其分为①＿＿＿＿、②＿＿＿＿、③＿＿＿＿、④＿＿＿＿等类型。根据腺瘤的形态特点可分为⑤＿＿＿＿、⑥＿＿＿＿、⑦＿＿＿＿等。

35. 癌的常见的组织学类型有①＿＿＿＿、②＿＿＿＿、③＿＿＿＿和④＿＿＿＿。

36. 鳞状细胞癌可发生在原来有鳞状上皮覆盖的部位，如①＿＿＿＿、②＿＿＿＿、③＿＿＿＿等，也可以发生在原来没有鳞状上皮覆盖的部位，如④＿＿＿＿、⑤＿＿＿＿、⑥＿＿＿＿等处，经过⑦＿＿＿＿而发生鳞状上皮癌。

37. 镜下分化好的鳞状细胞癌可出现①＿＿＿＿、②＿＿＿＿。

38. 根据形态结构和分化程度，腺上皮来源的恶性肿瘤称为①＿＿＿＿，多发生于②＿＿＿＿、③＿＿＿＿等；含黏液较多时称④＿＿＿＿，常见于⑤＿＿＿＿；癌巢实性，无腺腔样结构时称⑥＿＿＿＿，多发生于⑦＿＿＿＿。

39. 实性癌是一种分化①＿＿＿＿癌，在癌巢小而少且间质结缔组织多时，称为②＿＿＿＿，在癌巢较大较多而结缔组织相对较少时，称为③＿＿＿＿。

40. 癌前病变是指①＿＿＿＿；原位癌是指②＿＿＿＿；肉瘤是指③＿＿＿＿。

41. 常见的癌前病变及癌前疾病有以下几种①＿＿＿＿、②＿＿＿＿、③＿＿＿＿、④＿＿＿＿、⑤＿＿＿＿、⑥＿＿＿＿、⑦＿＿＿＿。

42. 瘤样纤维组织增生与纤维瘤不同之处在于①＿＿＿＿、②＿＿＿＿。

43. 血管瘤的类型有①＿＿＿＿、②＿＿＿＿、③＿＿＿＿等。

44. 恶性纤维组织细胞瘤好发于①＿＿＿＿，其次在②＿＿＿＿和③＿＿＿＿等处，镜下主要为异型的④＿＿＿＿和⑤＿＿＿＿。

45. 脂肪肉瘤的特点为①＿＿＿＿，主要的类型有②＿＿＿＿、③＿＿＿＿、④＿＿＿＿、⑤＿＿＿＿等类型。

46. 横纹肌肉瘤由不同分化阶段的①＿＿＿＿组成，主要的类型有②＿＿＿＿、③＿＿＿＿、④＿＿＿＿。

47. 横纹肌肉瘤常见有 3 种类型，其中①＿＿＿＿好发于婴儿与儿童，②＿＿＿＿常见于青少年，③＿＿＿＿多见于成年人。

48. 骨肉瘤为最常见的骨恶性肿瘤。好发于①＿＿＿＿，尤其是②＿＿＿＿和③＿＿＿＿。影像学表现是骨肉瘤的特点是④＿＿＿＿，⑤＿＿＿＿。诊断骨肉瘤最重要的组织学依据是肿瘤细胞⑥＿＿＿＿直接形成⑦＿＿＿＿或⑧＿＿＿＿。常发生⑨＿＿＿＿转移。

49. 视网膜母细胞瘤是来源于①＿＿＿＿的恶性肿瘤，最好发年龄为②＿＿＿＿；属于一种③＿＿＿＿疾病，并有家族史。

50. 皮肤黑痣根据其在皮肤内发生部位不同，可分为①＿＿＿＿、②＿＿＿＿和③＿＿＿＿，其中④＿＿＿＿容易恶变为黑色素瘤。

51. 肿瘤超微结构显示神经内分泌肿瘤有①＿＿＿＿，高分化鳞状细胞癌有②＿＿＿＿、③＿＿＿＿，平滑肌瘤有④＿＿＿＿、⑤＿＿＿＿，黑色素瘤有⑥＿＿＿＿。

52. 畸胎瘤是来源于①＿＿＿＿，往往含有②＿＿＿＿组织成分。根据其外观分为③＿＿＿＿和④＿＿＿＿，根据其组织分化程度不同可分为⑤＿＿＿＿和⑥＿＿＿＿。本瘤最常发生于⑦_____和⑧_____。

53. 癌肉瘤是指①_____，其可以多种形式发生，如②_____，③_____，④_____，⑤_____。

54. 细胞骨架的中间丝有 5 类 ①_____，②_____，③_____，④_____，⑤_____。

55. 肿瘤的发生可能是①_____的激活和②_____的失活共同作用的结果。

56. 目前认为肿瘤的发生是一个①_____、②_____、③_____的过程。

57. 引起原癌基因突变的 DNA 结构改变包括①_____、②_____、③_____、④_____和⑤_____。

58. 肿瘤抑制基因产物的功能是_____。

59. 可以导致恶性肿瘤发生的物质统称为①_____。某些本身无致癌性的物质，但可以增加致癌物的致癌性的物质叫作②_____。恶性肿瘤的发生常常要经过③_____、和④_____两个阶段。

60. 致癌物需在体内（主要是在肝脏）代谢活化后才致癌称为①_____，少数化学致癌物不需在体内代谢转化即可致癌称为②_____。肺癌的发病率增加与③_____④_____有密切关系；胃癌的发生与经常吃烟熏和烧烤的鱼中存在⑤_____和⑥_____有一定关系；印染厂工人和橡胶工人的膀胱癌发病率较高与⑦_____有关；肝癌高发与⑧_____有关。

61. 与人类肿瘤发生密切相关的 DNA 病毒有 3 种，HPV 主要与①_____有关，EBV 主要与②_____和③_____有关；HBV 主要与④_____有关。

62. 幽门螺杆菌感染与①_____、②_____肿瘤有关，血吸虫感染与③_____有关。

63. 肿瘤免疫学研究的重要内容包括①_____和②_____。

64. 机体的抗肿瘤免疫反应主要是细胞免疫，其效应细胞有①_____，②_____、③_____。

三、选择题

（一）A 型题（1~95 题）

1. 目前，我国死亡率最高的肿瘤是
A. 肝癌
B. 胃癌
C. 子宫颈癌
D. 乳腺癌
E. 肺癌

2. 肿瘤是机体在各种致病因素作用下导致的

A. 化生
B. 再生
C. 炎性增生
D. 异常增生
E. 生理性增生

3. 下列哪一项不符合肿瘤性增生的特性
A. 细胞生长旺盛
B. 相对无止境性生长

C. 与机体不协调

D. 不断地丧失分化成熟的能力

E. 增生过程中致病因素继续存在

4. 肿瘤性增生区别于炎症性增生的特点是

A. 增生组织分化不成熟

B. 血管增生

C. 纤维组织增生

D. 器官的实质细胞增生

E. 炎症细胞浸润

5. 下列肿瘤中，有明显家族发病倾向者为

A. 胶质瘤

B. 结肠息肉性腺瘤

C. 骨软骨瘤

D. 畸胎瘤

E. 淋巴瘤

6. 下列情况可使组织肿块增大，除了

A. 肥大

B. 炎症

C. 肿瘤

D. 增生

E. 间变

7. 下列哪种肿瘤外形恶性程度最大?

A. 结节状

B. 分叶状

C. 囊状

D. 息肉状

E. 浸润性包块状

8. 癌的肉眼形态，下列哪一种可能性最大

A. 结节状

B. 绒毛状

C. 乳头状

D. 火山口状溃疡

E. 肿块状

9. 肝脏肿块呈绿色往往是

A. 分化好的肝癌

B. 分化差的肝癌

C. 胆汁淤积

D. 绿色瘤

E. 肝脏血管瘤

10. 决定肿瘤性质的主要理论依据是

A. 肿瘤的间质成分

B. 肿瘤的实质成分

C. 组织结构情况

D. 肿瘤生长方式

E. 以上都不是

11. 肿瘤的实质是

A. 实体瘤

B. 不形成囊腔

C. 肿瘤细胞的总称

D. 没有特异性

E. 对肿瘤起支持营养作用

12. 肿瘤的间质主要指哪些成分

A. 血管

B. 淋巴管

C. 结缔组织

D. 血管及结缔组织

E. 网状支架

13. 下列缺乏肿瘤间质的肿瘤是

A. 畸胎瘤

B. 葡萄胎

C. 绒毛膜癌

D. 脂肪肉瘤

E. 骨肉瘤

14. 肿瘤的异型性大反映

A. 肿瘤细胞分化程度低

B. 肿瘤细胞分化程度高

C. 肿瘤与正常组织相似

D. 肿瘤成熟程度高

E. 与上述各项无关

15. 瘤细胞间变多见于下列哪种肿瘤

A. 腺瘤

B. 腺癌

C. 囊腺瘤

D. 甲状腺瘤

E. 混合瘤

16. 良性肿瘤的特点是

A. 边界清楚，常常无完整包膜，无明显异型性

B. 分化良好，无明显异型性，浸润性生长

C. 和起源组织相似，核仁粗大，增多，核深染

D. 通常无包膜，与正常组织差别大，极性保持良好

E. 分化良好，无明显异型性，和起源组织相似

17. 良性肿瘤的异型性主要表现在

A. 瘤细胞核的多形性

B. 肿瘤组织结构紊乱

C. 瘤细胞的多形性

D. 核质比值不明显

E. 可见核分裂象

18. 良性肿瘤的主要生长方式为

A. 结节状生长

B. 息肉状生长

C. 膨胀性生长

D. 蕈伞状生长

E. 隆起状生长

19. 组织学上的良性肿瘤危及生命时，最可能的原因

A. 由于广泛出血

B. 多灶性病变

C. 没有引发免疫应答

D. 妨碍了器官的功能

E. 转变为癌

20. 下列哪项不是良性肿瘤的特征?

A. 生长缓慢

B. 核分裂少

C. 常形成息肉样肿块

D. 向周围组织浸润

E. 切除后一般不复发

21. 良性肿瘤对机体的影响最主要决定于

A. 肿瘤的病程

B. 肿瘤的大小

C. 肿瘤组织的来源

D. 肿瘤发生的部位

E. 肿瘤出现继发性变化

22. 恶性肿瘤的主要生长方式为

A. 内生性生长

B. 浸润性生长

C. 破坏性生长

D. 内翻性生长

E. 外生性生长

23. 恶性肿瘤的主要特征是

A. 核形态不规则，大小不一

B. 核分裂多见

C. 胞质嗜碱性

D. 血管丰富

E. 浸润性生长和转移

24. 下列哪项是恶性肿瘤细胞的最主要形态特点

A. 核大

B. 多核或异形核

C. 核仁大

D. 核染色浓染

E. 病理性核分裂象

25. 恶性细胞的细胞学异常表现的最佳描述为

A. 染色质异常

B. 黏液过多

C. 细胞表面改变

D. 细胞糖原减少

E. 有丝分裂活跃

26. 关于病理性核分裂象

A. 常见于恶性肿瘤

B. 是良性肿瘤所特有的

C. 良、恶性肿瘤均可有

D. 非肿瘤性增生也可有

E. 以上都不是

27. 诊断恶性肿瘤的可靠依据是

A. 肿块近期迅速增大

B. 局部淋巴结肿大

C. 肿块触之疼痛

D. 恶病质

E. 细胞异型性明显

28. 关于肿瘤组织的异型性，下列哪项是错误的？

A. 肿瘤组织异型性的大小反映了肿瘤组织的分化程度

B. 异型性大的，预后要差些

C. 瘤的间质的异型性差别也很大

D. 细胞排列的情况，极性，组合的情况是判断异型性的根据之一

E. 细胞的大小，形状，核的大小形状是判断异型性的根据之一

29. 恶性肿瘤不同于良性肿瘤的最重要的表现是

A. 外生性生长

B. 切除后复发

C. 有核分裂象

D. 有出血坏死

E. 可发生转移

30. 恶性肿瘤的病理分级的原则是根据

A. 肿瘤包膜的侵犯程度

B. 邻近器官的侵犯程度

C. 淋巴结转移的范围

D. 血道转移受累脏器的多少

E. 肿瘤细胞的异型性，即分化程度的高低

31. 恶性肿瘤生长到多大需要血管供给才能生长

A. 0.5mm

B. 1.0mm

C. 1.5mm

D. 2.0mm

E. 2mm 以上

32. 诊断肉瘤的主要形态

A. 包膜消失

B. 浸润生长

C. 瘤细胞异型性明显

D. 瘤细胞弥漫分布与间质分界不清

E. 血行转移

33. 肿瘤生长分数是指肿瘤细胞群体处于下述阶段的细胞的比例

A. G_1+G_2 期

B. G_1+S 期

C. $S+G_2$ 期

D. G_2+M 期

E. G_1+M 期

34. 生长迅速的肿瘤其生长分数最接近于

A. 20%

B. 10%

C. 30%

D. 40%

E. 50%

35. 肿瘤血管生成因子中最具特征性血管生成作用的是

A. 转化生长因子（TGF-α）

B. 肿瘤坏死因子（TNF-α）

C. 血小板衍生的内皮细胞生长因子（PD-ECGF）

D. 血管内皮细胞生长因子（VEGF）

E. 成纤维细胞生长因子（FGF）

36. 肿瘤的演进是指

A. 细胞的恶性转化

B. 恶性瘤在生长过程中变得越来越富有侵袭性的现象

C. 恶性瘤的浸润能力

D. 恶性瘤的转移现象

E. 瘤细胞亚克隆间的生存竞争

37. 肿瘤的异质型与下述哪一项无关?

A. 肿瘤细胞不同亚克隆在侵袭能力方面的差异

B. 肿瘤细胞不同亚克隆在细胞形态方面的差异

C. 肿瘤细胞不同亚克隆在生长速度方面的差异

D. 肿瘤细胞不同亚克隆在化疗敏感性方面的差异

E. 肿瘤细胞不同亚克隆对激素的反应方面的差异

38. 恶性肿瘤向邻近器官侵犯的主要方式为

A. 直接蔓延

B. 淋巴管播散

C. 血管播散

D. 种植播散

E. 接触播散

39. 下列哪一项最符合远隔器官转移瘤的特点

A. 与原发瘤组织学类型不同

B. 在远隔器官内形成单个转移灶

C. 分化程度同原发肿瘤

D. 多个圆形结节，散在分布于脏器边缘，可形成"癌脐"

E. 淋巴道转移的结果

40. 肿瘤的淋巴道转移首先到达淋巴结

A. 边缘窦

B. 淋巴结门部

C. 生发中心

D. 被膜

E. 髓窦

41. 左锁骨上淋巴结转移癌的原发部位最常见于

A. 甲状腺

B. 食管

C. 乳腺

D. 胃

E. 肝

42. 一侧腋下淋巴结转移性腺癌的原发部位最可能是

A. 胃

B. 肺

C. 甲状腺

D. 乳腺

E. 鼻咽

43. 恶性肿瘤细胞主要通过下列哪种途径入血

A. 中等动脉

B. 淋巴管

C. 毛细血管和小静脉

D. 小动脉

E. 中等静脉

44. 肿瘤血道转移的确切依据是

A. 血液中找到肿瘤细胞

B. 恶性肿瘤细胞侵入动脉

C. 在器官血管内有瘤栓

D. 在远隔器官形成同一类型肿瘤

E. 恶性肿瘤细胞侵入静脉

45. 淋巴结转移性癌的可靠诊断依据是

A. 淋巴结切面灰白

B. 淋巴结肿大

C. 淋巴结内出现癌巢

D. 淋巴结质地变硬

E. 淋巴结内出现变异细胞

46. 判断癌症预后最重要的因素是什么?

A. 肿瘤分级

B. 肿瘤分期

C. 淋巴细胞浸润

D. 血管侵犯

E. 核分裂指数

47. 肉瘤病人的预后与下列各项有关，除了
A. 肿瘤的大小
B. 肿瘤的分期
C. 肿瘤的分级
D. 肿瘤在组织中的深度
E. 肿瘤在诊断以前存在的时间

48. 交界性肿瘤是指
A. 由良性肿瘤转变而来的恶性肿瘤
B. 良性病变和肿瘤之间的过渡状态
C. 位于脏器边缘的肿瘤
D. 界于良性、恶性之间的肿瘤
E. 位于肿瘤和正常组织交界处

49. 下列不属于恶性肿瘤的是
A. 尤文（Ewing）瘤
B. 霍奇金淋巴瘤
C. 肌母细胞瘤
D. 精原细胞瘤
E. 无性细胞瘤

50. 下列哪项是淋巴瘤
A. 霍奇金病
B. 恶性间皮瘤
C. Krukenberg 瘤
D. 精原细胞瘤
E. 白血病

51. 非上皮来源的肿瘤是
A. 乳头状瘤
B. 卵巢黏液性囊腺癌
C. 肝细胞癌
D. 白血病
E. 子宫内膜癌

52. 下列哪一项是肿瘤？
A. 动脉瘤
B. 炎性假瘤
C. 绿色瘤
D. 粥样瘤

E. 室壁瘤

53. 下列不是肿瘤的疾病是
A. 霍奇金淋巴瘤
B. 佩吉特病
C. 室壁瘤
D. 葡萄胎
E. 白血病

54. 来源于间叶组织的恶性肿瘤是
A. 恶性淋巴瘤
B. 恶性神经鞘瘤
C. 恶性间皮瘤
D. 恶性畸胎瘤
E. 恶性黑色素瘤

55. CEA 在下列哪种肿瘤中较多见
A. 食管癌
B. 胃癌
C. 肠癌
D. 肝癌
E. 肺癌

56. 前列腺癌的肿瘤标志是
A. CEA
B. AFP
C. CA19-9
D. PSA
E. 碱性磷酸酶

57. 肝细胞癌的肿瘤标志是
A. CEA
B. AFP
C. CA19-9
D. 酸性磷酸酶
E. 碱性磷酸酶

58. 异位内分泌综合征是指
A. 恶性肿瘤引起的发热
B. 恶性肿瘤引起的贫血
C. 恶性肿瘤引起的营养不良
D. 恶性肿瘤引起的内分泌紊乱
E. 恶性肿瘤引起的神经功能紊乱

59. 下列关于唾液腺的良性混合性肿瘤的说法都是正确的，除了
A. 常发生在腮腺
B. 它是快速生长的无症状的肿块
C. 不浸润皮肤或神经
D. 是常见的唾液腺肿瘤
E. 组织学上有腺体、黏液和软管样组织等

60. 下列哪种为高分化鳞癌的病理形态特点
A. 鳞状上皮呈乳头状生长
B. 癌细胞分化形态仍保留鳞状上皮特征
C. 形成大小不一的鳞状细胞巢
D. 癌巢细胞间可见间桥并见角化珠形成
E. 癌细胞突破基底膜

61. 镜下容易见到角化珠的肿瘤是
A. 低分化基底细胞癌
B. 高分化鳞癌
C. 低分化鳞癌
D. 高分化基底细胞癌
E. 未分化癌

62. 下列关于腺瘤的描述哪项不正确？
A. 是腺上皮发生的良性肿瘤
B. 常有包膜，与周围正常组织分界清楚
C. 肿瘤的腺体有一定的分泌功能
D. 肿瘤实质仅由结构一致的腺体组成
E. 结肠多发性腺瘤性息肉易癌变

63. 纤维腺瘤最常见于
A. 消化道
B. 皮下组织
C. 乳腺
D. 卵巢
E. 胃肠道

64. 有关鳞状细胞癌哪项是错误的？

A. 仅仅见于原有鳞状上皮覆盖的部位
B. 常呈菜花样外观
C. 可见癌珠
D. 可见细胞间桥
E. 淋巴道转移为主

65. 关于鳞状上皮癌哪一项是错误的？
A. 可发生于不是鳞状上皮覆盖之组织
B. 既呈浸润性生长，也可呈外生性生长
C. 癌组织中有癌巢形成，并保持鳞状上皮的某些特征
D. 癌巢中央均有角化珠即癌珠形成
E. 肉眼常呈菜花状，也可发生溃疡

66. 下列恶性肿瘤中，最少发生转移的肿瘤是
A. 食管角化性鳞状细胞癌
B. 子宫体腺癌
C. 肺燕麦细胞癌
D. 皮肤基底细胞癌
E. 膀胱移行上皮癌

67. 有关基底细胞癌的特点，哪项是错误的？
A. 多见于老人
B. 分化程度低，容易发生转移
C. 好发面部，如鼻翼处
D. 由表皮原始上皮芽或基底细胞发生
E. 对放疗敏感

68. Paget's病好发生于下列哪个器官
A. 肾
B. 肝
C. 胃
D. 乳腺
E. 肠

69. 下述哪项不符合肉瘤特点？
A. 来源间叶组织
B. 多发生于青少年
C. 外观呈鱼肉状

D. 间质结缔组织少，血管较丰富

E. 细胞巢周多有网状纤维

70. 肉瘤的肉眼特点通常为

A. 结节状、有包膜，切面灰白质硬

B. 结节状、有包膜，切面灰白质软

C. 分叶状，可有或无包膜，切面灰红或粉红色，质硬

D. 形状不定，切面灰白色，质硬，干燥

E. 不规则结节状，有无完整包膜不定，切面灰红色，湿润质软如鱼肉状

71. 诊断肉瘤的主要根据是

A. 切面呈鱼肉状

B. 青少年多见

C. 肿瘤出血、坏死

D. 恶性瘤细胞弥散分布，瘤细胞间有网状纤维穿插包绕

E. 瘤细胞异型性明显，有病理性核分裂

72. 下列哪一项不符合横纹肌肉瘤?

A. 多见于青少年

B. 结节状

C. 切面呈鱼肉状

D. 好发于心肌

E. 血道转移

73. 下列哪项不是肉瘤的特征?

A. 多见于青少年

B. 瘤细胞呈巢状分布

C. 多经血道转移

D. 切面呈鱼肉状

E. 瘤细胞间有网状纤维

74. 网状纤维主要见于肿瘤何处有意义

A. 肿瘤腺管之间

B. 癌细胞之间

C. 肉瘤细胞之间

D. 癌细胞团之间

E. 转移癌细胞之间

75. 下列各项关于恶性纤维组织细胞瘤的叙述都是正确的，除了

A. 它是深部肿瘤

B. 它是最常见的成人肉瘤

C. 典型的恶性纤维组织细胞瘤由形态非常奇异的细胞构成

D. 它也称为纤维肉瘤

E. 它是腿部最常见的肿瘤

76. 黑色素瘤定性

A. 原位癌

B. 良性

C. 恶性

D. 交界性肿瘤

E. 炎症

77. 什么是原发性的恶性黑色素瘤的预后因素

A. 侵袭的深度

B. 恶性细胞的大小

C. 多核巨细胞的数量

D. 周围炎症的程度

E. 产生黑色素的多少

78. 含有三个胚层组织成分的肿瘤称为

A. 混合瘤

B. 畸胎瘤

C. 胚胎瘤

D. 错构瘤

E. 癌肉瘤

79. 电子显微镜检查对病理诊断的作用中，哪种说法不正确?

A. 确定细胞恶性程度

B. 鉴别肿瘤类型

C. 鉴别肿瘤组织学发生

D. 显示恶性肿瘤特异性超微结构改变

E. 病理诊断主要靠光镜观察

80. 一个50岁的老年人在大腿上长了个10cm的肿块，下面各项可以解释这个肿块，除了

A. 肿块可能是恶性纤维组织肉瘤

B. 肿瘤可能已经生长了三个月

C. 肿瘤可能是良性的

D. 肿瘤可能是反应性的病变

E. 肿瘤可能钙化

81. 一个 16 岁的男孩出现鼻塞和反复鼻出血的症状，检查发现在鼻咽处有一个质硬，表面光滑紫红色息肉，对病变处进行诊断性活组织检查导致出血不止，进行输血和紧急手术，最可能的诊断是

A. 疣状癌

B. 泡状核细胞癌

C. 血管纤维瘤

D. 鼻息肉

E. A 或者 B

82. "癌前病变"最确切的概念是

A. 癌肿的早期阶段

B. 良性肿瘤发生了癌变

C. 一种恶性病变，不可逆转

D. 有癌变潜在可能的良性病变，有可能逆转

E. 有癌变潜在可能的良性病变，但必然会发展为癌肿

83. 下列哪项属于癌前病变

A. 阑尾炎

B. 乳腺纤维腺瘤

C. 乳腺纤维囊性病

D. 慢性肥厚性胃炎

E. 错构瘤

84. 上皮中度非典型增生下述正确的是

A. 不属于癌前病变

B. 病因消除后增生的细胞不能恢复正常

C. 细胞异型性不明显，极向不消失

D. 细胞异型增生，但未累及上皮全层

E. 增生的异型细胞占上皮层上部 1/3 至 2/3

85. 原位癌的概念是

A. 镜下才见到的微小癌

B. 没有转移的早期癌

C. 上皮组织轻度不典型增生，并累及全层 1/3 以内

D. 上皮组织中度不典型增生，并累及全层 2/3 以内

E. 上皮组织重度不典型增生累及全层但未突破基底膜

86. 下列哪种情况不属于子宫颈原位癌

A. 异型细胞比不典型增生者更具显著的多形性

B. 部分腺管被癌细胞所取代

C. 整个腺管被癌细胞所取代

D. 个别处基底膜已不完整

E. 癌细胞完全失去极性，出现较多的病理性核分裂象

87. 下列各项均是有关 DNA 流式细胞仪检测的肿瘤细胞核特点的描述，除了

A. 细胞核是二倍体的肿瘤可以是良性的也可以是恶性的

B. 肿瘤细胞核是异倍体的肿瘤均是恶性的

C. 恶性肿瘤的细胞核可以是多倍体

D. 反应细胞核病变的应该是二倍体

E. 良性肿瘤细胞核可以是多倍体

88. 下列各项关于致癌基因的叙述都是正确的，除了

A. 致癌因素的影响可以引起量变

B. 致癌因素的影响可以引起质变

C. 真核细胞含病毒癌基因和细胞癌基因

D. 致癌基因也包括某些 RNA 序列的病毒癌基因

E. 致癌基因编码生长因子受体

89. 有关原癌基因的描述，错误的是

A. 正常细胞的固有基因

B. 对细胞的生长起抑制作用

C. 在正常细胞中以非激活的方式存在

D. 环境和遗传因素均可激活原癌基因

E. 其激活可由点突变、染色体异位、插入、扩增引起

90. 流行病学揭示了癌的发生和以下因素的关系，除了

A. 老龄

B. 非遗传性染色体异常

C. 空气污染

D. 衣原体感染

E. 饮食

91. 下列哪种病菌与肝细胞癌的发生有关？

A. 黑曲霉菌

B. 黄曲霉菌

C. 以色列放线菌

D. 牛放线菌

E. 诺卡菌

92. 与EBV感染关系密切的肿瘤是

A. 鼻咽癌

B. Kaposi 肉瘤

C. 食管癌

D. 胃癌

E. 乳腺癌

93. 以下肿瘤及其成因匹配都是正确的，除了

A. 肝血管肉瘤——砷元素

B. 子宫内膜癌——外源性雌激素

C. 阴道癌——己烯雌酚

D. 间皮瘤——铍元素

E. 宫颈癌——HPV

94. 多种形式放射线与下列各项中的肿瘤相关，除了

A. 皮肤鳞癌

B. 卵巢癌

C. 甲状腺癌

D. 肉瘤

E. 黑色素瘤

95. 下列各项关于放射线的叙述都是正确的，除了

A. 骨髓和淋巴系统是体内对放射线最敏感的组织

B. 睾丸生殖细胞瘤可以通过放疗治愈

C. 整个人体受到 1000rad 辐射剂量的照射将会杀死所有暴露部位的细胞

D. 受到照射后的肉瘤可能在 20 年后才会继续进展

E. 软骨和肌肉组织是对放射敏感性的组织

（二）B 型题（96～152 题）

A. 多由淋巴道转移

B. 多为直接蔓延

C. 多为血道转移

D. 多为种植性转移

E. 可局部复发，但不转移

96. Krukenberg 瘤

97. 胃癌

98. 绒毛膜癌

99. 韧带状瘤

A. 交界性肿瘤

B. 癌前病变

C. 非肿瘤性的良性病变

D. 良性肿瘤

E. 恶性肿瘤

100. 霍奇金淋巴瘤

101. 宫颈腺体鳞状上皮化生

102. 肌母细胞瘤

103. 黏膜白斑

A. 结节状

B. 哑铃状

C. 息肉状

D. 囊状

E. 分叶状

104. 皮下脂肪瘤

105. 肠腺瘤

106. 子宫平滑肌瘤

107. 卵巢生发上皮良性肿瘤

A. 混合瘤

B. 畸胎瘤

C. 癌肉瘤

D. 腺鳞癌

E. 腺棘癌

108. 一个肿瘤中既有癌又有肉瘤成分

109. 由三个胚层的组织混合组成

110. 上皮性恶性肿瘤中既有腺上皮又有鳞状上皮，其中腺上皮为恶性，鳞状上皮为良性

A. 轻度非典型性增生

B. 中度非典型性增生

C. 重度非典型性增生

D. 癌前病变

E. 原位癌

111. 异型增生上皮累及上皮层下部的 1/3 到 2/3 处者是

112. 异型增生上皮累及上皮全层，但未突破基底膜者是

113. 具明显癌变危险的病变

A. 碱性磷酸酶升高

B. 酸性磷酸酶升高

C. 胎儿硫糖蛋白升高

D. 酸性和碱性磷酸酶升高

E. 氧化酶升高

114. 胃癌

115. 肝癌

116. 前列腺癌

117. 骨肉瘤

A. 印戒细胞

B. Reed-Sternberg 细胞

C. 透明细胞

D. 组织细胞

E. 嗜银细胞

118. 霍奇金淋巴瘤可出现

119. 肾细胞癌可出现

120. 纤维组织细胞瘤可出现

121. 阑尾类癌来自

A. 恶性淋巴瘤

B. 白血病

C. 宫颈癌

D. 血肿

E. 鼻咽癌

122. Down 综合征

123. 机化

124. 人乳头状瘤病毒感染

125. 原发免疫缺陷

A. 内皮细胞

B. 脂肪组织

C. 结缔组织

D. 骨骼肌

E. 施万细胞

126. 横纹肌肉瘤

127. 神经纤维肉瘤

128. 血管肉瘤

129. 脂肪肉瘤

130. 纤维肉瘤

A. 原癌基因 sis 的激活方式

B. 抑癌基因 p53 的激活方式

C. 原癌基因 erb-B$_1$ 的激活方式

D. 原癌基因 myc 的激活方式

E. 抑癌基因 Rb 的激活方式

131. 点突变

132. 易位

133. 过度表达

134. 扩增

A. 神经母细胞瘤

B. 肺腺癌

C. 乳癌

D. 伯基特淋巴瘤

E. 视网膜母细胞瘤

135. ras

136. N-myc

137. Rb

138. C-myc

139. C-erb-2

A. 黄曲霉素 B_1，氮芥

B. 酰化剂，某些金属元素

C. 亚硝胺类，3，4-苯并芘

D. 人类乳头状瘤病毒

E. 人类 T 细胞白血病/淋巴瘤病毒

140. RNA 病毒

141. 直接作用的化学致癌物

142. 间接作用的化学致癌物

A. 食物中的脂肪

B. 氯乙烯

C. 石棉

D. 吸烟

E. 环己烷氨基磺酸盐

143. 肝血管肉瘤

144. 膀胱尿路上皮（移行细胞）癌

145. 结肠癌

146. 间皮瘤

147. 肺癌

A. 外部辐射

B. 紫外线

C. 人乳头状瘤病毒（HPV）

D. EB 病毒（EBV）

E. 雌激素

148. 甲状腺乳头状癌

149. 宫颈鳞癌

150. 伯基特淋巴瘤

151. 乳腺癌

152. 恶性黑色素瘤

（三）C 型题（153～166 题）

A. 经血道转移

B. 经淋巴道转移

C. 两者均有

D. 两者均无

153. 宫颈原位癌

154. 骨肉瘤

155. 胃腺癌

156. 癌脐来源于

157. 成熟性囊性畸胎瘤

A. 膨胀性生长

B. 浸润性生长

C. 两者均有

D. 两者均无

158. 皮肤乳头状瘤

159. 血管瘤

160. 平滑肌瘤

161. 脂肪瘤

162. 直肠绒毛状管状腺癌

A. 电子显微镜

B. 免疫组化

C. 两者都是

D. 两者都不是

163. 鉴别前列腺癌和胃癌

164. 鉴别淋巴瘤和癌

165. 鉴别腺癌和间皮瘤

166. 定位鳞癌的原发部位

（四）X 型题（167～181 题）

167. 下列属于我国常见十大肿瘤的有

A. 鼻咽癌

B. 胰腺癌

C. 淋巴瘤

D. 骨肉瘤

E. 宫颈癌

168. 符合恶性肿瘤特征的有

A. 常有转移

B. 异型性小，分化好

C. 常有完整包膜

D. 可见病理核分裂象

E. 术后容易复发

169. 肿瘤的分期取决于

A. 肿瘤的大小

B. 肿瘤细胞的核分裂象

C. 肿瘤的浸润深度

D. 肿瘤的播散情况

E. 病人的营养情况

170. 起源于生殖细胞的肿瘤有

A. 颗粒细胞瘤

B. 间质细胞瘤

C. 无性细胞瘤

D. 支持细胞瘤

E. 胚胎性癌

171. 下述哪些良性肿瘤容易恶变?

A. 外耳道乳头状瘤

B. 膀胱乳头状瘤

C. 鼻前庭乳头状瘤

D. 皮肤乳头状瘤

E. 卵巢浆液性乳头状囊腺瘤

172. 属于癌前病变及癌前疾病的有

A. 乳腺纤维囊性乳腺病

B. 结肠腺瘤性息肉

C. 慢性浅表性胃炎

D. 皮肤慢性溃疡

E. 皮内痣

173. 腺上皮发生的恶性肿瘤

A. 称为腺癌

B. 多有腺腔形成

C. 多有淋巴道转移

D. 呈浸润性生长

E. 镜下不形成实体癌巢

174. 腺癌的类型有

A. 囊腺癌

B. 乳头状腺癌

C. 单纯癌

D. 胶样癌

E. 基底细胞癌

175. 恶性纤维组织细胞瘤可见

A. 原始间叶细胞

B. 成纤维细胞

C. 组织细胞

D. 肌成纤维细胞

E. 黄色瘤细胞

176. 葡萄状肉瘤是

A. 胚胎性横纹肌肉瘤

B. 葡萄胎

C. 恶性葡萄胎

D. 平滑肌肉瘤

E. 脂肪肉瘤的一种

177. 脂肪肉瘤

A. 好发于大腿及腹膜后

B. 青少年多见

C. 常有假包膜形成

D. 可见脂肪母细胞

E. 均属于低度恶性肿瘤

178. 常见的癌基因有

A. ras

B. C-erb-B$_2$

C. Rb

D. p53

E. bcl-2

179. 可能与病毒有关的人类肿瘤是

A. 伯基特淋巴瘤

B. 肝细胞癌

C. 宫颈癌

D. 乳腺癌

E. 鼻咽癌

180. 目前诊断恶性肿瘤最可靠的方法是

A. CT 检查

B. 外周血中癌基因与肿瘤相关蛋白检测

C. 彩色超声波检查

D. 活体组织检查

E. X 射线检查

181. 下列属于致癌物质的是

A. 铍

B. 铬

C. 钼

D. 镉

E. 金

四、病例分析（1~12题，第1题为X型题，其他为A型题）

1. 25岁男性，发现左颈部有一白果大肿块，不疼不痒，体检全身无其他阳性体征，曾用头孢菌素治疗2周无效。对该病例可考虑

A. 淋巴瘤

B. 脓肿

C. 嗜酸性脓肿

D. 转移性鳞癌

E. 结核

2. 56岁女性，右眼睑有直径约0.6cm肿块2年，肿块微隆起于皮肤，局部和全身无明显不适，2月前无意中破溃，有少量渗出，外用消炎药治疗后溃疡不愈合。该病例最可能是

A. 慢性炎

B. 睑腺炎

C. 炎性假瘤

D. 表皮源性基底细胞癌

E. 皮肤附件良性肿瘤

3. 有一妇女卵巢可见肿物，切面为多囊性，有黏稠胶冻状物充填。镜下见囊壁衬以单层柱状上皮并呈乳头状突向囊腔，核上部胞质丰富淡染，瘤细胞分化较好。此肿物可能诊断为

A. 卵巢黏液瘤

B. 卵巢泡沫细胞瘤

C. 卵巢颗粒细胞瘤

D. 卵巢黏液性囊腺瘤

E. 卵巢浆液性囊腺瘤

4. 临床触诊，乳腺肿物为圆形，界清，可移动。取活检组织，镜下见乳腺小导管增生，管腔有的变细长，管腔周围有多量纤维组织增生，并疏松染成淡蓝色。此瘤可能诊断为

A. 乳腺腺瘤

B. 乳腺腺病

C. 乳腺纤维腺瘤

D. 乳腺纤维瘤

E. 以上都不是

5. 有一妇女乳腺发现肿块，较硬，而且与周围组织境界不清。取活检组织，镜下见瘤细胞大小不等，核大深染，形态不规则，瘤细胞质少，多呈索条状排列，少量呈腺样散在大量纤维组织内，后者有明显玻璃样变。此瘤可能诊断为

A. 乳腺癌肉瘤

B. 乳腺低分化癌

C. 乳腺腺癌

D. 乳腺髓样癌

E. 乳腺硬癌

6. 有一男性病人，手术切除皮下结节状肿物，有完整包膜，切面为灰白色有纹理，质地硬韧。镜下见呈束状排列的胶原纤维走行交错，细胞核多为梭形，但无异型性表现。此瘤可诊断为

A. 瘤样纤维组织增生

B. 纤维瘤

C. 平滑肌瘤

D. 纤维组织细胞瘤

E. 以上都不是

7. 手术见肝有一肿物，无明显境界，颜色暗红，切开呈筛孔状结构，有许多红褐

色液体流出，取材镜检，见多量管腔，管壁厚薄不均，并扩张迂曲，管腔内有多量红细胞。此瘤可诊断为

A. 血管瘤

B. 海绵状血管瘤

C. 毛细血管瘤

D. 淋巴管瘤

E. 囊状水瘤

8. 有一位男性病人，胃部患有肿瘤，经手术切除，见胃黏膜完好，胃壁肿物境界清，有包膜，大小如鸡蛋，镜下瘤细胞为梭形，和上皮样，胞核呈杆状，瘤细胞排成束状，局部有栅状结构。此瘤可诊断为

A. 纤维瘤

B. 瘤样纤维组织增生

C. GIST

D. 平滑肌肉瘤

E. 纤维肉瘤

9. 卵巢囊性肿物，切面见有毛发和皮脂样物，镜下见皮肤鳞状上皮，皮下有毛囊和皮脂腺，另外还见到支气管柱状上皮，纤维脂肪组织以及少量甲状腺组织，此瘤可诊断为

A. 恶性畸胎瘤

B. 良性畸胎瘤

C. 错构瘤

D. 毛发瘤

E. 纤维脂肪瘤

10. 有一妇女，产后阴道流血，检查发现宫腔内有一肿块，取出标本呈灰白和暗红色相间，镜下见两种细胞形态，一种为多核

细胞，核深染，另一种为多角形细胞，而且胞质丰富，核大明亮，有大片出血坏死。此瘤可诊断为

A. 宫内膜腺癌

B. 恶性葡萄胎

C. 绒毛膜上皮癌

D. 癌肉瘤

E. 平滑肌肉瘤

11. 一个 50 岁的妇女因其手臂上色素性皮损就诊，患者自述，这个"胎记"出生时即存在，只是最近才出现病变，检查发现一个 0.5cm 的色素结节，一侧边缘不规则，有小范围痂皮形成，周围红斑。下列哪一个组织学特征最有利于痣与恶性黑素瘤鉴别诊断

A. 黑色素细胞巢在真皮下三分之一

B. 表皮过度角化

C. 大量核分裂

D. 多核巨细胞

E. 环绕毛干的痣细胞

12. 一个 16 个月龄的男孩出现右侧腹部肿块，X 线检查显示，一个已部分钙化的肿瘤占据了右侧腹部的大部分，肿瘤组织镜下显示细胞排列呈菊形团样。下列哪个诊断是最可能的

A. Wilm's 肿瘤

B. 肝母细胞瘤

C. 胰母细胞瘤

D. 神经母细胞瘤

E. 胰岛细胞瘤

五、问答题

1. 简述肿瘤性增生与非肿瘤性增生有重要区别。

2. 肿瘤的细胞异型性可有哪些表现？

3. 试述肿瘤的命名原则。

4. WHO 国际疾病分类（International Classification of Diseases，ICD）的肿瘤学部分（ICD-O）对每一种肿瘤性疾病进行编码意义。

5. 简述肿瘤的病理学检查方法及各种方法的作用。

6. 什么是脱落细胞学（细胞病理学）？其临床应用有哪些？

7. 简述肿瘤增殖与肿瘤化疗的关系

8. 试述恶性肿瘤的播散方式。

9. 何谓血道转移？试述其转移途径及临床意义。

10. 为什么某些肿瘤血道转移对某些器官有亲和性？

11. 浆膜腔的种植性转移常伴有血性浆液性积液，其产生的原因及临床意义如何？

12. 为什么临床上恶性肿瘤患者必须作肺、肝、骨的影像学检查？转移瘤的形态特点是什么？

13. 认识副肿瘤综合征的临床意义。

14. 列表比较良、恶性肿瘤。

15. 第一个被描述引起恶性肿瘤的职业因素是什么？

16. 列表比较癌与肉瘤的区别。

17. 什么是癌前病变？常见的癌前病变有哪些？

18. 何谓非典型增生？分几级？试述其病变要点及意义。

19. 生殖细胞会产生哪种肿瘤？

20. 畸胎瘤的特征是什么？

21. 与睾丸畸胎瘤相关的肿瘤标志物是什么？

22. 简述原癌基因和抑癌基因的生物学作用。

23. 肿瘤发生"两次打击假说"（two hit hypothesis）的含义是什么？

24. p53 基因如何缺失及后果？

25. 常见致瘤因素有哪些？会产生哪些肿瘤？

26. 简述肿瘤的免疫学治疗。

27. 肿瘤局部免疫细胞如何发挥抗肿瘤效应？

第六章　心血管系统疾病

一、名词解释

1. 动脉粥样硬化（atherosclerosis，AS）
2. 脂纹（fatty streak）
3. 粥样斑块（atheromatous plaque）
4. 动脉粥样硬化性固缩肾（atherosclerotic contrated kidney renal shrinkage）
5. 动脉硬化（arterosclerosis）
6. 动脉中膜钙化（medial calcification）
7. 冠状动脉粥样硬化性心脏病（coronary atherosclerotic heart disease）
8. 心绞痛（angina pectoris）
9. 心肌梗死（myocardial infarction）
10. 心肌梗死后综合征（postinfarction syndrome）
11. 室壁瘤（ventricural aneurysm）
12. 高血压病（hypertension）
13. 高血压脑病（hypertensive encephalopathy）
14. 高血压危象（hypertensive crisis）
15. 脑软化（encephalomalacia）
16. 细动脉硬化（arteriolosclerosis）
17. 向心性肥大（concentric hypertrophy）
18. 原发性固缩肾（primary contracted kidney）
19. 风湿病（rheumatism）
20. Aschoff 小体（Aschoff body）
21. Aschoff 细胞（Aschoff cell）
22. 疣状赘生物（verrucous vegetation）
23. 瓣膜赘生物（valvular vegetations）
24. 疣状心内膜炎（verrucous endocarditis）
25. McCallum 斑（McCallum patch）
26. 绒毛心（cor villosum）
27. 环形红斑（erythema annulare）
28. 小舞蹈症（chorea minor）
29. 感染性心内膜炎（infective endocarditis）
30. Osler 结节（Osler nodules）
31. 心瓣膜病（valvular vitium of the heart）
32. 瓣膜狭窄（valvular stenosis）
33. 马方综合征（Marfan syndrome）
34. 心肌硬化（cardiac myosclerosis）
35. 心肌病（cardiomyopathy）
36. 克山病（keshan disease）
37. 心肌炎（myocarditis）
38. 心脏压塞（cardiac tamponade）
39. Wegener 肉芽肿（Wegener granuloma）/Wegener 肉芽肿病（Wegener granulomatosis）
40. 动脉瘤（aneurysm）

二、填空题

1. 动脉粥样硬化的危险因素有①_____，②_____，③_____，④_____，⑤_____，⑥_____。

2. 动脉粥样硬化症病变好发于①_____型动脉，对机体影响最大的是累及②_____、③_____、④_____等动脉，造成其⑤_____。

3. 动脉粥样硬化的病变发展过程中出现不同形态依次为①_____、②_____、③_____。

4. 脂纹中泡沫细胞来源是①_____和②_____，后者与③_____有密切关系。

5. 肉眼观察粥样斑块表层为①_____，深层为②_____。镜下可见③_____裂隙。

6. 粥样斑块的继发性病变有①_____，②_____，③_____，④_____，⑤_____。

7. 冠状动脉性心脏病是指①_____所造成的②_____心脏病，绝大多数由③_____引起。

8. 引起冠状动脉性心脏病最常见的原因为①_____，其他还有②_____和③_____。

9. 冠状动脉粥样硬化的好发部位依次为①_____，②_____，③_____。

10. 心肌梗死的好发部位为①_____，②_____，③_____；分别相当于冠状动脉④_____、⑤_____、⑥_____供血区。

11. 心肌梗死的原因是在冠状动脉粥样硬化的基础上有①_____，②_____，③_____。

12. 心肌梗死的并发症有①_____，②_____，③_____，④_____，⑤_____，⑥_____，⑦_____。

13. 高血压病主要累及①_____动脉，动脉粥样硬化主要累及②_____动脉。

14. 良性高血压病细动脉的病变为①_____，小动脉病变为②_____；恶性高血压病细动脉的病变为③_____，小动脉病变为④_____。

15. 良性高血压病可分为3期①_____，②_____，③_____。

16. 恶性高血压病常见的死亡原因是①_____；良性高血压病常见的死亡原因是②_____。

17. 高血压病脑出血的部位常见于①_____和②_____。

18. 高血压病脑出血的原因有①_____，②_____，③_____。

19. 风湿病主要累及①_____组织，其中最常累及②_____、③_____和④_____，以⑤_____对机体影响最大，因为反复发作可形成⑥_____。

20. 风湿病的病变发展过程大致可分为3期①_____，②_____，③_____。

21. 风湿性心内膜炎、心肌炎及心外膜炎的病变特点分别为①_____，

②_____，③_____。

22. 风湿性全心炎包括①_____，②_____，③_____。

23. 风湿性心内膜炎最常累及的瓣膜为①_____，其次为②_____，而③_____和④_____较少受到累及。

24. 风湿病的皮肤病变肉眼表现为①_____和②_____，前者为③_____病变，后者为④_____。

25. 具有病理诊断意义的风湿病变是①_____，此病变的主要细胞成分是②_____和少量③_____等。

26. 风湿性心内膜炎赘生物特点是①_____，②_____；亚急性感染性心内膜炎的赘生物特点是③_____，④_____。

27. 风湿性心内膜炎的赘生物由①_____和②_____组成；亚急性感染性心内膜炎的赘生物由③_____、④_____、⑤_____、⑥_____和⑦_____组成。

28. 小舞蹈症见于①_____时，当②_____受累较重时，患儿出现③_____。

29. 亚急性感染性心内膜炎常发生在①_____瓣膜上，而风湿性及急性感染性心内膜炎发生在②_____瓣膜上。

30. 心瓣膜病表现为①_____和（或）②_____，最后常导致③_____，引起④_____。

31. 法洛四联症包括①_____，②_____，③_____，④_____。

32. 二尖瓣狭窄时瓣膜常表现为①_____，②_____；腱索常表现为③_____。

33. 原发性心肌病分为3型①_____、②_____和③_____。

34. 按心肌炎病因分类主要有①_____、②_____、③_____、④_____和⑤_____。

35. 周围血管病有①_____，②_____，③_____，④_____，⑤_____。

36. Wegener肉芽肿病具有以下特点①_____，②_____，③_____。

37. 按动脉瘤的形态结构分为①_____，②_____，③_____，④_____，⑤_____，⑥_____。

38. 根据动脉瘤壁的结构，可分为①_____，②_____，③_____。

三、选择题

（一）A型题（1~77题）

1. 关于动脉粥样硬化的叙述下列哪项是错误的
   A. 病变多位于主动脉各分支开口处
   B. 可引起夹层动脉瘤
   C. 胸主动脉病变最重
   D. 病变可继发钙化、出血
   E. 可继发血栓形成

2. 冠心病主要原因是
   A. 细动脉玻璃样变性
   B. 夹层动脉瘤形成
   C. 冠状动脉粥样硬化
   D. 细动脉壁纤维素样坏死
   E. 小血管化脓性菌栓塞

3. 冠状动脉粥样硬化病变的特点是

A. 斑块呈新月形，血管腔偏心性狭窄

B. 可发生破裂出血

C. 可发生粥样溃疡

D. 不易导致血栓形成

E. 血管腔同心圆状狭窄

4. 下列哪种成分不是粥样斑块内通常具有的

A. 苏丹Ⅲ染色阳性物质

B. 中性粒细胞

C. 纤维组织增生伴有透明变

D. 泡沫细胞

E. 无定形坏死物质

5. 动脉粥样硬化最好发生的部位是

A. 主动脉

B. 冠状动脉

C. 肾动脉

D. 脑动脉

E. 四肢动脉

6. 动脉粥样硬化病变最为严重的部位是

A. 降主动脉

B. 升主动脉

C. 腹主动脉

D. 胸主动脉

E. 主动脉弓

7. 关于动脉粥样硬化早期病变叙述中下列哪项正确

A. 中膜平滑肌细胞迁入内膜形成泡沫细胞

B. 平滑肌细胞产生胶原

C. 纤维帽形成

D. 钙化

E. 以上都不是

8. 动脉粥样硬化最危险的并发症是

A. 斑块破裂

B. 斑块内出血

C. 动脉瘤形成

D. 粥瘤性溃疡

E. 钙化

9. 下列各项均为动脉粥样硬化的特点，除了

A. 动脉壁脂纹

B. 胆固醇结晶

C. 出血

D. 动脉中层肉芽肿形成

E. 淋巴细胞炎症

10. 抑制动脉粥样硬化发病的因素是

A. 胆固醇

B. 高密度脂蛋白

C. 低密度脂蛋白

D. 极低密度脂蛋白

E. β 脂蛋白

11. 下列关于动脉粥样硬化的描述哪一项是错误的？

A. 血浆 LDL 水平持续升高与动脉粥样硬化发病有关

B. 病变主要累及中、小型动脉

C. 在动脉内膜有脂质沉积

D. 好发于中、老年人

E. 心脑血管受累可造成严重后果

12. 下述关于动脉粥样硬化的危险因素中，哪一项是错误的？

A. 高脂血症，特别是血浆低密度脂蛋白（LDL）、极低密度脂蛋白（VLDL）水平持续升高与动脉粥样硬化的发病率呈正相关

B. 高血压患者，动脉粥样硬化发病较早，病变较重

C. 吸烟是引起动脉粥样硬化的因素之一

D. 遗传因素是动脉粥样硬化的危险因素

E. 雌激素可降低血浆胆固醇水平，因

此，女性比同年龄男性动脉粥样硬化发病率低

13. 动脉粥样硬化最早期的病变是

A. 纤维斑块

B. 粥瘤

C. 脂纹

D. 钙化

E. 溃疡形成

14. 冠状动脉粥样硬化最常累及的冠状动脉分支是

A. 左旋支动脉

B. 左前降支动脉

C. 左主干动脉

D. 右主干动脉

E. 右旋支动脉

15. 冠状动脉粥样硬化的好发部位最常见的次序是

A. 左前降支、右主干或左主干及左旋支

B. 右冠状动脉、左前降支、左旋支及左主干

C. 左主干、左前降支、左旋支及右冠状动脉

D. 左旋支、右冠状动脉、左主干及左前降支

E. 左前降支、左主干、左旋支、右冠状动脉

16. 以下是出现于慢性缺血性心脏病的组织学改变，除了

A. 弥漫性心脏纤维化

B. 瓣膜纤维钙化改变

C. 小灶心肌瘢痕斑

D. 心内膜纤维组织与弹力组织增生

E. 冠状动脉粥样硬化

17. 哪个冠状动脉最常对室间隔后部供血？

A. 左主冠状动脉

B. 左前降支冠状动脉

C. 左旋冠状动脉

D. 近侧边缘冠状动脉

E. 右冠状动脉

18. 动脉粥样硬化症不会出现

A. 玻璃样变

B. 淀粉样物质

C. 出血

D. 血栓形成

E. 钙化

19. 心肌梗死时血栓形成最常阻塞哪条冠状动脉？

A. 左主冠状动脉

B. 左前降支冠状动脉

C. 左旋冠状动脉

D. 近侧边缘冠状动脉

E. 右冠状动脉

20. 关于心肌梗死的叙述，下列哪项是错误的？

A. 梗死多发生在左心室前壁及室间隔前 2/3

B. 梗死区可有血栓形成

C. 梗死灶累及心内膜下层心肌不超过心肌厚度一半为心内膜下梗死

D. 病变多属于出血性梗死

E. 可引起心脏破裂致病人心脏压塞而猝死

21. 心肌梗死的好发部位

A. 左室后壁

B. 右心室

C. 左室侧壁

D. 室间隔

E. 左室前壁及心尖部

22. 关于心肌梗死的好发部位顺序的记述哪项是正确的？

A. 左室侧壁→左室后壁及室间隔后→左室前壁及室间隔前 2/3

B. 左室前壁及室间隔前 2/3→左室后壁及室间隔后 1/3→左室侧壁

C. 左室前壁及室间隔前 2/3→左室侧→左室后壁及室间隔后 1/3

D. 左室后壁及室间隔后 1/3→左室前壁及室间隔前 2/3→左室侧壁

E. 左室后壁及室间隔后 1/3→左室前壁及室间隔前 2/3→左室侧壁

23. 心肌梗死肉眼能辨认病灶的最早时间是

A. 1~2h

B. 6h

C. 12h

D. 24h

E. 4 天后

24. 下列关于心肌梗死的描述哪项是错误的

A. 梗死灶呈楔形

B. 多为贫血性梗死

C. 梗死灶呈灰黄色周围有充血带

D. 相应心内膜可以附壁血栓形成

E. 相应心外膜可有纤维蛋白渗出

25. 下列各项关于急性心肌梗死的叙述都是正确的，除了

A. 大多数心肌梗死是透壁性的

B. 心肌梗死常常累及左心室

C. 心内膜下心肌梗死常呈环状分布

D. 组织学改变首先出现在梗死后 24 小时

E. 梗死后 48 至 72 小时内最敏感的标志物是肌酸磷酸激酶的 MB 型同工酶

26. 急性心肌梗死的并发症包括下列各项，除了

A. 纤维素性心包炎

B. 主动脉动脉瘤形成

C. 附壁血栓

D. 心律失常

E. 心源性休克

27. 肾脏体积缩小，表面有多数大瘢痕，切面呈楔形，见于

A. 弥漫性硬化性肾小球肾炎

B. 肾动脉粥样硬化

C. 多发性肾梗死

D. 慢性肾盂肾炎

E. 高血压病

28. 恶性高血压病时，血管壁的主要改变为

A. 细动脉玻璃样变性

B. 小动脉内膜纤维及平滑肌增生

C. 小动脉内血栓形成

D. 细动脉壁纤维素样坏死

E. 小动脉内弹力板分离断裂

29. 良性高血压病病人最常见的死亡原因是

A. 心力衰竭

B. 脑出血

C. 高血压脑病

D. 脑血栓形成

E. 肾衰竭

30. 高血压心脏病代偿期心脏病变特征为

A. 左心室肥大，心腔扩张

B. 左心室向心性肥大

C. 左室壁肉柱及乳头肌扁平

D. 右心室肥大

E. 右心室扩张

31. 原发性高血压的心脏向心性肥大具有以下特点，除外

A. 左心室腔不扩张或收缩

B. 左心室壁增厚达 1.5~2.0cm

C. 心脏增大、重量增加

D. 左心室腔扩张

E. 左心室乳头肌及肉柱增粗

32. 下列哪项是恶性高血压病的肾脏特征性病变

A. 肾小球纤维化

B. 肾细动脉壁纤维素样坏死

C. 肾小叶间动脉中膜增厚

D. 肾小球毛细血管内血栓形成

E. 肾小管上皮变性

33. 以下都是肾脏调节血压的系统除了

A. 肾素-血管紧张素系统

B. 醛固酮

C. 前列腺素

D. 血管紧张素-缓激肽系统

E. 淋巴因子

34. 高血压病脑出血的血管多为

A. 大脑前动脉

B. 豆纹动脉

C. 大脑后动脉

D. 基底动脉

E. 大脑中动脉

35. 原发性高血压脑出血最常见的部位是

A. 大脑皮质

B. 侧脑室

C. 蛛网膜下隙

D. 内囊和基底核

E. 豆状核和丘脑

36. 关于高血压病的叙述下列哪项是不正确的

A. 常引起左心肥大

B. 可导致心力衰竭

C. 可引起小动脉硬化性萎缩肾

D. 脑出血为常见致死原因

E. 常引起下肢坏疽

37. 关于高血压病脑出血下列哪项是不确切的

A. 以基底节内囊部多见

B. 内囊处豆纹动脉与大脑中动脉呈直角分支，受血压冲击易破裂

C. 小动脉痉挛，可引起漏出性出血

D. 脑出血原因都是内囊区小动脉痉挛引起

E. 微动脉瘤破裂

38. 男性，50岁，高血压病病史20年。近1月来，血压升高至180/110mmHg，出现头痛、头晕、视物模糊，有时恶心、呕吐，甚至意识模糊。符合本患者疾病的描述是

A. 脑出血

B. 脑梗死

C. 高血压危象

D. 恶性高血压

E. 心肌梗死

39. 女性，65岁，高血压病病史近30年。1小时前突然意识丧失，送急诊。查体，血压180/100mmHg，患者神志昏迷，口角向右上方歪斜，右侧上、下肢瘫痪。患者疾病最可能的诊断是

A. 脑梗死

B. 脑出血

C. 脑肿瘤

D. 脑脓肿

E. 脑囊肿

40. 对人体造成严重后果的风湿病变发生在何处

A. 关节

B. 血管

C. 心脏

D. 皮肤

E. 脑

41. 风湿性病变中，哪一项对机体的危害最大

A. 反复发作的风湿性关节炎

B. 风湿性皮下结节

C. 风湿性动脉炎

D. 反复发作的环形红斑

E. 反复发作的风湿性心内膜炎

42. 风湿病的病因和发病机制中哪一项是错误的？

A. 多见于热带地区

B. 发病前多先有扁桃体炎和急性咽峡炎

C. 多始发于儿童

D. 患者血清抗链球菌抗体效价明显增高

E. 抗生素的广泛应用，降低了风湿病的发病率

43. 风湿病中最具诊断意义的病变是

A. 胶原纤维的纤维素样变性

B. 风湿小体

C. 心肌间质炎症细胞浸润

D. 心外膜纤维素渗出

E. 心瓣膜赘生物

44. 下列关于风湿病的叙述中，不正确的是

A. 属于变态反应性疾病

B. 发病与溶血性链球菌感染有关

C. 以心脏受累的后果最严重

D. 风湿性关节炎常可导致关节畸形

E. 皮下结节和环形红斑有助于临床早期诊断

45. 关于风湿病，下列叙述哪一项是错误的？

A. 它的诊断性病变是风湿小体

B. 在某些部位可以是渗出性病变

C. 病变反复发作可引起心瓣膜病

D. 常引起关节炎症并造成关节僵直、畸形

E. 它属于结缔组织病

46. 急性风湿病最常见致死原因是

A. 风湿性心内膜炎

B. 风湿性心肌炎

C. 风湿性心外膜炎

D. 风湿性动脉炎

E. 风湿性冠状动脉炎

47. McCallum 斑位于

A. 右心房

B. 左心房

C. 右心室

D. 左心室

E. 心外膜

48. 下述关于风湿性心内膜炎的叙述中，哪一项是正确的？

A. 瓣膜赘生物内有细菌

B. 赘生物位于房室瓣心室面和动脉瓣心室面

C. 受累瓣膜以三尖瓣为最多见

D. 瓣膜赘生物牢固粘连

E. 赘生物干燥而质脆，易脱落而引起栓塞

49. 风湿性心肌炎中具有特征性诊断意义的病变是

A. 心肌变性、坏死

B. 纤维素大量渗出

C. 心肌间质水肿

D. 心肌血管扩张和充血

E. 心肌间质血管旁 Aschoff 小体形成

50. 风湿性心内膜炎最常累及的瓣膜是

A. 二尖瓣

B. 肺动脉瓣

C. 三尖瓣

D. 二尖瓣和主动脉瓣

E. 主动脉瓣

51. 关于风湿小体组成的成分，下列哪一项是不正确的

A. 中心纤维蛋白样坏死

B. 黏液样变性

C. 枭眼细胞和毛虫样细胞

D. 泡沫样细胞

E. 单核细胞和淋巴细胞

52. 下列哪一型的炎症是急性风湿热的特征？

    A. 心内膜炎

    B. 心肌炎

    C. 心包炎

    D. 全心炎

    E. 脉管炎

53. 活动性风湿性心脏病时，Aschoff 小体常见部位是

    A. 心内膜下

    B. 心外膜内

    C. 心瓣膜内

    D. 心肌间质

    E. 心肌传导系统

54. 下述风湿病增生期 Aschoff 小体的描述中，哪项是错误的？

    A. 主要成分为朗汉斯巨细胞

    B. 小体中心部为纤维素样坏死灶

    C. 坏死灶常位于心肌间质血管旁

    D. 坏死灶周围可见 Aschoff 巨细胞

    E. 小体内还有少量淋巴细胞

55. 风湿性心内膜炎时在心瓣膜上形成的赘生物其主要构成成分是

    A. 增生的肉芽组织

    B. 纤维素的沉着

    C. 血小板和纤维素

    D. 含有链球菌的血栓

    E. 玻璃样变的结缔组织

56. 疣性风湿性心内膜炎时，赘生物常见部位是

    A. 二尖瓣的心室面

    B. 二尖瓣的闭锁缘

    C. 二尖瓣的游离缘

    D. 二尖瓣的腱索处

    E. 左室乳头肌腱索附着处

57. 急性风湿热的典型组织病变是

    A. Mallory 小体

    B. Aschoff 小体

    C. 砂粒体

    D. Negri 小体

    E. Anitschkow 细胞

58. 下述关于慢性心瓣膜病的记述中，哪项是错误的？

    A. 多由风湿性和亚急性细菌性心内膜炎引起

    B. 表现为瓣膜口狭窄和〔或〕关闭不全

    C. 二尖瓣最常受累，其次是主动脉瓣

    D. 可引起血流动力学和心脏的变化

    E. 一般不会同时累及两个以上的瓣膜

59. 慢性风湿性瓣膜病中联合瓣膜病变常发生于

    A. 二尖瓣和三尖瓣

    B. 二尖瓣和主动脉瓣

    C. 三尖瓣和主动脉瓣

    D. 三尖瓣和肺动脉瓣

    E. 主动脉瓣和肺动脉瓣

60. 慢性风湿性心瓣膜病变的表现，下列哪一项是不正确的

    A. 瓣膜增厚变硬

    B. 瓣膜短缩

    C. 瓣叶间粘连

    D. 腱索增粗变短

    E. 瓣膜断裂、穿孔

61. 急性感染性心内膜炎赘生物中不包括哪种成分？

    A. 细菌

    B. 大量中性粒细胞

    C. 纤维素和血小板

    D. 大量肉芽组织

    E. 坏死组织

62. 亚急性细菌性心内膜炎好发于原先受损伤的瓣膜，最常见下列哪一种情况

A. 风湿性二尖瓣或主动脉瓣受损的
瓣膜

B. 先心病受损的瓣膜

C. 梅毒性主动脉炎受累的主动脉瓣膜

D. 动脉粥样硬化受累的主动脉瓣膜

E. 无损伤的瓣膜

63. 亚急性细菌性心内膜炎的赘生物
中，下列哪一项是不正确的

A. 大量淋巴细胞和浆细胞

B. 中性粒细胞

C. 细菌菌落

D. 纤维蛋白

E. 肉芽组织

64. 亚急性细菌性心内膜炎时，下列病
变哪项是错误的

A. 脾脏肿大

B. 皮肤环形红斑

C. 皮肤黏膜出血点

D. 心瓣膜赘生物

E. 肾梗死

65. 最常见的联合瓣膜病变是

A. 二尖瓣和三尖瓣

B. 三尖瓣和肺动脉瓣

C. 二尖瓣和主动脉瓣

D. 主动脉瓣和肺动脉瓣

E. 三尖瓣和主动脉瓣

66. 二尖瓣狭窄时心脏形态的改变首
先是

A. 左心室肥大扩张

B. 左心房肥大扩张

C. 右心室肥大扩张

D. 全心肥大扩张

E. 以上均不是

67. 二尖瓣狭窄时的血流动力学和心脏
变化中，哪一项是错误的?

A. 左心房代偿性扩张和肥大

B. 左心室代偿性扩张和肥大

C. 患者常咳出带血的泡沫痰

D. 右心室代偿性肥大和失代偿扩张

E. 下肢水肿

68. 下列哪项不是主动脉瓣狭窄的
表现?

A. 心绞痛

B. 主动脉瓣区收缩期杂音

C. 脉压增大及水冲脉

D. 左心室肥大

E. 右心室肥大扩张

69. 下述主动脉瓣关闭不全的描述中，
哪一项是错误的

A. 左心室肥大

B. 右心室肥大扩张

C. 心绞痛

D. 水冲脉

E. 主动脉瓣区吹风样收缩期杂音

70. 以下的哪个血压〔mmHg〕最可
能是主动脉瓣关闭不全的表现?

A. 90/60

B. 180/130

C. 150/60

D. 130/100

E. 110/80

71. 下列哪项不引起右心室肥大

A. 主动脉瓣狭窄

B. 二尖瓣关闭不全

C. 二尖瓣狭窄

D. 主动脉瓣关闭不全

E. 三尖瓣狭窄

72. 肥厚性心肌病的病变特点是

A. 两侧心室肥大，四个心腔扩张

B. 常伴有附壁血栓形成

C. 心肌细胞异常肥大，排列方向紊乱

D. 弥漫性心肌间质纤维化

E. 以上都不是

73. 下列关于先天性心脏病的叙述中，

哪一项是正确的?

  A. 血流自左向右分流组也可以出现发绀

  B. 室间隔缺损、房间隔缺损、动脉导管未闭少见

  C. 无发绀的先天性心脏病对胎儿健康影响不大

  D. 先天性心脏病并发亚急性感染性心内膜炎和肺炎者少见

  E. 妊娠早期的病毒感染与先天性心脏病的发生无关

74. 哪项关于心衰的陈述是正确的?

  A. 前心衰指心室扩大时心脏对胸壁运动的压力

  B. 呼吸困难是由于末端血管血液淤滞

  C. 右心衰可导致肝肿大

  D. 肺心病常由于严重的肺动脉狭窄

  E. 临床显示心衰多为右心衰

75. 下列关于感染性心内膜炎的陈述是正确的除了

  A. 最常见由革兰阴性杆菌感染

  B. 常包括以前损伤的瓣膜

  C. 可能发生瓣膜穿孔

  D. 如不治疗则有生命危险

  E. 在大多数人中左侧瓣膜的损伤较常见

76. 下列哪一种不属于坏死性动脉炎?

  A. 结节性多动脉炎

  B. 梅毒性主动脉炎

  C. Wegener 肉芽肿性动脉炎

  D. 风湿性动脉炎

  E. 狼疮性动脉炎

77. 下列各项关于动脉瘤的叙述都是正确的,除了

  A. 梅毒性动脉瘤好发于胸主动脉

  B. 细小动脉壁的纤维素样坏死可并发微小动脉瘤

  C. 动脉粥样硬化性动脉瘤好发于腹主动脉

  D. 梭形动脉瘤是气球样动脉的扩张

  E. 曲张的动脉瘤是动脉瘤样动静脉瘘

(二) B 型题 (78~96 题)

  A. 虎斑心

  B. 梨形心

  C. 靴形心

  D. 绒毛心

  E. 球形心

78. 风湿性心包炎

79. 二尖瓣狭窄

80. 主动脉瓣关闭不全

81. 克山病

82. 严重贫血

  A. Aschoff 小体

  B. McCallum 斑

  C. 环形红斑

  D. 纤维斑块

  E. Osler 结节

83. 风湿性心内膜炎时心内膜下病灶纤维化

84. 风湿性心肌炎心肌间质出现

85. 亚急性感染性心内膜炎皮肤出现

86. 风湿病的皮肤病变可出现

87. 动脉粥样硬化时动脉内膜可形成

  A. 急性风湿热

  B. 慢性风湿性心脏病

  C. 急性心内膜炎

  D. 亚急性心内膜炎

  E. Libman Sacks 心内膜炎

88. 瓣膜融合

89. A 组 β 溶血性链球菌感染

90. α-草绿色溶血性链球菌感染

91. 葡萄球菌感染

92. 二尖瓣表面疣状赘生物

  A. 夹层动脉瘤

B. 多发性微小动脉瘤

C. 真性动脉瘤

D. 假性动脉瘤

E. 梭形动脉瘤

93. 高血压病

94. 动脉粥样溃疡

95. 梅毒性主动脉炎

96. 血管壁外伤

C. 型题（97～106 题）

A. 风湿性心内膜炎

B. 亚急性感染性心内膜炎

C. 两者均有

D. 两者均无

97. 瓣膜赘生物形成

98. 栓塞

99. Aschoff 小体

100. 导致心瓣膜病

101. 皮肤、黏膜点状出血

A. 良性高血压

B. 恶性高血压

C. 两者均有

D. 两者均无

102. 细动脉玻璃样变性

103. 细动脉纤维素样变性

104. 小动脉平滑肌细胞增生

105. 管腔狭窄

106. 动脉内膜有泡沫细胞

（四）X 型题（107～121 题）

107. 与动脉粥样硬化发生有关的脂蛋白包括

A. 低密度脂蛋白（LDL）

B. 极低密度脂蛋白（VLDL）

C. 高密度脂蛋白（HDL）

D. 脂蛋白-A［LP（a）］

E. 甘油三酯（TG）

108. 粥样斑块的复合性病变包括

A. 斑块内出血

B. 溃疡形成

C. 钙化

D. 血栓形成

E. 动脉瘤形成

109. 引起冠状动脉性心脏病的原因有

A. 冠状动脉粥样硬化

B. 冠状动脉痉挛

C. 梅毒性主动脉炎致冠状动脉口狭窄

D. 高安动脉炎累及冠状动脉

E. Wegener 肉芽肿病累及冠状动脉

110. 冠状动脉左前降支阻塞引起心肌梗死的区域包括

A. 左心室前壁

B. 左心室侧壁

C. 室间隔前 2/3

D. 心尖部

E. 右心室前壁

111. 心肌梗死的常见并发症有

A. 心源性休克

B. 心包积液

C. 附壁血栓形成

D. 室壁瘤形成

E. 心外膜炎

112. 良性高血压病可出现的病变有

A. 原发性颗粒性固缩肾

B. 细动脉纤维素样变性

C. 脑软化，出血

D. 左心室肥大

E. 肾脏肌型小动脉增生性动脉内膜炎

113. 下列病变中哪些不是真性肿瘤？

A. 脂肪肉瘤

B. 白血病

C. 室壁瘤

D. 霍奇金淋巴瘤

E. 动脉瘤

114. 下列哪些证据说明风湿病的发病与 A 族 β 溶血性链球菌感染有关？

A. 发病前有链球菌感染史

B. 病人血清抗链球菌抗体效价增高

C. 多发于链球菌感染高发季节与地区

D. 病灶中可找到致病菌

E. 抗生素治疗可减少发病和防止复发

115. Aschoff 小体的形态特点有

A. 多呈梭形

B. 中央为红染无结构的干酪样坏死物

C. 细胞成分主要为 Aschoff 细胞

D. 可见淋巴细胞和较多的中性粒细胞

E. 可见成纤维细胞

116. 风湿性心内膜炎的病变特点有

A. 病变最常累及二尖瓣

B. 瓣膜游离缘上串珠状赘生物

C. 赘生物体积小，附着牢固

D. 镜下为白色血栓，可找到细菌

E. 可有瓣膜穿孔和腱索断裂

117. 下列与急性感染性心内膜炎有关的叙述为

A. 本病由致病力强的细菌引起

B. 多有全身严重的化脓性感染

C. 多发生于原来已有病变的瓣膜

D. 赘生物大，质松软易脱落

E. 赘生物中有大量中性粒细胞和细菌

118. 亚急性感染性心内膜炎的病理变化有

A. 在瓣膜闭锁缘上形成赘生物

B. 赘生物大，松脆易脱落

C. 均发生在原有病变的瓣膜上

D. 瓣膜穿孔

E. 赘生物内常见细菌菌落

119. 二尖瓣狭窄可引起的心肺变化有

A. 左心房肥大扩张

B. 左心室肥大扩张

C. 右心室肥大扩张

D. 右心房肥大扩张

E. 慢性肺淤血，水肿

120. 出现自左向右血液分流的先天性心脏病有

A. 动脉导管未闭

B. 大血管易位

C. 房间隔缺损

D. 室间隔缺损

E. 法洛四联症

121. 引起左、右心室壁均明显增厚的疾病有

A. 二尖瓣关闭不全

B. 肺源性心脏病

C. 肥厚性心肌病

D. 室间隔缺损

E. 克山病

四、病例分析（1~21题，第12题为X型题，其他为A型题）

1. 有一病人近年来劳累时，心前区经常疼痛，并向左肩部放射，因病情不缓解，住院治疗。心电图显示系统性心肌缺血，入院后逐渐加重，出现肝大，下肢水肿，在治疗过程中，夜间突然死亡。该患者死亡原因最可能是

A. 冠心病合并心肌梗死

B. 心肌硬化合并心衰

C. 心肌病合并心衰

D. 高血压心脏病合并心衰

E. 以上都不是

2. 一个60岁的老人，有长期的稳定性心绞痛病史，胸痛的频率和严重程度进行性增加，在一次特别严重的胸痛发作14小时后，被送进急诊室后发现有低血压和严重的充血性心力衰竭，心电图显示明显的Q波

ST段和T波变化，血清酶学检查证明有明显的肌酸激酶MB异构酶增加，各种治疗手段没能控制住病人的低血压和心力衰竭，心跳停止后复苏失败。进行尸检，关于病人的情况，下面哪一种是符合病人的情况？

    A. 尸检中很可能发现有心内膜下心肌梗死。

    B. 尸检中不可能发现冠状动脉血栓。

    C. 临床表现是限制性心包炎。

    D. 在尸检中可能发现小于2cm直径的心肌梗死的区域。

    E. 在尸检中很可能发现至少有一根冠状动脉严重狭窄。

3. 67岁男性患者，有多年高血压病病史，12小时前被自行车撞倒，即感左侧肢体无力，送医院诊治，病情未见好转，出现左侧肢体瘫痪，昏迷，抢救无效死亡。尸检见如下病变，其中哪种病变与死亡有关？

    A. 原发性颗粒性固缩肾

    B. 左心室肥大、扩张

    C. 脑出血

    D. 脑底动脉粥样硬化

    E. 冠状动脉粥样硬化

4. 男性，70岁，既往体健，数小时前猝死。尸检结果：主动脉广泛粥瘤形成，两冠状动脉主干均可见粥样硬化斑块，并有管腔狭窄，未见血栓。心肌暗红色，有光泽。最有可能使患者致死的疾病是

    A. 心肌病

    B. 冠状动脉粥样硬化性心脏病

    C. 克山病

    D. 心肌梗死

    E. 心肌炎

5. 剖检发现死者（女性）两肾体积缩小，重量减轻各为100g，质地硬，皮质变薄，表面呈颗粒状，肾切片观察，均有细动脉透明变性，肾小球纤维化等改变。此患者

生前可能患的疾病是

    A. 肾盂肾炎

    B. 高血压病

    C. 肾小球肾炎

    D. 药物中毒

    E. 以上都不是

6. 死于长期高血压所致并发症的患者，其尸检心脏的可能表现包括下列各项，除了

    A. 左室向心性肥大

    B. 乳头肌肥大

    C. 心脏扩大

    D. 心内膜纤维性增厚

    E. 二尖瓣瓣膜脱垂

7. 有一中年妇女，患高血压病，心前区不适感，与其夫吵架后，吃完午饭，上床午休，出现头痛晕厥，急送医院途中死亡，家属拒绝解剖，引起死亡的可能病变是

    A. 心肌梗死

    B. 胰腺炎

    C. 脑出血

    D. 服毒

    E. 心力衰竭

8. 37岁女性患者，风湿性心脏病反复发作12年。近几月来低热，无力，近日感左上腹部疼痛，腰痛，偏瘫。查体：皮肤及黏膜见点状出血，听诊发现心杂音性质和强度改变。尿常规，RBC（++）。此病人所患主要疾病为

    A. 风湿性心内膜炎

    B. 急性感染性心内膜炎

    C. 亚急性感染性心内膜炎

    D. 病毒性心肌炎

    E. 心瓣膜病

9. 一年轻妇女，主诉劳动后出现心悸气短，三年前患有风湿性关节炎。查体，慢性病容，半坐位，四肢末端及口唇发绀，心尖区可闻及舒张期杂音，双肺水泡音。根据

上述病情本患者的疾病是

    A. 风湿性心脏病伴二尖瓣狭窄和左心衰

    B. 风湿性心脏病伴二尖瓣狭窄

    C. 主动脉关闭不全

    D. 先心病伴心衰

    E. 冠心病伴心衰

10. 76 岁女性患者，既往曾于劳累后感心前区闷痛，休息后消失，2 天前因与邻居争吵后心前区持续性疼痛而来就诊。体检：神志不清，四肢厥冷，血压 9.33/6.67 kPa（70/50mmHg），心电图显示左心室广泛性心肌缺血，经抢救血压不升，最终死亡，诊断为心肌梗死。本例心肌梗死病人发生了下列哪种并发症？

    A. 心脏破裂

    B. 室壁瘤

    C. 心律失常

    D. 心力衰竭

    E. 心源性休克

11. 有一病人曾患游走性四肢大关节炎数年，近半年来心悸、气短，近一个月两下肢水肿，查体颈静脉怒张，肝肋缘下 3cm，二尖瓣听诊可闻及双期杂音。本患者的疾病正确诊断应为

    A. 风湿性心瓣膜病二尖瓣狭窄

    B. 二尖瓣关闭不全

    C. 二尖瓣狭窄和关闭不全

    D. 二尖瓣狭窄和关闭不全合并右心衰

    E. 心力衰竭

12. 55 岁女性患者，呼吸短促，踝部水肿，轻度肝肿大，心尖区舒张期杂音，X线示心影呈梨形。尸检中可能见到的病变是

    A. 肺棕色硬变

    B. 二尖瓣狭窄

    C. 左心房肥大，扩张

    D. 槟榔肝

    E. 左心室肥大

13. 有一病人，心悸气短，有风湿病史，近半年症状加重，查体左心界扩大，心率 120 次/分，胸骨左缘 2~3 肋间可闻到舒张期杂音，脉为水冲脉。本患者的疾病最大可能是

    A. 风湿性心脏病二尖瓣关闭不全

    B. 风湿性心脏病主动脉瓣狭窄

    C. 风湿性心脏病主动脉瓣关闭不全

    D. 风湿性心脏病二尖瓣狭窄

    E. 三尖瓣狭窄

14. 有一农村年轻妇女，婚后出现心悸二年，1 个月前牙痛拔牙后，开始发热，全身乏力，检查，皮肤有出血点，脾大，心尖区可闻及双期杂音。本患者最大可能的疾病是

    A. 风湿病活动期

    B. 感冒肺部轻微感染

    C. 亚急性细菌性心内膜炎

    D. 风湿性心瓣膜病

    E. 流行性出血热

15~16. 一名 40 岁妇女来急诊室就诊。该患者有充血性心力衰竭史 2 年，可闻及严重二尖瓣狭窄所致心脏杂音。其病史提示：该患者 10 岁时曾染重病，高热，充血性心力衰竭，关节疼痛并伴局部温度升高，严重咽喉疼痛 2 周后发生运动失调（舞蹈病）

15. 下列各项中关于该患者的叙述哪一项是错误的？

    A. 其咽喉疼痛很可能是由 A 组 β-溶血性链球菌感染引起的

    B. 其二尖瓣瓣膜很可能发生纤维化及变形，融合

    C. 其左房有可能很大

    D. 这种疾病的发病率在几十年前较高

    E. Aschoff 小体是该患者童年所患疾病的典型组织学特点

三年后，该患者由于充血性心力衰竭再次到急诊室就诊。此次发病，该患者有高达40℃的峰形热，并伴有可变性心脏杂音。血培养可见α-溶血性链球菌。心内膜炎诊断确定。该患者的病程包括右侧进行性轻偏瘫。

16. 下列各项中关于该患者临床表现的叙述哪一项是错误的？

A. 感染性心内膜炎作为慢性风湿性心脏病的并发症已被公认

B. 在心脏瓣膜有缺损的患者中，α-溶血性链球菌感染是一种不常见的引起心内膜炎的原因

C. 该患者右侧轻偏瘫很可能是由来自感染的二尖瓣上的栓子脱落引起

D. 心脏瓣膜的赘生物中含纤维蛋白，中性粒细胞和革兰阳性球菌

E. 感染性赘生物常位于二尖瓣

17. 有一男性40岁患者，长时间不规则低热，最近出现脾区疼痛，有轻度贫血。查体二尖瓣区闻到收缩期杂音，主动脉听诊区有舒张期杂音，但心律齐，心跳100次/分钟，某日患者出现右半身瘫。本患者最大可能诊断为

A. 上呼吸道感染

B. 亚急性细菌性心内膜炎合并左侧脑栓塞

C. 暂时性脑缺血发作

D. 蛛网膜下腔出血

E. 左侧内囊区出血

18. 有一心脏标本，肉眼观察，见二尖瓣增厚变硬，瓣膜联合处粘连，主动脉瓣处有一瓣膜穿孔，另一瓣膜上有息肉状较大赘生物，灰褐色，左室乳头肌表面附有小的赘生物。此标本疾病是

A. 风湿性联合瓣膜病

B. 风湿性联合瓣膜病合并亚急性细菌

性内膜炎

C. 主动脉梅毒累及瓣膜合并亚急性细菌性心内膜炎

D. 先心病伴有瓣膜损伤合并亚急性细菌性心内膜炎

E. 以上都不是

19. 有一城市病人的心脏标本，肉眼观察，心脏明显增大呈球形，心脏扩张，乳头肌，肉柱扁平，细看心室壁可见灰色小的瘢痕，有附壁血栓。请分析此心脏病标本病变最可能是

A. 扩张型心肌病

B. 限制型心肌病

C. 慢性克山病

D. 风湿性心脏病

E. 高血压心脏病

20. 8月大女婴，发热、咳嗽7天，在输液过程中突然死亡。尸检发现心脏增大，质软。镜下见心肌细胞灶性坏死，间质多量巨噬细胞、淋巴细胞浸润。肺间质有较多上述炎细胞浸润，肺泡上皮细胞增生呈立方形，并见多核巨细胞。此病例应诊断为

A. 病毒性心肌炎

B. 细菌性心肌炎

C. 急性心包炎

D. 孤立性心肌炎

E. 心肌病

21. 有一病人年轻时患过风湿性关节炎，后又患肾炎数年，而且反复发作加重病情。近来出现头晕、头痛、多尿以及夜尿等症状。查体呈慢性病容，皮肤见尿素霜，心前区听到心包摩擦音，尿蛋白（++），NPN增高。本患者的心包摩擦音产生原因可能是

A. 风湿性心外膜炎

B. 尿毒症性心外膜炎

C. 结核性心外膜炎

D. 感染性心外膜炎

E. 以上都不是

五、问答题

1. 试述动脉粥样斑块各种复合病变的形成及危害。
2. 哪些因子促进动脉粥样硬化的发展?
3. 动脉粥样硬化如何导致临床症状的出现?
4. 动脉粥样硬化好发于哪些血管?
5. 描述动脉粥样硬化的病变过程与临床症状。
6. 哪根脑动脉特别易于形成血栓? 其后果是什么?
7. 冠状动脉闭塞的后果是什么?
8. 心肌梗死合并症有哪些? 可造成什么后果?
9. 高血压累及血管和器官的病理变化有哪些?
10. 恶性高血压中肾脏病变的镜下表现是什么?
11. 原发性颗粒性固缩肾及动脉粥样硬化性固缩肾的肾血管病变和肾病变有何异同?
12. 对高血压病病人做眼底检查有何意义?
13. 风湿病的基本病变是什么? 对人体的主要危害是什么?
14. 试述慢性风湿性心瓣膜病形成的病理学基础。
15. 风湿热的病因是什么?
16. 急性风湿热侵袭的器官和组织有哪些?
17. 慢性风湿性心脏病的特征和并发症?
18. 试述亚急性感染性心内膜炎病人出现败血症. 栓塞和心杂音改变的病理学基础。
19. 列表比较风湿性心内膜炎、亚急性感染性心内膜炎及急性感染性心内膜炎。
20. 比较二尖瓣狭窄与关闭不全时血流动力学改变和相应心脏病变的异同点。
21. Fallot's 四联症的病理学和血流动力学的特点是什么?
22. 比较瓣膜病变的心脏改变
23. 某心脏病患者突然发生右侧偏瘫,试从病理学角度分析其原因,患者可能出现哪几种心脏病?
24. 心脏瓣膜病的病因有哪些?
25. 主动脉瓣关闭不全的原因是什么?
26. 主动脉瓣狭窄的原因是什么?
27. 例举可能影响心脏的炎症性疾病?
28. 简述心肌病的类型和特点。
29. 何谓 Wegener 肉芽肿病? 其主要病变特点如何?
30. 简述心力衰竭的主要病因以及它在临床与病理学上的主要特征?
31. 哪些情况下可以引起心力衰竭?
32. 动脉瘤的病因有哪些?

第七章 呼吸系统疾病

一、名词解释

1. 大叶性肺炎（lobar pneumonia）
2. 红色肝样变期（red hepatization）
3. 灰色肝样变期（gray hepatization）
4. 肺肉质变（pulmonary carnification）
5. 小叶性肺炎（lobular pneumonia）或支气管肺炎（bronchopneumonia）
6. 间质性肺炎（interstitial pneumonia）
7. 原发性非典型性肺炎（primary atypical pneumonia）
8. 严重急性呼吸综合征（severe acute respiratory syndrome，SARS）
9. 慢性支气管炎（chronic bronchitis）
10. 支气管扩张症（bronchiectasis）
11. 肺气肿（emphysema）
12. 腺泡中央型肺气肿（centriacinar emphysema）
13. 全腺泡型肺气肿（panacinar emphysema）
14. 硅（矽）肺（silicosis）
15. 硅（矽）结节（silicotic nodule）
16. 胸膜斑（pleural plaque）
17. 肺源性心脏病（cor pulmonale）
18. 肺不张（atelectasis of the lung）
19. 新生儿透明膜病（hyaline membrane disease）
20. 泡状核细胞癌（vesicular nucleuscell carcinoma）
21. 早期肺癌（early lung cancer）
22. 隐性肺癌（occult lung cancer）
23. 燕麦细胞癌（oat cell carcinoma）
24. 细支气管肺泡癌（bronchioloalveolar carcinoma）

二、填空题

1. 呼吸系统主要由①_____和②_____两大部分组成。
2. 慢性鼻炎可分为①_____、②_____、③_____三种。
3. 急性细支气管炎是指①_____的细支气管的急性炎症，炎症扩展可引起②_____。
4. 大叶性肺炎是以①_____渗出为主的炎症，病变可分为四期②_____、③_____、④_____、⑤_____。病变累及胸膜，可引起⑥_____；铁锈色痰出现于第⑦_____期。
5. 大叶性肺炎的并发症有①_____、②_____、③_____、④_____。

6. 小叶性肺炎的病变特征是①_____，最常见的致病菌为②_____，可出现的并发症有③_____、④_____、⑤_____、⑥_____。

7. 小叶性肺炎发病的诱因有很多，如①_____、②_____、③_____、④_____（任意列举四个）。

8. 间质性肺炎主要由①_____和②_____引起。浸润的炎症细胞以③_____和④_____为主。

9. 慢性支气管炎是以①_____、②_____及③_____为主要病变特征的慢性炎症。

10. 慢性支气管炎的主要临床表现有①_____、②_____、③_____，每年至少发病④_____月，连续⑤_____年以上。

11. 慢性支气管炎的并发症有①_____、②_____、③_____、④_____、⑤_____。

12. 与慢性支气管炎发病有关的理化因素有①_____、②_____、③_____。

13. 支气管扩张症的发病与下列因素有关①_____、②_____。

14. 支气管扩张多呈①_____状，也可是②_____形和③_____状，以④_____肺多见。

15. 肺气肿的基本类型有①_____、②_____、③_____、④_____。

16. 肺气肿的并发症有①_____、②_____、③_____。

17. 肺气肿的发生主要与下列因素有关①_____、②_____、③_____、④_____。

18. 硅沉着病的病变特点是①_____、②_____。

19. 石棉肺是因长期吸入①_____引起的②_____和③_____为主要病变的疾病。

20. 肺源性心脏病最常见的原因是①_____，如②_____、③_____、④_____、⑤_____等（任意列举四个）。

21. 肺心病肺血管的主要病变①_____、②_____、③_____。

22. 急性呼吸窘迫综合征是由多种原因造成①_____和②_____而引起的急性低氧血症呼吸衰竭。

23. 鼻腔和鼻窦的良性肿瘤有①_____、②_____、③_____、④_____。

24. 鼻咽癌的好发部位，以①_____，其次为②_____，鼻咽癌最常见的组织学类型是③_____，放疗最敏感的组织学类型是④_____。

25. 鼻咽癌多起源于①_____，少数来自②_____。

26. 鼻咽癌的肉眼类型有①_____、②_____、③_____、④_____，其中⑤_____最多见。

27. 肺癌绝大多数起源于①_____，少数起源于②_____。

28. 早期肺癌的类型有①_____、②_____、③_____。

29. 肺鳞癌主要起源于①_____，肺腺癌来自②_____，小细胞癌来源于③_____。

30. 肺小细胞癌属于①_____，电镜下胞质内可见②_____颗粒，肿瘤可产生③_____，引起④_____综合征。

31. 胸膜间皮瘤是原发于①_____细胞的肿瘤，该细胞具有分化为②_____和③_____的分化能力，故该肿瘤具有④_____分化特征。

三、选择题

A 型题（1~78 题）

1. 大叶性肺炎铁锈色痰的产生是由于
A. 痰内含血红蛋白
B. 痰内含红细胞
C. 痰内含含铁血黄素
D. 痰内含巨噬细胞
E. 痰内含纤维素

2. 有关大叶性肺炎的描述，下列哪项是错误
A. 肺泡腔内有细菌
B. 肺泡腔内大量红细胞及白细胞
C. 肺泡壁充血腔内有渗出液
D. 肺泡壁结构破坏
E. 肺泡腔内纤维素可被机化

3. 肺部疾病痊愈时，容易完全恢复组织正常的结构和功能的疾病是
A. 慢性支气管炎
B. 大叶性肺炎
C. 小叶性肺炎
D. 病毒性肺炎
E. 慢性肺气肿

4. 大叶性肺炎属于哪种炎症
A. 卡他性炎
B. 纤维素性炎
C. 化脓性炎
D. 出血性炎
E. 浆液性炎

5. 大叶性肺炎可以发生下列并发症，除了

A. 肺肉质变
B. 肺梗死
C. 感染性休克
D. 胸膜肥厚
E. 肺脓肿

6. 最常见的肺炎类型是
A. 细菌性肺炎
B. 病毒性肺炎
C. 支原体肺炎
D. 吸入性肺炎
E. 过敏性肺炎

7. 下列哪一种病变能反映大叶性肺炎的本质？
A. 炎症累及整个大叶
B. 肺泡腔内大量纤维素渗出
C. 肺内中性粒细胞
D. 肺的肉质变
E. 肺泡腔内大量红细胞

8. 关于大叶性肺炎，下列哪项是错误的
A. 主要是由肺炎双球菌引起
B. 造成整个大叶破坏
C. 纤维素性炎
D. 咯铁锈色痰
E. 多见于青壮年

9. 大叶性肺炎红色肝样变期肺泡腔内有大量红细胞，是由于
A. 肺炎双球菌破坏肺血管
B. 抗肺炎双球菌抗体破坏肺血管

C. 肺外伤

D. 肺血管通透性升高的漏出性出血

E. Goodpasture 综合征

10. 关于大叶性肺炎下列哪一项是错误的?

A. 红色肝样变期时,可出现胸痛

B. 灰色肝样变期时,呼吸困难反而减轻

C. 溶解消散期时,咳铁锈色痰

D. 肺肉质变是纤维素被机化所致

E. 金黄色葡萄球菌感染可引起中毒性肺炎

11. 大叶性肺炎不会发生的合并症是

A. 肺脓肿

B. 肺肉质变

C. 肺褐色硬变

D. 脓胸

E. 败血症

12. 大叶性肺炎时肺肉质变的发生主要机制是由于

A. 纤维素渗出太多

B. 病变范围广

C. 肺组织破坏严重

D. 细菌毒力过强

E. 吞噬细胞少及功能缺陷

13. 大叶性肺炎最易危及生命的是

A. 充血水肿期

B. 红色肝样变期

C. 灰色肝样变期

D. 溶解消散期

E. 恢复期

14. 铁锈色痰常见于大叶性肺炎的

A. 充血水肿期

B. 红色肝样变期

C. 灰色肝样变期

D. 溶解消散期

E. 中毒性休克

15. 大叶性肺炎患者出现明显发绀等缺氧症状时,其病变基础是

A. 合并肺肉质变

B. 充血水肿期

C. 红色肝样变期

D. 灰色肝样变期

E. 溶解消散期

16. 下列哪项能反应小叶性肺炎的本质?

A. 卡他性炎症

B. 纤维素性炎症

C. 化脓性炎症

D. 浆液性炎症

E. 出血性炎症

17. 小叶性肺炎的病变范围

A. 以呼吸性细支气管为中心

B. 以终末细支管为中心

C. 以细支气管为中心

D. 以支气管为中心

E. 以肺泡管为中心

18. 下列哪项不符合小叶性肺炎

A. 可导致支气管扩张

B. 易出现并发症

C. 支气管淋巴结急性炎

D. 融合性病灶易发展为肺肉质变

E. 属于化脓性炎

19. 不符合小叶性肺炎临床特点的是

A. 起病急或隐匿

B. 多为混合感染

C. 多发生于青壮年

D. 肺部体征不太明显

E. 预后较差

20. 符合小叶性肺炎特点的是

A. 能引起急性支气管炎的细菌,病毒等均能引起小叶性肺炎

B. 肺内各病灶病变表现不一样

C. 肺内散在多数病灶,病灶均在小叶

范围内

D. 病变可导致肺肉质变

E. 不易出现合并症

21. 病毒性肺炎的特点中不包括

A. 常是上呼吸道病毒感染向下蔓延所致

B. 炎症从支气管、细支气管开始沿肺间质发展

C. 病变严重者，肺泡腔内可出现脓性渗出物

D. 肺组织可出现灶状坏死

E. 细胞内可检见包涵体

22. 哪种感染是引起间质性肺炎最常见的因素？

A. 革兰阳性菌

B. 革兰阴性菌

C. 病毒

D. 真菌

E. 寄生虫

23. 流感病毒常可引起

A. 大叶性肺炎

B. 小叶性肺炎

C. 间质性肺炎

D. 干酪性肺炎

E. 过敏性肺炎

24. 下列哪种病原体可引起间质性肺炎？

A. 金黄色葡萄球菌

B. 肺炎链球菌

C. 溶血性链球菌

D. 肺炎支原体

E. 流感杆菌

25. 间质性肺炎的特点不包括

A. 主要肺炎支原体和病毒引起

B. 肺间质单核细胞和淋巴细胞浸润

C. 一般无肺实变体征

D. 好发于儿童和青年

E. 预后大多较差

26. 结核杆菌可引起

A. 大叶性肺炎

B. 小叶性肺炎

C. 间质性肺炎

D. 干酪性肺炎

E. 过敏性肺炎

27. 慢性支气管炎的病变性质是

A. 慢性特异性炎症

B. 慢性非特异性炎症

C. 浆液性炎症

D. 卡他性炎症

E. 化脓性炎症

28. 慢性支气管炎的主要病变不包括

A. 黏膜上皮纤毛脱落、倒伏

B. 肉芽肿形成

C. 黏液腺肥大

D. 管壁淋巴细胞、浆细胞浸润

E. 鳞状上皮化生

29. 慢性支气管炎患者咳痰的病变的基础是

A. 支气管壁充血、水肿和慢性炎症的炎症细胞浸润

B. 支气管黏膜上皮细胞变性、坏死

C. 腺体肥大、增生，浆液腺黏液化生

D. 支气管平滑肌痉挛

E. 软骨萎缩、钙化或骨化

30. 慢性支气管炎导致支气管扩张症的主要病变基础是

A. 支气管腔内渗出物堵塞

B. 支气管黏膜上皮的损伤

C. 肺不张

D. 肺组织纤维化

E. 支气管结构的破坏

31. 以下哪种疾病是引起慢性阻塞性肺病（COPD）的常见因素？

A. 尘肺症

B. 肺炎

C. 间质性肺病

D. 肺气肿

E. 囊性纤维化

32. 慢性支气管炎最常见的并发症是

A. 肺炎

B. 肺气肿和肺心病

C. 支气管扩张

D. 肺脓肿

E. 肺结核

33. 慢性支气管炎患者发生通气功能障碍的病变基础是

A. 支气管平滑肌萎缩

B. 支气管软骨萎缩，纤维化

C. 支气管管壁钙化

D. 黏膜腺体增生

E. 细支气管炎及细支气管周围炎

34. 肺体积增大，缺乏弹性，灰白色，切面蜂窝状，有时可见肺大疱形成，可诊断

A. 支气管肺炎

B. 慢性支气管炎

C. 肺气肿

D. 支气管扩张

E. 肺灰色肝变期

35. 引起肺气肿最重要的原因是

A. 吸烟

B. 空气污染

C. 小气道感染

D. 慢性阻塞性细支气管炎

E. 尘肺

36. 导致支气管扩张最常见的原因是

A. 重度吸烟

B. 空气污染

C. 慢性阻塞性细支气管炎

D. 支气管哮喘

E. 尘肺

37. 引起肺气肿的因素有

A. 小气道的狭窄、阻塞

B. 肺泡壁破坏、弹性减弱

C. 弹性蛋白酶增多

D. 遗传性 α_1-抗胰蛋白酶缺乏

E. 以上都是

38. 肺气肿的病变部位发生在

A. 直径>2cm 的小支气管

B. 支气管

C. 呼吸性细支气管以远肺组织

D. 直径<2cm 的小支气管

E. 终末细支气管

39. 慢性阻塞性肺疾病患者通气功能障碍的主要病理基础是

A. 黏液腺肥大、增生

B. 上皮纤毛倒伏、脱落

C. 软骨变性萎缩

D. 小气道阻塞

E. 管壁平滑肌萎缩

40. α_1-抗胰蛋白酶缺乏常引起下列哪种肺气肿？

A. 腺泡中央型

B. 全腺泡型

C. 腺泡周围型

D. 不规则型

E. 肺大疱

41. 下列哪种类型为不累及肺泡的肺气肿

A. 全腺泡型

B. 腺泡中央型

C. 腺泡周围型

D. 不规则型

E. 间质性肺气肿

42. 肺气肿的病变中，下列哪种是错误的

A. 肺泡高度扩张

B. 肺泡间隔断裂

C. 肺泡间隔胶原纤维增生

D. 肺大疱形成

E. 肺小动脉内膜增厚

43. 肺气肿时肺泡间隔的病变主要是

A. 炎症

B. 纤维化

C. 破坏

D. 水肿

E. 变窄

44. 有关肺气肿的后果，下列哪项是错误的

A. 自发性气胸

B. 肺心病

C. 呼吸衰竭

D. 全心衰竭

E. 肺萎缩

45. 下列有关肺气肿的描述，哪项是正确的

A. α_1-抗胰蛋白酶减少是肺气肿的常见原因

B. 病变是不可逆的

C. 肺活量减少是肺功能降低的主要表现

D. 呼气容易吸气难

E. 仅限肺泡弹性减退与膨胀

46. 下列哪一项符合慢性肺源性心脏病的演进

A. 支气管肺炎—代偿性肺气肿—慢性肺心病

B. 慢性支气管炎—阻塞性肺气肿—慢性肺心病

C. 间质性肺炎—间质性肺气肿—慢性肺心病

D. 大叶性肺炎—肺肉质变—慢性肺心病

E. 肺癌阻塞、压迫支气管—肺气肿—慢性肺心病

47. 下列疾病中，最常引起肺心病者是

A. 肺动脉栓塞

B. 胸廓畸形

C. 硅沉着病

D. 慢性肺结核

E. 肺气肿

48. 引起肺心病的关键环节是

A. 小气道阻塞

B. 肺部感染

C. 肺动脉高压

D. 肺间质纤维组织增生

E. 肺水肿

49. 慢性肺源性心脏病的主要发病因素不包括

A. 肺循环阻力增加

B. 体循环阻力增加

C. 肺动脉高压

D. 肺组织减少

E. 气道阻塞

50. 肺心病可引起

A. 呼吸衰竭

B. 右心衰竭

C. 肺性脑病

D. DIC

E. 以上都是

51. 硅沉着病的病变特点是

A. 硅（矽）结节形成

B. 肺纤维化

C. 胸膜肥厚

D. 小气管炎症

E. 支气管扩张

52. 不符合硅沉着病病变的是

A. 硅结节中央部常发生坏死和钙化

B. 早期形成细胞性硅结节

C. 晚期形成纤维性硅结节

D. 胸膜纤维化

E. 肺门淋巴结硅结节形成最早

53. 下列哪一项符合肺硅沉着病的

特点?

　　A. 吸入的二氧化硅尘粒越大，密度越高致病力越强

　　B. 早期病变出现于两肺下叶和背侧

　　C. 硅结节是一种肉芽肿性病变

　　D. 肺硅沉着病性空洞是合并结核病的结果

　　E. 硅结节内可找到硅沉着病特异性抗原

54. 早期硅结节中的细胞是

　　A. 淋巴细胞

　　B. 单核细胞

　　C. 巨噬细胞

　　D. 嗜酸性粒细胞

　　E. 成纤维细胞

55. 肺硅沉着病早期病变表现在

　　A. 两肺上叶

　　B. 两肺下叶

　　C. 左肺中叶

　　D. 肺门淋巴结

　　E. 胸膜

56. 下列哪项是指职业原因造成慢性吸入颗粒或气体而引起的一组肺疾病?

　　A. 肉芽肿病

　　B. 尘肺病

　　C. 分枝杆菌病

　　D. 假性淋巴瘤

　　E. 支气管扩张

57. 肺硅沉着病最常见的合并症是

　　A. 肺心病

　　B. 肺脓肿

　　C. 肺癌

　　D. 胸膜间皮瘤

　　E. 肺结核

58. 煤矿工人肺的 X 线摄片显示大面积不规则密度影和明显的气液平面，这些最可能提示

　　A. 慢性硅肺病伴蛋壳样钙化

　　B. 并发肺结核

　　C. 煤矿工人常见的尘肺病

　　D. 石棉肺

　　E. 肺脓肿

59. 下列哪项是肺心病所不具备的?

　　A. 肺动脉高压

　　B. 慢性阻塞性肺疾病

　　C. 静脉血栓脱落致肺动脉栓塞

　　D. 右心室心肌肥大

　　E. 胸膜纤维化

60. 下列哪种疾病易发展成肺心病

　　A. 小叶性肺炎

　　B. 慢性支气管炎

　　C. 大叶性肺炎

　　D. 肺脓肿

　　E. 肺癌

61. 下列关于鼻咽癌的叙述，哪一项是不正确的?

　　A. 肿瘤向上浸润可侵入颅底

　　B. 向侧面可浸润中耳

　　C. 向前可侵犯鼻腔、眼眶

　　D. 向后可侵入颈椎及脊髓

　　E. 向下可侵入口腔

62. 患者一侧胸锁乳突肌上段前缘出现无痛性硬结时，应首先考虑下列哪种疾病

　　A. 淋巴瘤

　　B. 淋巴结结核

　　C. 淋巴结反应性增生

　　D. 肺癌颈淋巴结转移

　　E. 鼻咽癌颈淋巴结转移

63. 一侧颈部淋巴结转移性低分化鳞癌的原发部位最可能是

　　A. 肝

　　B. 乳腺

　　C. 鼻咽部

　　D. 胃

E. 甲状腺

64. 鼻咽淋巴上皮癌的特点，除了下列哪一项

A. 在年轻的亚洲人高发

B. 生长迅速

C. 包含有淋巴和上皮成分

D. 手术切除后治愈的可能性大

E. 一些与 EBV 感染有关

65. 鼻咽癌最常见的组织学类型是

A. 未分化癌

B. 泡状核细胞癌

C. 腺泡状腺癌

D. 非角化型低分化鳞状细胞癌

E. 角化型高分化鳞状细胞癌

66. 鼻咽癌中放疗最敏感的组织学类型是

A. 泡状核细胞癌

B. 低分化鳞癌

C. 高分化鳞癌

D. 高分化腺癌

E. 低分化腺癌

67. 下列哪种鼻咽癌复发率较高？

A. 低分化鳞癌

B. 高分化鳞癌

C. 低分化腺癌

D. 高分化腺癌

E. 泡状核细胞癌

68. 中央型肺癌的特点应除外

A. 位于肺门部

B. 由段以上支气管发生

C. 多为腺癌

D. 巨大癌块环绕支气管

E. 易被纤支镜检查发现

69. 吸烟与发生肺癌的关系中，下列哪一项不正确？

A. 80%~90%男性肺癌与吸烟有关

B. 肺腺癌常发生于被动吸烟的女性

C. 开始吸烟的年龄越轻，患肺癌的危险越大

D. 烟雾中的多环芳烃碳氢化合物与肺癌发生有关

E. 烟的种类与肺癌的发生率无关

70. 哪种肿瘤生长呈高分化细胞并排列于呼吸道，而不侵犯肺泡间质？

A. 鳞状细胞癌

B. 未分化细胞癌

C. 大细胞癌

D. 小细胞癌

E. 支气管肺泡癌

71. 细支气管肺泡细胞癌的特点应除外

A. 来源于 I 型肺泡上皮细胞

B. 属于肺腺癌的特殊类型

C. 多呈现弥漫型或多结节型

D. 癌细胞沿肺泡内壁向腔内生长

E. 肺泡间隔多保存完整

72. 整个大叶呈肺炎样外观的肺癌类型是

A. 大细胞癌

B. 小细胞癌

C. 瘢痕癌

D. 细支气管肺泡细胞癌

E. 黏液癌

73. 累及整个大叶呈肺炎样外观的肺癌类型是

A. 低分化鳞状细胞癌

B. 肺腺癌

C. 腺鳞癌

D. 高分化鳞癌

E. 细支气管肺泡细胞癌

74. 肺癌病变的肉眼观察，下列哪一种情况不会出现？

A. 肺门部巨大肿块

B. 肺膜下境界清楚的球形结节

C. 散布于两肺的多发性结节

D. 整个大叶实变

E. 厚壁空洞形成

75. 肺癌血道转移最常见于

A. 脑

B. 骨

C. 肝

D. 肾上腺

E. 甲状腺

76. 以下肺癌中哪种属于胺前体摄入和脱羧（APUD）肿瘤?

A. 错构瘤

B. 黏液表皮样癌

C. 腺样囊腺癌

D. 支气管类癌

E. 鳞癌

77. 不发生肺癌的细胞是

A. Ⅰ型肺泡上皮细胞

B. Ⅱ型肺泡上皮细胞

C. 支气管黏膜上皮细胞

D. Clara 细胞

E. Kultschitzky 细胞

78. 哪种肿瘤与工作中暴露于石棉中有关?

A. 支气管肺泡癌

B. 燕麦细胞癌

C. 间皮瘤

D. 鳞癌

E. 腺癌

B 型题（79~102）

A. 肺的纤维素性炎

B. 以细支气管为中心的化脓性炎症

C. 病毒包涵体形成

D. 病灶呈灶状分布

E. 可引起干酪样肺炎

79. 支原体肺炎

80. 小叶性肺炎

81. 大叶性肺炎

82. 病毒性肺炎

A. 纤维素性炎

B. 化脓性炎

C. 肉芽肿性炎

D. 浆液性炎

E. 出血性炎

83. 小叶性肺炎

84. 大叶性肺炎

85. 肺结核病

A. 肺肉质变

B. 壁层胸膜斑

C. 肺棕色硬变

D. 肺脓肿

E. 早期肺门淋巴结病变

86. 硅（矽）肺可出现

87. 大叶性肺炎渗出物清除不全可出现

88. 支气管扩张可合并

89. 慢性肺淤血

A. 中央型多见

B. 周围型多见

C. 弥漫型多见

D. 发生于Ⅰ型肺泡上皮

E. 发生于胸膜

90. 肺鳞癌

91. 肺小细胞癌

92. 肺腺癌

93. 肺泡细胞癌

A. Ⅱ型肺泡上皮细胞

B. 嗜银细胞

C. 支气管腺体

D. 主支气管黏膜上皮

E. 小支气管黏膜上皮

94. 肺鳞状细胞癌主要起源于

95. 肺腺癌主要起源于

96. 肺小细胞癌主要起源于

97. 肺细支气管肺泡细胞癌可起源于

A. 硅肺病

B. 石棉肺

C. 结核

D. 慢性铍中毒

E. 煤矿工人肺尘症

98. 干酪样肉芽肿

99. 中央型肺气肿

100. 非干酪样肉芽肿

101. 胸膜钙化

102. 有极性的斑块结节

C 型题（103~114 题）

A. 可引起大叶性肺炎

B. 可引起小叶性肺炎

C. 两者均可

D. 两者均否

103. 肺炎球菌

104. 肺炎支原体

105. 腺病毒

106. 羊水吸入

A. 可出现肺动脉高压

B. 可出现肺间质纤维化

C. 两者均可

D. 两者均否

107. 肺气肿

108. 肺动脉血栓形成

109. 支气管扩张

110. 晚期硅（矽）肺

A. 并发肺心病

B. 并发肺癌

C. 二者均有

D. 二者均无

111. 慢支

112. 大叶性肺炎

113. 肺气肿

114. 硅（矽）肺

X 型题（115~130）

115. 大叶性肺炎的病理变化有

A. 肺组织大面积广泛实变

B. 可合并中毒性休克

C. 支气管常受累

D. 可合并纤维素性胸膜炎

E. 常无肺泡壁结构破坏

116. 大叶性肺炎的合并症有

A. 肺脓肿

B. 中毒性休克

C. 肺心病

D. 支气管扩张

E. 肺肉质变

117. 小叶性肺炎的病理变化有

A. 以细支气管为中心的化脓性炎

B. 病变累及肺小叶

C. 病灶可融合

D. 病灶周围肺泡代偿性肺气肿

E. 病变以下叶及背侧较为严重

118. 关于间质性肺炎下列哪些是错误的

A. 由支原体及病毒引起

B. 以中性粒细胞浸润为主

C. 不累及支气管

D. 肺泡腔内无渗出液

E. 又称原发性非典型性肺炎

119. 关于慢性支气管炎表述正确的是

A. 是化脓性炎

B. 每年至少发病三个月，连续两年以上

C. 北方发病率高于南方

D. 吸烟是重要发病因素之一

E. 晚期常并发肺气肿和肺心病

120. 慢性支气管炎的病理变化有

A. 支气管黏膜上皮变性、坏死、增生及鳞状上皮化生

B. 管壁慢性炎性细胞浸润及纤维化

C. 管壁平滑肌束断裂、萎缩

D. 软骨变性、萎缩、钙化或骨化

E. 腺体增生、肥大、黏液化和退变

121. 支气管扩张的特点有

A. 多发生于大支气管

B. 支气管壁的炎症损伤是主要发病基础

C. 肺脓肿为其常见的合并症

D. 可导致肺心病

E. 临床表现咳大量脓痰及反复咯血

122. 支扩的临床表现有

A. 脓痰

B. 咯血

C. 胸痛

D. 发热

E. 慢性咳嗽

123. 肺气肿的发生与下列哪些因素有关

A. 细支气管完全阻塞

B. α_1-抗胰蛋白酶缺乏

C. 支气管管壁结构破坏

D. 老年人肺弹性降低

E. 肺泡壁破裂

124. 小叶中央性肺气肿的病变有

A. 多见于儿童患者

B. 可发生脓性气胸

C. 发病与 α_1-抗胰蛋白酶缺乏有关

D. 肺泡管、肺泡囊、肺泡无明显病变

E. 病变的部位主要是Ⅰ~Ⅱ级呼吸性细支气管

125. 硅肺结核病的特点有

A. 愈是晚期，重症硅沉着病与肺结核的合并率愈高

B. 由于硅沉着病降低纤毛黏液排送系统功能，从而容易感染结核菌

C. 硅肺结核病的病变，二者可以分开存在，也可混合存在

D. 硅肺结核病比单纯结核的病变发展更快，并易形成空洞

E. 硅肺结核性空洞常呈圆形，单个，直径大，位于肺叶上部

126. 下列疾病中引起肺心病者是

A. 慢性支气管炎

B. 支气管扩张

C. 支气管哮喘

D. 慢性肺结核

E. 肺褐色硬变

127. 慢性肺心病的心肺病变有

A. 弥漫性阻塞性肺气肿

B. 肺纤维化

C. 心肌纤维萎缩、肥大、横纹消失

D. 无肌细动脉玻璃样变

E. 主动脉瓣下 2cm 处心室肌壁厚

128. 慢性肺心病合并右心衰时，可出现

A. 脾肿大

B. 腹水

C. 肺棕色硬变

D. 槟榔肝

E. 绒毛心

129. 下列哪些是鼻咽癌的特点

A. 多发生于鼻咽部柱状上皮

B. 最多见于鼻咽顶部

C. 癌组织有迅速向深部浸润生长的倾向

D. 常破坏颅底并侵入颅内

E. 晚期常转移至颈部淋巴结及肺、骨、肝等处

130. 鼻咽癌的特点有

A. 可能与病毒感染有关

B. 以低分化鳞状细胞癌为多见

C. 大多数发生自鼻咽黏膜鳞状上皮

D. 早期可经淋巴道转移至颈部淋巴结

E. 对放射治疗较敏感

四、病例分析（1~19题）

1. 患者突起畏寒、高热、胸痛、咳嗽，吐铁锈色痰。最有可能是
   A. 慢性支气管炎
   B. 支气管扩张
   C. 肺结核
   D. 肺源性心脏病
   E. 大叶性肺炎

2. 青年男性患者，发热胸痛，咳红褐色痰，呼吸困难，X线检查：右肺上叶大片致密阴影，边界模糊。该患者最可能的诊断是
   A. 肺结核
   B. 病毒性肺炎
   C. 干酪样肺炎
   D. 大叶性肺炎
   E. 小叶性肺炎

3. 一男性患者35岁，3天前受凉后头痛，畏寒，继而高热，咳嗽，咯铁锈色痰，左侧胸痛，气急不能平卧，X线检查：左肺下叶可见大片阴影。应诊断为
   A. 肺转移瘤
   B. 肺出血肾炎综合征
   C. 肺癌继发感染
   D. 大叶性肺炎
   E. 支气管扩张症

4. 老年男性，瘫痪2年，近日咳嗽，咳黏液脓痰，发热，X线两肺散在小灶性阴影，以下叶及背侧为重。其诊断为
   A. 肺癌
   B. 慢性支气管炎
   C. 小叶性肺炎
   D. 大叶性肺炎
   E. 间质性肺炎

5. 一婴儿出现发热，咳嗽，咳痰气喘，胸透见双肺下叶散在分布着边界不清的阴影。最可能患的是
   A. 大叶性肺炎
   B. 干酪样肺炎
   C. 间质性肺炎
   D. 小叶性肺炎
   E. 肺脓肿

6. 老年男性患者，尸检见肺组织散在多个小实变区。小支气管上皮坏死脱落，管腔内有炎性渗出物，以中性粒细胞为主，小支气管周围肺泡腔内也见上述渗出物。病理诊断为
   A. 大叶性肺炎
   B. 小叶性肺炎
   C. 间质性肺炎
   D. 病毒性肺炎
   E. 支原体肺炎

7. 60岁女性，咳嗽、咳痰8~9年。入院体查：可平卧，桶状胸，两肺少量湿啰音，剑突下可见收缩期杂音，肝脾不大，下肢无水肿。其诊断可能为
   A. 慢性支气管炎
   B. 慢性支气管炎、肺气肿
   C. 慢性支气管炎、肺气肿、肺心病代偿期
   D. 慢性支气管炎、肺心病、右心衰
   E. 慢性支气管炎、支气管扩张

8. 成年男性患者，气短呼吸困难，心浊音界缩小，肝浊音界下降，近日出现头痛，烦躁不安，昏迷。最大可能是
   A. 脑出血
   B. 肺心病
   C. 脑栓塞
   D. 精神异常

E. 肺气肿并发肺性脑病

9. 一男青年, 半年来咳嗽、脓痰, 有时咯血、胸痛、发热, 该患者可能患有

A. 支扩

B. 慢支

C. 小叶性肺炎

D. 硅沉着病

E. 大叶性肺炎

10. 70 岁男性, 有 50 年吸烟史伴咳嗽、呼吸困难和发绀, 呼吸运动下降, 终末呼气性喘息。胸部 X 线检查未见肿块。

（1）吸烟引起的肺部疾病发生机制是

A. 减少 α_1-抗胰蛋白酶基因的转录

B. 肺泡形成透明膜

C. 肺泡间隔破坏

D. 产生黏液

E. 引起脱屑样间质性肺炎

（2）另外的体征还发现肝肿大致周围性水肿, 提示肺心病。下列最有关的因素是

A. 肺静脉阻塞性疾病

B. 肺动脉高压

C. 弥漫性肺泡损害

D. 支气管肺泡发育不良

E. 肺栓塞

（3）胸部听诊所闻呼气性喘息是由于下列因素引起, 除外

A. 肺泡间隔破坏

B. 肺组织弹性丧失

C. 慢性支气管炎

D. 炭末沉着症

E. 杯状细胞增生

11. 老年男性患者, 尸检见肺组织内有同心圆排列的玻璃样变的胶原纤维, 类上皮细胞, 多核巨细胞及淋巴细胞构成的结节。该患者最后诊断为

A. 肺结核

B. 硅沉着病

C. 肺纤维化

D. 石棉肺

E. 硅肺伴结核病

12. 35 岁男性患者按急性支气管肺炎治疗, 在抗生素治疗后似有好转, 其病案记录中提到该患者在陶瓷厂工作。下一步的处理是

A. 询问该工厂是否老厂, 工厂内是否有石棉

B. 询问患者是否服用过类固醇激素

C. 拍胸部 X 线片, 看是否有空洞形成

D. 进行铍元素的皮试

E. 询问该患者是否做过挖煤工人

13. 一男性患者, 慢性咳嗽, 咳痰 20 余年, 痰多呈白色黏液样, 有时为黄脓痰, 近半年来咳痰偶带血丝, 气急不能平卧, 桶状胸, 近日腹部膨隆, 腹水（+）。应诊断为

A. 慢性支气管炎

B. 慢性支气管炎, 肺气肿, 肺心病

C. 慢性支气管炎, 支气管扩张, 肺气肿, 肺心病

D. 慢性支气管炎, 肺癌, 肺气肿, 肺心病

E. 慢性支气管炎, 肺炎, 肺气肿, 肺心病

14. 成年女性患者, 咳嗽, 喘息 10 年, 心悸三四年。颈静脉怒张, 双肺呼吸音粗糙, 肝肋缘下 2 指, 下肢水肿, 其原因最可能是

A. 急性肾炎

B. 硅沉着病

C. 急性呼吸窘迫综合征

D. 肺心病致右心衰竭

E. 二尖瓣狭窄致右心衰竭

15. 58 岁男性, 干咳、痰中带少许血丝半年。患者自幼吸烟, 每天三包。体查:

左胸廓饱满，左胸腔穿刺抽出血性胸腔积液500ml。X线示左下肺周边一3cm×5cm大小、边界毛糙的致密阴影。其诊断可能为

A. 肺结核

B. 肺脓肿

C. 支气管扩张

D. 周围型肺癌

E. 肺栓塞

16. 男53岁，咳嗽，咳痰带血，胸片纵隔阴影增宽，有占位性病变，支气管镜取材活检，见支气管黏膜鳞状上皮化生，部分细胞异型性明显，有间桥，并见病理性核分裂象。该患者的正确诊断是

A. 腺癌

B. 鳞状上皮化生，重度不典型增生

C. 鳞状细胞癌

D. 小细胞癌

E. 大细胞癌

17. 60岁男性的胸膜渗出液细胞学检查中发现恶性细胞，该患者最可能发现的原发性肿瘤是

A. 淋巴瘤

B. 间皮瘤

C. 结肠癌

D. 肺癌

E. 胰腺癌

18. 一个65岁女性患者有长期吸烟病史，形成肺门肿块和纵隔淋巴结肿大。从纵隔淋巴结的组织学活检中不可能区分小细胞癌和恶性淋巴癌。下一步合理的诊断步骤是

A. 肺切除

B. 活检组织的电镜观察

C. 骨髓穿刺组织学检查排除白细胞累及

D. 临床检查副肿瘤综合征

E. 外周血细胞流式细胞仪检查

19. 30岁女性，最近表现为渐进性进展的声音嘶哑，因为近来的上呼吸道的感染而加剧，直接喉镜检查见声带上有小的乳头状的息肉，最可能的原因是

A. 自身免疫

B. 细菌

C. 病毒

D. 真菌

E. 衣原体

五、问答题

1. 大叶性肺炎的病变分为几期？各期的基本病理变化是什么（镜下）？

2. 大叶性肺炎可有哪些临床表现？其病理学基础是什么？

3. 大叶性肺炎的并发症有哪些？

4. 大叶性肺炎、小叶性肺炎的区别？

5. 小叶性肺炎的病因、病变特点及并发症？

6. 慢性支气管炎引起肺气肿的机制？

7. 慢性支气管炎临床定义和病理学特征。

8. 支气管扩张症的发生原因及其机制是什么？

9. 肺气肿有哪些类型？

10. 巨噬细胞与硅沉着病形成的关系？

11. 吸入石棉纤维有什么危害？

12. 肺心病的原因？试举 1 例描述原发部位及心脏的病理变化。
13. 鼻咽癌的肉眼分型及组织学类型？
14. 肺癌的组织学发生？
15. 肺癌（支气管源性）的诱发因素有哪些？
16. 肺癌的分类。

第八章　消化系统疾病

一、名词解释

1. Barrett 食管（Barrett oesophagus）
2. 肠上皮化生（intestinal metaplasia）
3. 结肠息肉（colonic polyp）
4. 结肠多发性息肉病（polyposis coli）
5. 毛玻璃样肝细胞（ground glass hepatocyte）
6. 嗜酸性小体（acidophilic body）
7. 气球样变性（ballooning degeneration）
8. 碎片状坏死（piecemeal necrosis）
9. 桥接坏死（bridging necrosis）
10. 肝硬化（liver cirrhosis）
11. 无细胞硬化（uncellular cirrhosis）
12 假小叶（pseudolobule）

13. 食管静脉曲张（oesophageal varices）
14. 肝肾综合征（hepatic-renal syndrome）
15. 胆石症（cholelithiasis）
16. 小肝癌（small heptocellular carcinoma）
17. 早期胃癌（early gastric cancer）
18. 革囊胃（linitis plastica）
19. 印戒细胞癌（signet-ring cell carcinoma）
20. 克鲁肯贝格瘤（Krukenberg tumour）
21. 类癌（carcinoid tumour）

二、填空题

1. 组织学上，慢性胃炎通常分为两类，即①_____，②_____。慢性胃炎的胃黏膜常出现的二种化生为③_____，④_____。
2. 慢性浅表性胃炎的病变常发生在①_____局限于②_____。
3. 镜下，慢性萎缩性胃炎的病理改变主要是①_____，②_____，③_____，④_____。
4. 镜检慢性胃溃疡底部从浅层到深层分四层①_____，②_____，③_____，④_____。
5. 胃和十二指肠溃疡的并发症有①_____，②_____，③_____，④_____。
6. 胃溃疡的溃疡病变常位于①_____，十二指肠的溃疡病变常位于②_____。
7. 急性阑尾炎按其病理学变化可分为三种类型①_____，②_____，③_____。

8. 肠梗阻是指①_____按原因可分为②_____及③_____。

9. 病毒性肝炎肝细胞变性有二种①_____，②_____。肝细胞坏死有二种③_____，④_____。

10. 慢性病毒性肝炎的严重程度可分为①_____，②_____，③_____。

11. 肝硬化的基本病变有①_____，②_____；按形态学分类有四型：③_____，④_____，⑤_____，⑥_____。

12. 肝硬化门脉高压的机制有①_____，②_____，③_____。

13. 肝硬化时，门静脉血液回流受阻，侧支循环开放，临床上比较重要的侧支循环有三组，分别是①_____，②_____，③_____。

14. 门脉性肝硬化晚期患者，如饮食不当，可能会引起①_____静脉破裂而发生致命性大出血。

15. 门脉性肝硬化患者，由于脾功能亢进，可引起血液中①_____，②_____和③_____的减少。

16. 胆囊炎和胆石症的发生和哪些因素有关①_____，②_____，③_____。

17. 在肝代谢性疾病中，Wilson's disease 的特点是①_____代谢障碍，含铁血黄素沉积症的原因主要是②_____，血色病是一种③_____代谢异常的全身性疾病。

18. 急性出血性胰腺炎病变主要是①_____，急性水肿性胰腺炎的主要病变是②_____。

19. 食管癌好发部位以①_____最多，②_____次之，③_____最少。

20. 胃癌最常见的转移途径是①_____，其晚期的淋巴结转移最常见于②_____，又称③_____。

21. 肠化生上皮有①_____称为完全化生，只有②_____为不完全化生。不完全化生中又可根据其黏液组化反应分为③_____不完全化生。与肠型胃癌的发生关系较为密切的是④_____。

22. 原发性肝癌大体类型有①_____，②_____，③_____。哪一型不常合并肝硬化的是④_____，肝外转移的脏器有⑤_____，⑥_____，⑦_____等。

三、选择题

A 型题（1~96 题）

1. 以下哪种是最常见的食管炎？
A. 反流性
B. 病毒性
C. 真菌性
D. 急性腐蚀性
E. 慢性肉芽肿性

2. Barrett 上皮位于消化管道的哪个

部位
A. 食管
B. 胃
C. 小肠
D. 大肠
E. 直肠

3. 反流性食管炎以哪一项为特征？
A. 下段食管括约肌的压力不适当的

增加

B. 在慢性病变中出现 Barrett 上皮

C. 鳞癌多于腺癌

D. 缺乏结肠发育的潜能

E. 和急性食管炎密切相关

4. 慢性浅表性胃炎的主要病变特点是

A. 胃黏膜变薄

B. 胃黏膜水肿

C. 可见黏膜下血管

D. 淋巴细胞、浆细胞浸润胃黏膜浅层

E. 胃黏膜糜烂

5. B 型慢性萎缩性胃炎好发于

A. 贲门

B. 胃小弯

C. 胃大弯

D. 胃窦部

E. 胃底部

6. 符合慢性萎缩性胃炎 B 型表现为

A. 胃体部弥漫性病变

B. 不发生癌变

C. 血清自身抗体阳性

D. 常伴有恶性贫血

E. 胃黏膜变薄

7. B 型萎缩性胃炎的特点是

A. 胃体弥漫性病变，很少或不累及胃窦

B. 胃分泌功能严重损害，维生素 B_{12} 吸收障碍

C. 血清胃壁细胞抗体阳性

D. 常伴有恶性贫血

E. 病变主要在胃窦部，与幽门螺杆菌感染有关

8. 关于慢性萎缩性胃炎的镜下改变叙述，下列哪项是错误的

A. 病变区腺上皮萎缩，腺体缩小

B. 在幽门窦病变区，幽门腺萎缩甚至消失

C. 病变区有淋巴细胞质细胞浸润

D. 病变仅限于黏膜浅层

E. 在胃底或胃体部病变，壁细胞减少或消失

9. 肠上皮化生常见于

A. 急性胃炎

B. 十二指肠溃疡

C. 慢性肠血吸虫病

D. 慢性萎缩性胃炎

E. 溃疡性结肠炎

10. Menetrier 病以什么为特征?

A. 胃皱襞增厚，黏膜细胞增生，血液蛋白不足和蛋白缺乏性肠下垂

B. 胃皱襞增厚与淋巴浸润相关

C. 出现大量幽门螺杆菌

D. 胃皱襞增厚与印戒细胞癌有关

E. 胃皱襞变薄与慢性萎缩性胃炎有关

11. 下列哪项与溃疡病的发生无关

A. 胃液的消化作用

B. 交感神经过度兴奋

C. 胆汁反流入胃

D. 精神过度紧张

E. 遗传因素

12. 以下描述是关于慢性消化性溃疡的，除了

A. 结肠憩室

B. O 型血人群

C. 幽门螺杆菌的感染

D. 在卓艾综合征中，促胃液素过多

E. 非类固醇类抗感染药物的使用

13. 慢性胃溃疡肉眼形态特点是

A. 直径 2cm 以上火山口样或不规则溃疡

B. 直径 2cm 以内圆形溃疡，贲门侧边缘呈阶梯状

C. 直径 2cm 以上圆形溃疡，幽门侧边缘呈阶梯样

D. 直径 2cm 以内圆形溃疡，贲门侧边缘呈潜掘状

E. 直径 2cm 以内圆形溃疡，周围黏膜皱襞排列紊乱

14. 以下关于胃溃疡的描述是正确的，除了

A. 在大部分病人中，幽门螺杆菌的发现与慢性胃溃疡有关

B. 在许多胃溃疡发病中，非类固醇类抗感染药物是重要病因

C. 慢性胃炎与慢性消化道溃疡有很大关系

D. 通过内镜检查可容易区分癌和消化道溃疡

E. 出血、穿孔是消化道溃疡的并发症

15. 关于溃疡的发病率，下列哪项是不正确的

A. 十二指肠溃疡较胃溃疡多

B. 青壮年发病率高

C. 十二指肠溃疡平均年龄较胃溃疡低

D. 女性发病率高于男性

E. 国内发病率有上升的趋势

16. 胃及十二指肠溃疡病的病理改变可分为四层，由浅到深可分为

A. 坏死层、渗出层、肉芽组织层、瘢痕组织层

B. 渗出层、坏死层、瘢痕组织层、肉芽组织层

C. 渗出层、坏死层、肉芽组织层、瘢痕组织层

D. 坏死层、肉芽组织层、渗出层、瘢痕组织层

E. 以上都不是

17. 慢性消化性溃疡最好发的部位是

A. 胃贲门部

B. 胃体部

C. 胃幽门小弯侧

D. 十二指肠球部

E. 十二指肠下段

18. 溃疡性结肠炎相关的直肠癌，不同于散发性直肠癌以下主要特点中，除外

A. 多发性

B. 扁平浸润灶

C. 低分化腺癌或黏液腺癌

D. 老年患者发生率相似

E. 不同肠段

19. 慢性胃溃疡病变部位最常见于

A. 胃前壁

B. 胃后壁

C. 胃小弯近幽门窦部

D. 胃大弯近幽门部

E. 胃体部

20. 溃疡病在病理上组织损伤至少要深达哪一层

A. 黏膜层

B. 黏膜肌层

C. 黏膜下层

D. 肌层

E. 浆膜层

21. 慢性胃溃疡最常见的合并症是

A. 粘连

B. 出血

C. 癌变

D. 穿孔

E. 幽门狭窄

22. 哪种微生物可能是引起慢性非特异性胃炎和消化道溃疡的致病因素？

A. 大肠杆菌

B. 埃希菌

C. 幽门螺杆菌

D. 克雷伯杆菌

E. 佛氏枸橼酸菌

23. 关于十二指肠溃疡，下列哪项是错误的

A. 比胃溃疡浅

B. 比胃溃疡小

C. 比胃溃疡易穿孔

D. 易癌变

E. 易引起腹膜炎

24. 先天性巨结肠病常由于哪一节大肠内先天性缺乏神经节细胞?

　　A. 盲肠

　　B. 升结肠

　　C. 横结肠

　　D. 降结肠

　　E. 直肠

25. 哪一种直肠结肠息肉被认为是非肿瘤性的?

　　A. 管状绒毛状腺瘤

　　B. 绒毛腺瘤

　　C. 家族性多发性息肉病

　　D. 增生性息肉

　　E. 平滑肌瘤

26. 关于假膜性结肠炎的描述哪项是正确的?

　　A. 由肠毒素引起

　　B. 引起便秘

　　C. 常与近期使用抗生素有关，肠壁上可形成溃疡

　　D. 组织学上以透壁的慢性炎症为特征

　　E. 是一个不常见的增生性结肠炎

27. 病毒性肝炎的主要感染或传染途径

A. 甲型肝炎是通过非肠道传播

B. 乙型肝炎是通过非肠道传播

C. 丙型肝炎是通过消化道传播

D. 丁型肝炎是通过消化道传播

E. 戊型肝炎是通过非肠道传播

28. 关于乙型病毒性肝炎的肝细胞基本病变，下列哪项是错误的

　　A. 气球样变

　　B. 嗜酸性变

C. 脂肪变性

D. 肝细胞再生

E. 嗜酸性坏死

29. 病毒性肝炎患者血清 ALT 水平升高的原因是

　　A. 淋巴细胞浸润

　　B. 胆管上皮增生

　　C. 肝细胞增生

　　D. 肝细胞变性坏死

　　E. Kupffer 细胞增生

30. 下列哪一项不是急性肝炎的形态学改变?

　　A. 肝细胞嗜酸性变

　　B. 肝细胞气球样变

　　C. 成纤维细胞增生

　　D. 嗜酸性小体

　　E. 点状坏死

31. 急性普通型肝炎肝细胞的坏死常表现为

　　A. 碎片状坏死

　　B. 点状坏死

　　C. 桥接坏死

　　D. 嗜酸性坏死

　　E. 溶解坏死

32. 急性普通型病毒性肝炎病变特点

A. 肝细胞广泛变性，灶状坏死

B. 肝细胞广泛脂肪变性，点状坏死

C. 中性粒细胞浸润

D. 肝细胞广泛变性，点状坏死

E. 肝细胞及毛细胆管内胆汁淤积

33. 肝细胞弥漫性水样变性主要见于

　　A. 急性重型肝炎

　　B. 亚急性重型肝炎

　　C. 慢性持续性肝炎

　　D. 急性普通型肝炎

　　E. 胆汁淤积性肝炎

34. 关于急性重型肝炎的发生机制，正

确的说法是

A. 免疫功能正常，感染病毒少，毒力弱

B. 免疫功能缺陷，缺乏有效的免疫反应

C. 免疫功能不足，仅能杀灭部分病毒

D. 免疫功能过强，感染病毒多，毒力强

E. 机体营养状况差时

35. 急性重型肝炎的病变，哪项是不正确的

A. 肝细胞大片坏死

B. 肝窦扩张充血

C. 网状支架塌陷

D. 坏死灶及周围有炎细胞浸润

E. 肝细胞再生结节形成

36. 肝细胞呈重度碎片状坏死及大范围桥接坏死见于

A. 急性重型肝炎

B. 亚急性重型肝炎

C. 轻度慢性普通型肝炎

D. 重度慢性普通型肝炎

E. 急性普通型肝炎

37. 下列哪项正确描述了病毒性肝炎的病原学因子

A. HBV 是输血后肝炎最常见的病因

B. HDV 感染人类时需要 HBV 的辅助

C. HCV 是引起散发性肝炎的最常见病因

D. HBV 的基因组是显著的双链 RNA

E. 10%～20% 慢性甲型肝炎发生于急性病毒感染的患者中

38. 急性重型肝炎发生在下列哪种情况

A. T 细胞功能正常，感染的病毒量少，毒力弱

B. T 细胞功能不足，只能杀死部分病毒

C. T 细胞功能正常，感染的病毒量多，毒力强

D. 机体免疫功能缺陷，缺乏有效免疫反应

E. 机体状态极差

39. 在慢性肝炎中可见下列组织病理学特点，除了

A. 门管区的炎症

B. 桥接坏死

C. 纤维组织间隔

D. 碎片状坏死

E. 肝静脉的血栓形成

40. 慢性活动性肝炎特征性病变是

A. 气球样变

B. 嗜酸性小体

C. 毛玻璃样肝细胞

D. 淋巴细胞和浆细胞

E. 碎片状坏死

41. 关于慢性肝炎的说法下面哪种是正确的？

A. 甲型肝炎有 5%～10% 可发展为慢性肝炎

B. 急性肝炎组织学上的特点是有碎片状坏死

C. 慢性肝炎组织学上的特点是完整的肝小叶界板

D. 药物所致的慢性肝炎在部分病人体内可在血浆出现自身抗体

E. 慢性肝炎病毒携带者发展为肝硬化

42. 慢性肝炎时，肝细胞质出现毛玻璃样改变的原因

A. 细胞内蛋白质凝集

B. 线粒体肿胀

C. 滑面内质网内有大量 HBsAg

D. 粗面内质网内有大量 HBsAg

E. 细胞器的变性

43. 毛玻璃样肝细胞出现于

A. 急性普通型肝炎

B. 急性重型肝炎

C. 亚急性重型肝炎

D. 重度慢性肝炎

E. HBsAg 携带者

44. 下列哪种玻璃样团块存在于酒精性肝炎病人的肝实质细胞胞质中

A. Councilman 小体

B. Negri 小体

C. Mallory 小体

D. Achoff 小体

E. Lupus 小体

45. 酒精性肝损伤的病人组织学上最典型的特征性是

A. 小叶中肝细胞大量坏死伴有大量的 Councilman 小体

B. 门管区明显的慢性炎症并有肝小叶的轻度损伤

C. 脂肪变性、Mallory 透明小体、小叶中央纤维化、伴显著的中性粒细胞的小叶炎性细胞浸润。

D. Mallory 透明小体、含丰富嗜酸细胞的炎性渗出、并有大量 Councilman 小体

E. 肝静脉血栓形成导致静脉流出受阻

46. 慢性酒精中毒引起的最严重的肝脏损害是

A. 槟榔肝

B. 脂肪肝

C. 肝萎缩

D. 酒精性肝炎

E. 酒精性肝硬化

47. 慢性胆囊炎可发生下列情况，除外

A. 胆囊壁纤维化增厚变硬

B. 钙化出现瓷性胆囊

C. 胆囊黏膜和肌层肥厚

D. 形成罗－阿（Rokitansky-Aschoff,

RA）窦

E. 蜡样肉芽肿

48. 缩窄性心包炎最可能引起肝的哪种组织学表现

A. 大结节性肝硬化

B. 门管区淋巴细胞浸润

C. 胆管增生

D. 窦状隙的扩大

E. Mallory 小体

49. 我国肝硬化的最常见原因是

A. 慢性酒精中毒

B. 病毒性肝炎

C. 肝寄生虫病

D. 营养缺乏

E. 化学药品中毒

50. 下列哪种肝炎最易发展成肝硬化

A. 中、重度慢性普通型肝炎

B. 急性重型肝炎

C. 轻度慢性普通型肝炎

D. 急性乙型肝炎

E. 急性甲型肝炎

51. 下列哪型肝炎易发展为坏死后性肝硬化

A. 急性普通型

B. 急性重型

C. 亚急性重型

D. 重度慢性普通型

E. 中度慢性普通型

52. 肝细胞出现 Mallory 小体常见于

A. 胆汁性肝硬化

B. 肝炎后肝硬化

C. 血吸虫性肝硬化

D. 淤血后肝硬化

E. 酒精性肝硬化

53. 门脉性肝硬化的病变特点

A. 肝脏体积缩小，质地略变硬，既有肝坏死又有新生肝细胞结节

B. 肝脏体积正常，切面有多数大结节，分布均匀，结节间为增生结缔组织

C. 肝脏体积缩小，切面有多数大小不等结节，结节间为增生结缔组织

D. 肝脏体积缩小，切面有多数大结节，分布不均，结节间纤维组织较少

E. 肝脏体积缩小，切面有多数小结节，分布均匀，结节间为增生的结缔组织

54. 门脉性肝硬化的特点是

A. 结节大小不等

B. 结节大小相仿，纤维间隔薄而均匀

C. 肝脏呈深绿色

D. 纤维组织沿门静脉分支大量增生

E. 纤维间隔厚薄不均

55. 肝硬化时，肝功能不全的表现有

A. 出血倾向

B. 食管下段静脉曲张及破裂出血

C. 胃肠道淤血

D. 脾功能亢进

E. 腹水

56. 不符合肝硬化腹水形成原因的描述是

A. 小叶下静脉受压

B. 窦内压升高

C. 肝细胞合成白蛋白功能增加

D. 血中醛固酮、抗利尿素水平升高

E. 中央静脉受压

57. 坏死后性与门脉性肝硬化的鉴别，下列哪项不存在

A. 肝细胞坏死的多少

B. 假小叶的大小

C. 纤维间隔的厚薄

D. 肝内有无小血管的改建

E. 炎细胞浸润的轻重

58. 门静脉压升高最明显的肝硬化是

A. 肝炎后肝硬化

B. 酒精性肝硬化

C. 血吸虫性肝硬化

D. 胆汁性肝硬化

E. 淤血性肝硬化

59. 下列哪项是肝硬化的典型病理改变

A. 纤维组织增生

B. 细胞变性坏死

C. 不同程度的炎细胞浸润

D. 再生结节及假小叶形成

E. 呈小胆管样结构的新生肝细胞

60. 引起肝硬化腹水的原因，下述哪项是错误的

A. 肝窦内压升高

B. 血浆蛋白降低

C. 醛固酮、抗利尿激素增多

D. 肝动脉与肝静脉异常吻合

E. 小叶下静脉受压

61. 肝硬化病人的腹水形成，主要是由于

A. 肝功能障碍

B. 侧支循环形成

C. 门静脉压升高

D. 低蛋白血症

E. 醛固酮、抗利尿激素增多

62. 关于肝硬化腹水的形成因素，下列哪项是错误的

A. 门脉压力增高

B. 白蛋白降低

C. 抗利尿激素减少

D. 醛固酮增加

E. 肝小叶静脉压增加

63. 下列哪项是肝硬化产生蜘蛛痣的原因

A. 肝功能不全，凝血机制障碍

B. 毛细血管内压升高

C. 雌激素增多或灭活减少

D. 侧支循环形成

E. 毛细血管壁通透性增强

64. 肝硬化最常见的并发症是

A. 上消化道大出血

B. 自发性腹膜炎

C. 肝性昏迷

D. 原发性肝癌

E. 功能性肾衰竭

65. 下列哪项不是肝硬化出血的原因

A. 侧支循环形成后常引起呕血、便血导致大量血小板丢失

B. 骨髓造血小板功能下降

C. 肝合成凝血物质功能下降

D. 脾肿大，功能亢进

E. 胃肠淤血，对维生素 K 的吸收功能减弱

66. 最常见发生消化道类癌的部位是

A. 小肠

B. 结肠

C. 阑尾

D. 食管

E. 胃

67. 消化道的癌前病变除外

A. 慢性十二指肠溃疡

B. 慢性萎缩性胃炎

C. 慢性胃溃疡

D. 结肠多发性腺瘤性息肉

E. 食管黏膜白斑

68. 食管癌的最常见的好发部位是

A. 颈段

B. 上段

C. 中段

D. 下段

E. 贲门

69. 早期食管癌是指

A. 未转移癌

B. 癌累及浅肌层，无淋巴结转移

C. 局限于黏膜下层，未累及肌层无淋

巴结转移

D. 病变长度小于 3cm

E. 局限于黏膜或黏膜下层，不管有无淋巴结转移

70. 早期胃癌的定义是

A. 直径小于 2 厘米的肿瘤

B. 病人出现症状少于 2 年

C. 没有淋巴结转移

D. 肿瘤的浸润不超过黏膜下层

E. 镜下可发现肿瘤

71. 下述哪种疾病与胃癌的发生关系密切

A. 浅表性胃炎

B. 糜烂性胃炎

C. 疣状胃炎

D. 萎缩性胃炎

E. 肥厚性胃炎

72. 早期胃癌是指

A. 未转移癌

B. 仅限于黏膜层内或黏膜下层，不管有无淋巴结转移

C. 超过黏膜下层或浅肌层

D. 癌细胞异型性小

E. 以上都不是

73. 早期胃癌的概念是

A. 肿块直径在 2cm 以下

B. 只限于黏膜层

C. 未侵袭肌层

D. 无淋巴结转移

E. 无远隔淋巴结转移

74. 早期胃癌最常见的肉眼类型是

A. 表浅隆起型

B. 表浅凹陷型

C. 表浅平坦型

D. 隆起型

E. 凹陷型

75. 进展期胃癌最常见的肉眼类型是

A. 息肉型

B. 溃疡型

C. 弥漫浸润型

D. 革囊型

E. 黏液型

76. 溃疡型胃癌与胃溃疡相比，下列关于癌溃疡的肉眼描述哪项是错的

A. 外形呈火山口状

B. 边缘不整齐

C. 大小多大于 2cm

D. 深度较深

E. 底部凹凸不平

77. 革囊胃的形成是指

A. 范围较大的溃疡型胃癌

B. 胃溃疡广泛瘢痕形成

C. 胃癌癌细胞弥漫浸润胃壁

D. 胃癌伴胃囊性扩张

E. 胃黏液腺癌大量黏液潴留

78. 下列胃癌组织学类型中，哪种分化最好

A. 管状腺癌

B. 硬癌

C. 髓样癌

D. 黏液癌

E. 印戒细胞癌

79. 胃癌最主要的转移途径是

A. 直接转移

B. 淋巴道转移

C. 血道转移

D. 腹腔内种植转移

E. 消化道播散

80. 胃癌晚期发生血道转移，首先转移到

A. 肺

B. 肝

C. 脑

D. 骨

E. 肾

81. 胃癌主要起源于

A. 主细胞

B. 幽门腺上皮细胞

C. 腺颈部干细胞

D. 壁细胞和主细胞

E. 间质原始干细胞

82. 与胃癌预后关系最密切的因素是

A. 胃癌的组织学类型

B. 胃癌的肉眼类型

C. 胃癌的分期

D. 患者的年龄

E. 胃癌的来源

83. 男性，70 岁，1 年来常有便血，肠镜检查，发现距肛门 8cm 的肠黏膜有一个 2cm 大小的肿物，中心有溃疡。活检诊断为黏液腺癌，组织学改变是

A. 癌细胞形成角化珠

B. 癌细胞大小较一致

C. 癌细胞分泌大量黏液

D. 癌细胞周围间质丰富

E. 癌细胞周围血管丰富

84. 结肠腺瘤以下的特征与癌变有关，除了

A. 严重的间变

B. 绒毛结构

C. 大小超过 2 厘米

D. 显著炎症

E. 多发性腺瘤

85. 大肠癌最多见的部位是

A. 直肠

B. 乙状结肠

C. 盲肠

D. 横结肠

E. 升结肠

86. 大肠癌的好发部位依次为

A. 直肠、乙状结肠、降结肠、横结肠、

升结肠、盲肠

B. 直肠、乙状结肠、升结肠、横结肠、盲肠、降结肠

C. 直肠、乙状结肠、盲肠、升结肠、降结肠

D. 升结肠、横结肠、盲肠、乙状结肠、直肠

E. 盲肠、升结肠、横结肠、乙状结肠、直肠

87. 以下是对结、直肠癌的正确描述，除了

A. 是现在引起癌肿死亡的主要原因

B. 患此病的高峰年龄是 70 岁

C. 腺癌的发生率高于鳞癌

D. 只有少数的结、直肠癌出现肠管的炎症性疾病

E. 在结、直肠癌中偶尔有染色体异常

88. 下列哪种原发性肝肿瘤是最常见的

A. 肝细胞癌

B. 血管肉瘤

C. 胆管癌

D. 海绵状血管瘤

E. 灶性结节性增生

89. 原发性肝癌是指

A. 肝细胞发生的癌

B. 胆管上皮发生的癌

C. 肝细胞和肝内胆管上皮发生的癌

D. 肝细胞和胆管上皮发生的癌

E. 库普弗细胞的恶性肿瘤

90. 哪种肝肿瘤与使用口服避孕药有关

A. 胆管的腺瘤

B. 胆管的错构瘤

C. 局灶结节性增生

D. 肝细胞癌

E. 肝细胞腺瘤

91. 与肝细胞性肝癌发生无关的是

A. 黄曲霉毒素

B. 中华分支睾吸虫

C. 乙型肝炎病毒

D. 丙型肝炎病毒

E. 亚硝胺类化合物

92. 能分泌甲胎蛋白的肿瘤通常是

A. 肺癌

B. 前列腺癌

C. 胰腺癌

D. 肝细胞性肝癌

E. 肾腺癌

93. 肝癌一般不转移到

A. 淋巴结

B. 腹膜

C. 脾

D. 肺

E. 脑

94. 肝癌最常见的转移方式是

A. 门静脉转移

B. 淋巴道转移

C. 肝静脉转移

D. 脾静脉转移

E. 种植性转移

95. 男性，50 岁，因肝右叶肝癌而行肝叶切除术，患者的肝脏发生的变化是

A. 经过较长时间，恢复原结构

B. 保持手术后剩余肝脏的状态

C. 肝小叶不断增生

D. 形成若干再生结节

E. 纤维组织大量增生

96. 下列哪项是肝细胞癌变风险增加的因素，除了

A. 酒精相关性硬化

B. HBV 相关性硬化

C. 遗传性血色素沉着病相关性硬化

D. 原发性胆汁性硬化

E. HCV 相关性硬化

B 型题（97~105 题）

A. 门脉性肝硬化

B. 坏死后性肝硬化

C. 胆汁性肝硬化

D. 干线型（管道型）肝硬化

97. 黄疸明显，肝脾明显肿大

98. 起病多隐匿，进展较缓慢，早期可无明显症状，相当于国际分类中的小结节型肝硬化。

99. 肝功能损害较显著，门脉高压症相对较轻，相当于国际分类中的大结节性肝硬化和大小结节混合型肝硬化。

A. 上腹部有规律性疼痛

B. 幽门梗阻

C. 大便隐血试验阳性

D. 慢性穿孔

E. 癌变

100. 消化性溃疡底部与周围器官粘连

101. 胃溃疡边缘黏膜上皮增生并有明显的异型性改变

102. 胃溃疡表面毛细血管壁坏死破裂

A. 点状坏死

B. 桥接坏死

C. 溶解坏死

D. 凝固坏死

E. 羽毛状坏死

103. 急性重型肝炎

104. 中度慢性普通型肝炎

105. 急性普通型肝炎

C 型题（106～111 题）

A. 浅表性胃炎

B. 萎缩性胃炎

C. 两者都是

D. 两者都不是

106. 胃酸分泌减低

107. 胃黏膜有糜烂、出血、水肿

108. 胃酸分泌显著增高

A. 胃溃疡

B. 胃癌

C. 两者皆有

D. 两者皆无

109. 病变多发生于胃窦

110. 病变多发生于胃小弯

111. 占上消化道大出血病因首位

X 型题（112～133 题）

112. 急性胃炎胃黏膜在光镜下可见

A. 充血

B. 炎症细胞浸润

C. 黏膜上皮细胞及其下层细胞坏死脱落

D. 水肿

E. 黏膜上皮细胞不典型增生

113. 慢性胃炎的病理变化可见

A. 胃黏膜变薄皱襞变平

B. 黏膜有明显的纤维组织增生

C. 胃黏膜腺体减少消失

D. 上皮细胞不典型增生

E. 肠上皮化生，炎细胞浸润

114. 肉眼观察胃溃疡主要形态学特点是

A. 溃疡周围黏膜皱襞增粗，以溃疡为中心呈放射样排列

B. 溃疡多为圆形或椭圆形，常为 2～3 个，直径不超过 4cm

C. 溃疡切面呈倾斜的三角形

D. 溃疡底部肌层往往被纤维组织取代

E. 溃疡边缘一般整齐，底部比较平坦干净

115. 消化性溃疡不易愈合主要原因是

A. 引起消化性溃疡的原因长期存在

B. 溃疡太大，愈合有困难

C. 溃疡底部和边缘有闭塞性动脉内膜炎

D. 胃十二指肠壁内神经细胞和神经纤维变性

E. 胃十二指肠的神经细胞受抑制

116. 引起幽门梗阻的原因有
A. 幽门括约肌痉挛
B. 溃疡周围炎性水肿
C. 十二指肠球部溃疡瘢痕收缩使肠管变形
D. 胃平滑肌收缩无力
E. 溃疡瘢痕收缩致幽门狭窄

117. 急性普通型病毒性肝炎肝细胞病变为
A. 气球样变
B. 碎片状坏死
C. 大块坏死
D. 点状坏死
E. 嗜酸性小体

118. 急性病毒性肝炎做肝穿刺检查可见
A. 弥漫性肝细胞水肿变性
B. 毛细胆管栓塞
C. 肝巨噬细胞和门脉区巨噬细胞增生肥大
D. 肝细胞点状坏死
E. 少量肝细胞再生

119. 慢性活动性肝炎光镜下病理改变为
A. 假小叶
B. 桥接坏死
C. 增生的纤维组织开始形成间隔
D. 碎片状坏死
E. 肝细胞形成腺泡样结构

120. 重型肝炎可以是
A. 一开始就以重型起病
B. 由急性肝炎发展而来
C. 在人体免疫力低下时发生
D. 由慢性肝炎转化而来
E. 肝炎病毒双重或多重感染而来

121. 门脉性肝硬化后期肝脏的肉眼改变，正确的是

A. 体积增大，重量增加
B. 硬度增加，包膜增厚
C. 表面呈细颗粒状或小结节状，大小相仿，分布均匀
D. 切面可见无数圆形结节，弥散分布于全肝
E. 结节周围的纤维间隔较宽且厚薄不均

122. 肝硬化时肝内血液循环改变包括
A. 门静脉与肝静脉短路
B. 门静脉与肝动脉短路
C. 中央静脉与汇管区血管的位置发生变化
D. 肝静脉与肝血窦混合
E. 肝血管床减少

123. 肝硬化门脉高压导致侧支循环形成可造成
A. 加重肝性脑病
B. 便鲜血
C. 进入上下腔静脉的血液增多引起右心功能不全
D. 脐疝出现蛇发头
E. 上消化道出血

124. 原发性胆汁性肝硬化镜下可见
A. 肝细胞毛玻璃样变性
B. 肝细胞桥接坏死
C. 小叶间胆管非化脓性坏死性炎
D. 胆管附近有淋巴滤泡形成
E. 肝细胞碎屑样坏死

125. 食管癌的组织形态学可表现为
A. 移行细胞癌
B. 鳞形细胞癌
C. 腺癌
D. 腺棘皮癌
E. 未分化癌

126. 晚期食管癌可转移至
A. 肝脏

B. 肺

C. 喉甲状腺

D. Virchow 淋巴结

E. 胃贲门膈肌

127. 与胃癌发生有关的疾病有

A. 浅表性胃炎

B. 萎缩性胃炎

C. 肥厚性胃炎

D. 胃溃疡

E. 胃息肉

128. 溃疡型胃癌的巨体形态特点通常为

A. 溃疡底部和周围见明显瘢痕组织

B. 底部常有坏死出血

C. 周围黏膜皱襞呈放射状排列

D. 溃疡边缘不整齐，呈结节状凸起或环堤状

E. 直径常超过 25mm，形状不规则

129. 胃癌组织在光镜下可表现为

A. 肠化生细胞

B. 黏膜癌细胞排列成腺管状

C. 癌细胞排列为腺管或泡状

D. 印戒细胞癌

E. 癌细胞可形成腺腔乳头状结构

130. 左锁骨上淋巴结发现转移性癌应考虑

A. 胃癌

B. 食管癌

C. 霍奇金淋巴瘤

D. 肝癌

E. 肾腺癌

131. 大肠癌的癌前期病变有

A. 溃疡性结肠炎

B. 慢性血吸虫病

C. 家族性多发性肠息肉

D. 慢性细菌性痢疾

E. 绒毛乳头状腺瘤

132. 大肠癌的组织学形态可为

A. 腺癌

B. 黏液腺癌

C. 鳞形细胞癌

D. 印戒细胞癌

E. 淋巴上皮癌

133. 肝细胞肝癌的可能病因有

A. 遗传因素

B. HBV 或 HCV 长期感染

C. 大结节性或混合结节性肝硬化

D. 黄曲霉毒素

E. 蓝绿藻和微囊藻毒素

四、病例分析（1~32 题）

1. 一个 62 岁男性出现胃灼热感有数年，胃镜检查显示在胃食管交界处有一红色、天鹅绒样的指状突起，有 5 厘米伸入食管腔内，活检示肠型柱状上皮。关于该病的描述下列哪项是正确的

A. 这种病变约 10% 的患者中出现食管反流症状

B. 鳞状细胞癌是最重要的该病的癌性并发症

C. 形态学特征为典型的念珠菌性食管炎

D. 肠肌丛内神经节细胞缺失

E. 气管食管瘘为常见并发症

2. 女性，48 岁，10 多年来，反酸、嗳气、上腹部饱胀，伴有规律性上腹痛，空腹发作，夜间更重，进食可缓解。符合该患者疾病的诊断是

A. 慢性胃炎

B. 食管炎

C. 十二指肠溃疡

D. 胃癌

E. 慢性胆囊炎

3. 女性，30 岁，10 年来，反酸、嗳气、上腹部饱胀，伴有规律性上腹痛，进食后加重。胃镜检查，胃窦小弯侧可见溃疡。不支持消化溃疡诊断的是

A. 溃疡直径小于 2cm

B. 溃疡边缘整齐

C. 溃疡底部平坦

D. 溃疡周围黏膜皱襞中断、结节状肥厚

E. 溃疡呈椭圆形

4. 上腹部周期性钝痛、胃酸多一年余，胃小弯近幽门处有深达肌层的溃疡。诊断为

A. 早期胃癌，凹陷型

B. 进展期胃癌，溃疡型

C. 急性消化性溃疡

D. 慢性消化性溃疡

E. 应激性溃疡

5. 某中年男性患者，有溃疡病史多年，3 小时前突然上腹部疼痛，继而全腹疼痛。本例应首先考虑的合并症是

A. 出血

B. 穿孔

C. 幽门梗阻

D. 癌变

E. 胃痉挛

6. 男性患者 36 岁，上腹部周期性疼痛、反酸、嗳气，钡剂胃透见胃窦小弯侧有一直径 2cm 溃疡，边缘整齐，溃疡周围黏膜呈放射状。应诊断为

A. 胃腐蚀性炎症

B. 胃黏膜糜烂

C. 胃溃疡病

D. 溃疡型胃癌

E. 应激性溃疡

7. 下面哪个是急性非特异性阑尾炎的特征

A. 可发生在任何年龄，但主要发生在年长者

B. 阑尾的蛲虫蠕虫性的感染是一个重要的易感因素

C. 在 2/3 的病例中有粪石引起的管道堵塞

D. 透壁性的慢性炎症是特征性的结果

E. 出现白细胞减少

8. 肝穿刺活检，镜下见肝细胞弥漫性疏松化、气球样变、点状坏死及嗜酸性小体形成。病理诊断是

A. 急性普通型肝炎

B. 急性重型肝炎

C. 亚急性重型肝炎

D. 中度慢性普通型肝炎

E. 重度慢性普通型肝炎

9. 肝体积轻度肿大，镜下见肝细胞疏松化、气球样变，易见碎片状及桥接坏死及肝细胞的结节状再生，有的肝小叶内有纤维间隔形成，但小叶结构大部分保存。上述病变属于哪型病毒性肝炎

A. 急性普通型

B. 重度慢性普通型

C. 中度慢性普通型

D. 急性重型

E. 亚急性重型

10. 男性，18 岁，1 周来高热、恶心、呕吐，嗜睡，皮肤、巩膜黄染，肝区疼痛。ALT 150U，胆红素 35mg%，HBsAg（+）。住院 2 天，出现肝臭，昏迷。因胃肠道广泛出血而死亡。符合患者疾病的诊断是

A. 急性重型肝炎

B. 亚急性重型肝炎

C. 急性普通型肝炎

D. 重度慢性肝炎

E. 中度慢性肝炎

11. 男性患者，54岁，2小时前饮酒后突然呕血800ml，急诊入院。既往有慢性肝炎病史。本例最可能的诊断是

A. 胃炎出血

B. 肺结核出血

C. 肝硬化，食管胃底静脉丛曲张破裂

D. 胃溃疡出血

E. 肝癌破裂出血

12. 男性，60岁，1年来进行性吞咽困难，日渐加重。胃镜检查，食管下段可见一溃疡型肿物，质地较硬，溃疡周边隆起，底部凹凸不平。活检的病理诊断最可能是

A. 食管小细胞癌

B. 食管腺癌

C. 食管鳞状细胞癌

D. Barrett食管

E. 食管平滑肌瘤

13. 60岁女性食管出血，体检发现掌侧红斑，脐静脉曲张（海蛇头）和大量腹水，实验室检查凝血因子异常，低蛋白血症，10年前患者曾经输血，血清学检查表现为HCV（+），HBsAg（-），抗HBsAg（-），抗HAVIgG（+），抗HAVIgM（-）

（1）下列哪些表现不是真的

A. 输血相关的HAV感染后遗症最可能解释该病人目前的临床表现

B. 低蛋白血症的凝血异常发生于肝硬化患者中

C. 该患者的门脉高压的临床症状

D. 肝移植对该患者治疗有用

E. 明显的肝硬化体征

（2）下列各项机制均与患者腹水形成有关，除了

A. 窦性血管阻塞与肝硬化有关

B. 肝后血管阻塞与肝癌有关

C. 肝前血管阻塞与门静脉血栓形成有关

D. 窦后血管阻塞与肝硬化有关

E. 低白蛋白血症

14. 男性患者40岁，既往患过病毒性肝炎，因车祸脾破裂手术，术中见脾肿大为正常的2.5倍，肝稍大，表面不平，可见多个结节，镜检：此结节肝细胞核质比例大于正常，可见双核，核仁明显，并见灶状凝固性坏死，部分肝小叶中央静脉偏在或缺如，假小叶间隔内见淋巴细胞浸润。此肝脏病变是

A. 肝硬化

B. 肝硬化合并肝癌

C. 肝硬化，肝细胞结节状再生

D. 肝血吸虫病

E. 肝包虫病

15. 男性，45岁，6年来经常腹胀，下肢水肿，面部有蜘蛛痣，腹水（+），肝未触及，脾肋缘下1cm。应诊断为

A. 慢性肝炎

B. 慢性肝淤血

C. 酒精性肝炎

D. 门脉性肝硬化

E. 肝癌

16. 日本血吸虫性肝硬化病人，无黄疸，也无蜘蛛痣，肝肋缘下1cm，质硬，表面无明显结节，脾大明显，下缘平脐，质硬，经常有鼻出血及牙龈、皮肤黏膜出血。其出血的机制是

A. 凝血因子Ⅶ合成减少

B. 纤维蛋白原减少

C. 脾功亢进破坏血小板增多

D. 凝血酶原减少

E. 凝血因子Ⅹ减少

17. 最常见的胃良性间叶细胞肿瘤是

A. 息肉性腺瘤

B. 良性间质细胞瘤

C. 血管瘤

D. 脂肪瘤

E. 平滑肌瘤

18. 患者胃溃疡活检发现为腺癌，行胃部分切除术，发现癌细胞中度分化，浸润不超过黏膜下层。在 1/5 个局部淋巴结中出现腺癌的转移。以下关于腺癌的描述哪一个是正确的？

A. 这个病例很少见，因为鳞癌是胃癌最常见的组织学类型

B. 患者将可能在 5 年内死亡

C. 根据定义，病人为进展期（中晚期）胃癌

D. 胃癌的大小比黏膜的浸润程度对判断患者的预后更重要

E. 患者为早期胃癌

19. 胃窦部有一圆形溃疡，直径 2cm，溃疡较浅，边缘不整齐，外形火山口状。其诊断最可能为

A. 急性胃溃疡

B. 胃溃疡病

C. 应激性溃疡

D. 早期凹陷型胃癌

E. 溃疡型胃癌

20. 一病人钡剂胃透检查，见胃壁僵硬胃腔变小，黏膜皱襞大部消失。可能的诊断为

A. 浅表扩散性胃癌

B. 弥漫浸润型胃癌

C. 局限浸润型胃癌

D. 溃疡型胃癌

E. 隆起型胃癌

21. 一中年妇女，双侧卵巢肿大。组织切片发现，在卵巢的纤维组织中弥漫散在印戒状的癌细胞。本例卵巢肿瘤为转移性癌，原发肿瘤最可能的部位是在

A. 胰腺

B. 肝脏

C. 结肠

D. 胃

22. 胃黏液腺癌可转移到卵巢可能是下列哪项

A. Brenner 瘤

B. Wilms 瘤

C. Klatskin 瘤

D. Krukenberg 瘤

E. Grawitz 瘤

23. 在 HE 染色切片中，见癌细胞弥漫浸润于胃黏膜下层及肌层，有大量淡蓝色均质无结构物质，其中有小堆癌细胞，部分癌细胞核偏在于一侧，胞质内同样见上述蓝染物质。该切片应诊断为

A. 腺癌

B. 髓样癌

C. 腺鳞癌

D. 未分化癌

E. 黏液腺癌

24. 女性，32 岁，直肠出血，经钡灌肠和结肠镜检查，均显示大量息肉覆盖整个结直肠。对其中一个息肉活检显示为管状腺病。乙状结肠内的一个 3 厘米大小的肿块活检后显示为浸润性腺癌。下列哪项正确描述了该病的特征。

A. 常染色体隐性遗传

B. 腺癌通常在发生 20 年后才能被发现

C. 这个疾病的基因位点位于 14 号染色体短臂上

D. 这个病人的病症从结肠腺瘤发展到腺癌提供了一个肿瘤发生的模式

E. 在这个疾病中，未发现肠外腺瘤

25. 8 岁女孩间歇性右下腹痛三个月，前两次急诊排除了急性阑尾炎。这次在下腹部触及一肿块，鉴别诊断包括下列各项，除了

A. 阑尾周围脓肿

B. 伯基特淋巴瘤

C. 克罗恩病（Crohn 病）

D. 卵巢生殖细胞瘤

E. 霍奇金淋巴瘤

26. 病人患乙型病毒性肝炎多年，半年前发现右上腹有拳头大肿块，隐痛、进行性消瘦、贫血、乏力，卧床不起。二周来出现黄疸、腹水，肺部 X 线检查发现多个圆形阴影，医治无效死亡。

（1）本例患者的最可能的疾病是

A. 慢性肝炎

B. 原发性肝癌

C. 肝硬化

D. 肺脏肿瘤

E. 肝脓肿

（2）患者肺部病变最可能的诊断是

A. 转移性肺癌

B. 原发性肺癌

C. 结核瘤

D. 硅沉着病

E. 肺炎

27. 有一患者因肝性昏迷死亡，尸解肝脏切片检查见肝细胞大片坏死，大量炎细胞浸润，肝细胞再生结节及纤维组织增生，其中部分肝组织为纤维分割和包绕，根据以上所见应诊断为

A. 坏死后性肝硬化

B. 亚急性重型肝炎

C. 急性重型肝炎

D. 亚急性重型肝炎，早期肝硬化

E. 慢性活动性肝炎，早期肝硬化

28. 55 岁男性，6 年前诊断为肝硬化，近来进行性消瘦，面色污秽，皮肤黄染，肝区疼痛，肝剑突下 5cm，质硬，表面可触及大结节，有腹水，下肢水肿。应诊断为

A. 原发性肝癌

B. 门脉性肝硬化

C. 坏死后性肝硬化

D. 肝硬化合并肝癌

E. 胆汁性肝硬化

29. 肿大的肝脏弥漫分布无数小结节，直径 0.1~0.5cm，散在分布较大结节，最大直径 6cm。镜检：假小叶形成，大型结节无包膜，由多角形，胞质丰富，核大深染的细胞组成，呈小梁状或巢状排列，其间有血窦。正确的病理诊断是

A. 结节型肝硬化

B. 结节型肝癌

C. 肝细胞癌，结节型肝硬化

D. 坏死后性肝硬化，肝癌

E. 胆汁性肝硬化，肝癌

30. 男性，50 岁，慢性肝炎 30 年。2 月来恶心、食欲不振、乏力伴肝区疼痛。超声波显示肝右叶有一直径 5cm 的实性肿物。肝穿刺活检为肝细胞癌，支持肝细胞癌的病理变化是

A. 假小叶形成

B. 肝细胞结节状增生

C. 肝细胞嗜酸性变

D. 肝细胞异型性明显、形成实性团

E. 肝细胞出现双核

31. 男性，45 岁，8 年前曾患"肝炎"。之后，面胸部皮肤曾出现局部小血管扩张，乳腺似有增大，近来肝脏右叶增大，表面不平滑。肺部发现多个球形阴影。甲胎蛋白阳性。应首先考虑

A. 肝硬化合并肝细胞癌

B. 肝硬化合并肝癌并转移

C. 肝癌，合并肺转移

D. 肺癌，合并肝转移

E. 肺癌，合并肝硬化

32. 58 岁男性患者，间断性上腹部疼痛，病史和物理检查显示最近几个月体重减

轻 25 斤，上腹软，无肿块，无腹水，无黄疸。最好的诊断方法和最可能的诊断是

A. 腹部超声检查诊断为慢性肝炎

B. 血清胆色素检测诊断为胆石症性慢性胆囊炎

C. 内镜检查为十二指肠乳头胆道口壶腹部癌症

D. 剖腹探察术诊断为胰腺头部癌

E. CT 诊断为胰腺体部癌

五、问答题

1. 慢性萎缩性胃炎的类型有哪些？

2. 简述慢性萎缩性胃炎的病理特点。

3. 简述幽门螺杆菌引起消化性溃疡病的可能机制。

4. 胃糜烂和胃溃疡的区别是什么？

5. 描述消化道溃疡的镜下表现。

6. 哪些因素可诱发消化性溃疡？

7. 胃和十二指肠溃疡的并发症有哪些？

8. 试述慢性肝炎的组织学病理特点。

9. 发生在肝细胞的坏死类型有哪些？

10. 什么是原发性胆汁性肝硬化？其病理特点是什么？

11. 试述肝硬化门脉高压的发生机制。

12. 试述肝硬化病理变化上有何特点。

13. 试述肝硬化晚期腹水形成的机制。

14. 阐述急性出血性胰腺炎的病理与临床联系。

15. 阐述急性出血性胰腺炎的临床表现。

16. 食管可以发生哪些癌？

17. 描述肉眼及镜下食管鳞状上皮癌的特征。

18. 食管鳞癌的好发部位是哪里？

19. 描述食管癌的扩散方式。

20. 什么可以引起食管梗阻？

21. 原发性肝癌大体上有何分型？有哪些扩散途径。

22. 影响胃癌的发病率因素有哪些？

23. 胃癌是怎样扩散的？

24. 比较良、恶性溃疡的肉眼形态特点。

25. 什么是结直肠癌的 Dukes 分期？

26. 有哪些疾病在肠道形成溃疡？这些溃疡在大体标本上如何区别。

27. 什么是炎症性肠病？

28. 反流性食管炎的病理特征有哪些？

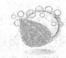

第九章　淋巴造血系统疾病

一、名词解释

1. 猫抓病（cat-scratch disease）
2. Kikuchi 病（kikuchi disease）
3. Reed-Sternberg 细胞（Reed-Sternberg cell）/R-S 细胞/镜影细胞（mirror image cell）
4. 霍奇金细胞（Hodgkin cell）
5. 陷窝细胞（lacunar cell）
6. L&H 型细胞（lymphohistiocytic variant，L&H）或"爆米花"细胞（popcorn cells）
7. 干尸细胞（mummy cells）
8. 黏膜相关淋巴组织（mucosa associated lymphoid tissue，MALT）
9. 黏膜相关淋巴组织淋巴瘤（mucosa associated lymphoid tissue，MALT lymphoma）
10. Burkitt 淋巴瘤（Burkitt lymphoma）
11. 套细胞淋巴瘤（mantle cell lymphoma，MCL）
12. 弥漫大 B 细胞淋巴瘤（diffuse large B cell lymphoma，DLBCL）
13. 蕈样肉芽肿（mycosis fungoides，MF）
14. Pautrier 微脓肿（Pautrier microabcess）
15. 绿色瘤（chloroma）/粒细胞肉瘤（granulocytic sarcoma）
16. 费城染色体（Philadelphia chromosome）/Ph 染色体（Ph chromosome）
17. 类白血病反应（leukemoid reaction）
18. 毛细胞白血病（hairy cell leukemia）
19. 真性红细胞增多症（polycythemia vera）
20. 原发性血小板增多症（primary thrombocythemia）
21. 骨髓纤维化（myelofibrosis）
22. 组织细胞增生症 X（histiocytosis X）
23. 髓系肿瘤（myeloid neoplasms）

二、填空题

1. 慢性非特异性淋巴结炎增生的部位是①_____，②_____，③_____。
2. 恶性淋巴瘤是原发于①_____、②_____的恶性肿瘤。根据癌细胞的形态特点，可将其分为③_____、④_____两大类。

3. 霍奇金淋巴瘤分为两大类，即①_____和②_____。

4. 经典型霍奇金淋巴瘤的组织学类型有①_____，②_____，③_____，④_____；其中⑤_____预后最差。最多见女性类型是⑥_____，预后最好的为⑦_____。

5. 霍奇金淋巴瘤的免疫组织化学染色协助诊断时，针对B淋巴细胞分化抗原的单克隆抗体是①_____，主要是②_____型HL之瘤细胞表达该抗原；髓-单核细胞分化抗原是③_____，活化淋巴细胞抗原是④_____，最常用于HL的诊断和鉴别诊断的抗原标记是⑤_____和⑥_____。

6. 霍奇金淋巴瘤的肿瘤细胞除了典型的①_____外，还有其他变异的R-S细胞可见于本病的一些特殊亚型，如②_____型细胞主要见于③_____型；④_____细胞见于⑤_____型；⑥_____细胞见于⑦_____型。

7. 非霍奇金B细胞淋巴瘤早期瘤细胞呈①_____增生者比②_____增生者预后好。

8. 髓系肿瘤的主要类型有：①_____、②_____、③_____、④_____、⑤_____、⑥_____。

9. 骨髓增殖性肿瘤（MPN）的类型有：①_____、②_____、③_____、④_____、⑤_____、⑥_____、⑦_____、⑧_____。

10. 白血病是一种造血干细胞的恶性肿瘤，其特征为骨髓内的①_____弥漫性增生取代了正常的骨髓组织，并常进入②_____，浸润③_____、④_____、⑤_____等全身各组织和器官。其死亡率在儿童和青少年的恶性肿瘤中占第⑥_____位。

11. 结合病情缓急和细胞类型，白血病可分为①_____，②_____，③_____，④_____。

12. 慢性髓性白血病有特殊的遗传学异常表现染色体①_____它影响到②_____染色体上的③_____基因和④_____染色体上⑤_____基因，产生融合基因的蛋白产物具有⑥_____酶活性。慢性髓细胞性白血病患者可检测到⑦_____染色体，这是染色体⑧_____易位所致。慢性髓细胞性白血病发病的重要事件是产生⑨_____融合基因。

13. 原发性骨髓纤维化是一种①_____恶性增生性疾病，②_____、③_____、④_____细胞系均呈恶性增生，病变由⑤_____开始，以后侵入⑥_____，逐步侵犯⑦_____、⑧_____等器官，在其中增殖形成⑨_____。

14. 原发性骨髓纤维化的主要病变为①_____，周围血内可见到②_____状红细胞。

15. 多发性骨髓瘤是①_____的恶性肿瘤，累及多处的②_____组织为特征，同时可播散到③_____和④_____，患者血液中有⑤_____，尿液中有⑥_____。

16. Langerhans细胞属于①_____细胞，电镜观察，在其细胞质内可见②_____颗粒，该颗粒的形态为③_____。

三、选择题

（一）A 型题（1~43 题）

1. 淋巴结中癌转移时，癌细胞首先出现在

A. 副皮质区

B. 边缘窦

C. 淋巴滤泡内

D. 淋巴结门部

E. 髓窦

2. 关于淋巴结反应性增生的叙述，下列哪项是正确的？

A. 各种损伤和刺激引起淋巴结内的淋巴细胞和组织细胞反应性增生，使淋巴结肿大

B. 各种损伤或刺激引起 B 淋巴细胞反应性增生，淋巴滤泡增生、增大，生发中心扩大

C. 各种损伤或刺激引起 T 淋巴细胞增生，滤泡旁区淋巴细胞增多

D. 淋巴结反应性增生，淋巴结结构破坏

E. 滤泡内增生的细胞有一定的异型性

3. 淋巴结反应性增生的原因不包括

A. 细菌

B. 毒物

C. 寄生虫

D. 异物

E. 细胞代谢产物

4. 有关增生性滤泡的描述，哪项是错误的？

A. 淋巴结正常的结构存在

B. 淋巴滤泡扩大

C. 滤泡内细胞单一性增生

D. 组织细胞增生明显

E. 滤泡内可见不同分化阶段的 B 细胞

5. 有关组织细胞坏死性淋巴炎，哪项是错误的？

A. 多见于年轻女性

B. 淋巴结化脓性炎

C. 临床有发热

D. 淋巴结肿大

E. 组织细胞增生坏死

6. 若患者全身浅表淋巴结肿大、纵隔增宽，CT 检查显示腹膜后有肿块，应选择何处淋巴结作病理诊断？

A. 腹股沟淋巴结活检

B. 腋下淋巴结活检

C. 颈部淋巴结活检

D. 腹膜后淋巴结穿刺

E. 纵隔淋巴结穿刺

7. 霍奇金淋巴瘤的特点是

A. 病变常从一个淋巴结开始，逐渐向远处扩散

B. 细胞单一性

C. 多上浅表淋巴结同时发生

D. 混合细胞型

E. 以上都不是

8. 霍奇金淋巴瘤病变中最具有诊断价值的细胞是

A. R-S 细胞

B. 镜影细胞

C. 隐窝细胞

D. 多形性瘤细胞

E. 未分化型细胞

9. 诊断性 R-S 细胞的组织起源是

A. B 细胞

B. T 细胞

C. 单核细胞

D. NK 细胞

E. 树突细胞

10. 多发生在年轻女性的霍奇金淋巴瘤是

A. 结节硬化型

B. 淋巴细胞为主型

C. 淋巴细胞减少型之网织细胞型

D. 混合细胞型

E. 淋巴细胞减少型之弥漫性纤维化型

11. 下列哪一类型的霍奇金淋巴瘤预后最好？

A. 结节硬化型

B. 淋巴细胞为主型

C. 淋巴细胞减少型之网织细胞型

D. 混合细胞型

E. 淋巴细胞减少型之弥漫性纤维化型

12. 与霍奇金淋巴瘤发生有关的病毒为

A. HTLV-1

B. HPV

C. HIV

D. EBV

E. HBV

13. 变异型 R-S 细胞是

A. 鬼影细胞

B. 陷窝细胞

C. 泡沫细胞

D. 燕麦细胞

E. Anitschkow 细胞

14. 霍奇金淋巴瘤的肿瘤细胞是

A. 类上皮细胞

B. 单核细胞

C. 镜影细胞

D. 异物巨细胞

E. 泡状核细胞

15. 霍奇金淋巴瘤最常发生的部位是

A. 腹膜后淋巴结

B. 滑车淋巴结

C. 颈部淋巴结

D. 纵隔淋巴结

E. 肠系膜淋巴结

16. 下列哪项不属经典霍奇金淋巴瘤的类型？

A. 淋巴细胞为主型

B. 组织细胞型

C. 淋巴细胞减少型

D. 结节硬化型

E. 混合细胞型

17. 在霍奇金淋巴瘤结节硬化型中最具特征的细胞是

A. 陷窝细胞

B. 嗜酸性粒细胞

C. 幼稚的淋巴细胞

D. R-S 细胞

E. 成纤维细胞

18. 经典霍奇金淋巴瘤按预后好坏，排列顺序为

A. 混合细胞型→淋巴细胞减少型→结节硬化型→淋巴细胞为主型

B. 淋巴细胞减少型→混合细胞型→结节硬化型→淋巴细胞为主型

C. 淋巴细胞为主型→结节硬化型→淋巴细胞减少型→混合细胞型

D. 淋巴细胞为主型→结节硬化型→混合细胞型→淋巴细胞减少型

E. 淋巴细胞减少型→淋巴细胞为主型→结节硬化型→混合细胞型

19. 经典霍奇金淋巴瘤中预后最差的组织学类型是

A. 淋巴细胞为主型

B. 淋巴细胞减少型

C. 结节硬化型

D. 混合细胞型

E. 以上都不是

20. 幽门螺杆菌与下列哪一型淋巴瘤有关？

A. 套细胞性淋巴瘤

B. 黏膜相关组织淋巴瘤

C. 弥漫大 B 细胞淋巴瘤

D. 滤泡性淋巴瘤

E. 大细胞间变性淋巴瘤

21. 胶原纤维束出现在下列哪个类型的霍奇金淋巴瘤

A. 淋巴细胞消减型

B. 淋巴细胞为主型

C. 结节性淋巴细胞为主型

D. 结节硬化型

E. 混合细胞型

22. 陷窝细胞常见于经典霍奇金淋巴瘤的哪种组织学类型?

A. 淋巴细胞为主型

B. 结节硬化型

C. 淋巴细胞减少型

D. 混合细胞型

E. 以上都不是

23. 典型的镜影细胞是

A. 多核瘤巨细胞

B. 细胞大,胞质丰富,双色性或嗜酸性

C. 核大,核膜厚,核呈空泡状

D. 有大的嗜酸性核仁

E. 双核并列,有大的嗜酸性核仁,形似镜影的 R-S 细胞

24. 霍奇金淋巴瘤患者易合并结核菌、真菌和某些病毒感染的原因是

A. 非特异性免疫功能降低

B. T 细胞免疫功能降低

C. B 细胞免疫功能降低

D. B、T 细胞免疫功能降低

E. B、T 细胞以及非特异性免疫功能降低

25. 下列哪种恶性肿瘤属于 T 细胞型淋巴瘤?

A. 浆细胞样淋巴细胞型淋巴瘤

B. 蕈样肉芽肿

C. 滤泡型滤泡中心细胞淋巴瘤

D. 套细胞淋巴瘤

E. 绿色瘤

26. 下列哪个是 B 细胞来源的恶性淋巴瘤?

A. 多发性骨髓瘤

B. 间变性大细胞淋巴瘤

C. 蕈样肉芽肿

D. Burkitt 淋巴瘤

E. 恶性组织细胞增生症

27. 非霍奇金淋巴瘤的特点是

A. 肿瘤扩散呈连续性

B. 与髓系肿瘤无重叠

C. 全部发生在淋巴结内

D. 发病部位随机性或不确定性

E. 组织类型单一

28. 下列非霍奇金淋巴瘤中预后较差的是

A. 滤泡性淋巴瘤

B. 弥漫大 B 细胞淋巴瘤

C. 儿童 Burkitt 淋巴瘤

D. 边缘区淋巴瘤

E. 结外鼻型 NK/T 细胞性淋巴瘤

29. Ⅲ 期非霍奇金淋巴瘤的病变范围为

A. 限于一个淋巴结

B. 病变限于膈肌的一侧

C. 膈肌两侧的淋巴结,脾及邻近器官均累及

D. 限于结外一个器官

E. 散到淋巴结外,累及一个或多个结外器官或组织

30. 下列有关人类急性白血病的病因是正确的,除了

A. 病毒

B. 射线辐射

C. 抗生素

D. 抗肿瘤药

E. 苯化合物

31. 急性淋巴细胞性白血病外周血增生的细胞是

　A. 成熟的小淋巴细胞

　B. 中、晚幼粒细胞

　C. 原始和幼稚粒细胞

　D. 原始和幼稚淋巴细胞

　E. 未分化的原巨核细胞

32. 关于慢性淋巴细胞性白血病的淋巴结，下列哪一项是不正确的？

　A. 瘤细胞浸润包膜

　B. 淋巴结结构破坏

　C. 淋巴结切面上见大片坏死

　D. 淋巴结切面呈鱼肉状

　E. 肿大淋巴结常互相融合

33. 慢性淋巴细胞性白血病多见于

　A. 儿童

　B. 青少年

　C. 20~30 岁

　D. 30~40 岁

　E. >50 岁

34. 原始粒细胞在骨膜下浸润，聚集成肿块，称为

　A. 棕色瘤

　B. 黄色瘤

　C. 绿色瘤

　D. Wilms 瘤

　E. 以上都不是

35. 急性髓性白血病在骨内、骨膜下或其他器官，白血病细胞形成瘤结，常有颜色改变称为

　A. 白色瘤

　B. 黄色瘤

　C. 绿色瘤

　D. 棕色瘤

　E. 转移瘤

36. 患者颈部淋巴结肿大时，下列哪种疾病的可能性最小？

　A. 颅内肿瘤淋巴结转移

　B. 恶性淋巴瘤

　C. 鼻咽癌淋巴结转移

　D. 甲状腺癌淋巴结转移

　E. 肺癌淋巴结转移

37. 脾脏在哪种白血病时肿大得最严重？

　A. 急性粒细胞性白血病

　B. 慢性粒细胞性白血病

　C. 急性淋巴细胞性白血病

　D. 慢性淋巴细胞性白血病

　E. 单核细胞性白血病

38. Ph 染色体主要出现在哪种白血病？

　A. 急性淋巴细胞性白血病

　B. 慢性淋巴细胞性白血病

　C. 急性粒细胞性白血病

　D. 慢性粒细胞性白血病

　E. 单核细胞性白血病

39. 我国最少见的白血病类型是

　A. 急性粒细胞性白血病

　B. 急性单核细胞性白血病

　C. 慢性淋巴细胞性白血病

　D. 急性淋巴细胞性白血病

　E. 慢性粒细胞性白血病

40. 血液中发现了癌细胞，说明

　A. 肿瘤已发生了血道转移

　B. 肿瘤即将发生转移

　C. 肿瘤不一定必然发生转移

　D. 已是晚期癌症病人

　E. 肿瘤病人会有临床症状

41. 在癌症患者血液中有幼稚白细胞，说明此患者

　A. 并发了白血病

　B. 已发生了血道转移

　C. 恶性程度高

　D. 是一种类白血病反应

E. 已是晚期患者

42. 骨嗜酸性肉芽肿中的细胞是

A. 淋巴细胞

B. 单核细胞

C. Langerhans 细胞

D. 巨噬细胞

E. 以上都不是

43. 关于 Letterer-siwe 病，下列哪一项是错误的？

A. 主要侵犯淋巴结、肝、脾、骨髓

B. 出现脂溢性皮疹

C. 尿崩症眼球突出

D. 溶骨性骨质破坏

E. 多见于 2 岁以下儿童

（二）B 型题（44~61 题）

A. B 细胞型淋巴瘤

B. T 细胞型淋巴瘤

C. 组织细胞型淋巴瘤

D. 霍奇金淋巴瘤

E. Burkitt 淋巴瘤

44. 最常见的淋巴瘤是

45. 镜影细胞是诊断上述哪种疾病的重要依据

46. 非霍奇金淋巴瘤中很少见的类型是

47. "满天星"图像是上述哪种疾病的病变特点之一

48. 蕈样肉芽肿属于

A. R-S 细胞在瘤细胞中所占的比例最多

B. 常有较多浆细胞、嗜酸性粒细胞及组织细胞的浸润

C. 没有 R-S 细胞

D. 陷窝细胞多

E. 在组织上易与淋巴细胞性白血病等病变相混

49. 淋巴细胞为主型霍奇金淋巴瘤

50. 混合细胞型霍奇金淋巴瘤

51. 淋巴细胞减少型霍奇金淋巴瘤

A. 慢性髓性白血病

B. 急性髓性白血病

C. 急性早幼粒细胞性白血病

D. 红白血病

E. 慢性淋巴细胞性白血病

52. 出血素质

53. 费城染色体

54. 淋巴细胞增多

55. 牙龈肿胀

56. 成熟 B 细胞来源

A. 末梢血象以原始细胞为主

B. 肿瘤细胞电镜下有大量粗面内质网

C. 末梢血象白细胞增多（$>10^{10}$/L）

D. 滤泡细胞单一性，免疫组织化学证实为单克隆性增生

E. 白血病细胞胞质形成细长突起

57. 慢性白血病

58. 急性白血病

59. 骨髓瘤

60. 毛细胞性白血病

61. 滤泡性淋巴瘤

（三）C 型题（62~63 题）

A. 多发性浅表淋巴结肿大

B. 肝、脾肿大

C. 两者均有

D. 两者均无

62. 正常淋巴造血组织

63. 恶性淋巴瘤

（四）X 型题（64~68 题）

64. 霍奇金淋巴瘤的分期依据是

A. 病变位于横膈的一侧或两侧

B. 瘤细胞的分化程度

C. 累及几组淋巴结

D. 累及淋巴结外器官的情况

E. 病变范围越广，预后越差

65. 霍奇金淋巴瘤 R-S 细胞的特点有

A. 多核或双核的瘤巨细胞

B. 胞质丰富，双色或嗜酸性

C. 核大呈空泡，核仁明显，周围有透明晕

D. 常见核分裂象

E. 染色质常沿核膜聚集，核膜厚

66. Burkitt 淋巴瘤的特点是

A. 瘤细胞形态较为单一，瘤细胞弥漫分布

B. 瘤细胞间散在巨噬细胞

C. 最早发现于非洲

D. 患者血中 EB 病毒抗体效价多改变

E. 起源于 B 细胞的高度侵袭性恶性肿瘤

67. 白血病分类的依据是

A. 发病急缓及病程的长短

B. 血内白血病细胞的多少

C. 血中幼稚白细胞分化的高低

D. 血中白细胞的类型

E. 淋巴结受累的情况

68. 脾肿大应考虑下列哪些情况？

A. 炎症

B. 脾梗死

C. 白血病

D. 肝硬化

E. 脾功能亢进

四、病例分析（1~5题）

1. 3 岁女童，右颈部孤立性肿块进行性肿大 1 月余，不痛。检查见肿块卵圆形，约 4cm×3cm×1cm 大小。境界清，能推动，无压痛。活检镜下特点为：淋巴结明显增大，滤泡增多，遍及皮质及髓质部位，大小形状不一。生发中心明显扩大，细胞增生，核分裂象多见。

（1）本病的病理诊断为

A. 反应性淋巴滤泡增生

B. 巨大淋巴结增生

C. 血管免疫母细胞性淋巴结瘤

D. 滤泡性淋巴瘤

E. 结节硬化型霍奇金病

（2）本病的性质为

A. 良性肿瘤

B. 恶性肿瘤，高度恶性

C. 恶性肿瘤，低度恶性

D. 恶性肿瘤，中度恶性

E. 良性病变

2. 26 岁女性，右颈单一无痛性淋巴结肿大为 2.5cm×3.0cm，活动欠佳。活体组织检查发现包膜完整，无出血及坏死。镜下见其结构已破坏，大量的束状纤维组织增生及散在一些大细胞，其胞质丰富、透明、核大，有多个核仁，并与周围形成透明的空隙。同时还可见嗜酸性粒细胞、浆细胞及少量的中性粒细胞。该病最可能的诊断为？

A. 淋巴结转移性癌

B. 淋巴结炎

C. 非霍奇金淋巴瘤

D. 淋巴结反应性增生

E. 霍奇金淋巴瘤，结节硬化型

3. 20 岁女性，咽喉痛伴低热、乏力 2 天，检查发现双侧扁桃体肿大，牙龈出血。颈部淋巴结肿大及肝、脾肿大。血常规检查：白细胞总数 $3×10^{10}$/L，并发现多数幼稚淋巴细胞。

（1）本病的临床诊断为

A. 急性粒细胞性白血病

B. 急性淋巴细胞性白血病

C. 慢性粒细胞性白血病

D. 慢性淋巴细胞性白血病

E. 急性扁桃体炎导致类白血病反应

（2）本病的性质为

A. 炎性病变

B. 恶性肿瘤，高度恶性

C. 恶性肿瘤，低度恶性

D. 恶性肿瘤，中度恶性

E. 良性肿瘤

4. 12岁男孩，2年前发现右颈部肿块伴发热，抗感染治疗无效，近日感到呼吸困难。X线检查示中纵隔增大。体格检查：右颈部数个淋巴结大，最大者1.3cm×2.0cm，相互粘连。镜下见滤泡消失，大量的较为单一的肿瘤细胞弥漫性浸润，瘤细胞呈圆形，与正常淋巴细胞的形态相似，但体积稍大，可见较多的病理性核分裂象，被

膜亦有浸润。该病的诊断应为

A. 淋巴细胞白血病

B. 霍奇金淋巴瘤

C. 非霍奇金淋巴瘤

D. 肺小细胞癌转移

E. 以上都不是

5. 36岁男性，2周来有紫癜和牙龈出血。体检：苍白，体温39℃。外周血白细胞总数升高，以原始粒细胞为主。该患者可能是下列哪种疾病？

A. 慢性淋巴细胞白血病

B. 急性淋巴细胞白血病

C. 慢性髓性白血病

D. 急性髓性白血病

E. 感染性单核细胞增多症

五、问答题

1. 反应性淋巴滤泡增生与滤泡性淋巴瘤如何区别？

2. 怎么从淋巴细胞成熟过程理解各型淋巴瘤？

3. 霍奇金淋巴瘤的基本病变特点和组织学类型有哪些？

4. 什么情况会引起血液中嗜酸性粒细胞增多？

5. 霍奇金淋巴瘤如何分期？有什么意义？

6. 非霍奇金淋巴瘤的主要类型有哪些？各有何特点？

7. MALT淋巴瘤的临床特点有哪些，为什么特别关注？

8. 骨髓增生性疾病可分为哪4种疾病？它们的各自特点与相互关系如何？

9. 髓系肿瘤的主要类型有哪些？各有何特点？

10. 多发性骨髓瘤的临床及病理特点是什么？

11. 类白血病反应与白血病的鉴别。

12. 诊断淋巴造血系统肿瘤时常用的免疫组化标记有哪些？

13. 组织细胞增生症X包括哪些疾病？它们有哪些异同？

14. 恶性组织细胞增生症的临床及病理特点有哪些？

15. 对一位颈部淋巴结肿大的患者，你考虑哪些疾病？如要确诊需要进一步做什么检查？

第十章 免疫性疾病

一、名词解释

1. 自身耐受（self tolerance）
2. 免疫耐受（immune tolerance）
3. 自分泌机制（mechanism of autocrine）
4. 旁分泌机制（mechanism of paracrine）
5. 免疫损伤（immune injury）/变态反应（allergic reaction）/超敏反应（hypersensitivity reaction）
6. 过敏反应（anaphylaxis）
7. 原发性介质（primary mediator）
8. 继发性介质（secondary mediator）
9. Ⅱ型变态反应（two type allergic reaction）
10. 补体介导的细胞毒反应（complement mediated cytotoxicity，CMC）
11. 抗体依赖性的细胞毒反应（antibody dependent cellular cytotoxity，ADCC）
12. 重症肌无力（myasthenia gravis）
13. 免疫复合物介导的超敏反应（immune complex mediated hypersensitivity）
14. 血清病（serum sickness）
15. 自身免疫病（autoimmune diseases）
16. 系统性红斑狼疮（systemic lupus erythematosus，SLE）
17. 狼疮小体（lupus body）
18. 狼疮细胞（lupus cell）
19. 口眼干燥综合征（Sjogren's syndrome）
20. 系统性硬化（systemic sclerosis）/硬皮病（scleroderma）
21. CREST 综合征（CRESTsyndrome）
22. 结节性多动脉炎（polyarteritis nodosa）
23. 免疫缺陷病（immunodeficiency diseases）
24. 获得性免疫缺陷综合征（acquired immunodeficiency syndrome，AIDS）
25. 机会性感染（opportunistic infection）
26. Kaposi 肉瘤（Kaposi's sarcoma）
27. 移植（transplantation）
28. 移植排斥反应（transplant rejection）
29. 移植物抗宿主病（graft versus host disease，GVHD）

二、填空题

1. 要确定自身免疫性疾病的存在一般需要根据①_____，②_____③_____。

2. 自身免疫性疾病往往具有以下共同特点：患者有明显的①_____，不少与②_____尤其是与③_____相关；血液中存在④_____和能与⑤_____的致敏淋巴细胞；疾病常呈现⑥_____的过程；病因大多不明，少数由⑦_____、⑧_____等所致；可在实验动物中⑨_____。

3. 可导致免疫失耐受情况有：①_____，②_____，③_____，④_____。

4. 各种微生物，包括细菌、支原体和病毒可导致自身免疫病的发生。其方式包括①_____，②_____，③_____，④_____。

5. 由内源性或外源性抗原所致的①_____的免疫应答导致的②_____称免疫损伤。

6. Ⅰ型变态反应在人类乃由①_____所介导，②_____与肥大细胞或嗜碱性粒细胞的③_____相结合，造成了致敏状态。

7. Ⅰ型变态反应原发性介质存在于①_____细胞的颗粒中，通过脱颗粒而释放，主要包括②_____，③_____，④_____。

8. Ⅰ型变态反应继发性介质由①_____所产生，主要通过②_____的激活，作用于膜磷脂而产生③_____，进而通过5-脂氧化酶和环氧化酶途径分别产生④_____和⑤_____。

9. Ⅱ型变态反应中的补体介导的细胞毒反应常见于①_____，②_____，③_____，④_____。

10. ADCC反应主要与①_____或②_____的消灭以及③_____有关。

11. 局限性免疫复合物沉积引起的变态反应又称①_____，是急性②_____所致的局部组织坏死，常发生在③_____。

12. 重症肌无力是由于患者体内存在①_____的自身抗体，此抗体可与骨骼肌②_____的③_____结合，削弱④_____传导而导致肌肉无力。

13. 全身免疫复合物病又称①_____，乃因抗原抗体在循环中形成②_____，在组织中沉积而致病，常累及的部位是③_____、④_____、⑤_____、⑥_____等血管丰富的组织。

14. SLE的组织损害与①_____的存在有关，多数内脏病变是②_____，其中主要为③_____所致的血管和肾小球病变。

15. ①_____、②_____是SLE的基础病变，几乎存在于所有患者并累及全身各器官。

16. 抗核抗体可分为四类①_____，②_____，③_____，④_____。

17. 炎性肌病分为三种①_____，②_____，③_____。

18. 硬皮病的发病可能与以下因素有关①_____，②_____，③_____。

19. 原发性免疫缺陷病中以体液免疫缺陷为主疾病包括①_____，②_____，③_____。细胞免疫缺陷为主疾病包括④_____⑤_____⑥_____。联合性免疫缺陷病包括⑦_____、⑧_____⑨_____。

20. 体液免疫缺陷为主的疾病包括①_____、②_____、③_____。

21. AIDS 的 传 播 途 径 包 括 ①_____，②_____，③_____，④_____，⑤_____。

22. 继发性免疫缺陷病多因严重感染，尤其是①_____、②_____、③_____、④_____和⑤_____等原因引起。

23. AIDS 的发生机制中 HIV 感染 CD4$^+$T 细胞引起该细胞减少，可导致①_____，②_____，③_____，④_____，⑤_____，⑥_____。

24. AIDS 病变可归纳为①_____、②_____和③_____3 方面。

25. Ⅳ型变态反应是由①_____所介导，其中包括②_____和③_____，两者均系致敏 T 细胞接触特异性抗原而引起，分别受到④_____和⑤_____抗原的限制，在Ⅳ型变态反应中，⑥_____为主要的效应细胞。

26. 移植排斥反应按形态变化及发病机制的不同有①_____、②_____和③_____3 类。

27. 细胞型排斥反应常发生于移植后①_____，镜下可见肾间质明显水肿伴有大量细胞浸润，以②_____和③_____为主，并夹杂一些④_____和⑤_____。免疫组化证实有大量的⑥_____和⑦_____细胞存在。

28. 血管型排斥反应主要为①_____的排斥反应，以突出的②_____为特征。

29. 根据供体的来源可将移植分为①_____，②_____，③_____，移植成败的关键取决于④_____其本质上是⑤_____的问题。

三、选择题

（一）A 型题（1~74 题）

1. 一般不破坏细胞膜，致敏作用主要通过生物活性物质引起的是

A. Ⅰ型变态反应

B. Ⅱ型变态反应

C. Ⅲ型变态反应

D. Ⅳ型变态反应

E. 以上都不是

2. 与免疫系统相关的疾病是，除了

A. 支气管哮喘

B. 皮肤过敏反应

C. SLE

D. AIDS

E. IgE 胃应急性溃疡

3. 免疫耐受的机制在下列各项中，除外下列哪一项

A. 克隆消除

B. 克隆无反应

C. T 细胞外周抑制

D. B 细胞的外周抑制

E. 有中枢性和外周性耐受

4. Ⅰ型变态反应中引起一系列临床表现和病理变化是 IgE 的 Fc 段与

A. 吞噬细胞 Fc 受体结合

B. 巨噬细胞 Fc 受体结合

C. 肥大细胞 Fc 受体结合

D. 交指网状细胞 Fc 受体结合

E. K 细胞 Fc 受体结合

5. 下列属于Ⅰ型变态反应的一组病变是

A. 链球菌感染后肾小球肾炎、输血反应、血清病

B. 哮喘、过敏性休克、皮肤荨麻疹

C. 输血反应、皮肤荨麻疹、过敏性鼻炎

D. 移植排斥反应、花粉症、哮喘

E. 过敏性休克、过敏性鼻炎、结核菌素反应

6. 参与Ⅰ型变态反应的继发性介质是

A. 白细胞三烯

B. 嗜酸性粒细胞趋化因子

C. 中性粒细胞趋化因子

D. 组胺

E. 中性蛋白酶

7. 介导Ⅰ型变态反应的免疫球蛋白为

A. IgG

D. IgD

B. IgM

E. IgE

C. IgA

8. Ⅱ型变态反应又名

A. 迟发性超敏反应

B. 继发性超敏反应

C. 免疫复合物介导的超敏反应

D. 细胞介导的细胞毒性反应

E. 细胞毒性抗体反应

9. 涉及Ⅱ型变态反应发生机制的是

A. 抗体直接作用于靶抗原

B. 淋巴细胞攻击靶抗原

C. 嗜碱性粒细胞脱颗粒

D. 抗原抗体复合物沉积

E. 肥大细胞脱颗粒

10. 循环免疫复合物经血流在肾小球滤过膜沉积，激活补体，在局部造成炎症损伤，此反应属于哪一型变态反应？

A. Ⅰ型变态反应

B. Ⅱ型变态反应

C. Ⅲ型变态反应

D. Ⅳ型变态反应

E. 以上都不是

11. Ⅲ型变态反应引起组织损伤的主要环节是

A. IgA 结合于靶细胞

B. IgD 结合于靶细胞

C. IgE 结合于靶细胞

D. 补体的激活

E. 以上均是

12. Ⅲ型变态反应急性期的病理组织学特征为

A. 大量中性粒细胞浸润

B. 镂空性软化灶形成

C. 实质细胞点状坏死

D. 纤维蛋白样坏死性血管炎

E. 坏死组织保持原有轮廓

13. 下列病变中不属于Ⅳ型变态反应的病变是

A. 单核细胞浸润为主的炎症

B. 结核样型麻风

C. 假结核结节

D. 新型隐球菌感染

E. 重症肌无力

14. 与移植物超急性排异反应（hyperacute rejection）发生机制的有关因素是受者体内预先存在

A. CD4$^+$细胞

B. MHC 抗原表达

C. CD8$^+$细胞

D. 抗供者移植物抗体

E. 激活补体

15. 一般不出现在移植肾急性排异反应（acute rejection）病灶内的细胞是

A. 巨噬细胞

B. 免疫母细胞

C. 异物巨细胞

D. 浆细胞

E. 淋巴细胞

16. 下列属于移植物抗宿主反应的是

A. 急性排斥反应

B. Arthus 反应

C. 超敏反应

D. 超急性排斥反应

E. 骨髓移植排斥反应

17. 超急性排斥反应的发生与受体血循环中已先有

A. CD4$^+$淋巴细胞存在

B. CD8$^+$淋巴细胞存在

C. 抗供者移植物抗体存在

D. 抗原抗体复合物存在

E. MHC 抗原表达

18. 与 T 淋巴细胞致敏有关的属哪一型变态反应？

A. Ⅰ型变态反应

B. Ⅱ型变态反应

C. Ⅱ型变态反应

D. Ⅳ型变态反应

E. 以上都不是

19. 移植肾出现血管内膜纤维化，管腔严重狭窄，导致肾缺血，肾小球、肾小管萎缩；该病属于

A. 超急性排斥反应

B. 慢性排斥反应

C. 急性排斥反应

D. 细胞型排斥反应

E. 血管型排斥反应

20. 下列哪一种细胞一般不出现于急性细胞型排斥反应？

A. 单核细胞

B. 多核巨细胞

C. 浆细胞

D. 免疫母细胞

E. 淋巴细胞

21. 在 T 细胞介导的排斥反应中，下列哪一种抗原是主要致敏原？

A. 移植物中供体的 HLA-Ⅰ、Ⅱ抗原

B. 受体的 HLA-Ⅰ、Ⅱ抗原

C. 移植物中供体的血型抗原

D. 受体的血型抗原

E. 以上都不是

22. 超急性排斥反应在本质上属哪一型变态反应？

A. Ⅰ型变态反应

B. Ⅱ型变态反应

C. Ⅲ型变态反应

D. Ⅳ型变态反应

E. 以上都不是

23. 下列属于器官特异性自身免疫病的是

A. 慢性淋巴细胞性甲状腺炎

B. 硬皮病

C. 类风湿关节炎

D. 口眼干燥综合征

E. 结节性多动脉炎

24. 调控免疫基因（Ir）位于

A. HLA A 区

B. HLA B 区

C. HLA C 区

D. HLA D 区

E. HLA E 区

25. 对苏木素小体的描述错误的一项是

A. 即 LE 小体

B. 对中性粒细胞有趋化作用

C. 对巨噬细胞有趋化性

D. 为判断 SLE 的特征性依据

E. 约 80%SLE 患者可见到苏木素小体

26. 红斑狼疮细胞的特点是

A. 中性粒细胞内含圆形物质、无结构

小体

B. 单核细胞内含多个小圆形蓝色小体

C. 多核巨细胞内含针状物

D. 巨噬细胞内含黑色晶状体

E. 巨噬细胞内含棕色小体

27. 体内有抗乙酰胆碱受体自身抗体的是

A. 皮肌炎

B. 重症肌无力

C. 急性特发性多神经炎

D. 多发性脑脊髓硬化症

E. J-D 综合征

28. 下列哪种自身抗体在硬皮病中最特异?

A. 抗核因子抗体

B. 抗多种胶原抗体

C. 双股 DNA 抗体

D. 组蛋白抗体

E. 元素钐的抗体

29. 系统性红斑狼疮最有诊断意义的检查是显示

A. 抗平滑肌抗体

B. 抗双股 DNA 抗体

C. 抗粒细胞抗体

D. 抗血小板抗体

E. 抗组蛋白抗体

30. 哪一种物质与系统性红斑狼疮引起组织损害密切相关?

A. $CD4^+$ 细胞

B. $CD8^+$ 细胞

C. 狼疮细胞

D. 苏木素小体

E. 自身抗体

31. 约半数系统性红斑狼疮患者累及心脏,其典型心瓣膜病变为

A. McCallum 斑

B. 心瓣膜闭锁缘串珠样赘生物

C. 非细菌性疣状赘生物

D. 亚急性细菌性心内膜炎样赘生物

E. 急性细菌性心内膜炎样赘生物

32. 一般不出现在 SLE 患者体内抗体是

A. 抗核抗体

B. 抗 Sm 抗体

C. 抗淋巴细胞抗体

D. 抗链球菌抗体

E. 抗血小板抗体

33. 下列哪项是描述系统性红斑狼疮?

A. 器官损害主要由自然杀伤细胞介导

B. 自身抗体受自身双链 DNA 抗体的限制

C. 病情与补体 C2 和 C4 的缺陷有关

D. 免疫复合物沉积较少

E. 临床疾病的形式有限

34. 对狼疮性肾炎具有诊断价值的形态特征是

A. 免疫球蛋白沉积

B. 补体沉积

C. 系膜细胞增生

D. 电子致密物沉积

E. 苏木素小体

35. SLE 患者皮肤损害的典型病变表现为

A. 面部蝶形红斑

B. 肢体环形红斑

C. 出血点

D. 蜘蛛痣

E. 皮下小结

36. SLE 患者血管损害具有诊断价值的特征性病变是

A. 纤维蛋白样坏死

B. 内膜炎细胞浸润

C. 微血栓形成

D. 外膜增生形成洋葱皮样结构

E. 内膜纤维化

37. 对 SLE 患者皮肤进行活检，具有诊断意义的病理组织学特征是

A. 表皮萎缩、角化过度

B. 表皮、真皮交界处水肿

C. 基底细胞液化

D. 血管周围淋巴细胞浸润

E. 表皮、真皮交界处抗体沉积

38. SLE 患者典型的心脏病变为

A. 心肌间质炎细胞浸润

B. 瓣膜疣状赘生物

C. 心外膜纤维蛋白性炎

D. 心肌灶性坏死

E. 心瓣膜钙化灶形成

39. 口眼干燥综合征患者检出率很高，对诊断具参考价值的自身抗体是

A. SD-B

B. RF

C. SS-A

D. SD-E

E. SS-E

40. 结节性多动脉炎表现为血管壁的坏死性炎症，累及

A. 大中动脉

B. 中小动脉

C. 细小动脉

D. 细动脉

E. 小动脉

41. 下述不以急性坏死性血管炎为基本病变的疾病是

A. 狼疮性肾炎

B. Wegener 肉芽肿病

C. 结节性动脉炎

D. 原发性颗粒性固缩肾

E. 弥漫性肾小球炎

42. 部分 SLE 患者可出现明显皮肤损伤，具有诊断意义的组织病理学特征是

A. 表皮常有萎缩

B. 毛囊角质栓形成

C. 基底细胞液化

D. 表皮与真皮交界处有抗体及补体沉积

E. 真皮胶原纤维发生纤维素样坏死

43. 哪个自身抗体对干燥（Sjogren）综合征有特异性？

A. 抗核抗体

B. 抗-Scl-70

C. 抗 SS-B

D. 抗 JO-1

E. 抗 Sm

44. 除了哪项都是 Sjogren 综合征的特点

A. 泪腺和唾液腺增大

B. 形成肌上皮岛

C. 与风湿性关节炎有关

D. 转移至局部淋巴结

E. 可发展为恶性淋巴瘤

45. 类风湿因子的本质是

A. 抗自身 IgA Fc 段自身抗体

B. 抗自身 IgG Fc 段自身抗体

C. 抗自身 IgM Fc 段自身抗体

D. 抗自身滑膜细胞自身抗体

E. 抗自身关节软骨细胞自身抗体

46. 着丝粒抗体与哪项有关

A. 系统性红斑狼疮

B. 干燥（Sjogren）综合征

C. 渐进性硬皮病

D. 多肌炎

E. CREST 综合征

47. 先天性胸腺发育不全（DiGeorge）综合征包括以下特征除了

A. 低钙血症

B. 手足抽搐

C. 无胸腺

D. 无浆细胞

E. 无甲状旁腺

48. 最常见的先天性免疫缺陷病是

A. 孤立性 IgA 缺乏症

B. 普通易变免疫缺陷病

C. 重症联合性免疫缺陷病

D. 原发性丙种球蛋白缺乏症

E. Wiscott-Aldrich 综合征

49. 血清 IgA 低下是确诊孤立性 IgA 缺乏症的重要依据，其 IgA 水平为

A. <5mg/L

B. <10mg/L

C. <30mg/L

D. <50mg/L

E. <100mg/L

50. 兼有 T 细胞和 B 细胞功能缺陷的疾病是

A. 原发性丙种球蛋白缺乏症

B. 孤立性 IgA 缺乏症

C. Di George 综合征

D. 性联丙种球蛋白缺乏症

E. 伴共济失调和毛细血管扩张症的免疫缺陷病

51. HIV 可感染组织中的

A. 中性粒细胞

B. 单核巨噬细胞

C. NK 细胞

D. B 细胞

E. K 细胞

52. AIDS 继发性的 Kaposi 肉瘤来源于

A. 横纹肌细胞

B. 平滑肌细胞

C. 血管周细胞

D. 血管内皮细胞

E. 滑膜细胞

53. 获得性免疫缺陷综合征（AIDS）患者对下列各项疾病有高度易感性，除了

A. 巨细胞病毒感染

B. 卡波西肉瘤

C. 淋巴瘤

D. 肺炎球菌性肺炎

E. 分枝杆菌感染

54. 下列哪项对于卡波西肉瘤（Kaposi）的描述是正确的

A. 经典型常见于女性患者

B. AIDS 患者常会有非皮肤表现

C. 不同的临床形式有不同的组织学特征

D. 在肾移植病例中，停用免疫抑制治疗对于卡波西肉瘤患者是无效的

E. 已经明确 AIDS 病毒是引起卡波西肉瘤的原因

55. HIV 入侵 T 细胞的主要门户是

A. CD3 分子

B. CD43 分子

C. CD45 分子

D. CD4 分子

E. CD8 分子

56. HIV 的入侵 T 细胞的主要门户是

A. CD3 分子

B. CD4 分子

C. CD8 分子

D. CD16 分子

E. CD19 分子

57. 艾滋病（AIDS）病毒属于人类

A. T 细胞病毒 I 型

B. T 细胞病毒 II 型

C. T 细胞病毒 III 型

D. 疱疹病毒 I 型

E. 疱疹病毒 II 型

58. 人类免疫缺陷病毒（HIV）属于

A. DNA 病毒

B. 腺病毒

C. 反转录病毒

D. 肠道病毒

E. 肿瘤病毒

59. 艾滋病发病的主要环节是 HIV（人类免疫缺陷病毒）侵犯和破坏

A. 巨噬细胞

B. Tc 细胞

C. Ts 细胞

D. B 细胞

E. Th 细胞

60. AIDS 患者易发生多种恶性肿瘤，除外

A. 脑原发性淋巴瘤

B. 卡波西肉瘤

C. 霍奇金淋巴瘤

D. Burkitt 淋巴瘤

E. 恶性胸腺瘤

61. 艾滋病首先侵犯的器官是

A. 脾

B. 淋巴结

C. 肠黏膜

D. 生殖道

E. 皮肤

62. 艾滋病病人晚期外周血减少最显著的细胞是

A. CD4$^+$细胞

B. CD8$^+$细胞

C. CD14$^+$细胞

D. CD16$^+$细胞

E. CD56$^+$细胞

63. 卡氏肺孢子菌病肺部感染的特征病变是肺泡腔内出现

A. 泡沫样渗出物

B. 水肿液

C. 纤维素性渗出物

D. 红细胞

E. 淋巴细胞

64. 艾滋病易并发的恶性肿瘤是

A. 肺鳞癌

B. 肠腺癌

C. 纤维肉瘤

D. 卡波西肉瘤

E. 骨尤文瘤

65. 对于 AIDS 机会性感染特点不正确的说法是

A. 感染所致的炎症反应重而典型

B. 约半数患者有肺机会性卡氏肺孢子菌感染

C. 中枢神经系统多为弓形虫或新型隐球菌感染

D. 以中枢神经系统、肺、消化道病变最常见

E. 病原种类繁多，一般可有 2 种以上感染同时存在

66. 免疫功能处于什么状态下，常可导致自身免疫病？

A. 免疫耐受

B. 免疫缺陷

C. 免疫自稳功能紊乱

D. 免疫抑制

E. 免疫监视功能减弱

67. AIDS 患者易发生多种恶性肿瘤，除外下列哪一项？

A. 脑原发性淋巴瘤

B. Kaposi 肉瘤

C. 霍奇金淋巴瘤

D. Burkitt 淋巴瘤

E. 恶性胸腺瘤

68. HIV 可感染组织中的哪一类细胞？

A. T 细胞

B. 上皮细胞

C. NK 细胞

D. B 细胞

E. K 细胞

69. 人类免疫缺陷病毒（HIV）与哪种

细胞感染关系密切?

  A. CD8$^+$T 细胞

  B. CD4$^+$T 细胞

  C. 自然杀伤细胞

  D. 树突状细胞

  E. B 细胞

  70. 一般不出现于急性细胞型排斥反应的细胞是

  A. 单核细胞

  B. 异物巨细胞

  C. 浆细胞

  D. 免疫母细胞

  E. 淋巴细胞

  71. 移植肾的活检显示血管有纤维化坏死，是由于下列哪项免疫机制引起?

  A. 细胞介导的细胞毒性

  B. 抗体-补体介导的损伤

  C. CD8$^-$介导的损伤

  D. 自然杀伤细胞-介导的细胞毒性

  E. Ⅳ型超敏反应

  72. 肝移植中，损伤引起淋巴细胞性炎症直接针对

  A. 胆管和微血管

  B. 肝细胞

  C. Kupffer 细胞

  D. Ito 细胞

  E. 窦状小管

  73. 肾活组织切片的标本显示肾小球的内皮下有电子致密物的沉积是下列哪种病变的特点

  A. 快速进行性肾小球肾炎

  B. 链球菌感染后肾小球肾炎

  C. 膜性肾小球肾炎

  D. 系统性红斑狼疮

  E. Goodpasture 综合征

  74. 晚期梅毒与第一、二期梅毒的不同之处在于前者有

  A. 皮肤、黏膜的广泛性病损

  B. 明显临床症状

  C. 以组织坏死和瘢痕形成等破坏性病变为主

  D. 全身淋巴结肿大

  E. 外生殖器病变

（二）B 型题（75~137 题）

  A. 迟发型超敏反应

  B. 速发型超敏反应

  C. 细胞毒性抗体反应

  D. 细胞吞噬反应

  E. 免疫复合物介导超敏反应

  75. Ⅰ 型变态反应

  76. Ⅱ 型变态反应

  77. Ⅲ 型变态反应

  78. Ⅳ 型变态反应

  A. 血清病

  B. 重症肌无力

  C. 硬皮病

  D. 孤立性 IgA 缺乏症

  E. AIDS

  79. 器官特异性自身免疫病

  80. 系统性自身免疫病

  81. 原发性免疫缺乏病

  82. 属Ⅲ型变态反应所致的疾病

  A. 抗核抗体

  B. 抗宿主 HLA 抗体

  C. 抗乙酰胆碱受体的自身抗体

  D. RF 因子

  E. 抗 HIV 抗体

  83. 是 GVH 发生的主要机制

  84. 类风湿关节炎患者体内有

  85. AIDS 患者体内有

  86. 重症肌无力患者体内有

  A. 孤立性 IgA 缺乏症

  B. 重症联合性免疫缺陷病

  C. 原发性丙种球蛋白缺乏症

D. Di George 综合征

E. 普通易变免疫缺陷病

87. 干细胞分化为 T、B 细胞发育障碍引起

88. IgA B 细胞分化障碍

89. 胚胎期第 Ⅲ、Ⅳ 对咽囊发育缺陷有关

90. 骨髓中前 B 细胞发育停滞

A. 急性移植排斥反应

B. 系统性红斑狼疮

C. 结核病

D. 大叶性肺炎

E. 急性坏死性胰腺炎

91. 以细胞免疫为主

92. 以体液免疫为主

93. 有时体液和细胞免疫可同时参与作用

A. 巨噬细胞

B. T 淋巴细胞

C. B 淋巴细胞

D. 杀伤细胞

E. 自然杀伤细胞

94. 抗体依赖性细胞毒作用

95. 抗原呈递

96. 肿瘤细胞自发性破坏

97. 产生免疫球蛋白

98. 产生淋巴因子

A. Ⅰ型变态反应

B. Ⅱ型变态反应

C. Ⅲ型变态反应

D. Ⅳ型变态反应

E. 不属于变态反应

99. 自身免疫性溶血性贫血

100. 过敏性休克

101. 免疫复合物沉积引起的肾小球肾炎

102. 荚膜组织胞质菌感染

A. 抗核抗体

B. 抗宿主 HLA 抗体

C. 抗乙酰胆碱受体的自身抗体

D. RF

E. 抗 HIV 抗体

103. 是 GVH 发生的主要机制

104. 见于类风湿关节炎患者

105. 见于 AIDS 患者

106. 见于重症肌无力患者

A. 血清病

B. 肺出血肾炎综合征

C. 硬皮病

D. 新生儿溶血性贫血

E. AIDS

107. 器官特异性自身免疫病

108. 系统性自身免疫病

109. Ⅱ型变态反应所致的疾病

110. Ⅲ型变态反应所致的疾病

A. 急性移植排斥反应

B. 系统性红斑狼疮

C. 结核病

D. 大叶性肺炎

E. 急性坏死性胰腺炎

111. 以细胞免疫为主

112. 以体液免疫为主

113. 有时体液免疫和细胞免疫可同时参与作用

A. 细胞毒反应

B. 细胞吞噬反应

C. 迟发型超敏反应

D. AIDS

E. 自身免疫病

114. $CD4^+/CD8^+$ 比值由 2 下降至 0.5 以下

115. 致敏 $CD4^+T$ 细胞再次接触特异性抗原，释放淋巴因子

116. 由 $CD8^+T$ 细胞介导，通过直接接触，导致靶细胞膜溶解

117. Ts 细胞功能过低或 TH 细胞功能过强，产生自身抗体

A. AIDS

B. 甲状腺功能亢进

C. 荨麻疹

D. 膜性肾小球肾炎

E. 肿瘤免疫

F. 慢性溃疡性结肠炎

G. Di George 综合征

H. 血小板减少性紫癜

118. Ⅰ型变态反应

119. Ⅱ型变态反应

120. Ⅲ型变态反应

121. Ⅳ型变态反应

A. 抗组蛋白抗体形成

B. 主要由细胞免疫介导的排斥反应

C. 抗宿主 HLA 抗体形成

D. 抗核抗体形成

E. 抗 MHC 抗体形成

F. 特异性 IgE 抗体形成

G. 主要由抗体介导的排斥反应

H. 抗供体 HLA 的特异性抗体形成

122. 超急性排斥反应

123. 急性细胞型排斥反应

124. 急性血管型排斥反应

125. 移植物抗宿主反应

A. Wegener 肉芽肿病

B. 类风湿关节炎

C. 口眼干燥综合征

D. 甲状腺功能亢进

E. 表皮天疱疮

F. 支气管哮喘

G. 硬皮病

H. 系统性红斑狼疮

126. LE 小体见于

127. SS-A 抗体见于

128. RF 见于

129. IgE 抗体见于

A. Ⅰ型变态反应

B. 联合性免疫缺陷病

C. GVH

D. 器官特异性自身免疫病

E. 原发性免疫缺陷病

F. Ⅲ型变态反应

G. 继发性免疫缺陷病

H. 系统性自身免疫病

130. 硬皮病

131. 寻常性天疱疮

132. AIDS

133. 血清病

A. 慢性排斥反应

B. 混合性结缔组织病

C. AIDS

D. 慢性活动性肝炎

E. 原发性结核病

F. 慢性溃疡性结肠炎

G. 风湿病

H. 急性血管型排斥反应

134. 机会性弓形虫感染

135. 进行性多灶性白质脑病

136. 肾细、小动脉坏死性血管炎

137. 动脉内膜纤维化引起管腔严重狭窄，导致缺血

（三）C 型题（138~147 题）

A. 涉及吞噬反应

B. 涉及补体固定

C. 两者均有

D. 两者均无

138. Ⅲ型变态反应

139. 依赖抗体介导的细胞毒反应

A. CD4⁺T 细胞介导

B. CD8⁺T 细胞介导

C. 两者均有

D. 两者均无

140. 迟发型超敏反应

141. 细胞毒反应

142. 细胞型排斥反应

A. 常染色体隐性遗传

B. X 染色体隐性遗传

C. 两者均是

D. 两者均否

143. 原发性丙种球蛋白缺乏症

144. Wiscott-Aldrich 综合征

145. 伴共济失调和毛细血管扩张症的免疫缺陷病

A. 恶性淋巴瘤

B. 卡氏肺孢子菌感染

C. 两者均有

D. 两者均无

146. 联合性免疫缺陷病可并发

147. 获得免疫缺陷病可并发

（四）X 型题（148～170 题）

148. 属于Ⅰ型变态反应的常见疾病包括

A. 风湿热

B. 支气管哮喘

C. 过敏性鼻炎

D. 过敏性肠炎

E. 药物性过敏性休克

149. 自身免疫性疾病具有某些共同点，表现在

A. 血清中存在自身抗体或致敏淋巴细胞

B. 器官特异性

C. 与 HLA-DR 抗原有关

D. 女性多见

E. 病变呈慢性迁延过程

150. 对 SLE 诊断具有相对特异性的血清抗体是

A. 抗组蛋白抗体

B. 抗双股 DNA 抗体

C. 抗 Smith（Sm）抗原抗体

D. 抗非组蛋白抗体

E. 抗血细胞抗体

151. 与 SLE 发病密切相关的因素有

A. $CD8^+$ 细胞功能受限制

B. 自身抗体形成

C. 遗传倾向

D. 女性激素

E. 某些药物

152. 肾活组织检查中提示狼疮性肾炎的病理形态学特征为

A. 血管纤维蛋白样坏死

B. 血管白金耳状改变

C. 肾小球电子致密物广泛沉积

D. 肾间质炎细胞浸润

E. 免疫球蛋白种类多

153. 对 SLE 具有诊断价值的病理组织学改变为

A. 苏木素小体

B. 心包膜纤维蛋白性炎

C. 心瓣膜疣状赘生物

D. 肝细胞碎屑样坏死

E. 脾动脉周围洋葱皮样改变

154. 类风湿关节炎特点为

A. 多侵犯大关节

B. 易造成关节畸形

C. 呈对称性分布

D. 关节软骨面有血管翳形成

E. 疼痛呈游走性

155. 属于Ⅲ型变态反应的病理情况或疾病者可能是

A. 移植肾急性排异反应

B. 甲状腺功能亢进

C. 病毒性肝炎

D. 链球菌感染后肾炎

E. 狼疮带

156. HIV 可感染

A. T_H 细胞

B. T$_S$ 细胞

C. 单核巨噬细胞

D. B 细胞

E. NK 细胞

157. 艾滋病的传播途径有

A. 性接触传播

B. 感染性血制品或输血

C. 体表接触传播

D. 污染针头传播

E. 胎盘传播

158. 艾滋病病人淋巴结的早期病理变化为

A. 淋巴滤泡明显萎缩

B. 淋巴滤泡明显增生

C. 生发中心活跃

D. 副皮质区淋巴细胞增生

E. 副皮质区淋巴细胞减少

159. 艾滋病病人淋巴结的晚期病理变化为

A. T 细胞明显减少

B. B 细胞明显减少

C. T 细胞明显增生

D. B 细胞明显增生

E. 可显示分枝杆菌

160. 晚期艾滋病患者的主要病理改变有

A. CD4$^+$/CD8$^+$ 细胞比例下降

B. 淋巴结等组织萎缩

C. 下肢卡波西肉瘤

D. 机会性感染

E. 肝、脾肿大

161. 有关孤立性 IgA 缺乏症患者的正确叙述是

A. 血清 IgA 缺乏

B. SIgA 缺乏

C. IgA B 细胞数量减少

D. IgA B 细胞多数为不成熟表型

E. 注射 IgA 血制品有助治疗

162. 肥大细胞颗粒释放

A. 5-羟色胺

B. 组胺

C. 嗜酸性粒细胞趋化因子

D. 血小板激活因子

E. 中性粒细胞趋化因子

163. AIDS 患者常见死亡原因包括

A. 肾衰竭

B. Kaposi 肉瘤

C. 消化道出血

D. 真菌感染

E. 心力衰竭

164. 关于Ⅳ型变态反应的正确描述是

A. 细胞免疫性反应

B. 免疫活性细胞主要为 CD4$^+$ 和 CD8$^+$ 细胞

C. 可形成肉芽肿

D. 常由化脓菌引起

E. 其反应受 MHC 抗原限制

165. 关于移植肾超急性排异反应的正确描述是

A. 移植后几分钟内即可出现

B. 与受者血清中存在抗供者移植物抗体有关

C. 病变主要发生在血管

D. 组织内大量免疫活性细胞浸润

E. 肾肉眼观呈肿大、青紫色伴梗死灶

166. 超急性排斥反应易发生于

A. 供受者 ABC 血型不符

B. 经产妇

C. 多次输血者

D. 接受过异体皮肤移植者

E. 供受者 MHC 配型不准

167. 关于移植肾急性排异反应的正确描述是

A. 发生于移植后一周以上

B. 早期多表现为细胞免疫反应

C. 供受者 MHC 配型不准所致

D. 可发生在同卵孪生者

E. 晚期多因抗体介导而失败

168. 移植肾慢性排异反应（chronic rejection）主要组织病理学改变是

A. 肾小球大量新月体形成

B. 闭塞性脉管炎

C. 肾间质大量单个核细胞浸润

D. 肾单位破坏严重

E. 肾多发性小囊肿形成

169. 移植肾急性血管型排异反应的形态特征包括

A. 肾细、小动脉纤维蛋白样坏死

B. 肾血管内血栓形成

C. 肉芽肿形成

D. 肾血管内膜炎

E. 血管壁有 IgG、补体沉积

170. 肥大细胞和嗜碱性粒细胞脱颗粒可释放哪些介质？

A. 缓激肽

B. 组胺

C. 嗜酸性粒细胞趋化因子

D. 血小板激活因子

E. 中性粒细胞趋化因子

四、病例分析（1~8 题，第 4 题为 X 型题，其他为 A 型题）

1. 哪种自身免疫疾病以在皮肤，肾脏，肺出现免疫复合物为特征

A. 系统性红斑狼疮（SLE）

B. 干燥综合征

C. 进展性硬皮病

D. 移植物抗宿主病

E. 雷诺综合征（钙化，管道功能紊乱，并指（趾）畸形和毛细血管扩张）

2. 下列各项关于狼疮性肾炎的叙述都是正确的，除了

A. 女性的发病率比男性高

B. 形态学表现多种多样

C. 常有肾小球免疫复合物沉积

D. 常有针对肾小球基底膜的自身抗体

E. 常发生肾脏累及的临床症状

3. 患者，5 岁男孩，经常出现肺部卡氏肺孢子菌或肺炎球菌感染；查体：双侧颈部淋巴结肿大，皮肤有淤斑，面部有湿疹，对该患儿应考虑

A. AIDS

B. Di George 综合征

C. Wisott-Aldrich 综合征

D. Wegener 肉芽肿病

E. SLE

4. 一患者血清 HIV 抗体阳性，临床发热、乏力和淋巴结肿大。医生对淋巴结活检，可能的诊断结果是

A. 淋巴瘤

B. 淋巴结玻璃样物质沉积

C. 滤泡增生性淋巴结炎

D. 淋巴结髓质内浆细胞浸润

E. 典型肉芽肿性病变

5. 接受肾移植的患者在术后 48 小时无尿。进行活检，发现小管内无刷状缘，细胞核缺失，管型形成。没有其他改变。病人这种情况最可能的病因是什么？

A. 急性细胞排斥

B. 过急性排斥

C. 慢性排斥

D. 急性小管坏死

E. 疾病复发

6. 一个肾移植术后患者在肾移植后三个月突然出现发热等移植排斥反应的临床症状，对患者移植物的活检中下列哪项最可能

见到

A. 小血管纤维素样坏死

B. 血管硬化

C. 间质纤维化

D. 间质大量淋巴细胞浸润及非典型性细胞

E. 肾小管上皮细胞空泡样改变

7. 接受肾脏移植患者术后 48 小时内没有排尿，移植配型良好，活检示血管腔内有针形结晶，以下哪项为最可能的诊断

A. 超急性排斥反应

B. Harvest 损伤

C. 原有的动脉栓塞性病变

D. 急性细胞排斥反应

E. 急性血管排斥反应

8. 肺的同种异体移植物的急性排斥反应包括下列各项病理学特点，除了

A. 呼吸道细支气管纤维组织形成致管腔闭合

B. 血管周围淋巴细胞浸润

C. 间质及肺泡淋巴细胞和中性粒细胞炎症

D. 淋巴细胞性支气管炎

E. 出血性坏死和透明膜形成

五、问答题

1. 试述免疫耐受发生的机制。

2. 试述由感染引起的自身免疫病发生的方式。

3. 试述 Ⅰ 型变态反应的发病机制。

4. 试述 Ⅲ 型变态反应的发病机制。

5. 试述排斥反应的机制。

6. 试述急性排斥反应的病变特点。

7. 试述自身免疫病的发病机制。

8. 试述系统性红斑狼疮自身抗体的组织损害机制和主要病变特点。

9. 试述 SLE 患者有皮肤损害诊断依据。

10. 类风湿关节炎引起关节的改变。

11. 试述口眼干燥综合征的病理变化。

12. 试述体液免疫缺陷为主的原发性免疫缺陷病主要特点。

13. 巨细胞病毒感染的特点。

14. 试述联合免疫缺陷病的种类和病变特点。

15. 试述获得性免疫缺陷综合征的病变特点。

16. HIV 病毒感染的特点和结果。

17. HIV 感染过程中单核巨噬细胞与 CD4$^+$T 细胞的不同作用。

18. 艾滋病患者可能发生的肿瘤。

19. 临床 AIDS 的病程分期。

20. 移植物抗宿主反应的机制。

21. 移植排斥反应对移植肾的影响。

22. 请描述与慢性排斥反应有关的供体肾的组织学改变。

第十一章　泌尿系统疾病

一、名词解释

1. 肾小球肾炎（glomerulonephritis, GN）
2. Heymann 肾炎（Heymann glomerulonephritis）
3. 急性肾炎综合征（acute nephritic syndrome）
4. 肾病综合征（nephrotic syndrome）
5. 尿毒症（uremia）
6. 蚤咬肾（flea-bitten kidney）
7. 肺出血肾炎综合征（Goodpasture syndrome）
8. 新月体（crescent）
9. 膜性肾病（membranous nephropathy）
10. 微小病变性肾小球病（minimal change glomerulonepathy）／脂性肾病（lipoid nephrosis）／足突病（foot processes disease）
11. 系膜插入（mesangial interposition）
12. 低补体血症性肾小球肾炎（hypocomplementemic glomerulonephritis）
13. 致密沉积物病（dense deposit disease, DDD）
14. IgA 肾病（IgA nephropathy）／Berger 病（Berger disease）
15. 继发性颗粒性固缩肾（secondary granular contracted kidney）
16. 终末期肾（end stage kidney）
17. 肾自截（auto-nephrectomy）
18. 肾盂肾炎（pyelonephritis）
19. 慢性肾盂肾炎（chronic pyelonephritis）
20. 肾盂积水（hydronephrosis）
21. Hunner's 溃疡（Hunner's ulceration）
22. 弥漫性肾皮质坏死（diffuse renal cortical necrosis）
23. 多囊肾（polycystic kidney）
24. Alport 综合征（Alport syndrome）
25. 腺性膀胱炎（glandular cystitis）
26. 肾性骨营养不良（renal osteodystrophy）
27. 肾母细胞瘤（nephroblastoma）／Wilms 瘤（Wilms tumor）
28. WAGR 综合征（Wilms tumor, aniridia, genital anomalies mental retardation syndrome）
29. Denys-Drash 综合征（Denys-Drash syndrome）
30. Beckwith-Wiedemann 综合征（Beckwith-Wiedemann syndrome）

二、填空

1. 引起肾小球肾炎的抗原可分为 2 大类①_____、②_____。其免疫发病机制主要为：③_____、④_____。

2. 引起肾小球损伤的机制主要为①_____、②_____、③_____、④_____等。

3. 肾小球肾炎时肾小球损伤的基本病变为①_____、②_____、③_____、④_____、⑤_____。

4. 急性肾炎综合征以①_____、②_____、③_____、④_____为主要特征，多见于⑤_____。

5. 肾病综合征以①_____、②_____、③_____、④_____为主要特征，在儿童多见于⑤_____，在成人多见于⑥_____、⑦_____。

6. 尿毒症时由于尿素的毒性刺激作用，引起心包①_____，②肺_____，脑部病变为③_____和④_____。长期尿毒症时血钙减少，引起⑤_____，而引起骨组织⑥_____。

7. 根据病变肾小球的数量和比例，将肾小球疾病分为弥漫性和局灶性两大类。弥漫性肾炎指病变累及①_____肾小球；局灶性肾炎指病变仅累及②_____肾小球。根据病变肾小球受累毛细血管袢的范围将肾炎分为球性和节段性两大类。球性病变累及③_____毛细血管袢；而节段性病变仅累及④_____。

8. 肾小球肾炎临床尿量的改变：少尿即 24 小时尿量少于①_____；无尿即 24 小时尿量少于②_____；多尿即 24 小时尿量超过③_____。尿的性状改变：血尿，分为④_____血尿和⑤_____血尿；蛋白尿即尿中蛋白含量超过⑥_____。

9. 急性肾炎发生在①_____，属于②_____性炎症；急性肾盂肾炎发生的部位在③_____，属于_____性炎症；两者尿液改变的不同在于后者尿中可找到⑤_____。

10. 各型肾炎在电镜下的特征性改变为：弥漫性增生性肾炎驼峰状电子致密物沉积于①_____；快速进行性肾小球肾炎的基底膜②_____；轻微病变性肾小球肾炎足细胞中③_____；膜性肾小球肾炎基底膜④_____；膜性增生性肾炎基底膜⑤_____；IgA 肾病电子致密物集中于⑥_____。

11. 弥漫性毛细血管内增生性肾小球肾炎病变严重时，在肾小球内可见到毛细血管①_____和②_____。

12. 急性弥漫性毛细血管内增生性肾小球肾炎时，水肿的原因为①_____和②_____。

13. 弥漫性膜性肾炎按其病变发展过程分 4 期，电镜下表现分别为Ⅰ期①_____，Ⅱ期②_____，银染形似③_____，Ⅲ期④_____，Ⅳ期基底膜增厚部分沉积物溶解呈⑤_____，或双层基底膜融合增厚呈⑥_____；免疫荧光检测可见沉积物主要是⑦_____和⑧_____。

14. 膜性增生性肾小球肾炎又称①_____。根据免疫复合物沉积的部位分为3型，发病机制中Ⅰ型是②_____，Ⅱ型是③_____。

15. 局灶性节段性肾小球硬化的特点为①_____、②_____，③_____、免疫荧光检查显示④_____。

16. 下列各种肾炎中增生的肾小球固有细胞分别为：急性弥漫性增生性肾小球肾炎①_____、②_____；快速进行性肾小球肾炎③_____；膜性增生性肾小球肾炎④_____。

17. 下列各种肾脏疾病的肉眼表现为：急性弥漫性增生性肾小球肾炎①_____或②_____；急进性肾小球肾炎③_____；慢性肾小球肾炎④_____。

18. 下列各种泌尿系统疾病分别可引起哪些尿的特征性改变：弥漫性增生性肾炎①_____、_____、_____；轻微病变性肾小球肾炎②_____；膜性肾病③_____；急性肾盂肾炎④_____、_____、_____、_____、_____；肾细胞癌和膀胱癌⑤_____。

19. 肾盂肾炎的感染途径其一为①_____，病原菌主要为②_____；其二为③_____，病原菌主要为④_____。

20. 与慢性肾盂肾炎反复发作有关的细菌为_____。

21. 产生颗粒性固缩肾的常见疾病有①_____、②_____、③_____。

22. 尿路结石由①_____、②_____两部分组成，含钙的结石有③_____、④_____、⑤_____，不含钙的结石有⑥_____、⑦_____。结石的类型主要取决于⑧_____。尿路结石形成的主要原因为⑨_____、⑩_____。

23. 肾盂积水发生双侧不完全性输尿管阻塞，首先影响①_____，主要表现为②_____；出现③_____、④_____；两侧不完全性输尿管阻塞不解除可导致⑤_____、⑥_____、⑦_____。

24. 下列化学物质可引起肾脏损害，其中肾小管上皮的病变主要表现为：四氯化碳中毒①_____；升汞中毒②_____；乙二醇中毒③_____；铅中毒④_____。

25. 急性肾小管坏死有2种类型①_____、②_____。肾小管基底膜前者表现为③_____，后者表现为④_____。

26. 急性肾小管坏死少尿的发生机制可能有①_____、②_____、③_____、④_____。

27. 肾细胞癌可以产生多种激素和激素样物质引起不同症状，产生①_____，引起红细胞增多；产生②_____引起高血钙；产生③_____引起高血压；产生④_____引起女性化或男性化；产生⑤_____引起库欣综合征。

28. 肾细胞癌好发部位为①_____，最常见的组织学类型为②_____，转移特点是③_____。

29. 膀胱尿路上皮（移行细胞）癌好发部位①_____、②_____。

三、选择题

（一）A 型题（1~73 题）

1. 免疫荧光呈线形沉积的肾炎是

A. IgA 肾病

B. 膜性肾炎

C. 轻微病变性肾炎

D. 肺出血肾炎综合征

E. 膜性增生性肾炎

2. 不属于内源性抗原的是

A. 肿瘤抗原

B. 基底膜抗原

C. 异种血清

D. 核抗原

E. Heymann 抗原

3. 肾小球肾炎所累及的主要部位是

A. 双侧肾脏的肾小管

B. 双侧肾脏的肾小球

C. 双侧肾脏的集合管

D. 双侧肾脏的间质

E. 双侧肾脏的肾单位

4. 关于原发性肾小球疾病的病理特点，错误的是

A. 膜性肾病是光镜下主要为不伴细胞增生的弥漫性肾小球毛细血管基底膜增厚

B. 微小病变病是光镜下无明显异常，电镜下可见上皮细胞肿胀、足突广泛融合

C. 急进性肾炎主要是光镜下 30% 以上肾小球的肾小囊中有新月体形成

D. 急性链球菌感染后肾小球肾炎主要是弥漫增生性肾小球炎症（内皮与系膜细胞增生）

E. 系膜增生性肾炎主要是系膜细胞及系膜基质不同程度的弥漫增生

5. 急性肾炎病人的尿沉渣中不应见到的成分是

A. 上皮细胞

B. 脓细胞

C. 红细胞

D. 管型

E. 蛋白质

6. 下列所有的临床特征中不符合肾病综合征的是

A. 蛋白尿

B. 低蛋白血症

C. 红细胞管型

D. 高脂血症

E. 水肿

7. 急性肾炎综合征主要表现在

A. 快速进行性肾炎

B. IgA 肾病

C. 脂性肾病

D. 急性弥漫性肾小球肾炎

E. 急性肾衰竭

8. 下列哪项不是急进性肾炎综合征的临床表现

A. 脂尿

B. 蛋白尿

C. 血尿

D. 水肿

E. 少尿

9. 链球菌感染后肾炎的标本通过免疫荧光染色可见

A. 免疫球蛋白 G（IgG）的颗粒状沉积

B. IgG 线状沉积

C. IgA 颗粒状沉积

D. 链球菌抗原的线状沉积

E. 链球菌抗原的颗粒状沉积

10. 弥漫性毛细血管内增生性肾小球肾炎电镜下病变特点是

　　A. 脏层上皮细胞足突融合

　　B. 肾小球毛细血管基底膜内皮细胞下见致密沉积物

　　C. 肾小球毛细血管基底膜和脏层上皮细胞下见致密沉积物

　　D. 肾小球毛细血管基底膜内见致密沉积物

　　E. 肾小球毛细血管基底膜有缺损

11. 下面关于感染后弥漫性毛细血管性肾小球肾炎的描述哪项不正确

　　A. A 族乙型溶血性链球菌感染后可引起该病

　　B. 在电子显微镜下可见到大的免疫复合物沉积在上皮下

　　C. 组织学上表现为弥漫增生性肾小球肾炎

　　D. 临床表现为急性肾炎

　　E. 主要累及儿童可进展到慢性肾衰竭

12. 急性肾炎与急进性肾小球肾炎临床相似之处

　　A. 预后欠佳

　　B. 中度贫血

　　C. 肾功能急剧恶化

　　D. 急性肾炎综合征

　　E. 早期出现少尿或无尿

13. 不符合急性增生性肾小球肾炎的描述是

　　A. 可引起大红肾

　　B. 双肾弥漫受累

　　C. 多发生于链球菌感染后

　　D. 表现为急性肾炎综合征

　　E. 儿童患者预后差

14. 绝大多数能治愈的肾小球肾炎是

　　A. 膜增生性肾小球肾炎

　　B. 新月体性肾小球肾炎

　　C. 急性增生性肾小球肾炎

　　D. 膜性肾小球病

　　E. Goodpasture 综合征

15. 弥漫性毛细血管内增生性肾小球肾炎增生的细胞主要是

　　A. 内皮细胞和系膜细胞

　　B. 壁层上皮细胞

　　C. 脏层上皮细胞

　　D. 系膜细胞

　　E. 以上都不是

16. 下列哪些疾病可引起肾小球的病变，除了

　　A. 肝肾综合征

　　B. 系统性红斑狼疮

　　C. 高血压病

　　D. 结节性多动脉炎

　　E. 糖尿病

17. 多发生于儿童的肾炎是

　　A. 膜性肾炎

　　B. 弥漫性毛细血管内增生性肾炎

　　C. 新月体性肾炎

　　D. 膜性增生性肾炎

　　E. 微小病变性肾炎

18. 快速进行性肾小球肾炎最具特征的病变是

　　A. 基底膜增厚

　　B. 肾小球血管袢坏死

　　C. 肾血管内膜纤维化

　　D. 大量新月体形成

　　E. 肾间质炎细胞浸润

19. 新月体性肾小球肾炎常见的临床症状是

　　A. 肾病综合征

　　B. 急性肾炎综合征

　　C. 慢性肾炎综合征

　　D. 隐匿性肾炎综合征

　　E. 急进性肾炎综合征

20. 引起成年人肾病综合征最常见的肾炎是
A. 膜性肾炎
B. 新月体性肾炎
C. 链球菌感染后肾炎
D. 局灶性节段性肾小球硬化
E. 硬化性肾炎

21. 引起肾脏体积明显缩小的疾病是
A. 肾硬化
B. 硬化性肾小球肾炎
C. 肾结核
D. 肾脓肿
E. 肾盂积水

22. 与免疫复合物无关的肾小球肾炎是
A. 膜性肾炎
B. 新月体性肾炎
C. 微小病变性肾炎（脂性肾病）
D. 急性弥漫增生性肾炎
E. 膜性增生性肾炎

23. Goodpasture 综合征是
A. 循环免疫复合物性肾小球肾炎
B. 植入性非肾性抗原引起的肾小球肾炎
C. 抗基底膜抗体引起的肺出血肾炎综合征
D. IgA 肾病
E. 致密物沉积病

24. 急性链球菌感染后肾小球肾炎属于
A. 新月体性肾炎
B. 弥漫性毛细血管内增生性肾炎
C. 膜性增生性肾炎
D. 微小病变性肾炎
E. 膜性肾炎

25. 与急性弥漫性增生性肾小球肾炎（又称急性增生性肾小球肾炎）发病有关的最常见病原体是
A. 葡萄球菌

B. 肺炎球菌
C. 麻疹病毒
D. 乙型溶血性链球菌
E. 乙型肝炎病毒

26. 患有链球菌感染后肾小球肾炎的病人的免疫荧光标记的肾组织可见
A. 颗粒状 IgG 沉积
B. IgG 线状沉积
C. IgA 颗粒状沉积
D. 链球菌抗原的线状沉积
E. 链球菌抗原的颗粒状沉积

27. 弥漫性毛细血管内增生性肾炎的肉眼病变是
A. 大红肾
B. 大白肾
C. 多囊肾
D. 固缩肾
E. 分叶状肾

28. 下列所有情况均符合肺出血肾炎综合征，除了
A. 患者可出现咯血和血尿
B. 患者常死于肺出血和尿毒症
C. 电镜下未发现电子致密物的沉积
D. 免疫荧光显示肾小球内颗粒状 IgG 沉积
E. 免疫荧光显示肾小球内线状 IgG 沉积

29. 新月体性肾炎的主要病变是
A. 血管内皮细胞坏死
B. 毛细血管纤维素样坏死
C. 中性粒细胞的渗出
D. 单核细胞的渗出
E. 球囊壁层上皮细胞增生

30. 新月体性肾小球肾炎的主要临床特点为
A. 高度蛋白尿
B. 高度水肿

C. 血压明显增高

D. 血尿

E. 血尿，少尿，无尿，高血压，氮质血症

31. 在快速进行性肾小球肾炎病变发展过程中关键性的病理改变是

A. 电镜下见基底膜常有裂孔或缺损

B. 纤维蛋白沉积于肾球囊内

C. 球囊壁层上皮细胞增生形成新月体

D. 球囊脏层上皮细胞增生形成新月体

E. 肾小管上皮细胞混浊肿胀、脂肪变或玻璃样变

32. 新月体性肾小球肾炎的预后主要取决于

A. 性别、年龄

B. 机体的抵抗力

C. 治疗方法

D. 新月体的数量和病变的广泛程度

E. 以上都是

33. 男性，38岁，面部及下肢水肿两月余，尿液检查蛋白++++，肾穿刺光镜组织学观察主要为肾小球毛细血管基底膜弥漫性增厚，其他改变不明显。此例患者肾脏大体表现为

A. 大红肾

B. 固缩肾

C. 大白肾

D. 蚤咬肾

E. 以上都不是

34. 不符合膜性肾小球病的描述是

A. 起病缓慢，病程长

B. 对皮质激素治疗效果不佳

C. 晚期导致肾衰竭

D. 常引起肾病综合征

E. 儿童患者多见

35. 膜性肾炎的光镜病变特点是

A. 肾小球毛细血管内皮细胞增生

B. 系膜细胞和基质增生

C. 肾小球毛细血管壁弥漫性增厚

D. 肾小球壁层上皮细胞增生

E. 脏层上皮细胞足突消失或融合

36. 膜性肾小球肾炎电镜下常见

A. 基底膜"虫蚀样"改变

B. 脏层上皮细胞足突融合

C. 基底膜外侧有驼峰状电子致密物沉积

D. 基底膜内侧电子致密物散在沉积

E. 基底膜呈"双轨状"

37. 下列关于膜性增生性肾小球肾炎的说法哪项是不正确的？

A. 它是引起儿童肾病综合征的常见原因

B. 受累病人常可出现急性肾衰

C. 病理学特点的描述是"弥漫性增生性肾小球肾炎"的改变

D. 又称为系膜增生性肾小球肾炎

E. 又称为系膜毛细血管性肾小球肾炎

38. 膜性肾小球肾炎早期常见的临床表现是

A. 血尿

B. 蛋白尿

C. 高血压

D. 氮质血症

E. 多尿夜尿

39. 膜性肾病的组织病理学特点为

A. 肾小球内皮细胞增生

B. 肾小球囊脏层上皮细胞足突融合消失

C. 肾小球囊壁层上皮细胞增生

D. 肾小球毛细血管壁弥漫性增厚

E. 肾小球毛细血管壁增厚，系膜细胞和基质增生

40. 哪种病变可能引起大量蛋白尿

A. 系膜增生

B. 肾小球毛细血管粘连

C. 脏层上皮增生

D. 足细胞突起消失或融合

E. 肾小球基底膜呈虫蚀状

41. 脂性肾病的发病机制与下列哪一项有关?

　　A. 与高脂饮食有关

　　B. 与免疫复合物沉积有关

　　C. 与 B 细胞功能低下有关

　　D. 与肾小球多聚阴离子减少有关

　　E. 与慢性肾小球肾炎有关

42. 脂性肾病的临床特点是

　　A. 高度水肿

　　B. 高度选择性蛋白尿

　　C. 中度血尿

　　D. 轻度蛋白尿

　　E. 轻度高血压

43. 与免疫复合物无关的肾小球肾炎是

　　A. 膜性肾炎

　　B. 急性肾炎

　　C. 微小病变性肾炎

　　D. 膜性增生性肾炎

　　E. 系膜增生性肾炎

44. 引起儿童期肾病综合征最常见的肾炎类型是

　　A. 急性弥漫性毛细血管内增生性肾小球肾炎

　　B. 新月体性肾小球肾炎

　　C. 弥漫性膜性肾小球肾炎

　　D. 弥漫性膜性增生性肾小球肾炎

　　E. 微小病变性肾小球肾炎

45. 不符合轻微病变性肾小球肾炎的临床表现是

　　A. 高度水肿

　　B. 血尿

　　C. 低蛋白血症

　　D. 高胆固醇血症

　　E. 大量蛋白尿

46. 微小病变性肾小球肾炎电镜下特征性病变是

　　A. 系膜细胞增生

　　B. 系膜内见致密沉积物

　　C. 脏层上皮细胞足突消失融合

　　D. 肾小球基底膜增厚

　　E. 肾小球毛细血管基底膜上皮细胞下见致密沉积物

47. 下列哪一种肾脏疾病肾组织免疫荧光检查在肾小球内找不到免疫球蛋白和补体的沉积?

　　A. 弥漫性膜性肾小球肾炎

　　B. 弥漫性系膜增生性肾小球肾炎

　　C. 微小病变性肾小球肾炎

　　D. 弥漫性膜增生性肾小球肾炎

　　E. 肺出血肾炎综合征

48. 脂性肾病的特点是肾小球中哪种成分超微结构的改变

　　A. 内皮层

　　B. 上皮层

　　C. 肾小球膜

　　D. 血管

　　E. 基底膜

49. 下列哪种情况不符合局灶性节段性肾小球肾炎

　　A. 部分肾小球毛细血管丛节段性增生

　　B. 病变轻者可自行消退

　　C. 肾小球毛细血管可发生节段性坏死、破裂

　　D. 有些肾小球可全部纤维化、玻璃样变

　　E. 部分肾小球囊内可形成新月体

50. 致密物沉积病是指下列哪一种肾炎

　　A. 膜性肾炎

　　B. 膜增生性肾炎 I 型

　　C. 膜增生性肾炎 II 型

D. 弥漫性膜增生性肾炎Ⅲ型

E. 快速进行性肾炎

51. 膜性增生性肾小球肾炎Ⅰ型光镜下的特征性改变为

A. 肾小球毛细血管内皮细胞增生

B. 肾小球毛细血管基底膜增厚，呈"虫蚀状"改变

C. 增厚的肾小球毛细血管基底膜分裂成2层，呈"双轨状"

D. 肾小球毛细血管基底膜呈钉状突起

E. 肾小球毛细血管基底膜常有裂孔缺损

52. IgA 肾病的最显著的特点是

A. 系膜区 IgA 和 C3 沉积

B. 驼峰状免疫复合物沉积

C. 弥漫性系膜增生

D. 主要表现为肾病综合征

E. 呈膜性肾炎病变

53. 在 IgA 肾病时，肾活检最可能显示为

A. 弥漫性增生性肾小球肾炎

B. 膜增生性肾小球肾炎

C. 新月体性肾小球肾炎

D. 系膜增生性肾小球肾炎

E. 光镜下无变化

54. IgA 肾病的主要症状为

A. 蛋白尿

B. 复发性血尿

C. 肾病综合征

D. 肾功能不全

E. IgA 血症

55. 下列哪种疾病最不可能伴有肾病综合征

A. 脂性肾病

B. 弥漫性膜性肾炎

C. IgA 肾病

D. 局灶性节段性肾小球硬化

E. 弥漫性膜增生性肾小球肾炎

56. "肾小球相对集中"现象是下列哪项的组织学特征

A. 急性弥漫性毛细血管内增生性肾小球肾炎

B. 新月体性肾小球肾炎

C. 弥漫性系膜增生性肾小球肾炎

D. 弥漫性膜性肾小球肾炎

E. 弥漫性硬化性肾小球肾炎

57. 晚期慢性肾小球肾炎最主要的改变是

A. 肾小球纤维化，玻璃样变

B. 肾小球萎缩

C. 肾小球小动脉玻璃样变

D. 肾小球肥大

E. 脏层上皮细胞增生

58. 慢性硬化性肾炎时尿的主要改变是

A. 血尿

B. 蛋白尿

C. 管型尿

D. 少尿无尿

E. 多尿夜尿

59. 尿毒症时引起多脏器病理变化的主要原因是

A. 尿素在体内潴留

B. 肌酐在体内潴留

C. 胍类代谢产物的积蓄

D. 代谢性酸中毒

E. 酚类的积蓄

60. 肾穿刺常用的电镜固定液是

A. 10%中性福尔马林

B. Bouin 固定液

C. 2%戊二醛

D. 卡诺固定液

E. 以上都不是

61. 肾盂肾炎常见的感染途径是

A. 血源性感染

B. 外伤性感染

C. 上行性感染

D. 下行性感染

E. 多途径感染

62. 关于急性肾盂肾炎下列哪项是错误的

A. 肾间质的化脓性炎和肾小管坏死是主要病变

B. 可以是全身脓毒血症的一部分

C. 大多数可以治愈

D. 可破坏肾小球

E. 肾穿刺是最重要的确诊方法

63. 除了哪项都可引起肾盂积水

A. 慢性肾静脉血栓

B. 大的子宫平滑肌瘤

C. 肾结石

D. 良性前列腺增生

E. 输尿管的乳头状移行细胞癌

64. 慢性肾盂肾炎与慢性硬化性肾炎光镜下病变主要的区别是

A. 肾小球代偿性肥大

B. 肾小球球囊周围纤维化

C. 肾小动脉硬化

D. 肾小管扩张

E. 肾间质纤维化

65. 细菌可通过哪种途径到达肾引起慢性非阻塞性肾盂肾炎

A. 血流

B. 淋巴液

C. Batson 丛

D. 膀胱输尿管反流

E. 动静脉短路

66. 慢性肾盂肾炎时，肾小管内特征性的管型是

A. 胶样管型

B. 透明管型

C. 细胞管型

D. 颗粒管型

E. 色素管型

67. 显微镜下慢性肾盂肾炎常出现

A. 蛋白管型和新月体

B. 红细胞管型和小球出血

C. 胶样管型和球周纤维化

D. 透明管型和小球增生

E. 颗粒管型和小球坏死

68. 非阻塞性慢性肾盂肾炎中细菌到达肾脏最常见的途径是

A. 血流

B. 淋巴道

C. 泌尿道结石

D. 膀胱输尿管反流

E. 异常的动静脉分流

69. 尿沉渣镜检显示有白细胞管型、透明管型和蜡状颗粒管型，在下列病变中均可出现，除外

A. 急性膀胱炎

B. 慢性肾盂肾炎

C. 急性肾盂肾炎

D. 急性肾小球肾炎

E. 急性肾小管坏死

70. 诊断肾细胞癌下列描述正确的是

A. 常在早期即有临床症状

B. 大部分患者因血尿、腰痛和腰部肿块三联征被发现

C. 典型组织病理学形态为透明细胞癌

D. 转移少见，发生时也只局限于肾周

E. 肉眼上肿瘤切面实性，灰白色，含少量脂质

71. 与肾透明细胞癌发生密切相关的基因是

A. HPV

B. HIV

C. VHL

D. EBV

E. HBV

72. 汞中毒可引起肾脏哪种病变

A. 急性肾小管坏死

B. 肾乳头坏死

C. 新月体性肾小球肾炎

D. 急性间质性肾炎

E. 肾细胞癌

73. 男性，60岁，无痛性血尿半年余。膀胱镜检查，膀胱三角区可见一乳头状肿物，有蒂。活检报告为乳头状瘤。符合此诊断的病变是

A. 可见鳞状细胞团

B. 可见腺体

C. 乳头被覆分化好的移行上皮

D. 乳头被覆分化好的腺上皮

E. 乳头被覆分化好的鳞状上皮

（二）B 型题（74~97 题）

A. 细胞介导的免疫性肾小球肾炎

B. 补体 C3 经旁路被激活引起的肾小球肾炎

C. 抗肾小球基底膜性肾小球肾炎

D. 循环免疫复合物性肾小球肾炎

E. 以上都不是

74. 膜性增生性肾小球肾炎 II 型

75. 微小病变性肾小球肾炎

76. 系统性红斑狼疮性肾炎

A. 肾脏肿大，被膜易剥离，表面苍白，切面髓质呈片状出血

B. 肾脏肿大，被膜易剥离，表面苍白无光泽，切面膨出，边缘外翻

C. 肾脏肿大，被膜易剥离，表面呈红色，切面皮质增厚

D. 肾脏缩小，被膜不易剥离，表面呈细颗粒状，切面见小动脉哆开

E. 肾脏缩小，被膜不易剥离，表面有凹陷性瘢痕，切面皮髓质分界不清

77. 肾混浊肿胀

78. 急性肾炎

79. 慢性硬化性肾炎

80. 慢性肾盂肾炎

A. 大红肾

B. 大白肾

C. 多囊肾

D. 固缩肾

E. 蚤咬肾

81. 弥漫性毛细血管内增生性肾炎的肉眼病变是

82. 硬化性肾小球肾炎肉眼病变是

83. 膜性肾炎肉眼病变是

A. 蛋白管型

B. 色素管型

C. 肾小管基底膜钙化

D. 肾小管上皮细胞核内包涵体形成

E. 近曲小管上皮细胞明显空泡变性

84. 铅中毒肾病

85. 挤压综合征

86. 低钾血症性肾病

A. 新月体性肾炎

B. 膜性肾炎

C. 膜性增生性肾炎（Ⅰ型）

D. 微小病变性肾炎

E. 膜性增生性肾炎（Ⅱ型）

87. 基底膜呈虫蚀状

88. 基底膜正常

89. 基底膜有钉状突起

90. 基底膜局灶性破裂或缺损

A. 小儿腹腔最常见的肿瘤

B. 长期接触 β-萘胺

C. 侵犯血管的倾向

D. 血清 AFP 升高

E. 男与女之比约 1：3

91. 肾细胞癌

92. 肾母细胞瘤

93. 膀胱移行上皮癌

A. 少尿，水肿，高血压

B. 多尿，夜尿，低比重尿

C. 脓尿

D. 无痛性血尿

E. 肾病综合征

94. 弥漫性膜性肾炎

95. 急性肾盂肾炎

96. 慢性弥漫性硬化性肾炎

97. 弥漫性毛细血管内增生性肾炎

（三）C 型题（98~113 题）

A. 肾小球原位免疫复合物形成

B. 循环免疫复合物沉积

C. 两者均有

D. 两者均无

98. 急性弥漫性增生性肾小球肾炎

99. 快速进行性肾小球肾炎

A. 肾母细胞瘤

B. 肾细胞癌

C. 两者均有

D. 两者均无

100. 引起肠梗阻

101. 发生高血压

A. 肾小球内皮细胞肿胀、增生

B. 毛细血管基底膜弥漫性增厚

C. 两者均有

D. 两者均无

102. 膜性增生性肾小球肾炎

103. 狼疮性肾炎

A. 免疫荧光检查呈颗粒状

B. 免疫荧光检查呈线形

C. 两者均有

D. 两者均无

104. 急性弥漫性增生性肾小球肾炎

105. 新月体性肾小球肾炎

106. 膜性增生性肾小球肾炎 II 型

107. 膜性增生性肾小球肾炎 I 型

108. 微小病变性肾小球肾炎

A. 弥漫性膜性肾小球肾炎

B. 轻微病变性肾小球肾炎

C. 两者均有

D. 两者均无

109. 多发生于儿童

110. 肾小球脏层上皮细胞足突融合

111. 临床表现为肾病综合征

112. 最后发展为慢性肾小球肾炎

113. 脓尿、菌尿

（四）X 型题（114~123 题）

114. 肾小球滤过膜的组成包括

A. 毛细血管内皮细胞

B. 基底膜

C. 肾球囊脏层上皮细胞

D. 肾球囊壁层上皮细胞

E. 血管间质细胞

115. 免疫荧光检查见肾小球系膜内有颗粒状荧光分布，可能为下列哪些类型的肾炎

A. 新月体性肾小球肾炎

B. 弥漫性增生性肾小球肾炎

C. 慢性肾小球肾炎晚期

D. 膜性增生性肾小球肾炎

E. 系膜增生性肾小球肾炎

116. 明显的血尿可见于下列哪些肾炎

A. 弥漫性毛细血管内增生性肾小球肾炎

B. 新月体性肾小球肾炎

C. 弥漫性膜性肾小球肾炎

D. 局灶性节段性肾小球肾炎

E. 微小病变性肾小球肾炎

117. 弥漫性膜性肾小球肾炎的病变特点是

A. 多表现为肾病综合征

B. 早期肉眼观为"大白肾"

C. 肾小球毛细血管基底膜增厚

D. 肾小球内有明显炎症改变

E. 肾小球内无明显炎症改变

118. 弥漫性硬化性肾小球肾炎晚期可出现下列哪些症状

A. 多尿、夜尿、低比重尿

B. 氮质血症

C. 高血压

D. 贫血

E. 代谢性酸中毒

119. 急性肾盂肾炎的常见临床病理表现为

A. 腰部酸痛、肾区叩击痛

B. 肾脏表面散在大小不等的脓肿

C. 髓质内见黄色条纹状病灶向皮质伸展

D. 肾包膜粘连，不易剥离

E. 引起氮质血症和高血压

120. 肾母细胞瘤镜下瘤组织中可见下列哪些成分

A. 肉瘤性梭形细胞

B. 横纹肌细胞

C. 肾小球和肾小管样结构

D. 软骨

E. 神经纤维

121. 以下哪些疾病可引起肾盂积水

A. 子宫肌瘤

B. 肾结石

C. 良性前列腺增生

D. 输尿管乳头状移行细胞癌

E. 慢性肾静脉血栓

122. 肾脏纤维组织增生可见于下列哪些疾病

A. 慢性硬化性肾小球肾炎

B. 慢性肾盂肾炎

C. 肝肾综合征

D. 急性肾盂肾炎

E. 肾乳头坏死

123. 下列哪些病变可引起肾脏肿大

A. 高血压肾

B. 多囊肾

C. 急性肾小管坏死

D. 动脉粥样硬化肾

E. 移植肾

四、病例分析（1~19题）

1. 患儿，一个月前患急性扁桃体炎治愈，近来颜面水肿，尿量减少，尿检查蛋白，少量红细胞及管型，血压轻度增高，治疗2个月后痊愈。考虑是哪型肾炎及少尿的机制是

A. 快速进行性肾炎，大量新月体阻塞肾球囊引起少尿

B. 弥漫性毛细血管内增生性肾炎，肾小球内皮细胞及系膜细胞增生挤压毛细血管引起少尿

C. 弥漫性毛细血管内增生性肾炎，肾小管重吸收功能亢进引起少尿

D. 弥漫性新月体性肾炎，系膜和内皮及上皮细胞增生引起少尿

E. IgA 肾病，由于肾小球系膜增生引起少尿

2. 2岁女孩，突发深褐色尿，伴发热和睑部水肿，尿检可见红细胞管型，轻度蛋白尿，肾活检免疫荧光染色显示 IgG 和 C3 沿毛细血管袢分布，呈颗粒状荧光。

（1）根据病史最可能的诊断是

A. 脂性肾病

B. 局灶节段性肾小球肾炎

C. 肺出血肾炎综合征

D. 急性增生性肾小球肾炎

E. 遗传性肾炎

（2）估计该病预后为

A. 90%以上预后良好，数周或数月内恢复

B. 大部分转变为慢性

C. 发展迅速，预后差

D. 儿童发病预后差于成人

E. 主要死亡原因是形成新月体

3. 28岁男性患者，面部及下肢水肿，尿蛋白+++，血压：150/100mmHg，肾穿刺活检：肾小球体积增大，电镜见脏层上皮与基底膜之间有驼峰样致密沉积物。本例肾炎属于

A. 膜性肾炎

B. 膜性增生性肾炎

C. 毛细血管内增生性肾炎

D. 微小病变型肾炎

E. IgA肾病

4. 35岁男性，两周来明显少尿、血尿、高血压，一个月后发生肾衰竭。考虑此种肾炎做免疫荧光检查时，其结果是

A. 基底膜致密层内免疫复合物沉积

B. 基底膜呈线形荧光

C. 系膜间免疫复合物沉积

D. 系膜与毛细血管区呈颗粒状荧光

E. 肾小球毛细血管壁表面呈颗粒状荧光

5. 一个病人出现恶心，呕吐和少尿，血压为180/110mmHg。尿检显示有血尿和白细胞，未查及细菌，细菌培养为阴性，血清肌酐为3.0mg/dl，下列哪项病理学发现能解释该病人的症状

A. 结节性肾小球硬化

B. 细胞性新月体形成

C. 基底膜钉突

D. 刚果红组织染色呈阳性

E. 弥漫性足细胞消失

6. 5岁患儿，半年来全身逐渐水肿，食欲减退，有时恶心呕吐，化验：尿蛋白+++，尿少，血浆蛋白减少为15g/L，血胆固醇升高为13mmol/L。此病例临床表现属于

A. 急性肾炎综合征

B. 快速进行性肾炎综合征

C. 肾病综合征

D. 慢性肾炎综合征

E. 肺出血肾炎综合征

7. 37岁女性，病史为突然发作的严重蛋白尿，轻度血尿和高血压，尿素氮和血清肌酸在正常范围内，进行肾活检作病理诊断。

（1）最可能的诊断为

A. 弥漫性膜性肾炎

B. 脂性肾病

C. Goodpasture综合征

D. 致密物沉积病

E. Berger病

（2）光镜下基底膜上可见钉突状沉积物，最好通过下列哪种染色进一步明确诊断？

A. 苏木素-伊红染色（HE）

B. 六胺银染色（PASM）

C. 刚果红染色

D. PAS染色

E. 纤维素染色

8. 43岁男性，临床表现为肾病综合征，肾穿刺活检为肾小球基底膜明显增厚，其电镜检查最大可能是

A. 基底膜与脏层上皮细胞间的沉积物内见基底膜的钉状突起

B. 脏层上皮与基底膜间致密沉积物

C. 内皮细胞与基底膜间致密沉积物

D. 毛细血管基底膜不规则增厚

E. 系膜内有电子致密沉积物

9. 一个小孩在发生病毒性疾病后出现

肾病综合征，下列哪项是正确的

  A. 肾小球中弥漫性上皮细胞足突消失

  B. 新月体形成

  C. 结节性肾小球硬化

  D. 基底膜破裂

  E. 肾小球基底膜的 IgG 线形沉积

10. 6 岁患儿，临床表现为肾病综合征，肾穿刺活检见肾小球无明显变化，肾小管上皮细胞内有大量脂质沉积。此肾炎属于

  A. IgA 肾病

  B. 系膜增生性肾炎

  C. 新月体性肾炎

  D. 微小病变性肾炎

  E. 膜性增生性肾炎

11. 39 岁男性，发现睑部水肿并逐渐加重，尿液检查显示：尿蛋白 3g/24h，血尿+，尿素氮（BUN）0.4g/L，血清肌酸 0.16g/L；血清补体下降；进行肾活检作病理诊断。

  （1）该患者最可能的诊断是

  A. 弥漫性膜性肾小球肾炎

  B. 微小病变肾小球性肾炎

  C. 弥漫性膜性增生性肾炎

  D. 弥漫性毛细血管内增生性肾炎

  E. 糖尿病性肾病

  （2）在本病中可能存在下列情况，除外

  A. 又称为系膜毛细血管型肾小球肾炎

  B. 在儿童或成人 5%~10% 发生肾病综合征

  C. 镜下可见肾小球毛细血管基底膜呈"双轨"

  D. 与血清补体显著下降有关

  E. 有一快速进行性临床过程

12. 成年女性，临床表现为肾病综合征，肾穿刺活检，银染色见肾小球基底膜呈车轨状。最大可能是

  A. 膜性肾炎

  B. 膜性增生性肾炎

  C. 肺出血肾炎综合征

  D. 系膜增生性肾炎

  E. 慢性硬化性肾炎

13. 成年男性，临床表现为肾病综合征，血液检查，血清补体降低，考虑其光镜改变最大可能是

  A. 肾小球无明显改变

  B. 肾小球毛细血管壁明显增厚

  C. 增生的系膜组织向周围毛细血管延伸

  D. 毛细血管内皮细胞和系膜细胞增生

  E. 肾小球内大量新月体形成

14. 成年男尸，双肾明显缩小，表面呈细颗粒状，质硬，切面皮质明显变薄。病理诊断最大可能是

  A. 慢性肾盂肾炎

  B. 膜性肾炎

  C. 膜性增生性肾炎

  D. 慢性硬化性肾炎

  E. IgA 肾病

15. 老年女性患者，20 年前曾发热、腰痛、尿频。现多尿，血压明显升高，并有氮质血症。此种疾病的肾脏肉眼所见是

  A. 蚤咬肾

  B. 大红肾

  C. 大白肾

  D. 颗粒性固缩肾

  E. 以上都不是

16. 56 岁女性，患高血压病，冠心病，死于急性心肌梗死。尸检发现两肾大小不等，右侧肾稍大，表面光滑，切面皮髓分界清楚。左肾明显缩小，表面高低不平，有不规则的凹陷性瘢痕，切面皮髓界限不清，有的肾乳头萎缩，肾盂变形，黏膜粗糙。此肾的病变属于何种疾病

A. 高血压固缩肾

B. 动脉粥样硬化性固缩肾

C. 动脉栓塞后肾硬化

D. 慢性肾盂肾炎

E. 左肾先天发育不全

17. 下列各项关于肾细胞癌的叙述都是正确的，除了

A. 患者会出现血尿

B. 肺和脑是常见的转移部位

C. 转移主要通过血行播散

D. 发病高峰在六十岁左右

E. 男性患者与女性患者之比为 1：2

18. 一位病人主诉有血尿。外科医生选择用内镜检查作为诊断病情的一种方法。在检查中发现膀胱的左侧壁有许多 3mm 的病灶，决定取活组织检查，然后将标本送外科病理实验室诊断。关于这种病变的哪种病理描述对病人诊断有提示作用

A. 肿瘤乳头有七层上皮细胞

B. 有明显多形性核细胞的乳头浸润达

肌层

C. 固有膜层有致密的炎症改变了正常尿道上皮的排列，形成息肉样团块

D. 伴有中等多行性核的乳头结构局限于黏膜内

E. 弥漫性膀胱黏膜增厚

19. 病人主诉间歇性血尿，经膀胱镜检查发现膀胱左侧壁有一直径 3mm 的外生性病灶，钳取部分组织送病理检查，下列哪种病理学描述提示患者预后不佳

A. 乳头状肿瘤表面覆盖有 7 层与移行上皮细胞相似的细胞

B. 乳头状生长，细胞核异形显著，浸润到肌层

C. 固有层中大量炎症细胞浸润形成息肉状结构

D. 乳头状肿瘤伴中度核异形，限于黏膜内

E. 广泛的腺性膀胱炎

五、问答题

1. 试述肾小球肾炎的分类。

2. 试述肾小球肾炎的临床预后。

3. 肾小球肾炎的病因有哪些?

4. 肾小球肾炎中免疫复合物是如何检测的? 其分布在哪里?

5. 试述肾小球肾炎的基本病理改变。

6. 急性弥漫性增生性肾小球肾炎的主要临床表现，及其病理学基础。

7. 请描述肺出血-肾炎综合征中肾脏的病变。

8. 试述慢性肾小球肾炎的主要临床表现，及其病理学基础。

9. 急性肾盂肾炎有哪些病理变化，可引起哪些临床表现?

10. 请描述急性肾盂肾炎的病理变化。

11. 慢性肾盂肾炎多尿、夜尿、高血压是怎样产生的?

12. 试述急性肾小管坏死的病理变化?

13. 恶性高血压在肾脏可引起哪些损伤改变?

14. 糖尿病可引起肾脏哪些改变?

15. 引起肾盂肾炎的好发因素有哪些？
16. 引起持续性或复发性膀胱感染的原因有哪些？
17. 肾结石可引起哪些并发症？
18. 请对肾脏的原发性肿瘤进行分类。
19. 请描述肾腺癌的大体及镜下特点。
20. 请描述肾母细胞瘤的大体及镜下表现。
21. 膀胱尿路上皮癌的大体和镜下表现是什么？

第十二章　生殖系统和乳腺疾病

一、名词解释

1. 子宫颈腺囊肿/纳博特囊肿（Nabothian cyst）
2. 宫颈上皮内瘤变（cervical intraepithelial neoplasia，CIN）
3. 子宫颈原位癌（cervix carcinoma in situ）
4. 原位癌累及腺体（carcinoma in situ with glandulous involvement）
5. 宫颈早期浸润癌（early invasive carcinoma of cervix）
6. 子宫内膜异位症（endometriosis）
7. 子宫内膜增生症（endometrial hyperplasia）
8. 子宫腺肌病（adenomyosis）
9. 合体滋养层细胞（syncytiotrophoblast）
10. 细胞滋养层细胞（cytotrophoblast）
11. 绒毛膜癌（choriocarcinoma）
12. 葡萄胎（hydatidiform mole）
13. 侵蚀性葡萄胎（invasive mole）
14. 滋养层细胞疾病（gestational trophoblastic diseases，GTD）
15. 胎盘部位滋养细胞肿瘤（placental site trophoblastic tumor，PSTT）
16. 施-李综合征（Stein-Leventhal syndrome）
17. 卵巢甲状腺肿（struma ovarii）
18. Krukenberg瘤（Krukenberg tumor）
19. 疣状癌（verrucous carcinoma）
20. 乳腺纤维囊性变（fibrocystic changes）
21. 蓝顶囊肿（blue domed cysts）
22. 大汗腺化生（apocrine metaplasia）
23. 粉刺癌（comedocarcinoma）
24. 小叶原位癌（lobular carcinoma in situ）
25. 三阴乳腺癌（triple negative breast carcinoma）
26. 炎性乳腺癌（inflammatory carcinoma of breast）
27. 乳头佩吉特病（Paget's disease of the nipple）
28. 尖锐湿疣（condyloma acuminatum）

二、填空题

1. 慢性宫颈炎伴随的病变可有①_____、②_____、③_____、④_____、

⑤_____等。

2. 尖锐湿疣发生与 HPV 的①_____、②_____型的感染有关，常累及的部位是③_____、④_____、⑤_____、⑥_____、⑦_____。

3. 子宫内膜异位症组织发生上主要有 2 种学说，是①_____、②_____。最常见的部位是③_____。

4. 子宫内膜增生症按镜下结构特征分为①_____、②_____、③_____、④_____。

5. 子宫内膜增生症的临床主要症状为①_____、②_____、③_____、④_____，多见于⑤_____、⑥_____，其发生与激素水平⑦_____、⑧_____有关。

6. 子宫内膜非典型增生与分化好的子宫内膜腺癌的区别在于①_____。

7. 宫颈癌糜烂型肉眼上与宫颈炎相似，但因癌细胞内糖原含量①_____，患处碘溶液反应（Schiller 试验）呈②_____，有助于鉴别。

8. 宫颈鳞癌大多发生在①_____，通常由局部上皮②_____进一步发展所致，就其发展过程可分为③_____、④_____、⑤_____。

9. 完全性葡萄胎①_____均呈葡萄状，不完全性或部分性葡萄胎②_____呈葡萄状，部分绒毛仍保留③_____，其中伴有或不伴有④_____。

10. 葡萄胎的光镜下形态为①_____、②_____、③_____。

11. 侵蚀性葡萄胎与良性葡萄胎的不同之处在于①_____、②_____、③_____、④_____。

12. 绒癌镜下的主要特征是①_____、②_____、③_____、④_____。

13. 绒癌主要起源于①_____，其次可起源于②_____，也可继发于③_____、④_____、⑤_____；临床表现为⑥_____，实验室检查血和尿中⑦_____浓度显著增高，与葡萄胎、恶性葡萄胎的最大区别在于⑧_____。

14. 胎盘滋养叶细胞肿瘤与绒癌的主要区别是前者①_____、②_____、③_____。

15. 卵巢肿瘤按其组织起源大致可分为 3 类①_____、②_____、③_____，其中以④_____最常见。

16. 来源于生殖细胞的肿瘤包括①_____、②_____、③_____、④_____、⑤_____。

17. 卵巢的两性母细胞瘤包括①_____、②_____、③_____、④_____4 种成分。

18. 精原细胞瘤起源于①_____，恶性程度为②_____，镜下特征为③_____、④_____；对⑤_____治疗高度敏感。

19. 组织学上前列腺增生可分为 4 种类型①_____、②_____、③_____、④_____。

20. 前列腺增生好发的部位是①_____；病理改变为②_____、③_____、

④_____；后果取决于⑤_____。

21. 前列腺增生发生与①_____ 激素有关，增生的成分主要是②_____、
③_____、④_____三种成分。增生多发生在前列腺的⑤_____和⑥_____。

22. 纤维囊性乳腺病的发生与性激素改变有关，主要是①_____ 的减少和
②_____的增加。依增生变化形式有3种类型③_____、④_____、⑤_____。

23. 增生型乳腺纤维囊性变主要病变为①_____、②_____、③_____ 和
④_____的增生。依据上皮增生程度的轻重不同分为⑤_____、⑥_____，
⑦_____、⑧_____现在可称为上皮内瘤变。

24. 乳腺癌好发于乳房的①_____，主要起源于②_____。

25. 乳腺癌中未发生转移的类型是①_____、②_____，不常转移的类型是
③_____、④_____，易发生侵袭转移的是⑤_____。

26. 引起男性乳腺发育的主要因素是①_____，病变最显著的部位是②_____。

三、选择题

（一）A 型题（1~70 题）

1. 尖锐湿疣镜下特征性的细胞为
A. 脂肪细胞
B. 棘细胞
C. 凹空细胞
D. 单核细胞
E. 淋巴细胞

2. 外阴病变镜下仅见病变处表层基底
细胞空泡变性、液化、色素脱失，周围基底
细胞色素增多，可能为
A. 外阴鳞癌
B. 外阴白化病
C. 尖锐湿疣
D. 女阴营养不良
E. 原位癌

3. 宫颈癌的癌前期病变为
A. 鳞状上皮增生
B. 鳞状上皮化生
C. 宫颈炎
D. 宫颈鳞状上皮不典型增生
E. 宫颈息肉伴囊肿

4. 子宫颈癌好发部位是

A. 子宫颈管
B. 子宫颈内口
C. 子宫颈外口
D. 子宫颈前唇
E. 子宫颈后唇

5. 子宫颈原位癌累及腺体是指
A. 子宫颈腺上皮癌变
B. 原位癌阻塞腺体开口
C. 子宫颈腺体被鳞状细胞癌替代
D. 子宫颈鳞癌细胞突破基底膜侵及
腺体
E. 子宫颈原位癌取代腺体上皮细胞，
腺体基底膜完整

6. 宫颈癌最主要的转移途径是
A. 血道转移
B. 淋巴道转移
C. 种植性转移
D. 血道或淋巴道转移
E. 以上都不是

7. 关于子宫颈鳞癌发生发展过程下列
哪一项是正确的
A. 上皮增生-原位癌-浸润癌

B. 早期浸润癌－原位癌－浸润癌

C. 上皮不典型增生－早期浸润癌－浸润癌

D. 原位癌－早期浸润癌－浸润癌

E. 上皮不典型增生－原位癌－早期浸润癌－浸润癌

8. 不符合子宫颈鳞癌的发生发展过程的描述是

A. 是一个多步骤、逐渐发展的过程

B. 上皮内肿瘤是癌前病变

C. 上皮内肿瘤必然发展为浸润癌

D. 癌前病变具有进展性和可逆性

E. 原位癌病变需积极治疗

9. 从宫颈非典型性增生发展至浸润性癌一般要

A. 5 年

B. 10 年

C. 15 年

D. 25 年

E. 30 年

10. 宫颈早期浸润癌是指

A. 癌浸润深度不超过基底膜下 5mm

B. 癌浸润深度超过基底膜 5mm

C. 癌浸润深度不超过基底膜下 3cm

D. 癌浸润深度超过基底膜 1mm

E. 癌浸润深度在基底膜下 0.5～1cm

11. 诊断早期宫颈癌最可靠的依据是

A. 有接触性出血史

B. 阴道镜检查

C. 盆腔检查

D. 宫颈细胞学检查

E. 宫颈病理切片检查

12. 巧克力囊肿的发生与下列哪种疾病有关

A. 子宫内膜异位症

B. 腺肌病

C. 急性输卵管炎

D. 畸胎瘤

E. 输卵管浆液性囊腺瘤

13. 子宫内膜增生症镜下以腺体增生、密集排列和间质稀少为特征者，属下列哪种类型

A. 单纯型

B. 复杂型

C. 腺瘤型

D. 非典型增生

E. 以上都不是

14. 子宫内膜癌镜下特征性的改变是

A. 子宫深肌层见到子宫内膜腺体和间质

B. 子宫深肌层见到纵横交错的平滑肌细胞

C. 子宫深肌层见到腺体"背靠背"和"共壁"现象

D. 子宫深肌层见退化的绒毛

E. 子宫深肌层见异型滋养叶细胞

15. 异位妊娠最常发生的部位是

A. 子宫颈

B. 输卵管壶腹部

C. 输卵管峡部

D. 卵巢

E. 输卵管漏斗部

16. 常见的 A-S 现象（Arias-Stella 现象）与子宫内膜癌的区别在于

A. 间质细胞增多

B. 腺体呈分泌状态

C. 腺体排列紧密

D. 上皮细胞核异型性

E. 核分裂象多见

17. 下列哪项不符合葡萄胎

A. 绒毛间质水肿，血管消失

B. 绒毛滋养层上皮细胞明显增生

C. 无胎动及胎心音

D. 子宫体积比正常妊娠月份大

E. 绒毛膜促性腺激素分泌减少

18. 侵蚀性葡萄胎与良性葡萄胎的主要区别是

A. 绒毛消失

B. 可见水肿绒毛

C. 滋养细胞增生

D. 绒毛侵犯子宫壁深部肌层

E. 绒毛间质血管消失

19. 绒毛膜癌最可靠的诊断依据是

A. X 线胸片可见转移阴影

B. 阴道可见紫蓝色转移结节

C. 卵巢黄素囊肿持续不消失

D. 刮宫术后血绒毛膜促性腺激素持续高于正常值

E. 子宫病理学检查仅见滋养细胞增生而无绒毛结构

20. 绒毛膜癌最常转移的器官是

A. 脑

B. 肝

C. 肺

D. 骨

E. 肾上腺

21. 下列哪种肿瘤组织无纤维血管间质

A. 骨肉瘤

B. 肝细胞癌

C. 恶性淋巴瘤

D. 绒毛膜癌

E. 恶性黑色素瘤

22. 下列关于绒毛膜癌的说法都是正确的，除了

A. 可发生在正常妊娠以后

B. 可继发于葡萄胎

C. 由恶性滋养层细胞组成

D. 用子宫切除和放射治疗

E. 治疗的效果可用人绒毛膜促性腺激素的水平进行监测

23. 以下关于绒毛膜癌的描述，错误的是

A. 癌结节质软，暗红或紫蓝色

B. 瘤组织常侵入深肌层

C. 肿瘤间质中缺乏血管，依靠侵袭宿主血管获取营养

D. 癌细胞不形成绒毛和水泡状结构

E. 瘤组织由分化不良的细胞滋养层和合体滋养层两种瘤细胞组成

24. 青年女性，半年前刮宫诊断为葡萄胎，近年出现咳嗽咯血，胸透发现两肺有团块状阴影，血清 HCG 升高，穿刺活检可见异型性显著的两种滋养层细胞，无间质、无绒毛结构。该患者应诊断为

A. 肺鳞状细胞癌

B. 肺小细胞癌

C. 绒毛膜癌肺转移

D. 恶性葡萄胎肺转移

E. 肺腺癌

25. 侵蚀性葡萄胎与绒毛膜癌主要的区别是

A. 阴道转移结节

B. 浸润肌层

C. 细胞异型性

D. 有绒毛结构

E. 出血坏死

26. 关于卵巢肿瘤下列哪项不对

A. 根据胚胎发育成分分类

B. 以上皮起源的最常见

C. 生殖细胞起源的肿瘤可分泌雌激素

D. 原发性绒癌与妊娠无关

E. 畸胎瘤多为良性

27. 卵巢转移性 Krukenberg 瘤的原发病灶常在

A. 肺

B. 乳腺

C. 胃肠道

D. 肝脏

E. 子宫内膜

28. 砂粒体最常见于下列哪型卵巢肿瘤？

A. Brenner 瘤

B. 生殖细胞瘤

C. 浆液性囊腺癌

D. 黏液性囊腺癌

E. 子宫内膜样癌

29. 下列哪种类型的卵巢肿瘤中可发现 Call-Exner 小体

A. Brenner 肿瘤

B. 无性细胞瘤

C. 颗粒细胞瘤

D. 支持间质细胞瘤

E. 卵黄囊瘤

30. 哪种生殖细胞性肿瘤是最常见的前纵隔恶性肿瘤

A. 囊性畸胎瘤

B. 胚胎细胞癌

C. 绒癌

D. 精原细胞瘤

E. 内胚窦瘤

31. 青春期前女性最常见的卵巢良性肿瘤是

A. Brenner 瘤

B. 黏液性囊腺瘤

C. hilus 细胞瘤

D. 内胚窦瘤

E. 皮样囊肿

32. 在绝经前的妇女最常见的卵巢良性生殖细胞性肿瘤是

A. Brenner 肿瘤

B. 内膜样肿瘤

C. 良性畸胎瘤

D. 黏液性囊腺瘤

E. 囊腺纤维瘤

33. 与子宫内膜腺癌有关的危险因素有，除外

A. 吸烟

B. 肥胖、糖尿病

C. HPV 感染

D. 雌激素长期作用

E. 子宫内膜增生

34. 与宫颈癌发生相关的高危型 HPV 除了以下哪一型

A. HPV-16

B. HPV-18

C. HPV-11

D. HPV-31

E. HPV-33

35. 宫颈癌的肉眼分型除了以下哪一型

A. 糜烂型

B. 外生菜花型

C. 息肉型

D. 内生浸润型

E. 溃疡型

36. 巧克力囊肿最常见于

A. 子宫内膜癌的宫内膜中

B. 子宫内膜异位的卵巢中

C. 子宫腺肌病的病灶中

D. 子宫内膜增生过长而致

E. 子宫内膜腺瘤型增生的结果

37. 葡萄胎来源于何种细胞

A. 蜕膜细胞

B. 胎盘内血管内皮细胞

C. 子宫内膜细胞

D. 滋养层细胞

E. 原始生殖细胞

38. 女性生殖道最常见的良性肿瘤是

A. 子宫平滑肌瘤

B. 卵巢浆液性囊腺瘤

C. 卵巢纤维瘤

D. 克鲁肯贝格瘤

E. 卵巢黏液性囊腺瘤

39. 急性睾丸炎是睾丸实质的急性炎症，下列哪种情况是正确的?

A. 常并发腮腺炎

B. 与睾丸癌的高发病率有关

C. 在伴淋球菌感染的人群中常见

D. 可来源于附睾的感染

E. 标本培养可见抗酸杆菌生长

40. 睾丸恶性肿瘤5年生存率最高的是

A. 绒癌

B. 精原细胞瘤

C. 胚胎性癌

D. 恶性畸胎瘤

E. 卵黄囊瘤

41. 睾丸生殖细胞瘤中哪种类型最常见

A. 精原细胞瘤

B. 胚胎细胞瘤

C. 卵黄囊瘤

D. 绒癌

E. 畸胎瘤

42. 睾丸的卵黄囊瘤可出现下列哪种肿瘤标志物

A. CEA

B. 酸性磷酸酶

C. HCG

D. AFP

E. α_1-抗胰蛋白酶

43. 前列腺增生常发生于

A. 前叶

B. 后叶

C. 侧叶

D. 中叶及部分侧叶

E. 两叶以上

44. 下列哪项是引起男性尿道复发感染的原因

A. 免疫缺陷性疾病

B. 淋病

C. 慢性前列腺炎

D. 肾结石

E. 梅毒

45. 前列腺增生的镜下特点为

A. 腺体肥大

B. 腺体增生

C. 间质纤维组织增生

D. 平滑肌增生

E. 以上都是

46. 前列腺增生是指

A. 前列腺腺体肥大

B. 前列腺腺体增生

C. 前列腺间质增生

D. 前列腺腺体、平滑肌和纤维组织都增生

E. 前列腺平滑肌增生

47. 关于前列腺癌的正确描述是，除了

A. 多见于前列腺中央区和移行区

B. 多见于50岁后

C. 与雄激素水平有关

D. 随年龄增长发病率增加

E. 是前列腺上皮的恶性肿瘤

48. 关于前列腺癌正确的说法是

A. 它常发生在尿道周围

B. 它与血清绒毛膜促性腺激素的水平上升有关

C. 好发骨转移

D. 许多的前列腺癌是肉瘤

E. 有男性激素的增多

49. 乳腺腺体的原始结构单位是

A. 小导管

B. 腺泡

C. 窦

D. 小叶

E. 象限

50. 年轻女性最常见的乳腺肿瘤是

A. 囊性纤维瘤

B. 纤维腺瘤

C. 脂肪瘤

D. 导管内乳头状瘤

E. 血管瘤

51. 与雌激素水平过高关系密切的肿瘤是

A. 肝癌

B. 肺癌

C. 卵巢癌

D. 乳腺癌

E. 子宫颈癌

52. 乳腺的癌前病变是

A. 纤维腺瘤

B. 纤维囊性乳腺病伴不典型增生

C. 硬化性乳腺病

D. 乳腺导管上皮大汗腺样化生

E. 乳腺结构不良

53. 易发生癌变的良性乳腺病变为

A. 导管扩张

B. 脂肪坏死

C. 纤维囊性病

D. 纤维腺瘤

E. 导管内乳头状瘤

54. 乳腺癌的起源部位主要是

A. 导管上皮

B. 腺泡上皮

C. 真皮汗腺上皮

D. 纤维囊性乳腺病

E. 纤维腺瘤

55. 乳腺癌最常见的发生部位是

A. 外上象限

B. 外下象限

C. 内上象限

D. 内下象限

E. 乳头部

56. 乳腺癌以淋巴道转移最常见，临床上首先被累及的常为

A. 同侧锁骨上淋巴结

B. 同侧锁骨下淋巴结

C. 同侧腋窝淋巴结

D. 乳内动脉旁淋巴结

E. 纵隔淋巴结

57. 下列哪种情况符合小叶原位癌的特点

A. 需清扫腋窝淋巴结

B. 需进行手术，加用放疗

C. 起源于中、小导管上皮，未突破基底膜

D. 诊断时20%为双侧性，不易发展为浸润癌

E. 常发生于青年女性

58. 乳腺癌最易发生转移的是

A. 导管内癌

B. 筛状癌

C. 髓样癌

D. 浸润性导管癌

E. 黏液癌

59. 一妇女出现一侧乳头血性溢出液，最可能的病变是

A. 佩吉特病

B. 导管内乳头状瘤

C. 髓样癌

D. 黏液癌

E. 导管内癌

60. 乳腺浸润性小叶癌的组织学特点为

A. 假腺样排列

B. 个别细胞浸润到间质

C. 呈外生乳头状生长

D. 形成黏液池

E. 细胞间质丰富，伴不典型梭形细胞

61. 诊断小叶原位癌时哪种说法是正确的

A. 要行腋窝淋巴结清扫

B. 可行切除术和放射治疗

C. 在患有一侧乳腺原位癌的病人中有

20%的病人经过仔细的体格检查可在对侧的乳房发现肿块

D. 病人有很高的风险发展为浸润性乳腺癌

E. 在绝经前的女性这种病变不多见

62. 各种类型的乳腺癌中，预后最差的是

A. 髓样癌伴大量淋巴细胞浸润

B. 黏液癌

C. 湿疹样癌

D. 浸润性导管癌

E. 炎性乳腺癌

63. 目前，引起50岁以上的妇女死亡的最常见原因是

A. 白血病

B. 心肌梗死

C. 乳腺癌

D. 肺癌

E. 宫颈癌

64. 下列哪种乳腺癌不发生局部淋巴结转移

A. 浸润性小叶癌

B. 粉刺癌

C. 浸润性导管癌

D. 髓样癌

E. 黏液癌

65. 影响乳腺癌病人预后的重要因素，除了

A. 病人的年龄

B. 肿瘤的组织学类型

C. 肿瘤中出现雌激素受体

D. 出现转移

E. 局限在乳腺

66. 哪种乳腺病最常发生于哺乳期

A. 慢性乳腺炎

B. 炎性乳腺癌

C. 急性乳腺炎

D. 导管扩张

E. 纤维囊性乳腺病

67. 下列哪种乳腺癌最常见

A. 导管内癌

B. 髓样癌

C. 乳头状癌

D. 黏液癌

E. 浸润性导管癌

68. 下列哪种乳腺疾病可形成橘皮样外观

A. 导管内癌

B. 小叶原位癌

C. 单纯癌

D. 纤维腺瘤

E. 纤维囊性病

69. 乳腺髓样癌的特点是

A. 癌细胞局限于小叶腺泡内

B. 癌细胞局限于导管内

C. 癌细胞丰富、间质少，肿瘤组织周围有淋巴细胞浸润

D. 纤维间质丰富，癌细胞少

E. 癌细胞与间质大致相等

70. 青少年发生男子乳腺发育的原因，除了

A. 小叶增生

B. 外源的雌激素

C. 一些睾丸肿瘤

D. 青春期

E. 肝硬化

（二）B 型题（71~95 题）

A. 瘤样病变

B. 良性肿瘤

C. 早期浸润癌

D. 原位癌

E. 癌前病变

71. 外阴尖锐湿疣

72. 外阴 Bowen 病

73 乳腺粉刺癌

A. 假结核结节

B. 砂粒体

C. Call-Exner 小体

D. Schiller-Duval 小体

E. 淀粉样小体

74. 浆液性囊腺癌

75. 颗粒细胞瘤

76. 无性细胞瘤

A. 子宫内膜异位症

B. 妊娠

C. 癌前病变

D. 畸胎瘤

E. 交界性病变

77. 卵巢甲状腺肿

78. 腹腔假黏液瘤

79. 葡萄胎

80. 巧克力囊肿

81. 卵巢皮样囊肿

82. 纤维囊性乳腺病

83. 绒毛膜癌

A. Schiller-Duval 小体

B. 核沟

C. 分泌型 Arias-Stells 现象

D. Stein-Leventhal 综合征

E. Reinke 棒状结晶

84. 多囊性卵巢

85. 颗粒细胞瘤

86. 卵巢门细胞瘤

87. 卵黄囊瘤

88. 妊娠

A. 常引起排尿困难和继发感染

B. 以高分化鳞癌多见

C. 以高分化腺癌多见

D. 肿瘤细胞形态单一

E. 肿瘤组织结构多样

89. 前列腺癌

90. 精原细胞瘤

91. 胚胎性癌

A. 癌前病变

B. 原位癌

C. 良性增生

D. 浸润性癌

E. 炎症

92. 乳腺导管内癌

93. 宫颈鳞状上皮重度不典型增生

94. 宫颈息肉

95. 乳腺实性癌

（三）C 型题（96~109 题）

A. 可能与病毒感染有关

B. 与雌激素增高有关

C. 两者均有

D. 两者均无

96. 子宫颈癌

97. 子宫体腺癌

98. 子宫平滑肌瘤

99. 绒癌

100. 子宫内膜增生过长

101. 乳腺癌

102. 乳腺脂肪肉瘤

103. 尖锐湿疣

A. 产生甲胎蛋白

B. 对放疗相对敏感

C. 两者均有

D. 两者均无

104. 胚胎性癌

105. 无性细胞瘤

106. 卵黄囊瘤

107. 颗粒细胞瘤

A. 可见坏死、类上皮细胞及 Langhans 细胞

B. 小血管闭塞性动脉内膜炎

C. 两者均有

D. 两者均无

108. 附睾结核

109. 睾丸树胶样肿

（四）X 型题（110~117 题）

110. 目前认为与宫颈癌发病有关的病毒有

　A. 人类单纯疱疹病毒Ⅱ型

　B. 人类乳头状瘤病毒

　C. EB 病毒

　D. 人类巨细胞病毒

　E. 柯萨奇病毒

111. 年轻妇女，停经 4 个月，阴道壁出现暗红色结节，可能为哪种病变

　A. 子宫颈癌

　B. 子宫体癌

　C. 恶性葡萄胎

　D. 绒癌

　E. 子宫内膜异位症

112. 下列卵巢肿瘤哪些起源于生殖细胞

　A. 无性细胞瘤

　B. 颗粒细胞瘤

　C. 内胚窦瘤

　D. 原发性绒癌

　E. 畸胎瘤

113. 下列哪些肿瘤可产生雌激素

　A. 卵巢门细胞瘤

　B. 颗粒细胞瘤

　C. 卵泡膜瘤

　D. 卵黄囊瘤

　E. 黏液性囊腺瘤

114. 下列关于前列腺癌哪些是正确的

　A. 多发生于外区，多中心发生

　B. 主要为移行细胞癌

　C. 早期发生淋巴道、血道转移

　D. 很少直接侵犯直肠

　E. 多在前列腺增生的基础上发生

115. 下述哪些是浸润性乳腺癌可能出现的临床表现

　A. 乳头下陷

　B. "橘皮样"外观

　C. 皮肤溃疡

　D. 皮肤湿疹样改变

　E. 皮肤呈红、肿、热、痛表现

116. 以下哪些因素可影响乳腺癌的预后

　A. 患者年龄

　B. 肿瘤组织学类型

　C. 肿瘤中存在雌激素受体

　D. 转移

　E. 在乳腺内的部位

117. 下列哪些肿瘤实质由 2 种以上的细胞组成

　A. 乳腺纤维腺瘤

　B. 绒癌

　C. 肾母细胞瘤

　D. 精原细胞瘤

　E. 畸胎瘤

四、病例分析（1~24 题）

1. 35 岁妇女在妇科检查时发现宫颈覆盖上皮细胞有不典型增生。上皮细胞经 Lugol 碘不能着色。阴道的活组织检查发现有宫颈腺体的恶变。这些发现与下列哪个诊断一致

　A. 慢性宫颈炎

　B. 尖锐湿疣

　C. 宫颈癌

　D. 宫颈上皮内的瘤形成

　E. 子宫内膜异位症

2. 52岁女性，阴道不规则出血，阴道镜检查见子宫颈有菜花样肿物，表面出血坏死。最可能的诊断是

A. 宫颈炎

B. 宫颈息肉

C. 宫颈癌

D. 宫颈囊肿

E. 宫颈肥大

3. 30岁女性，子宫内膜活组织检查发现有子宫内膜的增生伴显著慢性子宫内膜炎。这些改变最可能代表下列哪种情况

A. 子宫内膜的癌前病变

B. 黄体生成不足

C. 雌激素过多

D. 是由于子宫内避孕器的作用

E. 内膜癌

4. 年轻女性，闭经3个月，阴道不规律出血，血块中夹有水泡。检查发现子宫体积大，阴道壁有暗紫色结节、出血、坏死。最大可能是

A. 宫外孕

B. 葡萄状肉瘤

C. 葡萄胎

D. 侵蚀性葡萄胎

E. 绒毛膜癌

5. 35岁经产妇在新一次妊娠的前三个月内出现子宫异常增大及血人绒毛膜促性腺激素（HCG）水平异常增高。病人的病史和下列哪个诊断最相符

A. 宫外孕

B. 植入性胎盘

C. 平滑肌瘤

D. 水泡状胎块

E. 绒毛膜血管瘤

6. 病例同题5，以下哪种病症是该病常见的并发症

A. 输卵管破裂

B. 平滑肌肉瘤

C. 腹膜假性黏液瘤

D. 子宫内膜息肉

E. 绒毛膜癌

7. 34岁女性，1年前有流产史，近来阴道不规则流血，并有咳嗽、咯血，体检发现子宫体增大，X线显示肺癌圆形阴影，最可能的诊断为

A. 肺癌

B. 肺结核

C. 子宫内膜癌转移

D. 绒癌转移

E. 恶性葡萄胎转移

8. 中年女性，一年前有流产史，现阴道流血不止，贫血外观，子宫体积增大。近来咳嗽、咯血。最可能的诊断是

A. 肺癌

B. 肺结核

C. 子宫绒毛膜癌

D. 葡萄胎

E. 子宫内膜癌

9~12. 20岁女性，左侧卵巢肿块，肉眼上表现为囊性，剖开见内含毛发、皮脂及黄白色颗粒状物。

9. 该肿瘤的起源为

A. 不确定

B. 苗勒管

C. 生殖细胞

D. 生殖细胞和间质

E. 间质

10. 根据肉眼所见可诊断为卵巢的

A. 畸胎瘤中转移性上皮癌

B. 胚胎性畸胎瘤

C. 畸胎瘤伴恶性上皮样成分

D. 囊性畸胎瘤

E. 畸胎瘤间质细胞瘤

11. 该肿瘤中最少见的组织成分是

A. 脑

B. 甲状腺

C. 神经

D. 肝

E. 皮肤

12. 该肿瘤中最可能出现的恶性成分为

A. 鳞癌

B. 滤泡性甲状腺癌

C. 乳头状甲状腺癌

D. 皮脂腺癌

E. 骨源性肉瘤

13. 40岁妇女有卵巢肿块。在手术时在右侧卵巢发现了5cm的囊性肿块。在囊肿的表面呈乳头样。下列哪个特点可在浆液性囊腺瘤中区分出交界性肿瘤

A. 累及另一侧卵巢

B. 累及腹膜

C. 细胞学上不典型性

D. 浸润卵巢基质

E. 砂粒体

14. 60岁男性主诉排尿困难。体格检查发现有光滑的、弥漫增大的前列腺腺体。活检发现良性前列腺的肥大。下列哪项可能是出现病人排尿症状的原因

A. 局部神经的浸润

B. 骶神经丛的受压

C. 前列腺组织浸入膀胱壁

D. 尿道受压

E. 尿路上皮的多发性乳头状瘤病

15~16. 28岁男子出现单侧睾丸下降，CT摄片可见一个6厘米的高密度腹部包块影。

15. 这个包块最可能的诊断是

A. 转移性前列腺癌

B. 隐睾增生

C. 畸胎瘤

D. 腺瘤样瘤

E. 精原细胞瘤

16. 下列哪一项对于这个肿瘤的治疗和预后是正确的

A. 没有切除术的明显指针

B. 肿瘤对于放疗敏感

C. 低于5年的生存率

D. 此病人可根据血清中特异性前列腺抗原水平来进行进一步临床治疗

E. 在下降的睾丸中没有增加恶性肿瘤发生的危险性

17. 睾丸手术时常见到附睾上有一个境界清楚的灰白色结节，最可能是哪种病变

A. 结核性肉芽肿

B. 腺瘤样瘤

C. 精母细胞肉芽肿

D. 先天性畸形

E. 局灶性梗死

18. 55岁男性患者，在其阴茎包皮上有一个1cm大小的肿块，诊断的疑难之处在于尖锐湿疣和鳞状细胞癌的鉴别。下列各项临床特点均支持癌的诊断，除了

A. 病变处灶性溃疡形成

B. 包皮垢

C. 病变处触痛

D. 左侧腹股沟区域有一2cm大小的硬质肿物

E. 胸片示多个肺部肿块

19~22. 乳腺肿块，镜下见癌细胞群集形成团块，充塞导管腔，部分区域突破了导管的基底膜。

19. 该病例最可能的诊断为

A. 鳞癌

B. 浸润性导管癌

C. 佩吉特病

D. 导管癌

E. 小叶癌

20. 下列哪型乳癌预后最好

A. 导管内癌

B. 乳头状癌

C. 髓样癌

D. 胶样癌

E. 导管癌

21. 本病例病灶起源于

A. 小叶

B. 导管

C. 间质

D. 小叶与导管

E. 以上都不是

22. 下列哪种情况的乳腺癌预后较好

A. 炎性乳癌

B. neu 基因

C. 雌激素受体强阳性

D. G_0/G_1，DNA 含有高异倍体或四倍体

E. Ⅳ期乳癌

23. 37 岁女性因为乳房 X 线片发现可疑现象，进行乳房活检。该患者近五年来每年进行乳房 X 线检查。3 年前的乳房活检示纤维腺瘤及纤维囊性变，并有活跃的上皮细胞增生。当问及相关家族史时，患者自诉其母亲死于恶性叶状囊性肉瘤，并且她的儿子在学校体检中被发现患有男性乳腺发育。该患者这次乳房活检显示为原位小叶癌。以下哪项是增加其乳腺癌的危险性因素

A. 该病人先前的纤维腺瘤

B. 病人先前的上皮细胞活跃增生

C. 病人儿子患有男性乳腺发育症

D. 病人的 5 次乳房 X 线照射

E. 病人的年龄

24. 成年女性，半年前发现左乳外上象限有一无痛性肿块，近期生长快，直径约 5cm。术后病理检查：肿物色灰白，质脆，界限不清。镜下瘤细胞排列成实性团片状，瘤细胞量与间质量大致相等，瘤细胞异型性明显，呈浸润性生长。病理诊断应为

A. 恶性淋巴瘤

B. 乳腺粉刺样癌

C. 乳腺浸润性导管癌

D. 乳腺不典型髓样癌

E. 乳腺单纯癌

五、问答题

1. 子宫腺肌瘤与子宫平滑肌瘤有何区别？

2. 基于细胞形态和腺体结构增生和分化程度的不同子宫内膜增生症有哪些分型？

3. 宫颈上皮不典型增生（宫颈上皮内瘤变，CIN）的组织学特点是什么？

4. 宫颈鳞状细胞癌形态发生多阶段的特点？

5. 子宫颈常见的恶性肿瘤有哪些？它们的病因是什么？

6. 子宫颈癌的病理诊断的特殊方法。

7. 请描述对预示子宫颈癌变有意义的组织学表现。

8. 为什么肥胖、糖尿病、不孕和吸烟是子宫内膜腺癌的高危因素？

9. 子宫体癌常见的临床病理特征有哪些？

10. 试述子宫内膜癌的临床分期与预后。

11. 什么是滋养层细胞疾病（gestational trophoblastic diseases，GTD），有什么特点？

12. 哪些肿瘤是胎盘源性的？

13. 试从病理形态和临床特征来比较葡萄胎、侵蚀性葡萄胎、绒毛膜癌的异同。
14. 卵巢可发生哪些肿瘤？
15. 描述卵黄囊瘤（内胚窦瘤）镜下的组织形态：
16. 卵巢的非肿瘤性囊性病变有哪些？
17. 前列腺良性肥大可并发哪些病理改变？
18. 试述前列腺癌的播散途径。
19. 乳房最常见的良性肿瘤是哪一种类型？并作描述。
20. 哪些原因可以引发女性乳房肿块？
21. 请对乳腺癌进行分类。
22. 什么是雌激素受体以及它们在乳腺癌中的意义是什么？
23. 男性为什么会发生乳腺癌？
24. 男性乳房肿大的可能原因有哪些？
25. 男性乳房发育的原因及表现是什么？

第十三章 内分泌系统疾病

一、名词解释

1. 尿崩症（diabetes insipidus）
2. 性早熟症（precocious puberty）
3. 垂体性巨人症（pituitary gigantism）
4. 肢端肥大症（acromegaly）
5. 高催乳素血症（hyperprolactinemia）
6. 溢乳－闭经综合征（galactorrhea-a-menorrhea syndrome）
7. 垂体性侏儒症（pituitary dwarfism）
8. Simmond 综合征（simmond syndrome）
9. Sheehan 综合征（Sheehan syndrome）
10. 垂体腺瘤（pituitary adenoma）
11. 颅咽管瘤（cranoipharyngioma）
12. 非毒性甲状腺肿（nontoxic goiter）
13. 弥漫性胶样甲状腺肿（diffuse colloid goiter）
14. 结节性甲状腺肿（nodular goiter）
15. 毒性甲状腺肿（toxic goiter）
16. 克汀病/呆小症（cretinism）
17. 黏液水肿（myxedema）
18. 亚急性甲状腺炎（subacute thyroiditis）
19. 慢性淋巴细胞性甲状腺炎（chronic lymphcytic thyroiditis）
20. 慢性纤维性甲状腺炎（chronic fibrous thyroiditis）
21. 砂粒体（psammoma bodys）
22. 微小癌（microcarcinoma）
23. 髓样癌（medullary carcinoma）
24. APUD 瘤（APUDoma）
25. 库欣综合征（Cushing's syndrome）
26. 原发性醛固酮增多症（primary hyperaldosteronism syndrome，Conn's syndrome）
27. 艾迪生病（Addison's disease）
28. 糖尿病（diabetes mellitus）
29. 多发性内分泌腺瘤综合征（multiple endocrine neoplasia syndrome，MEN syndrome）

二、填空题

1. 各内分泌器官的①_____、②_____、③_____、④_____及其他病变均能引起该器官激素分泌的⑤_____或⑥_____，进而表现为该器官功能的⑦_____或⑧_____。

2. 内分泌系统疾病实际上包括①_____和由此引起的相应②_____或③_____。

3. 尿崩症其病因和分类中：垂体性尿崩症是①_____；肾性尿崩症是②_____；继发性尿崩症是③_____；特发性或原发性尿崩症是④_____。

4. 腺垂体功能亢进较常见的临床表现有①_____、②_____、③_____、④_____；垂体功能低下较常见的临床表现有⑤_____、⑥_____、⑦_____。

5. 垂体腺瘤的主要临床表现为①_____、②_____、③_____。

6. 垂体性库欣综合征主要由①_____所引起，少数由于②_____异常分泌过多的③_____所致。

7. 垂体腺瘤根据瘤细胞 HE 染色不同分为①_____、②_____、③_____、④_____；现在根据瘤细胞功能分为⑤_____和⑥_____、两大类。

8. 非毒性甲状腺肿，按其病变发展过程分为①_____、②_____、③_____ 3 个时期。

9. 与甲状腺功能亢进症病因及发病机制有关的因素是①_____、②_____、③_____。

10. 甲状腺功能低下的主要原因为①_____、②_____、③_____、④_____、⑤_____。

11. 甲状腺功能低下发生在婴幼儿时，表现为①_____；发生在成年人时，表现为②_____。

12. 亚急性甲状腺炎又称为①_____、②_____；慢性甲状腺炎主要两种类型③_____、④_____ 前者亦称⑤_____、⑥_____；后者亦称⑦_____、⑧_____。

13. 甲状腺腺瘤是常见的甲状腺良性肿瘤，根据肿瘤组织形态可分为①_____、②_____、③_____、④_____、⑤_____、⑥_____。

14. 髓样癌又称①_____癌，属于②_____瘤，间质内常有③_____沉着，电镜：胞质内有大小较一致的④_____，免疫组织化学染色：⑤_____阳性，⑥_____阴性。

15. 甲状腺癌主要有以下几种类型①_____、②_____、③_____、④_____。

16. 胰岛素依赖型糖尿病又称①_____，其发病是在②_____的基础上，胰岛感染了③_____或受④_____的影响，使胰岛⑤_____损伤，释放出致敏蛋白，引起⑥_____，导致胰岛的自身免疫性炎症，进一步引起⑦_____严重破坏。

17. 正常情况下不产生激素的组织或器官发生能分泌激素的肿瘤，称为①_____。常分泌的激素有：②_____、③_____、④_____、⑤_____、⑥_____。

18. 原发性甲状旁腺功能亢进是由于①_____时，分泌过多的②_____所致。临床上表现为③_____增高，④_____降低。

19. 继发性甲状旁腺功能亢进由于①_____引起②_____所致。临床上③_____低，④_____高。

20. 库欣综合征的病因有①_____、②_____、③_____、④_____。

21. 肾上腺细胞增生在库欣综合征时为①_____、②_____；醛固酮增生症为③_____。

22. 醛固酮增生症临床和生化检查表现为①_____、②_____、③_____、④_____。

23. 肾上腺髓质可发生的肿瘤有①_____、②_____、③_____。

24. 功能性胰岛细胞瘤有①_____、②_____、③_____、④_____、⑤_____、⑥_____。

三、选择题

（一）A型题（1~53）

1. 按垂体腺瘤功能分类，下列哪一类型发病率最高
   A. 生长激素细胞腺瘤
   B. 催乳激素细胞腺瘤
   C. 促肾上腺皮质激素细胞腺瘤
   D. 促性腺激素细胞腺瘤
   E. 促甲状腺素细胞腺瘤

2. 垂体腺瘤可根据合成分泌的激素进行分类，最常见的腺瘤则分泌
   A. 催乳素
   B. 生长激素
   C. 促肾上腺皮质激素
   D. 促卵泡素
   E. 促黄体素

3. 垂体腺瘤和垂体腺癌鉴别诊断的主要依据是
   A. 瘤细胞形态
   B. 肿瘤大小
   C. 肿瘤细胞的染色特性
   D. 有否侵犯周围组织和发生转移
   E. 肿瘤是否分泌激素

4. 颅咽管瘤的组织学特征是
   A. 鳞状上皮形成细胞巢
   B. 由腺管样构造形成腺瘤样结构
   C. 类似表皮囊肿

   D. 很像造釉细胞瘤
   E. 和垂体腺瘤相似，不易区别

5. 性早熟症的原因，最主要的是
   A. 垂体促性腺激素过早分泌
   B. 下丘脑促性腺激素释放因子过早分泌
   C. 肾上腺皮质肿瘤性激素分泌过多
   D. 生殖器官的肿瘤
   E. 大脑皮质的障碍

6. 导致甲状腺肿大最常见的原因是
   A. 垂体肿瘤
   B. 缺碘
   C. 自身免疫反应
   D. 先天性疾患
   E. 药物

7. 关于单纯性甲状腺肿，下列哪项正确
   A. 男性显著多于女性
   B. 年龄越大发病者越多
   C. 甲状腺多呈结节状肿大
   D. 一般不伴有甲状腺功能亢进或低下
   E. 从病变性质来说，可以看作是良性肿瘤

8. 关于地方性甲状腺肿，哪一项是错误的
   A. 病区多为山区、半山区

B. 女性显著多于男性

C. 多伴有甲状腺功能亢进

D. 散发性病例常因青春期、妊娠期等对碘需求量迅速增加而相对缺碘

E. 有些近海地区由于吃海藻过多，也可引起甲状腺肿

9. 弥漫性非毒性甲状腺肿的主要病理组织学改变是

A. 滤泡上皮增生，并呈高柱状

B. 滤泡腔内胶质贮积

C. 间质纤维组织增生

D. 见大小不一吸收空泡

E. 淋巴滤泡形成

10. 关于结节性甲状腺肿，下列哪项错误

A. 结节具有完整的包膜

B. 结节对周围甲状腺组织无明显压迫作用

C. 滤泡上皮有乳头状增生者可发生癌变

D. 结节内常有出血、坏死、纤维增生等改变

E. 从弥漫性甲状腺肿可以移行为结节性甲状腺肿

11. 垂体前叶功能亢进主要表现如下，除了

A. Simmond 综合征

B. Cushiug 综合征

C. 高催乳素血症

D. 性早熟

E. 垂体性巨人症

12. 垂体前叶功能低下的主要有以下几项，除了

A. 肢端肥大大症

B. Sheehan 综合征

C. Simmond 综合征

D. 侏儒症

E. 垂体前叶 75% 以上组织破坏

13. 下列有关毒性甲状腺肿病变的描述哪项是错误的

A. 间质血管丰富，显著充血

B. 滤泡腔内胶质稀薄，并见大小不一吸收空泡

C. 滤泡上皮局灶性增生、复旧和萎缩并存，形成结节

D. 滤泡上皮呈立方或高柱状，并常增生，向滤泡腔内形成乳头状突起

E. 间质淋巴细胞浸润及淋巴滤泡形成

14. 下列哪一项不是未经治疗的毒性弥漫性甲状腺肿的形态学特征

A. 滤胞胶质稀薄色淡

B. 血管减少

C. 滤泡上皮细胞变为高柱状

D. 淋巴细胞浸润

E. 滤泡上皮细胞数量增加

15. Graves 病中，引起甲状腺素分泌过高的抗体是

A. 甲状腺生长免疫球蛋白

B. 甲状腺生长抑制免疫球蛋白

C. 甲状腺刺激免疫球蛋白和甲状腺生长刺激免疫球蛋白

D. 抗甲状腺线粒体抗体

E. 抗核抗体

16. 最常见的甲状腺功能亢进的原因是

A. Graves 病

B. 毒性结节性甲状腺肿

C. 毒性甲状腺腺瘤

D. 甲状腺素摄入过多

E. 分泌 TSH 的垂体腺瘤

17. 与甲状腺功能减退（hypothyroid-ism）发生无关的因素是

A. 手术切除或放射线治疗损伤过多正常甲状腺组织

B. 慢性淋巴细胞性甲状腺炎

C. 自身免疫性损伤

D. TGI 抗体

E. 胎儿期缺碘伴甲状腺发育不全

18. 黏液性水肿（myxedema）多发生于

A. 单纯性甲状腺肿

B. 甲状腺功能亢进

C. 甲状腺功能减退

D. 甲状腺炎

E. 甲状腺腺瘤

19. 黏液水肿心是指

A. 心肌间质水肿

B. 心肌黏液样变

C. 心脏黏液瘤

D. 心肌间质黏多糖沉积性黏液水肿

E. 心外膜纤维蛋白性炎

20. 在对克汀病（cretinism）的描述中，错误的说法是

A. 地方性克汀病可以用碘化食盐预防

B. 散发性克汀病的发生可能与遗传因素有关

C. 患儿全身组织和骨骼发育障碍

D. 脑发育基本正常

E. 患儿母亲的甲状腺水平低下

21. 亚急性甲状腺炎较特征性的病理学改变是

A. 体积增大，不对称

B. 肉芽肿性炎症

C. 大量淋巴细胞浸润，淋巴滤泡形成

D. 滤泡坏死

E. 纤维组织明显增生和玻璃样变

22. 急性甲状腺炎较特征性的病理学改变是

A. 体积增大，不对称

B. 肉芽肿性炎症

C. 大量淋巴细胞浸润，淋巴滤泡形成

D. 滤泡化脓性改变

E. 纤维组织明显增生和玻璃样变

23. 诊断木样甲状腺炎（De Quervam thyroiditis）较特征性的病理学改变是甲状腺

A. 体积增大、不对称

B. 切面见斑片状坏死

C. 滤泡坏死

D. 肉芽肿性炎症

E. 纤维化

24. 关于慢性淋巴细胞性甲状腺炎，下列哪一项是错误的

A. 甲状腺结构为大量淋巴细胞浸润，淋巴滤泡形成

B. 甲状腺肿大

C. 发病多见于中年男性，应摘除甲状腺

D. 常与其他自身免疫病并存

E. 甲状腺功能正常或减退

25. 诊断慢性淋巴细胞性甲状腺炎最特征性的病理改变是甲状腺

A. 弥漫性对称性肿大

B. 切面似肉样、分叶状

C. 镜下见大量淋巴细胞及不等量嗜酸性粒细胞浸润，伴淋巴滤泡形成

D. 滤泡上皮局限性增生

E. 滤泡破坏，胶质外溢，形成类似结核结节的肉芽肿

26. 下列组合，哪一个是错误的

A. 毒性甲状腺肿——抗甲状腺抗体

B. 地方性甲状腺肿——缺碘

C. 慢性淋巴细胞性甲状腺炎——抗原特异性 T 抑制细胞减少

D. 亚急性甲状腺炎——病毒

E. 克汀病——甲状腺摘除

27. 下列哪项对区别甲状腺腺瘤与结节性甲状腺肿没有帮助

A. 完整的包膜

B. 肿块压迫周围甲状腺组织

C. 肿块内组织结构比较一致

D. 肿块内组织形态与周围甲状腺组织不同

E. 肿块为单个，大小不超过 3cm

28. 下列哪项是甲状腺瘤与甲状腺肿区别

A. 前者有完整包膜，压迫周围组织

B. 前者滤泡大小不一

C. 前者发生于青年女性

D. 前者可伴发甲亢

E. 前者可有乳头状增生

29. 下列各类肿瘤中，哪一项不属于甲状腺滤泡性腺瘤

A. 胚胎性腺瘤

B. 胎儿性腺瘤

C. 单纯性腺瘤

D. 乳头状腺瘤

E. 胶样腺瘤

30. 可发生癌变的甲状腺疾病是

A. 甲状腺功能亢进

B. 甲状腺功能减退

C. 结节性甲状腺肿

D. 慢性淋巴细胞性甲状腺炎

E. 慢性甲状腺炎

31. 可通口服过碘盐而达到预防目的的甲状腺疾病是

A. 甲状腺腺瘤

B. 地方性甲状腺腺肿

C. 弥漫性毒性甲状腺肿

D. 甲状腺功能减退

E. 甲状腺癌

32. 甲状腺最常见的良性肿瘤是

A. 纤维瘤

B. 脂肪瘤

C. 腺瘤

D. 血管瘤

E. 乳头状瘤

33. 细胞核呈毛玻璃样的甲状腺癌是

A. 乳头状癌

B. 滤泡状癌

C. 髓样癌

D. 未分化癌

E. 嗜酸细胞癌

34. 下列哪项不是甲状腺乳头状腺癌的特点

A. 癌细胞排列成不规则的乳头

B. 癌细胞核呈透明或毛玻璃状

C. 恶性程度高

D. 间质中有砂粒体

E. 局部淋巴结转移早

35. 最常出现砂粒体的甲状腺癌是

A. 滤泡性腺癌

B. 未分化癌

C. 髓样癌

D. 乳头状腺癌

E. 鳞状细胞癌

36. 甲状腺腺瘤的特征之一是

A. 大部分为热结节

B. 包膜不完整

C. 浸润性生长

D. 可呈实性或条索状排列

E. 早期可发生血道转移

37. 细胞分泌降钙素的甲状腺癌是

A. 乳头状癌

B. 滤泡状癌

C. 髓样癌

D. 未分化癌

E. 嗜酸细胞癌

38. APUD 细胞系不包括下列哪种细胞

A. 肺、消化管的嗜银细胞

B. 甲状腺滤泡旁细胞

C. 胰岛细胞

D. 肾上腺皮质细胞

E. 副神经节细胞

39. 由滤泡旁细胞发生的甲状腺癌是

A. 乳头状癌

B. 髓样癌

C. 滤泡状癌

D. 小细胞型未分化癌

E. 巨细胞型未分化癌

40. 颈中部淋巴结转移性肿瘤灶中可见淀粉样物，首先考虑的原发灶是

A. 鼻咽泡状核细胞癌

B. 甲状腺髓样癌

C. 肺小细胞癌

D. 甲状腺乳头状癌

E. 甲状腺滤泡状癌

41. 属于弥散神经内分泌细胞源性的甲状腺癌是

A. 滤泡状癌

B. 髓样癌

C. 嗜酸细胞癌

D. 小细胞型未分化癌

E. 梭形细胞型未分化癌

42. 下列哪项不是甲状腺髓样癌的特点

A. 起源于 C 细胞

B. 分泌大量降钙素

C. 部分为家族性常染色体显性遗传

D. 免疫组化常显示甲状腺球蛋白阳性

E. 间质内有淀粉样物质沉积

43. 在甲状腺癌中，以哪种类型的发病最多、恶性度最低、五年生存率最高

A. 滤泡状癌

B. 乳头状癌

C. 髓样癌

D. 未分化癌

E. 嗜酸细胞癌

44. 原发性甲状腺癌在甲状腺内出现的多发性病灶是

A. 乳头样癌和髓样癌

B. 滤泡性癌和乳头样癌

C. 髓样癌和滤泡性癌

D. 间变性癌和乳头样癌

E. 以上答案都不对

45. 下列哪种甲状腺癌的预后最差

A. 髓样癌

B. 滤泡状癌

C. 巨细胞型未分化癌

D. 乳头状癌

E. 嗜酸细胞癌

46. 下列除了哪个都是间变性甲状腺癌的特点

A. 占了甲状腺癌的 5%

B. 原来肿瘤的恶性变

C. 年轻人易受累及

D. 在诊断时肿瘤常超出甲状腺被膜

E. 病人预后差

47. 为区别甲状腺腺瘤和甲状腺癌，临床常采用的有效的检查方法是

A. 免疫组织化学法检测癌基因表达

B. 放射免疫法测定血浆降钙素

C. 放射性核素法检查摄碘能力

D. X 线摄片检查钙化点

E. 血浆测定 T_3、T_4

48. 对肾上腺皮质腺瘤来说，下列哪项是错误的

A. 病变常为单侧性单发的肿瘤

B. 腺瘤通常有薄层包膜

C. 腺瘤一般皆较小

D. 对周围组织无压迫现象

E. 在形态上功能性腺瘤与非功能性腺瘤无区别

49. 关于非胰岛素依赖型糖尿病，哪项是错误的？

A. 发病多在 40 岁以上

B. 常有胰岛的炎症，胰岛数目明显减少

C. 肥胖是发病的重要因素

D. 胰岛素相对不足及组织对胰岛素抵抗

E. 胰岛及 B 细胞有缺陷

50. 非肾上腺皮质增生所引起的临床表现是

A. 满月脸

B. 水牛背

C. 高血压

D. 低血糖

E. 低血钾

51. 嗜铬细胞瘤最常见于

A. 肾上腺髓质

B. 主动脉旁副节细胞

C. 肾上腺皮质

D. 甲状腺旁腺细胞

E. 胰岛细胞

52. 毒性甲状腺肿的症状和病变不包括

A. 全身淋巴细胞增生

B. 肝脂肪变性坏死

C. 肾充血水肿

D. 心脏肥大，扩大

E. 眼球突出

53. 糖尿病性肾病中下列哪种情况是正确的

A. 肾小球基底膜广泛性变薄

B. 常伴有其他器官微血管的改变

C. 常伴肾炎综合征表现

D. 在数年后病变可消退

E. 免疫荧光检查发现肾小球中 IgG 沉积，呈颗粒状荧光

（二）B 型题（54~67 题）

A. 阵发性高血压

B. 低血糖症

C. 多发性溃疡

D. Cushing 综合征

E. Sheehan 综合征

54. 胰岛 B 细胞瘤

55. 胃泌素瘤

56. 肾上腺皮质腺瘤

57. 嗜铬细胞瘤

A. 缺碘

B. 自身免疫

C. 病毒感染

D. 细菌感染

E. 维生素缺乏

58. 桥本甲状腺炎

59. 亚急性甲状腺炎

60. 非毒性甲状腺肿

A. 大量淋巴细胞浸润，滤泡萎缩

B. 结构与造釉细胞瘤相似

C. 滤泡增生以小型滤泡为主

D. 结核样肉芽肿形成

E. 甲状腺内单一包膜完整结节，结节内单一形态滤泡增生

61. 亚急性甲状腺炎

62. 甲状腺腺瘤

63. 慢性淋巴细胞甲状腺炎

64. 毒性甲状腺肿

A. 甲状腺乳头状腺癌

B. 甲状腺滤泡性腺癌

C. 甲状腺髓样癌

D. 甲状腺未分化癌

E. 甲状腺嗜酸性细胞癌

65. 间质常有淀粉样物质沉着

66. 癌细胞核呈毛玻璃样

67. 癌细胞分泌降钙素

（三）C 型题（68~80 题）

A. 高血压

B. 低血钾

C. 两者均有

D. 两者均无

68. Cushing 综合征

69. Addison 病

70. 嗜铬细胞瘤

71. 原发性醛固酮增多症

A. 淋巴滤泡形成

B. 甲状腺滤泡破坏

C. 两者均有

D. 两者均无

72. 单纯性甲状腺肿

73. 毒性甲状腺肿

74. 桥本甲状腺炎

75. 亚急性甲状腺炎

A. Ⅰ型糖尿病

B. Ⅱ型糖尿病

C. 两者均有

D. 两者均无

76. 血中胰岛素明显降低

77. 胰岛 B 细胞减少

78. 与肥胖有关

79. 与自身免疫反应有关

80. 组织对胰岛素抵抗

（四）X 型题（81~116 题）

81. 引起 Cushing 综合征的病因有

A. 垂体 ACTH 细胞腺瘤

B. 肾上腺皮质结节性增生

C. 功能性肾上腺肿瘤

D. 长期使用糖皮质激素

E. 异位分泌 ACTH 肿瘤

82. 腺垂体功能亢进可引起的疾病或综合征包括

A. 垂体性巨人症

B. 肢端肥大症

C. 溢乳-闭经综合征

D. 垂体性 Cushing 综合征

E. 尿崩症

83. 西蒙（Simond）综合征的临床表现多种多样，如

A. 身材矮小

B. 闭经、性欲减退

C. 表情淡漠、智力减退、动作迟缓

D. 女孩男性化

E. 食欲减退、乏力

84. 下列有关内分泌肿瘤的论述哪些是正确的

A. Insulinoma 临床上可有低血糖症状

B. Zollinger-Ellison 综合征可因促胃液素作用，胃酸分泌亢进，导致胃溃疡形成

C. APUD 瘤是发生于下丘脑－垂体轴、松果体及内脏的弥散神经内分泌细胞

D. 异位性分泌 ACTH 的肿瘤可以是肺燕麦细胞癌

E. 嗜铬细胞瘤可分泌去甲肾上腺素和肾上腺素

85. 垂体良性肿瘤常可致垂体功能亢进，其表现可为多种，包括

A. 西蒙综合征

B. 巨人症

C. 库欣综合征

D. 肢端肥大症

E. 溢乳、闭经

86. 垂体腺瘤可引起哪些激素的异常分泌

A. 生长激素

B. 催乳素

C. 促肾上腺皮质激素

D. 抗利尿激素

E. 促性腺激素

87. 有关非毒性甲状腺肿的病因，下列哪些是正确的

A. 碘缺乏

B. 碘摄取过多

C. 甲状腺素需求量增多

D. 食物中含有抗甲状腺物质

E. 与遗传有关

88. 下列哪些变化是属于非毒性甲状腺肿的病理变化

A. 增生期滤泡上皮增生肥大

B. 长期缺碘使上皮反复增生复旧，滤泡显著扩大，含多量胶质

C. 随着病变进展增生的甲状腺组织形成不规则结节

D. 部分病人有全身淋巴组织增生

E. 严重者肿大甲状腺可向胸骨下延伸，产生压迫症状

89. 关于单纯性甲状腺肿的正确描述是

A. 结节性甲状腺肿可以发展为弥漫性甲状腺肿

B. 弥漫性甲状腺肿往往伴有甲状腺功能减退

C. 结节性甲状腺肿可伴有毒性甲状腺肿的症状

D. 结节性甲状腺肿有发生癌变的可能

E. 其病因均为缺碘

90. 结节性甲状腺肿的病理形态学特征，包括

A. 甲状腺肿块形成

B. 少数上皮细胞不典型增生可发生癌变

C. 切面常有出血、坏死灶

D. 伴囊性变、钙化灶

E. 包膜有浸润灶

91. 关于结节性甲状腺肿，下列哪些记述是正确的

A. 结节内常有出血囊性变

B. 结节具有完整的包膜

C. 滤泡上皮有乳头状增生者，癌变率高

D. 都呈现甲状腺功能亢进

E. 甲状腺激素水平低下

92. 毒性甲状腺肿与下列哪些因素有关

A. 多种抗甲状腺抗体

B. 甲状腺刺激免疫球蛋白

C. 家族性素质

D. T 细胞功能有基因缺陷

E. 甲状腺生长刺激免疫球蛋白

93. 弥漫性毒性甲状腺是一种自身免疫性疾病，患者可能有多种自身抗体，其作用的靶抗原包括

A. 促甲状腺素受体

B. 细胞微粒体过氧化物酶

C. 甲状腺球蛋白

D. T_3、T_4

E. HLA Ⅱ类抗原

94. 甲状腺功能亢进症的病理组织学特征是

A. 滤泡上皮增生

B. 胶质稀薄、可见吸收空泡

C. 间质血管丰富、充血

D. 淋巴细胞浸润

E. 上皮细胞不典型增生

95. 关于甲状腺毒性心肌病的正确描述包括

A. 女性多见

B. 心肌间质黏液水肿

C. 可引起心力衰竭

D. 心肌间质淋巴细胞浸润

E. 心肌脂肪变性

96. 弥漫性甲状腺肿的病理形态学特征，包括

A. 甲状腺肿大、呈对称性

B. 甲状腺滤泡充满胶质

C. 上皮多呈扁平状

D. 间质增多

E. 切面光泽增强、质脆弱

97. 甲状腺功能低下可表现为

A. 克汀病

B. 胸腺肥大

C. 单纯性甲状腺肿

D. 黏液水肿

E. Riedel 甲状腺肿

98. 关于克汀病的正确描述，包括

A. 因缺碘所引起

B. 患者母亲有单纯性甲状腺肿

C. 甲状腺发育基本正常

D. 体格发育障碍

E. 可致痴呆

99. 亚急性甲状腺炎的主要病理变化为

A. 甲状腺组织内可有不规则坏死破裂病灶

B. 可以形成类似结核结节的肉芽肿

C. 晚期甲状腺可严重破坏导致纤维化

D. 病变组织内多有砂粒体

E. 发展到一定阶段则出现淀粉样物质沉积

100. 关于亚急性甲状腺炎的正确描述为

A. 发病与病毒感染有关

B. 甲状腺不肿痛

C. 病理以肉芽肿性炎为特征

D. 甲状腺切面有结节形成

E. 多数可自愈

101. 关于慢性甲状腺炎的正确描述为

A. 可发生毒性甲状腺肿症状

B. 血浆内常有多种自身抗体形成

C. 病理组织学特征为淋巴细胞浸润

D. 可自愈

E. 部分病例可发生癌变

102. 桥本甲状腺炎的主要病变是

A. 甲状腺组织内有大量淋巴细胞，巨噬细胞浸润

B. 滤泡萎缩

C. 纤维结缔组织增生

D. 结核样肉芽肿

F. 上皮细胞乳头状增生

103. 关于淋巴细胞性甲状腺炎的正确描述为

A. 自身免疫性疾病

B. 自身抗体以 TGI 为主

C. 与 HLA-DR5 有关

D. 甲状腺切面似肉样、灰白色

E. 镜下见大量淋巴细胞、浆细胞等细胞浸润

104. 慢性淋巴细胞性甲状腺炎的主要病变是

A. 甲状腺组织内有大量淋巴细胞浸润

B. 滤泡萎缩

C. 纤维结缔组织增生

D. 结核样肉芽肿

E. 上皮细胞核呈毛玻璃样

105. 甲状腺腺瘤的特征可归纳为

A. 多发生于中青年妇女

B. 常伴有甲状腺功能亢进

C. 包膜完整，压迫周围组织，瘤内组织结构较一致

D. 肿瘤的切面常见有出血、坏死和囊性变

E. 容易复发，手术效果不佳

106. 甲状腺功能低下的主要原因可归纳为

A. 甲状腺实质性损伤

B. 甲状腺发育异常

C. 自身免疫性疾病

D. 垂体、下丘脑病变

E. 甲状腺素利用减少

107. 甲状腺腺瘤在镜下可分为多种亚型，包括

A. 胚胎型

B. 胎儿型

C. 单纯型

D. 胶样型

E. 嗜酸型

108. 对于甲状腺癌的描述，下列哪些

是正确的

A. 乳头状癌的间质常有砂粒体出现

B. 滤泡性腺癌少数情况下主要由嗜酸性粒细胞组成

C. 未分化癌可分为小细胞型、巨细胞型和梭形细胞型

D. 髓样癌的瘤细胞可分泌降钙素、CEA 等多种激素和物质

E. 甲状腺癌中乳头状腺癌发病率最高，恶性度最低

109. 甲状腺腺癌的病理组织学特征，包括

A. 鳞形细胞癌

B. 乳头状癌

C. 髓样癌

D. 未分化癌

E. 滤泡状癌

110. 甲状腺乳头状癌的病理学特征包括

A. 肿瘤多呈圆形

B. 包膜完整无浸润

C. 光镜下以上皮增生，乳头形成为特征

D. 细胞异型性大，核分裂象多见

E. 肿瘤间质有钙化的砂粒体

111. 关于甲状腺髓样癌的正确描述为

A. 起源于甲状腺滤泡上皮

B. 患者血浆中降钙素升高

C. 瘤细胞可为多边形、梭形

D. 间质有淀粉样物质沉积

E. 多经淋巴道转移

112. 肾上腺母细胞瘤的特征包括

A. 成年人多见

B. 起源于肾上腺皮质

C. 肿瘤呈灰白色，常有出血、坏死

D. 瘤细胞胞质少，似淋巴细胞

E. 瘤细胞呈菊花团状排列

113. 关于肾上腺髓质嗜铬细胞瘤的正确描述是

A. 属于 APUD 瘤

B. 肿瘤可有完整的包膜

C. 瘤细胞可分泌去甲肾上腺素和肾上腺素

D. 临床表现高血压

E. 瘤细胞分泌过量的皮质醇

114. 关于慢性肾上腺皮质功能低下的临床表现正确的描述是

A. 该病又称为 Addison 病

B. 双侧肾上腺皮质的严重破坏

C. 皮肤黏膜黑色素沉着

D. 低血糖、低血压、低肌力

E. 垂体 ACTH 等激素分泌减少

115. 可引起高血压的常见肾上腺疾病是

A. 肾上腺皮质腺瘤

B. 肾上腺皮质增生

C. 肾上腺神经母细胞瘤

D. 肾上腺皮质坏死

E. 肾上腺髓质嗜铬细胞瘤

116. 糖尿病时胰岛可出现哪些病变

A. 淀粉样变

B. 淋巴细胞浸润

C. 纤维化

D. 胰岛细胞减少

E. 纤维素性坏死

四、病例分析（1~6题）

1. 女，30岁，以颈前肿块3个月为主诉入院，行颈前肿物切除术。术后标本见甲状腺表面呈多数结节状，大小形状不一，无包膜，镜下见滤泡上皮增生，呈立方形，有乳头形成，滤泡大小不一，间质纤维增生，最可能的诊断是

　　A. 甲状腺乳头状腺瘤

　　B. 慢性纤维性甲状腺炎

　　C. 结节性甲状腺肿

　　D. 甲状腺乳头状腺癌

　　E. 毒性甲状腺肿

2. 女，34岁，近半年来易激怒，怕光，盗汗，食欲亢进，消瘦，颈部增粗。服碘后行甲状腺切除术。术后病理见甲状腺弥漫肿大，镜下滤泡上皮乳头状增生，局部高柱状，胶质内见吸收空泡。最可能是何疾病

　　A. 非毒性甲状腺肿

　　B. 毒性甲状腺肿

　　C. 桥本甲状腺炎

　　D. 甲状腺功能低下

　　E. 甲状腺乳头状腺癌

3. 女，20岁，颈部肿块半年入院，术后病理：甲状腺组织切面见1cm直径肿块，无包膜，灰白色，质较硬，镜下瘤细胞呈乳头状排列，乳头分支多，癌细胞短柱状，核呈毛玻璃样，间质有钙化砂粒体，最可能是

　　A. 甲状腺未分化癌

　　B. 甲状腺髓样癌

　　C. 甲状腺乳头状癌

　　D. 甲状腺滤泡性腺癌

　　E. 甲状腺嗜酸性细胞癌

4. 男，45岁，阵发性高血压3个月，伴头痛，脉快，化验血糖增高，基础代谢率升高，B超发现左侧肾上腺有一境界清楚的肿块，最可能是

　　A. 肾上腺皮质腺瘤

　　B. 肾上腺皮质功能亢进

　　C. 肾上腺皮质癌

　　D. 肾上腺嗜铬细胞瘤

　　E. 肾上腺神经母细胞瘤

5. 下列各项关于糖尿病性肾小球硬化症的叙述都是正确的，除了

　　A. 糖尿病性肾小球硬化症和尿蛋白丢失有关

　　B. 糖尿病性肾小球硬化症在形态学上表现为结节性毛细管之间的硬化

　　C. 糖尿病性肾小球硬化症与血尿有关

　　D. 糖尿病性肾小球硬化症与其他部位的血管病变比如视网膜病变有关

　　E. 早期糖尿病性肾小球硬化症在形态学上表现为弥漫性肾小球基底膜增厚

6. 男性，50岁，以多饮、多尿、消瘦为主诉入院，化验：空腹血糖13.2mmol/L，尿糖（+++），尿蛋白（+），该患者可能出现的脏器病变是

　　A. 大中动脉粥样硬化，细小动脉玻璃样变性

　　B. 增殖性视网膜病

　　C. 肾小球硬化

　　D. 周围神经缺血性损伤

　　E. 以上都不是

五、问答题

1. 甲状腺肿的类型有哪些？

2. 试述非毒性甲状腺肿的病因、发病机制和甲状腺的主要病理变化。

3. 简述结节性甲状腺肿和甲状腺腺瘤的鉴别要点。

4. 甲状旁腺功能亢进血钙增高的机制是什么？

5. 试述毒性甲状腺肿的病因、发病机制和甲状腺的主要病理变化。

6. 光镜下比较慢性淋巴细胞性甲状腺炎和慢性纤维性甲状腺炎。

7. 请描述慢性淋巴结样甲状腺炎（桥本甲状腺炎）的大体及镜下表现。

8. 简述甲状腺肿瘤的类型。

9. 阐述甲状腺癌的病理组织学类型与预后的关系。

10. 甲状腺滤泡性癌的主要病理学特征是什么？

11. 甲状腺乳头状癌的主要病理学特征是什么？

12. 请描述甲状腺髓样癌的主要特点。

13. 试述急性肾上腺皮质功能低下的病因、发生机制及临床表现。

14. 比较Ⅰ、Ⅱ型两种糖尿病的异同点。

15. 糖尿病可引起哪些病理变化？

第十四章 神经系统疾病

一、名词解释

1. 红色神经元（red neuron）
2. 鬼影细胞（ghost cell）
3. 单纯性神经元萎缩（simple neuronal atrophy）/神经元固缩（neuronal shrinkage）
4. 细胞均质性变（cell homogeneity change）
5. Negri 小体（Negri bodies）
6. 神经原纤维缠结（neurofibrillary tangles）
7. Waller 变性（Wallerian degeneration）/轴突反应（axonal reaction）
8. 脱髓鞘（demyelination）
9. 反应性胶质化（reactive astrogliosis）
10. 淀粉样小体（corpora amylacea）
11. Rosenthal 纤维（Rosenthal fiber）
12. 神经细胞卫星现象（satellitosis）
13. 噬神经细胞现象（neuronophagia）
14. 小胶质细胞结节（microglial nodule）
15. 格子细胞（gitter cell）
16. 颗粒性室管膜炎（ependymal granulation）
17. 脑疝形成（herniation of brain）
18. 扣带回疝（cingulate gyrus herniation）/大脑镰下疝（subfalcine herniation）
19. 海马沟回疝（hippocampal herniation）/小脑天幕疝（transtentorial herniation）
20. 小脑扁桃体疝（cerebellar tonsils herniation）/枕骨大孔疝（foramen magnum herniation）
21. 脑水肿（brain edema）
22. 脑积水（hydrocephalus）
23. 沃-弗综合征（Waterhouse-Friederichsen syndrome）
24. 脑软化灶（softer lesion）
25. 小儿麻痹症（infantile paralysis）
26. 恐水病（hydrophobia）
27. 急性播散性脑脊髓炎（acute disseminated encephalomyelitis）
28. 吉兰-巴雷综合征（Guillian-Barre syndrome）
29. 肝豆状核变性（hepatolenticular degeneration）
30. 海绵状脑病（spongiform encephalapathy）
31. Alzheimer 病（Alzheimer disease）
32. 老年斑（senile plaque）
33. 微空泡化（microvaculation）/颗粒空泡变性（granulovacuolar degeneration）
34. Hirano 小体（Hirano body）

35. Parkinson 病 （Parkinson's disease, PD）/原发性震颤性麻痹（primary paralysis agitans）

36. 腔隙状坏死（lacunae）

37. 弥漫性轴突损伤（diffuse axonal injury）

38. 脑震荡（concussion of brain）

39. 肝性脑病（hepatic encephalopathy）

40. 菊形团（rosettes）

41. 脑（脊）膜瘤（meningioma）

42. 神经鞘瘤（Schwannoma）

43. 神经纤维瘤病（neurofibromatosis）

44. 软脑膜癌病（leptomeningeal carcinomatosis）

二、填空题

1. 神经元的基本病变为①_____、②_____、③_____、④_____、⑤_____。

2. 在病毒感染和变性疾病中神经元胞质或胞核内包涵体，如 Parkinson 病患者黑质神经元胞质中的①_____；患狂犬病时海马和脑皮质锥体细胞胞质中的②_____；巨细胞病毒感染时③_____，老年人神经元胞质中出现源于溶酶体的残体的④_____。

3. 神经纤维的基本病变为①_____、②_____。

4. Wallerian 变性的过程包括①_____、②_____、③_____。周围神经断端远侧④_____细胞反应性增生，中枢神经系统⑤_____细胞反应性增生。

5. 神经胶质细胞的基本病变中星形胶质细胞有①_____、②_____、③_____、④_____，少突胶质细胞有⑤_____，小胶质细胞有⑥_____、⑦_____、⑧_____，室管膜细胞有⑨_____。

6. 中枢神经系统常见的并发症有①_____、②_____、③_____、④_____。

7. 颅内高压指①_____，主要原因是②_____、③_____。可分为 3 期④_____、⑤_____、⑥_____。

8. 常见的脑疝有①_____、②_____、③_____。

9. 脑组织易发生水肿与脑的解剖特点中①_____、②_____有关。脑水肿常见的类型是③_____、④_____；电镜下前者⑤_____，后者⑥_____。

10. 流行性脑脊髓膜炎的致病菌是①_____，多在②_____季节流行，其中普通型病程分为③_____、④_____、⑤_____ 3 期，暴发型分为⑥_____ 和⑦_____ 2 个类型。

11. 流行性脑脊髓膜炎的临床特征①_____、②_____、③_____。

12. 流行性脑脊髓膜炎引起脑膜刺激症状包括①_____和②_____、在婴幼儿，其腰背部肌肉发生保护性痉挛，可形成③_____。

13. 脑脓肿常见的感染细菌是①_____、②_____、③_____。病原菌入侵脑组织的途径有④_____、⑤_____；常见的局部感染病灶有⑥_____、⑦_____、⑧_____；慢性脓肿壁的组成是内层⑨_____，中层⑩_____，外层⑪_____。

14. 大多数慢性病毒感染发生在①_____ 系统，较常见的有②_____、

③_____、④_____。

15. 流行性乙型脑炎的病原体是①_____，多在②_____季节流行，病变累及③_____，镜下改变为④_____、⑤_____、⑥_____、⑦_____。

16. 脊髓灰质炎由①_____感染引起，患者多为②_____，病变常累及③_____，以④_____最为严重，临床上常伴⑤_____。

17. 狂犬病是人被带有①_____病毒的病犬咬伤，病毒从伤口侵入人体，沿②_____至③_____，经④_____入脑而致病，神经细胞内出现⑤_____具有病理诊断意义。

18. AIDS 相关的神经系统病变有①_____、②_____、③_____、④_____。

19. 海绵状脑病包括①_____、②_____、③_____、④_____、⑤_____。

20. 神经细胞变性为主的疾病中若病灶在皮质表现为①_____，在基底核处表现为②_____；在小脑表现为③_____。

21. Alzheimer 病大脑病变特征有①_____、②_____、③_____、④_____。

22. Parkinson 病中脑黑质、桥脑的蓝斑及迷走神经运动核等处的相对特征性的变化是①_____光镜下病灶处的②_____细胞丧失，残留的神经细胞中有③_____小体形成。

23. 肌萎缩性侧索硬化症，病变起源于①_____和②_____，导致③_____；临床表现为④_____。分4型⑤_____、⑥_____、⑦_____、⑧_____。

24. 肝豆状核变性与铜代谢紊乱有关，患者内脏如肝、脑等组织中铜含量①_____，血清铜含量②_____，尿排出铜③_____，铜代谢紊乱可能是由于④_____所致。

25. 脑实质的损伤包括①_____、②_____、③_____、④_____、⑤_____。

26. 缺血性脑病常见的类型有①_____、②_____、③_____。

27. 缺氧性脑病最常见于①_____，其次为②_____、③_____和④_____。脑神经细胞的改变轻者表现为⑤_____，重者表现为⑥_____。

28. 脑出血可分为3种类型，第1种为①_____，常见原因为②_____；第2种为③_____，常见原因为④_____；第3种为⑤_____，常见原因为⑥_____。

29. 原发性颅内肿瘤以①_____最常见，其次为②_____和③_____，在儿童多位于④_____，在成人多位于⑤_____。主要有2个方面的临床症状⑥_____、⑦_____。

30. 胶质瘤起源于①_____，常见的类型有②_____、③_____、④_____、⑤_____。

31. 星形细胞肿瘤分级（WHO）根据是①_____、②_____、③_____、④_____。

32. 神经鞘肿瘤起源于①_____细胞和②_____细胞，前者称为③_____，后者称为④_____。

33. 颅内神经鞘瘤多发生于①_____神经，因该神经位于②_____，故又可称为③_____。镜下常有 2 种类型④_____、⑤_____。

34. 绝大部分肿瘤发生颅内转移是远隔部位的原发肿瘤经①_____转移至颅内。颅内转移最常见于②_____和③_____，脊髓转移常发生于④_____、⑤_____或⑥_____。

35. 颅内转移瘤可呈现三种形式第一种形式①_____多位于②_____，第二种形式③_____可引起④_____和⑤_____，第三种形式⑥_____，并伴发⑦_____。

三、选择题

（一）A 型题（1~50 题）

1. 关于中央性 Nissl 小体溶解，下列哪项不正确
   A. 是不可逆的病变
   B. 神经细胞肿胀、变圆
   C. 胞核偏位
   D. 胞质苍白均质状
   E. 神经元与轴突断离时可出现

2. 神经元急性坏死的镜下特点不包括
   A. 神经元核固缩、胞体缩小
   B. 胞质 Nissl 小体消失
   C. 红色神经元
   D. 泡沫细胞
   E. 鬼影细胞

3. 下列关于颅内压升高的叙述，哪项是正确的
   A. 脑脊液压力超过 1kPa（侧位）
   B. 主要原因为颅内占位性病变和脑水肿
   C. 脑水肿与颅内压升高无关联
   D. 小脑扁桃体疝又称为海马沟沟回疝
   E. 小脑天幕疝可压迫延髓从而损伤生命中枢

4. 下列哪种情况可引起侧脑室和第三脑室扩张积水
   A. 脉络丛乳头状瘤
   B. 室间孔阻塞

   C. 导水管阻塞
   D. 第四脑室正中孔和外侧孔阻塞
   E. 蛛网膜下腔粘连

5. 关于婴儿化脓性脑膜炎的叙述不正确的是
   A. 以脑膜炎双球菌感染为主
   B. 颅内压升高症状
   C. 角弓反张
   D. 脑脊液中糖原减少
   E. 脑脊液培养可找到病原体

6. 下述哪一项流行性脑脊髓膜炎的临床表现是错误的
   A. 脑脊髓膜刺激征
   B. 颅内压升高症状
   C. 脑脊液混浊或脓样
   D. 脑脊液血性
   E. 皮肤淤点和淤斑

7. 流行性脑脊髓膜炎的传染途径是
   A. 消化道传染
   B. 血液传染
   C. 虫媒传染
   D. 呼吸道传染
   E. 皮肤接触传染

8. 流行性脑脊髓膜炎的病变性质属于
   A. 变质性炎
   B. 出血性炎
   C. 纤维素性炎

D. 肉芽肿性炎

E. 化脓性炎

9. 流行性脑脊髓膜炎病灶中以何种炎症细胞浸润为主

A. 中性粒细胞

B. 淋巴细胞

C. 单核细胞

D. 浆细胞

E. 巨噬细胞

10. 流行性脑脊髓膜炎的特征性病变是

A. 硬脑膜中性粒细胞浸润

B. 蛛网膜下腔有大量单核细胞

C. 脑实质内软化灶形成

D. 蛛网膜下腔有大量中性粒细胞渗出

E. 硬脑膜有大量单核细胞浸润

11. 不符合流行性脑脊膜炎引起颅内压增高的描述是

A. 蛛网膜下腔脓性物积聚

B. 脑组织广泛性出血

C. 脑血管扩张、充血

D. 脑组织水肿

E. 脑脊液吸收障碍

12. 华弗综合征发生于

A. 中毒性痢疾

B. 流行性脑脊髓膜炎

C. 流行性乙型脑炎

D. 大叶性肺炎

E. 伤寒

13. 下列不符合华弗综合征的是

A. 周围循环衰竭

B. 皮肤大片紫癜

C. 双侧肾上腺严重出血

D. 蛛网膜下腔多量脓液堆积

E. 见于暴发型流行性脑脊髓膜炎

14. 流脑时华弗综合征的发生机制是

A. 严重感染而致见双肾上腺广泛出血及急性肾上腺皮质功能衰竭

B. 败血症引起的肾上腺出血

C. 败血症引起的急性肾上腺皮质功能衰竭

D. 大量内毒素释放所引起的中毒性休克和弥散性血管内凝血

E. 细菌性栓子所致的肾上腺广泛出血坏死

15. 下列哪一项有关流行性脑脊髓膜炎的述说是错误的

A. 脑膜刺激征

B. 筛状软化灶

C. 颅内压升高

D. 脑脊液混浊

E. 脑膜充血

16. 关于暴发型流脑，下述哪项是错误的

A. 高热、头痛伴呕吐

B. 常见周围循环衰竭

C. 皮肤黏膜广泛淤点淤斑

D. 蛛网膜下腔大量脓细胞

E. 双侧肾上腺出血

17. 下述关于流行性脑脊髓膜炎的描写，哪项是错误的

A. 脑脊液中糖含量降低

B. 血性脑脊液

C. 脑膜刺激征

D. 颅内压升高症状

E. 皮肤黏膜淤点、淤斑

18. 关于单纯疱疹病毒性脑炎正确的是

A. 易传播引起流行

B. HSV Ⅱ型常见于青少年

C. 病变多累及一侧或双侧颞叶或额叶下部

D. 晚期出现坏死性脉管炎

E. 较少引起痴呆

19. 下列哪项不是乙型脑炎的病变

A. "血管套"形成

B. 小脓肿形成

C. 神经细胞变性坏死

D. 软化灶形成

E. 胶质细胞增生

20. 流行性乙型脑炎的患者多为

A. 男性

B. 女性

C. 儿童

D. 成人

E. 老人

21. 流行性乙型脑炎的传染途径是

A. 消化道传染

B. 血液传染

C. 虫媒传染

D. 呼吸道传染

E. 皮肤接触传染

22. 流行性乙型脑炎的病变性质属于

A. 变质性炎

B. 出血性炎

C. 纤维素性炎

D. 肉芽肿性炎

E. 化脓性炎

23. 病原可以通过以下途径引起中枢神经系统感染，除了哪一项

A. 血源性感染

B. 局部扩散

C. 直接感染

D. 淋巴道途径

E. 经神经感染

24. 流行性乙型脑炎的病理改变中，下列哪一项是错误的

A. 筛状软化灶

B. 淋巴细胞浸润的围管现象

C. 蛛网膜下腔见大量中性粒细胞

D. 神经细胞变性坏死

E. 形成胶质结节

25. 神经细胞卫星现象指的是哪一种细胞增生

A. 小胶质细胞

B. 星形胶质细胞

C. 少突胶质细胞

D. 淋巴细胞

E. 中性粒细胞

26. 关于乙型脑炎，下列哪项是错误的

A. 10 岁以下儿童多见

B. 多在夏末秋初流行

C. 累及脑实质、神经细胞变性坏死

D. 大量中性粒细胞沿血管周围呈袖套状浸润

E. 筛状软化灶形成

27. 流行性乙型脑炎，病变最轻的部位是

A. 脊髓

B. 延髓

C. 脑桥

D. 基底节

E. 小脑

28. 流行性乙型脑炎病变最明显的部位

A. 桥脑

B. 小脑

C. 大脑皮质及基底核

D. 脊髓

E. 丘脑

29. 流行性乙型脑炎最具特征性的病变是

A. 噬神经细胞现象

B. 卫星现象

C. 筛网状软化灶

D. 淋巴细胞袖口状浸润

E. 胶质结节

30. 卫星现象指

A. 淋巴细胞，单核细胞围绕血管

B. 神经元被 5 个以上少突胶质细胞环绕

C. 神经元被5个以上淋巴细胞环绕

D. 神经节细胞周围被膜细胞环绕

E. 神经元被5个以上少突胶质细胞
环绕

31. 噬神经细胞现象是指

A. 少突胶质细胞环绕神经元

B. 神经细胞吞噬崩解的脂质

C. 胶质细胞增生取代死亡的神经元

D. 小胶质细胞、巨噬细胞包围吞噬死
亡的神经元

E. 中性粒细胞吞噬死亡的神经元

32. 脊髓灰质炎具有以下特点，除外

A. 显性感染中麻痹型最少见

B. 以脊髓腰膨大病变最严重

C. 瘫痪常发生在下肢

D. 不会引起吞咽困难

E. 晚期可见受累脊髓前根萎缩、变细

33. 感染狂犬病的人或动物，脑部主要
的组织学特征是

A. Lewy 小体

B. 神经原纤维缠结

C. Negri 小体

D. Duret 小体

E. 淀粉样斑块

34. 下列与 Alzheimer's 病有关的说法
都是正确的除了哪一项

A. 可见脑回萎缩和脑沟变深

B. 有明显的小脑的萎缩

C. 神经原纤维缠结是其特点

D. 疾病是长期的、进行性的

E. 发生在50~60岁

35. Parkinson 病的特征性病变是

A. 尾状核、壳核中选择性小神经细胞
丢失

B. 肉眼见黑质和蓝斑脱色

C. 神经元中 Pick 小体形成

D. Hirano 小体

E. 额叶、顶叶显著萎缩

36. 缺血性脑病不会发生下列哪种
情况?

A. 大脑白质首先受累

B. 急性死亡的重症患者尸检可无典型
的神经元急性坏死

C. 大脑皮质层状坏死

D. 海马锥体细胞损伤、脱失、胶质化

E. 边缘带梗死

37. 脑梗死和脑挫伤相区别的形态学特
征是

A. 病变区灰质暗淡，与白质分界不清

B. 病变局部水肿，杂有出血点

C. 病变呈楔形，底朝表面，尖端位于
深层

D. 病变区皮质全层坏死

E. 病变区皮质浅层分子层结构完好

38. 颅内原发性肿瘤最常见的是

A. 脑膜瘤

B. 垂体肿瘤

C. 神经鞘瘤

D. 胶质瘤

E. 血管性肿瘤

39. 小脑星形胶质细胞瘤的特征是

A. 可多次复发

B. 生存率低

C. 治疗后可形成长期的神经性缺损

D. 在儿童和青少年发生

E. 可转化成胶质母细胞瘤

40. 多形性胶质母细胞瘤最多见于

A. 额叶和颞叶

B. 顶叶和枕叶

C. 小脑及桥脑

D. 脑干

E. 脊髓

41. 有助于少突胶质细胞瘤病理诊断的
病变为

A. 常有出血、囊性变

B. 常可见镜下钙化

C. 间质少，血管丰富

D. 瘤细胞大小形态一致

E. 核圆深染，核周空晕，胞界清楚，形成蜂窝样结构

42. 以下哪项不是胶质瘤

A. 星形细胞瘤

B. 少突胶质细胞瘤

C. 室管膜瘤

D. 小胶质细胞瘤

E. 多形性胶质母细胞瘤

43. 镜下见瘤细胞排列形成典型菊形团的是

A. 星形胶质细胞瘤

B. 少突胶质细胞瘤

C. 髓母细胞瘤

D. 神经鞘瘤

E. 脑膜瘤

44. 脑膜瘤的基本类型不包括

A. 融合细胞型

B. 纤维细胞型

C. 混合型

D. 梭形细胞肉瘤型

E. 血管母细胞型

45. 关于脑膜瘤下列说法正确的是

A. 恶性的较多

B. 可引起邻近颅骨的骨质增生

C. 手术后很少复发

D. 常引起广泛转移

E. 肿瘤形态不规则，境界不清

46. 下列哪种恶性肿瘤最常发生脑转移

A. 支气管肺癌

B. 黑色素瘤

C. 肾癌

D. 乳腺癌

E. 胃癌

47. 下列哪项不符合脑转移瘤的特征

A. 结节界限清楚

B. 结节周围组织水肿明显

C. 不少病例表现为单纯的软脑膜癌

D. 组织形态与原发癌相似

E. 黑色素瘤来源的可发生广泛出血

48. 颅内肿瘤最常见的转移途径是

A. 淋巴道转移

B. 血道转移

C. 种植转移

D. 沿脑膜转移

E. 脑脊液转移

49. 肝性脑病的特征性病变是

A. 大脑皮质变薄

B. 皮质深部块状坏死

C. Alzheimer II 型细胞

D. 神经纤维脱髓鞘

E. 不同程度的脑部感染

50. 糖尿病最常见的神经系统并发症为

A. 脊髓白质广泛变性

B. 脊髓后索、后根变性

C. 周围神经轴突变性或脱髓鞘

D. 脑梗死

E. 脑出血

（二）B 型题（51～71 题）

A. 神经元肿胀、核偏位，核周 Nissl 体溶解

B. 神经元肿胀，胞体边缘 Nissl 体溶解消失

C. 神经元三角形，胞核浓缩、胞质均匀红染

D. 神经元胞质内出现小脂滴

E. 神经元胞体缩小，核浓缩，胞质嗜碱性

51. 神经元轴索反应

52. 神经元固缩

53. 神经元缺血性改变

A. 上肢肩带肌软弱

B. 颈背部肌肉强直

C. 偏瘫、失语、神志不清

D. "针尖样"瞳孔、持续高热

E. 可无临床表现

54. 脑桥出血

55. 缺血性脑病早期

56. 脊髓灰质炎非麻痹型

A. 筛网状软化灶

B. 脑及脊髓充血、水肿，有点状出血

C. 切面灰白，常有出血、坏死、液化，呈多彩性

D. 对称性的变性和灶状坏死

E. 新鲜病灶浅红色或半透明

57. 多形性胶质母细胞瘤

58. 多发性硬化

59. 肝豆状核变性

A. 大脑半球皮质浅层，左额叶多见

B. 第四脑室

C. 发生于小脑蚓部

D. 上矢状窦旁大脑镰两侧

E. 脊神经根、背根节

60. 少突胶质细胞瘤

61. 髓母细胞瘤

62. Guillian-Barre 综合征

A. 豆状核、尾状核及内囊

B. 豆状核、黑质

C. 脊髓前角

D. 额叶

E. 小脑及脑桥

63. 脊髓灰质炎主要病变部位

64. 小儿星形细胞瘤好发部位

65. 成人星形细胞瘤好发部位

66. 脑梗死好发部位

67. Wilson 病主要病变部位

A. 消化道传染

B. 血液传染

C. 虫媒传染

D. 呼吸道传染

E. 皮肤接触传染

68. 流行性乙型脑炎

69. 流行性脑脊髓膜炎

A. 变质性炎

B. 出血性炎

C. 纤维素性炎

D. 肉芽肿性炎

E. 化脓性炎

70. 流行性乙型脑炎

71. 流行性脑脊髓膜炎

（三）C 型题（72~87 题）

A. 呼吸道传播

B. 消化道传播

C. 两者均有

D. 两者均无

72. 流行性脑脊髓膜炎

73. 流行性乙型脑炎

74. 脊髓灰质炎

A. 室管膜瘤

B. 髓母细胞瘤

C. 两者均有

D. 两者均无

75. 多发生于儿童和青少年

76. 形成假菊形团结构

77. 有核分裂象，恶性程度高

A. Alzheimer 病

B. Parkinson 病

C. 两者均有

D. 两者均无

78. 进行性痴呆

79. 左旋多巴治疗有效

80. 中枢神经系统变性疾病

A. 菊形团

B. 假菊形团

C. 两者均有

D. 两者均无

81. 多形性胶质母细胞瘤

82. 少突胶质细胞瘤

83. 室管膜瘤

84. 髓母细胞瘤

85. 脑膜瘤

86. 听神经瘤

87. 视网膜母细胞瘤

（四）X 型题（88～101 题）

88. 与小胶质细胞有关的病理变化有

A. 噬神经细胞现象

B. 卫星现象

C. 胶质结节

D. 泡沫细胞

E. 杆状细胞

89. 下列哪些病变可引起交通性脑积水

A. 急性化脓性脑膜炎

B. 蛛网膜下腔出血

C. 腔隙状坏死

D. 脉络丛乳头状瘤

E. 软脑膜癌病

90. 下列哪些病变可直接蔓延引起颞叶或小脑的脑脓肿

A. 额窦炎

B. 化脓性中耳炎

C. 乳突炎

D. 扁桃体炎

E. 颅骨骨折后感染

91. 与 AIDS 相关的神经系统病变包括

A. 病毒性脑膜炎

B. 自限性 Guillian-Barre 综合征

C. 空泡性脊髓病

D. 亚急性脑炎

E. 进行性多灶性白质脑病

92. 关于多发性硬化症下列各项正确的是

A. 以 20～40 岁女性多见

B. 以反复发作与缓解交替为特点

C. Balo 病表现为大脑皮质下白质广泛的融合性脱髓鞘病变

D. Devic 病主要累及脊髓和视神经

E. Schilder 病又称同心圆性硬化

93. Alzheimer 病的病理诊断要求

A. 仅根据特征的组织病变即可确诊

B. 根据老年斑和神经原纤维缠结的数目及部位

C. 结合患者年龄和临床表现

D. 除外血管源性痴呆

E. 除外其他变性疾病

94. 下列各项中不符合肌萎缩性侧索硬化症的是

A. 病变从静脉周围开始

B. 病变多自脊髓向上发展

C. 病变波及大脑运动区，中央前回萎缩

D. 下运动神经元变性消失

E. 表现为进行性上、下肢肌萎缩、无力伴感觉障碍

95. 下列关于 Alzheimer Ⅱ 型细胞的叙述正确的是

A. 可见于肝豆状核变性

B. 可见于肝性脑病

C. 由增生的星形胶质细胞形成

D. 胞体大，核大，核仁明显，GFAP 染色阴性

E. 胞体大，形态不规则，核大，有时多核，GFAP 染色阳性

96. 下列哪些疾病可引起痴呆？

A. Alzheimer 病

B. 震颤麻痹

C. AIDS

D. 肌萎缩性侧索硬化症

E. 多发性脑梗死

97. 关于慢性硬脑膜下血肿，正确的是

A. 常发生在轻微脑损伤后

B. 多见于男性青壮年

C. 血肿进行性增大

D. 因有肉芽组织包围，血肿不再增大

E. 表现为精神错乱，注意力不集中

98. "植物状态"可由下列哪些病变引起

A. 急性化脓性脑膜炎

B. 单纯疱疹病毒性脑炎

C. 缺血性脑病

D. 弥漫性轴突损伤

E. Lock-in 综合征

99. 与多形性胶质母细胞瘤相符的描述有

A. 呈蝴蝶状生长

B. 出血坏死明显

C. 生长缓慢

D. 可见怪异的单核或多核瘤巨细胞

E. 多见于儿童

100. 关于周围神经肿瘤下列各项正确的是

A. 神经纤维瘤多发生在皮下

B. 神经鞘瘤无包膜

C. 神经纤维瘤常形成囊腔

D. 神经鞘瘤手术后复发肿瘤属恶性

E. 神经纤维瘤病有较高的恶变倾向

101. 下列与 Wilson 病相关的病理变化是

A. 内脏含铜量增加

B. 血清含铜量增加

C. 结节性肝硬化

D. 角膜色素环

E. 脑尤其是豆状核变性、坏死

四、病例分析（1~9题）

1. 4 岁患儿，头痛发热，神经不清，抽搐不止，皮肤有大片淤斑。尸检见脾肿大，切面刀刮有脾泥，双侧肾上腺大片出血，脑膜充血，在脑膜的血管周围有少量中性粒细胞浸润。根据临床和尸检所见，诊断为

A. 流行性出血热

B. 结核性脑膜炎

C. 化脓性脑膜炎

D. 流行性乙型脑炎

E. 暴发型流行性脑脊髓膜炎

2. 一个 38 岁的男子在车祸中头部受伤，当送至急诊室时，患者处于休克状态，意识丧失，需要呼吸机，患者经抢救无效死亡，尸检神经病理中最有可能发现

A. 基底动脉瘤破裂

B. Duret 出血（脑干出血）

C. 延髓离断

D. 大脑梗死

E. 动静脉畸形

3. 27 岁，女性，突然发作的右侧失明，右腿乏力，无外伤史。8 个月前曾有类似病史，诊断为无菌性脑膜炎。该病最可能诊断为

A. 软脑膜癌病

B. 多发性硬化症

C. 恶性贫血

D. 丛状脑膜瘤

E. 脊髓结核

4~5. 40 岁，男性，间歇性癫痫发作，CT 显示大脑白质中出现一无明显界限的低密度区。

4. 取病变处组织切片，镜下最可能为

A. 星形胶质细胞瘤

B. 转移性淋巴瘤

C. 脑膜瘤

D. 转移性癌

E. 室管膜瘤

5. 进一步证实，应用哪种免疫组化染色

A. LCA

B. S-100

C. Vimentin

D. GFAP

E. Desmin

6. 31 岁男性出现了运动困难和红细胞计数增加。其家族史中有多个成员有肾肿瘤和脑肿瘤。脑的 CT 检查发现在病人的小脑有血管性病灶。可能的诊断是

A. 星形细胞瘤

B. 髓母细胞瘤

C. 血管网状细胞瘤

D. 室管膜瘤

E. 多形性胶质母细胞瘤

7. 45 岁女性主诉加重性头痛 6 个月，并伴有右臂无力与步态不稳，外科检查发现在右枕骨部位病变，该病变病理学检查显示为脑膜瘤，该患者的预后取决于

A. 脑膜瘤的组织学类型

B. 脑膜瘤的核分裂指数

C. 手术切除的完全性

D. 肿瘤的血供

E. 病人对放疗的敏感性

8. 39 岁男性主诉在 2 年中他感觉到听力进行性下降。除了偶尔有头痛外无其他症状。检查时发现在左侧有严重的感觉神经的听力丧失。X 线在左侧小脑脑桥有 1.5cm 的肿块。这个肿块可能是

A. 脑膜瘤

B. 结核脓肿

C. 胶质母细胞瘤

D. 神经鞘膜瘤

E. 肺癌的转移

五、问答题

1. 与其他实质器官相比，神经系统疾病在病理方面有哪些特殊规律？

2. 试述海马沟回疝形成的部位及其引起的后果。

3. 流行性乙型脑炎与脊髓灰质炎的主要区别是什么？

4. 试述多发性硬化症的主要病理变化。

5. 试述中枢神经系统病毒性疾病的基本病理变化。

6. 试述进行性多灶性白质脑病的病变特点。

7. 头部创伤可引起脑实质哪些病理变化？

8. 试述脑梗死的大体和镜下改变。

9. 脑出血的常见部位及其诱因是什么？

10. 动脉瘤形成的原因是什么？

11. 简述神经系统的肿瘤进行分类。

12. 颅内原发性中枢神经系统肿瘤有哪些共同的生物学特性与临床的联系？

13. 胶质瘤特异性的生物学特征有哪些？

14. 简述星形细胞肿瘤的特点。

15. 试述神经鞘瘤镜下的特点。

16. 简述脑肿瘤共同的临床症状。

第十五章 传 染 病

一、名词解释

1. 结核结节（tubercle）
2. 原发综合征（primary complex）
3. 无反应性结核（anergy tuberculosis）
4. 结核球（瘤）（tuberculoma）
5. 冷脓肿（cold abscess）
6. 关节鼠（joint mouse）
7. 伤寒小结（typhoid nodule）
8. 髓样肿胀（medullary swelling）
9. 蜡样变性（waxy degeneration）
10. 玫瑰疹（roserash）
11. 假膜（pseudomembrane）
12. 中毒性菌痢（toxic bacillary dysentery）
13. 麻风球（glouse leprouss）
14. 神经脓肿（nerve abscess）
15. 肾综合征出血热（hemorrhagic fever with renal syndrome，HFRS）
16. 狂犬病（rabies）
17. 内基小体（Negri body）
18. 性传播性疾病（sexually transmitted diseases，STD）
19. 尖锐湿疣（coridyloma acuminatum）
20. 树胶肿（gumma）/梅毒瘤（syphiloma）
21. 下疳（chancre）
22. 分叶肝（hepar lobatum）
23. Hutchinson 齿（Hutchinson tooth）
24. 鹅口疮（mycolic stomatitis）
25. 硫黄颗粒（sulphur granule）

二、填空题

1. 传染病的发生和流行必须同时具备 3 个基本环节①_____、②_____和③_____。

2. 不同病原体引起疾病的病理改变的基本性质属于①_____范畴，随着病变的发展，临床也出现②_____、③_____、④_____、⑤_____等 4 期。

3. 结核病病变的特征是①_____形成，并伴有不同程度的②_____坏死。

4. 继发型肺结核根据其病变特点和临床经过可分①_____、②_____、③_____、④_____、⑤_____、⑥_____等 6 种主要类型。

5. 肠结核可按其病变特点可分为①_____、②_____2 种类型。

6. 伤寒的肠道病变按病变自然发展过程可分为①_____、②_____、③_____、

④_____等 4 期。

7. 伤寒的主要并发症有①_____、②_____、③_____。

8. 伤寒的病原体是①_____，病变性质是②_____ 炎，病变主要侵犯③_____系统，镜下特征是形成④_____。

9. 菌痢根据肠道炎症、全身变化、临床经过可分为 3 种①_____、②_____、③_____。

10. 急性菌痢的基本病变属于①_____ 炎症，主要累及②_____，尤以③_____和④_____为重。

11. 麻风是由①_____ 杆菌引起的慢性传染病，其主要病变在②_____和③_____。

12. 麻风根据患者对麻风杆菌感染的细胞免疫力不同，病变组织乃有不同的组织反应。据此而将麻风病变分为①_____、②_____ 2 型和③_____、④_____ 2 类。

13. 钩端螺旋体病的病因是①_____感染。主要传染源是②_____。主要传播途径是③_____。

14. 钩端螺旋体病依其发病过程可概括为①_____、②_____、③_____3 个阶段。

15. 钩端螺旋体病的病理变化属①_____，主要累及②_____，引起不同程度的循环障碍和出血，以及广泛的③_____，而导致严重的功能障碍。

16. 肾综合征出血热（HFRS）病例病程呈五期经过，分别是①_____、②_____、③_____、④_____、⑤_____。该病的基本病变是⑥_____，尸检时可查见全身皮肤和各脏器⑦_____。

17. 淋病是由①_____淋球菌引起的②_____ 炎，主要侵犯③_____系统。成人几乎全部通过④_____性交而传染，儿童可通过⑤_____传染。

18. 梅毒是由①_____ 引起的一种慢性传染病，其基本病变为②_____、③_____。

19. 三期梅毒病变最常发生于①_____，其次为②_____。

20. 三期梅毒病变涉及中枢神经及脑脊髓膜，有①_____、②_____、③_____。

21. 干酪样坏死多见于①_____病和②_____病。

22. 诊断真菌病有 4 种基本方法①_____、②_____、③_____、④_____。最直接的方法是⑤_____，或⑥_____。

23. 念珠菌引起的病变大致有 3 种①_____、②_____、③_____。

24. 曲菌可在身体许多部位引起病变，如①_____、②_____、③_____、④_____、⑤_____、⑥_____、⑦_____、⑧_____、⑨_____等，而以⑩_____病变为最常见。

25. 曲菌在组织内可引起①_____，形成②_____。

26. 毛霉菌病的病变主要为①_____，常侵犯②_____，引起③_____

和④_____。

27. 隐球菌在组织内引起的病变与病期早晚有关，早期病变呈①_____，晚期病变呈②_____，中枢神经系统隐球菌病主要表现为③_____，以④_____最明显。

28. 根据现代生物学分类，放线菌不属于①_____，而属于一种②_____。

29. 放线菌病的病变为①_____，常同时合并其他②_____感染，病变迁延不愈，一处病变③_____，附近可出现新的病灶，再形成④_____。日久后可引起大量⑤_____和⑥_____。

三、选择题

（一）A 型题（1~58 题）

1. 人体消灭结核杆菌主要依靠
A. 巨噬细胞
B. 中性粒细胞
C. 浆细胞
D. 淋巴细胞
E. 嗜酸性粒细胞

2. 影响结核病的发生发展最重要的因素是
A. 感染的结核菌数量多
B. 感染的结核菌毒力强
C. 机体的反应性和菌量及毒力大小
D. 机体免疫功能较弱
E. 机体变态反应强烈

3. 结核病的变态反应属于哪型
A. Ⅰ型
B. Ⅱ型
C. Ⅲ型
D. Ⅳ型
E. Ⅴ型

4. 检测结核杆菌的染色方法是
A. 抗酸染色
B. 普鲁士蓝染色
C. 苏丹Ⅲ染色
D. VG 染色
E. 银染

5. 结核病的细胞免疫，哪种细胞起主要作用
A. B 淋巴细胞
B. T 淋巴细胞
C. 巨噬细胞
D. 中性粒细胞
E. 嗜酸性粒细胞

6. 结核杆菌在体内引起的病变属于
A. 急性增生性炎
B. 纤维素性炎
C. 化脓性炎
D. 变质性炎
E. 特殊性炎

7. 当机体抵抗力强、结核杆菌数量少、毒力弱时，结核病变呈
A. 渗出性病变
B. 增生性病变
C. 坏死性病变
D. 病变扩大
E. 蔓延扩散

8. 结核结节属于
A. 异物肉芽肿
B. 感染性肉芽肿
C. 炎性假瘤
D. 炎性息肉
E. 脓肿

9. 结核结节主要由什么细胞构成
A. 浆细胞

B. 淋巴细胞

C. 巨噬细胞

D. 上皮细胞

E. 成纤维细胞

10. 下列除哪项外均为结核结节的成分

A. 类上皮细胞

B. Langhans 巨细胞

C. 中性粒细胞

D. 成纤维细胞

E. 淋巴细胞

11. 典型结核结节的中心部分往往有

A. Langhans 巨细胞

B. 类上皮细胞

C. 干酪样坏死

D. Langerhans 细胞

E. 变性、坏死的中性粒细胞

12. 下列哪种病变中不存在结核杆菌

A. 纤维干酪样病灶

B. 钙化灶

C. 典型的结核结节

D. 病灶纤维化

E. 干酪样坏死病灶

13. 关于干酪样坏死的叙述，下列哪项是正确的

A. 发生在菌量少、毒力弱，机体抵抗力强或变态反应低时

B. 病变一开始便呈现大片的干酪样坏死

C. 镜下坏死灶内可见原组织的粗略轮廓

D. 肉眼所见变化对诊断结核无意义

E. 坏死物中常含有一定量的结核菌

14. 原发型肺结核病的肺内原发灶常位于

A. 肺尖

B. 上叶下部近胸膜处

C. 肺门

D. 肺膈面

E. 胸膜面

15. 关于原发型肺结核下列哪项是正确的

A. 仅发生于儿童

B. 常见的死因是结核性脑膜炎

C. 主要经支气管播散

D. 不经治疗难以痊愈

E. 急性全身播散性结核病不如继发性结核病常见

16. 大量结核杆菌进入胸导管后易发生

A. 全身粟粒性结核

B. 粟粒性肺结核

C. 结核性胸膜炎

D. 骨结核

E. 肾结核

17. 全身粟粒性结核病是由于结核病变侵蚀破坏了下列哪种血管

A. 无名静脉

B. 颈内静脉

C. 上腔静脉

D. 肺静脉

E. 支气管静脉

18. 不符合急性粟粒性肺结核病的是

A. 可以是全身粟粒性结核病的一部分

B. 两肺充血

C. 两肺密布粟粒大小的结节

D. 结核杆菌来自肺外结核病灶

E. 临床上病情危重

19. 继发型肺结核的主要感染方式是

A. 消化道感染

B. 呼吸道感染

C. 皮肤感染

D. 内源性再感染

E. 泌尿道感染

20. 关于继发型肺结核病的叙述，下列哪项是正确的

A. 病变主要发生在中、下肺部

B. 不易形成慢性空洞

C. 肺门淋巴结病变明显

D. 大咯血可引起窒息死亡

E. 无需治疗，大多能自然痊愈

21. 关于结核球的描述下列哪项是正确的

A. 肺门淋巴结常有明显的结核病变

B. 咯血是常见的死亡原因之一

C. 不经治疗多数能自然痊愈

D. 易有空洞形成

E. 纤维包裹的孤立性干酪样坏死灶

22. 成人肺结核临床最常见的类型是

A. 局灶型肺结核

B. 浸润型肺结核

C. 慢性纤维空洞型肺结核

D. 干酪样肺炎

E. 肺结核球

23. 继发型肺结核的病变特点是

A. 易发生干酪样坏死，不形成结核结节

B. 病变在肺内主要经受侵的支气管播散

C. 肺门淋巴结常有明显的干酪样坏死

D. 空洞的形成比原发型肺结核病少见

E. 肺内病变多位于下叶

24. 从有传染性角度来看，开放性肺结核病主要是指

A. 急性粟粒性肺结核

B. 慢性粟粒性肺结核

C. 慢性纤维空洞型肺结核

D. 局灶型肺结核晚期

E. 浸润型肺结核早期

25. 临床上最常见的活动性继发型肺结核是

A. 局灶型肺结核

B. 干酪样肺炎

C. 慢性纤维空洞型肺结核

D. 浸润型肺结核

E. 结核瘤

26. 男性，31岁，1年来，低热、疲倦、乏力、夜间盗汗，并有咳嗽。X线检查，可见两肺上叶多个大小不等的厚壁空洞。结核菌素试验阳性。不符合该患者疾病的描述是

A. 可由浸润性肺结核恶化而来

B. 容易发生血道播散

C. 容易发生气道播散

D. 可引起干酪性肺炎

E. 可引起肠结核

27. 不符合干酪样肺炎的描述是

A. 病情急骤

B. 多由气道播散引起

C. 常有急性空洞形成

D. 以增生性病变为主

E. 以渗出和坏死病变为主

28. 肠结核的好发部位为

A. 空肠

B. 回肠

C. 升结肠

D. 回盲肠

E. 降结肠

29. 易引起肠腔狭窄的疾病是

A. 细菌性痢疾

B. 肠阿米巴病

C. 肠伤寒

D. 肠结核

E. 肠血吸虫病

30. 不是经血源播散引起的肺外器官结核病是

A. 肠结核

B. 肾结核

C. 结核性脑膜炎

D. 骨结核

E. 输卵管结核

31. 肠结核形成

A. 环形溃疡

B. 烧瓶状溃疡

C. 与肠的长轴平行的椭圆形溃疡

D. 火山口状溃疡

E. 大小不等、形态不一的浅溃疡

32. 关于肠结核的描述，下列哪一项是错误的

A. 绝大多数是继发于活动性空洞型肺结核

B. 病变可发生在任何肠段，而以回盲部为其好发部位

C. 形成的溃疡常易损伤肠壁而引起穿孔

D. 溃疡愈合后因瘢痕形成和收缩而引起肠狭窄

E. 增生型者常使肠壁高度肥厚、变硬，肠腔狭窄，引起肠梗阻

33. 关于增生性结核性胸膜炎的叙述，下列哪项是正确的

A. 积极治疗，一般1~2月后吸收

B. 主要发生在肺下叶上部的肺胸膜

C. 常有肺受压和纵隔移位等体征

D. 比渗出性结核性胸膜炎常见的多

E. 病变以增生性变化为主，很少见胸膜腔积液

34. 下列哪种情况不属于肺结核的转归

A. 吸收好转

B. 硬结钙化

C. 形成转移灶

D. 浸润进展

E. 溶解播散

35. 结核性脑膜炎病变性质主要属于

A. 浆液性炎

B. 出血性炎

C. 肉芽肿性炎

D. 纤维素性炎

E. 浆液纤维素性炎

36. 结核性脑膜炎的病变特点是

A. 脑底部有脓性渗出物

B. 脑底部有黄色混浊胶冻样渗出物

C. 脑底部常满布粟粒状结核结节

D. 蛛网膜下腔弥漫性出血性浆液性渗出物

E. 蛛网膜下腔弥漫性结核性肉芽组织形成

37. 女性生殖系统结核病最常见的是

A. 子宫颈结核

B. 子宫内膜结核

C. 阴道结核

D. 卵巢结核

E. 输卵管结核

38. 男性生殖系统结核病中，有明显临床症状的主要是

A. 输精管结核

B. 睾丸结核

C. 精囊结核

D. 前列腺结核

E. 附睾结核

39. 脊椎结核最常侵犯

A. 颈椎

B. 第1~5胸椎

C. 第5~9胸椎

D. 第10胸椎~第2腰椎

E. 骶、尾椎

40. 关于冷脓肿的叙述，下列正确的是

A. 机体抵抗力低下时细菌引起的化脓性炎

B. 结核合并化脓性炎而形成

C. 骨结核时，病变累及周围软组织而形成结核性脓肿

D. 非致热性细菌所引起的深部组织的化脓性炎

E. 为化脓性细菌所引起深部组织的化脓性炎

41. 不符合伤寒杆菌的描述是

A. 革兰染色阳性菌

B. 有强烈的内毒素

C. 经口入消化道感染

D. "O" 和 "H" 抗原的抗原性较强

E. 肥达反应可辅助临床诊断

42. 伤寒的主要临床病理特点是

A. 肠道溃疡

B. 脾肿大

C. 外周血中性粒细胞减少

D. 皮肤玫瑰疹

E. 全身单核巨噬细胞增生

43. 肠伤寒除肠道外，引起全身各器官病变的原因是

A. 毒血症

B. 菌血症

C. 败血症

D. 脓毒血症

E. 菌血症或毒血症

44. 肠伤寒最严重的并发症是

A. 支气管肺炎

B. 中毒性心肌炎

C. 肠出血

D. 肠穿孔

E. 脑炎

45. 肠伤寒发病 1 周之内，取哪种标本，细菌检出率最高

A. 唾液

B. 血液

C. 尿液

D. 胃液

E. 粪便

46. 肠伤寒时血清肥达反应阳性出现在

A. 第十周以后

B. 第二周以后

C. 第三周以后

D. 第四周以后

E. 第五周以后

47. 伤寒肠道病变以下列哪一部位的淋巴组织病变最为常见和明显

A. 空肠

B. 回肠下段

C. 盲肠

D. 横结肠

E. 乙状结肠

48. 伤寒肉芽肿主要由何种细胞组成

A. 淋巴细胞

B. 浆细胞

C. 巨噬细胞

D. 类上皮细胞

E. 多核巨细胞

49. 横纹肌蜡样坏死最常见于

A. 钩端螺旋体病

B. 猩红热

C. 伤寒

D. 流行性出血热

E. 炭疽

50. 伤寒并发肠穿孔多发生于

A. 第 1 周

B. 第 2 周

C. 第 3 周

D. 第 4 周

E. 第 5 周

51. 急性细菌性痢疾的典型肠道病变性质为

A. 化脓性炎

B. 卡他性炎

C. 蜂窝织炎

D. 假膜性炎

E. 出血性化脓性炎

52. 细菌性痢疾的病变主要发生于

A. 整个结肠

B. 回盲部

C. 降结肠和乙状结肠

D. 乙状结肠和直肠

E. 回盲部和升结肠

53. 中毒性菌痢最严重的病变是

A. 肺水肿

B. 肝性脑病

C. 结肠病变

D. 肾上腺皮质出血

E. 弥散性血管内凝血

54. 中毒性菌痢主要由哪种菌引起

A. 宋氏菌或鲍氏菌

B. 鲍氏菌或志贺菌

C. 志贺菌或福氏菌

D. 福氏菌或宋氏菌

E. 宋氏菌或志贺菌

55. 有关慢性细菌性痢疾，下列哪项描述错误

A. 病程超过 2 个月以上

B. 由福氏菌感染者多见

C. 新旧病灶一般不同时存在

D. 可有溃疡形成

E. 肠壁不规则增厚、变硬，严重者可致肠腔狭窄

56. 麻风的病变主要侵犯

A. 皮肤

B. 中枢神经

C. 面神经

D. 皮肤和中枢神经

E. 皮肤和周围神经

57. 尖锐湿疣性宫颈炎最可能发生在下列哪种病人中

A. 一个 18 岁有多个性伴侣的女性

B. 一个 38 岁患有卵巢癌的妇女

C. 一个 20 岁的处女

D. 一个 28 岁患有衣原体感染的母亲

E. 一个 35 岁患有疱疹性外阴炎的经

产妇

58. 梅毒主要通过哪种方式传播

A. 输血

B. 肌内注射

C. 接吻

D. 性交

E. 手淫

（二）B 型题（59~79 题）

A. 菌血症

B. 毒血症

C. 败血症

D. 脓毒血症

E. 病毒血症

59. 白喉

60. 流行性脑脊髓膜炎

61. 破伤风

62. 伤寒

63. 流行性出血热

A. 原发型肺结核

B. 继发型肺结核

C. 原发型肠结核

D. 继发型肠结核

E. 结核性腹膜炎

64. 可分为干湿两型，但通常所见多为混合型的结核是

65. 饮用带结核菌的牛奶感染易形成

66. 98%的患者由于机体免疫力逐渐增强而自然痊愈的是

67. 空洞形成较多见，且病程较长，常为新旧病变交杂的是

68. 形成与原发型肺结核病相似的原发综合征病变的是

A. 溃疡长轴与肠轴平行

B. 溃疡呈环形与肠轴垂直

C. 溃疡呈烧瓶状，口小底大

D. 溃疡呈地图状

E. 溃疡边缘呈堤状隆起

69. 肠结核

70. 肠伤寒

71. 细菌性痢疾

72. 溃疡型肠癌

A. 假膜性炎

B. 肉芽肿性炎

C. 卡他性炎

D. 变质性炎

E. 出血性炎

73. 急性细菌性痢疾

74. 肠伤寒

75. 中毒性菌痢

76~79. 把下列各项对皮肤损害的描述与相应的皮损名称配对

A. 斑疹

B. 丘疹

C. 结节

D. 风团

E. 水疱

76. 局限性的，与周围皮肤平齐但颜色不同的损害

77. 可触及的，质硬的，圆形或类圆形损害，深达真皮或皮下组织

78. 局限、质硬、隆起的皮肤损害

79. 真皮上层局部水肿引起的短暂的皮肤局限性隆起

（三）C型题（80~89题）

A. 浸润型肺结核

B. 慢性纤维空洞型肺结核

C. 两者均有

D. 两者均无

80. 并发自发性气胸和结核性脓气胸

81. 又称开放性肺结核

82. 适当治疗，多在半年左右可完全吸收或部分吸收

83. 属于非活动性肺结核

A. 溃疡型肠结核

B. 增生型肠结核

C. 两者均有

D. 两者均无

84. 愈合后常因瘢痕形成和收缩引起肠腔狭窄

85. 右下腹常可扪及包块，易误诊为肠癌

A. 可合并肠急性穿孔

B. 可合并肠大出血

C. 两者均有

D. 两者均无

86. 肠伤寒

87. 肠结核

A. 树胶肿

B. 闭塞性动脉内膜炎及血管周围炎

C. 两者均有

D. 两者均无

88. 第一期梅毒

89. 第三期梅毒

（四）X型题（90~107题）

90. 肺门淋巴结结核的恶化进展可造成

A. 颈淋巴结结核

B. 肺粟粒性结核

C. 肠系膜淋巴结结核

D. 结核性胸膜炎

E. 气管旁淋巴结结核

91. 下列慢性纤维空洞型肺结核的病变特点中哪些是正确

A. 在肺内形成一个或多个薄壁空洞

B. 病变局限于同侧肺组织

C. 可导致肺组织的广泛纤维化

D. 空洞内细菌经支气管播散可形成干酪样肺炎

E. 空洞内层为结核性肉芽组织

92. 结核球形成的原因是

A. 浸润型肺结核干酪样坏死发生纤维包裹形成

B. 因结核空洞的引流支气管阻塞，空洞由干酪样坏死物填满

C. 由多个结核病灶融合而成

D. 原发综合征中原发灶的主要并发症

E. 感染的结核菌毒力太强。

93. 肺内一直径大于 2cm 的干酪样坏死灶，其结局可以是

A. 干酪样坏死灶纤维包裹

B. 干酪样坏死物液化形成空洞

C. 纤维包裹并钙化

D. 完全纤维化

E. 完全吸收

94. 严重结核性败血症患者死后尸体解剖可见

A. 肝、脾、肾等器官出现无数小坏死灶

B. 病灶内含有大量结核菌

C. 病灶周围几乎无细胞反应

D. 病人常合并白血病

E. 病人常合并恶性淋巴瘤

95. Langhans 巨细胞见于下列哪些疾病

A. 结核病

B. 异物肉芽肿

C. 麻风

D. 霍奇金淋巴瘤

E. 伤寒

96 伤寒的常见死亡原因有

A. 支气管肺炎

B. 败血症

C. 肠出血

D. 肠穿孔

E. 急性心肌炎

97. 肠伤寒的主要病变特点是

A. 全身单核巨噬细胞均有增生

B. 病变主要累及回肠末端

C. 溃疡长轴与肠长轴平行

D. 愈合后虽能形成瘢痕，但不易造成肠腔狭窄

E. 溃疡深度可达浆膜层

98. 肠伤寒发病第 3 周，阳性率高的发现有

A. 肥达反应

B. 粪便培养

C. 皮疹

D. 心、肾、肝实质细胞灶性坏死

E. 肠系膜淋巴结肿大

99. 慢性菌痢的肠道病变有

A. 慢性溃疡

B. 肠息肉

C. 肠壁增厚，肠腔狭窄

D. 假膜

E. 表浅不规则性溃疡

100. 中毒型菌痢的临床病理特点有

A. 常见于 2~7 岁的小儿

B. 常由毒力低的宋氏或福氏痢疾杆菌引起

C. 呈滤泡性肠炎

D. 腹痛、腹泻明显

E. 起病急骤

101. 瘤型麻风的病变特点是

A. 表皮萎缩

B. 皮肤附件周围泡沫细胞肉芽肿形成

C. 表皮下出现无细胞浸润带

D. 伴有明显干酪样坏死

E. 易查出麻风杆菌

102. 结核样型麻风与结核病肉芽肿的病变区别有

A. 类上皮细胞

B. 无 Langhans 巨细胞

C. 极少有干酪样坏死

D. 有淋巴细胞浸润

E. 常同时侵犯周围神经

103. 钩端螺旋体病的病变有

A. 全肺弥漫性出血

B. 肝细胞变性，小叶中央灶性坏死

C. 支气管肺炎

D. 间质性肾炎

E. 脑膜脑炎

104. 梅毒下疳常发生于

A. 阴茎龟头

B. 阴囊

C. 阴唇

D. 口唇

E. 子宫颈

105. 中枢神经梅毒常有

A. 脑膜血管梅毒

B. 脊髓痨

C. 亚急性脑膜炎

D. 麻痹性痴呆

E. 脑性瘫痪

106. 下列病变中哪些属感染性肉芽肿

A. 结核结节

B. 伤寒小结

C. 风湿小结

D. 瘤型麻风

E. 树胶样肿

107. 白色念珠菌常存在于正常人的

A. 口腔

B. 皮肤

C. 阴道

D. 消化道

E. 呼吸道

四、病例分析（1~13题）

1. 女性童尸，尸检见双肺重量增加，充血，密布灰白色粟粒大小结节，微隆起于切面。病理诊断是

A. 间质性肺炎

B. 麻疹性肺炎

C. 粟粒性肺结核

D. 小叶性肺炎

E. 葡萄球菌性肺炎

2. 尸检发现患儿两肺密布灰白色粟粒大小结节，同时肝、脾、肾亦见同样病变，脑底脑膜渗出物呈毛玻璃样外观。指出结核杆菌从何处入血播散引起上述病变

A. 无名静脉

B. 肺原发灶

C. 上腔静脉

D. 颈内静脉

E. 下腔静脉

3. 5 岁患儿，近来活动减少，乏力、食欲减退、盗汗。胸透见右肺上叶下部片状阴影，右肺门淋巴结肿大，应考虑诊断为

A. 小叶性肺炎

B. 原发型肺结核病

C. 支原体肺炎

D. 病毒性肺炎

E. 肺肿瘤

4. 患者女，29 岁，近一年来常有低热、盗汗、咳嗽、痰中带血，X 线胸片见右肺尖有直径 3.5cm，边缘模糊不清的云雾状阴影，痰培养查见抗酸杆菌，据此应诊断为

A. 右肺尖局灶型肺结核

B. 右肺尖结核球

C. 右肺尖浸润型肺结核

D. 右肺尖肺癌

E. 右肺尖干酪样肺炎

5. 10 岁患儿，高热头痛、呕吐 1 周余，体检脑膜刺激征阳性，脑脊液中查到抗酸杆菌。考虑患哪种疾病可能性最大

A. 流行性脑脊髓膜炎

B. 流行性乙型脑炎

C. 真菌性脑膜炎

D. 沙门杆菌脑膜炎

E. 结核性脑膜炎

6. 一个 50 岁的男性，送至急诊室前有慢性咳嗽，盗汗，入院胸部 X 线显示肺尖部浸润，痰液分析没有提示，但经支气管活检显示伴巨细胞的肉芽肿，诊断是

A. 肉瘤样结节

B. 铍中毒

C. 结核病

D. 巨细胞癌

E. 肺炎球菌的肺炎

7. 30 岁女性患者，两年来经常腹痛、腹泻、便血、食欲不振，体重减轻。查体：体温 37.6℃，结核菌素试验阳性，结肠镜发现，回盲部黏膜多个溃疡，其长轴与肠轴垂直，应诊断为

A. 肠伤寒

B. 肠结核

C. 细菌性痢疾

D. 肠癌

E. 阿米巴痢疾

8. 一病人患病已 3 周，有持续性高热、心动过缓、腹胀、腹泻，因中毒性休克死亡。尸检发现弥漫性腹膜炎，回肠孤立和集合淋巴小结肿胀坏死和溃疡形成，脾肿大。应考虑

A. 细菌性痢疾

B. 急性伤寒

C. 伤寒

D. 阿米巴痢疾

E. 恶性组织细胞增生症

9. 18 岁男性患者，发热 8 天伴腹泻，便血一次，入院经治疗一周后热退，食欲好转，中午进食量较多，下午腹胀明显，右下

腹剧痛，伴恶心呕吐，压痛及反跳痛明显，经外科手术治疗后痊愈出院。考虑术中见何种病变

A. 肠伤寒，回肠末端穿孔

B. 化脓性阑尾炎，穿孔

C. 化脓性阑尾炎并局限性腹膜炎

D. 急性细菌性痢疾，化脓性阑尾炎

E. 节段性出血坏死性肠炎并发腹膜炎

10. 一病人患病 3 周，持续性高热，心动过缓，腹胀腹泻，因中毒性休克死亡。尸检见弥漫性腹膜炎，回肠淋巴结肿大，坏死和溃疡形成，肝脾肿大。应诊断是

A. 急性坏死性肠炎

B. 细菌性痢疾

C. 阿米巴痢疾

D. 肠结核

E. 肠伤寒

11. 6 岁患儿，有畏寒、发热、腹痛、腹泻、脓血便和里急后重，大便培养有革兰染色阴性的短杆菌，应诊断为

A. 阿米巴痢疾

B. 细菌性食物中毒

C. 消化不良性腹泻

D. 急性肠炎

E. 细菌性痢疾

12. 患者发热、乏力、食欲不振、腹痛，以左下腹明显，腹泻早期稀便，大便次数增多后转为黏液脓血便，并有里急后重。应诊断为

A. 急性肠炎

B. 急性细菌性痢疾

C. 消化不良性腹泻

D. 食物中毒

E. 肠道霉菌病

13. 一个 35 岁的妇女感觉疲惫。有低热、腹股沟的淋巴结肿大、脓毒性关节炎和出血性丘疹、脓疱疹。皮肤活组织检查发现

有严重的中性粒细胞浸润和脓细胞伴显著出血。哪种微生物可能使病人出现这些症状。

A. 单纯疱疹

B. 人类乳头状瘤病毒

C. 奈瑟淋球菌

D. 结核杆菌

E. 梅毒螺旋体

五、问答题

1. 结核病有哪些基本病变？其基本病变的转化规律如何？

2. 肺结核原发综合征恶化进展发生血道播散时，引起的血源性结核病有哪几种类型？各有何病理特点？

3. 由原发灶播散而来的结核杆菌最常影响身体哪个部位？

4. 肺结核空洞是如何形成的？其转归如何？

5. 原发型肺结核与继发型肺结核有何区别？

6. 慢性纤维空洞性肺结核有何病理特点？

7. 各型继发型结核之间有何联系？

8. 肾结核是如何发生的？

9. 例举可引起肠道溃疡的常见疾病，各有何肉眼病理特点？

10. 泌尿生殖系统结核病常见于哪些器官？其蔓延过程如何？

11. 结核样型麻风与瘤型麻风有何异同？

12. 简述狂犬病的临床表现。

13. 简述狂犬病的病理学特征。

14. 淋球菌感染的部位有哪些？

15. 概括尖锐湿疣的病理改变与诊断。

16. 概括梅毒瘤的病因和病理变化。

17. 为什么三期梅毒常侵犯主动脉弓？

18. 真菌病常见的病理变化有哪些？

第十六章　寄　生　虫　病

一、名词解释

1. 阿米巴痢疾（amoebic dysentery）
2. 阿米巴脓肿（amebic abscess）
3. 阿米巴肿（瘤）（amoeboma）
4. 尾蚴性皮炎（cercarial dermatitis）
5. 嗜酸性脓肿（eosinophilic abscess）
6. 夏科－莱登结晶（Charcot-Leyden crystal）
7. 假结核结节（pseudotubercle）
8. 干线型肝硬化（pipe stem cirrhosis）
9. 含铁小结（siderotic nodule）
10. 血吸虫病侏儒症（schistosoma dwarfism）
11. 华支睾吸虫病（clonorchiasis sinensis）
12. 肺吸虫病（paragonimiasis）
13. 夜现周期性（nocturnal periodicity）
14. 离心性淋巴管炎和丹毒性皮炎（eccentric lymphangitis and erysipelatous dermatitis）
15. 象皮肿（elephantiasis）
16. 包虫病（hydatid disease）/棘球蚴病（echinococcosis）

二、填空题

1. 阿米巴病是由溶组织内阿米巴原虫感染引起，病变发生于结肠时称为①_____又称②_____。少数病例病原体可进一步移行到肠外器官，引起③_____，以肝、肺和脑为常见。

2. 溶组织内阿米巴的致病机制有①_____、②_____、③_____和④_____。

3. 肠阿米巴病的病变部位主要在①_____、②_____，其次为③_____和④_____，病变为⑤_____。

4. 肠阿米巴病急性期具有诊断意义的病变是形成①_____，镜下见②_____组织，边缘炎症反应③_____，可找到④_____。

5. 阿米巴病慢性期病变主要表现为①_____和②_____同时并存，有时可因③_____而形成局限性包块，称为④_____，多见于⑤_____，临床上易误诊为⑥_____。

6. 肠阿米巴病感染由①_____引起，致病由②_____引起；华支睾吸虫病感染由③_____引起，致病由④_____引起；肺吸虫病的感染由⑤_____引起，致病由

⑥_____引起。

7. 血吸虫病属于地方性寄生虫病，主要有3种寄生于人体，流行于①_____为②_____血吸虫；流行于③_____为④_____血吸虫；流行于⑤_____为⑥_____血吸虫。

8. 血吸虫的中间宿主是①_____，华支睾吸虫的第一中间宿主为②_____，第二中间宿主为③_____，肺吸虫的第一中间宿主为④_____，第二中间宿主为⑤_____。

9. 血吸虫发育阶段中的①_____、②_____、③_____及④_____等均可引起病变，但以⑤_____引起的病变最严重，危害也最大。

10. 血吸虫虫卵主要沉积于①_____和②_____以及③_____。④_____虫卵引起的病变轻微，而⑤_____虫卵往往引起⑥_____形成。

11. 列举几种你所学过的假脓肿①_____、②_____、③_____和④_____。

12. 根据形态特点，急性虫卵结节又称①_____，慢性虫卵结节则称为②_____。

13. 在部分急性血吸虫病例，肺内可出现多数①_____，其周围肺泡出现②_____，X线照片类似肺的③_____。

14. 我们所学的某些疾病可形成假结核结节，如①_____、②_____、③_____和④_____。

15. 血吸虫性肝硬化与门脉性肝硬化不同的是肝小叶并未遭受严重破坏，故①_____。肝内门静脉的阻塞是②_____的，故③_____。

16. 列举几种能形成肉芽肿的疾病①_____、②_____、③_____、④_____⑤_____、⑥_____、⑦_____、⑧_____⑨_____和⑩_____。

17. 华支睾吸虫病是由华支睾吸虫①_____寄居引起，因其主要寄生在②_____，故俗称为③_____。

18. 肺吸虫病主要是肺吸虫①_____在人体穿行或寄居所引起的疾病，主要寄生在②_____，病变以在器官和组织内形成③_____和④_____为特征。

19. 丝虫的微丝蚴和成虫均可引起病变，但对人体造成严重危害者是①_____所致的病变，早期以②_____及③_____为主，晚期则以④_____为主，出现⑤_____及⑥_____等。

20. 包虫病是人类感染①_____的幼虫所致的疾病，故又称②_____。

21. 寄生虫病与癌发生有关。与结肠癌发生有关的是①_____，与肝癌（胆管上皮癌）有关的是②_____。

三、选择题

（一）A型题（1~23题）

1. 肠阿米巴病最常累及的部位是

A. 升结肠和横结肠

B. 盲肠和直肠

C. 整个结肠和回肠末端

D. 乙状结肠和直肠

E. 盲肠和升结肠

2. 肠阿米巴病的溃疡特点是

A. 不规则地图状溃疡

B. 鼠咬样边缘带状溃疡

C. 漏斗状溃疡

D. 火山口状大溃疡

E. 口小底大烧瓶状溃疡

3. 肠外阿米巴病最常见的是

A. 阿米巴肝脓肿

B. 阿米巴肺脓肿

C. 阿米巴脑脓肿

D. 肛周及会阴皮肤溃疡

E. 阴道和宫颈病变

4. 阿米巴滋养体所引起的组织病变主要为

A. 干酪样坏死

B. 液化性坏死

C. 纤维素样坏死

D. 凝固性坏死

E. 固缩坏死

5. 血吸虫病主要由其生活过程中的哪一期引起

A. 毛蚴

B. 尾蚴

C. 童虫

D. 虫卵

E. 成虫

6. 血吸虫虫卵引起的损害其变态反应机制为

A. Ⅰ型

B. Ⅳ型

C. Ⅱ型

D. 体液免疫

E. Ⅲ型

7. 引起日本血吸虫病最严重病变的是

A. 成虫和虫卵

B. 虫卵

C. 毛蚴

D. 尾蚴和成虫

E. 童虫

8. 下列哪项不可能出现在血吸虫病的假结核结节中

A. 变性虫卵

B. 类上皮细胞

C. 异物巨细胞

D. 干酪样坏死

E. 淋巴细胞

9. 日本血吸虫病的病变在乙状结肠和直肠最为显著是因为

A. 局部血液循环不畅

B. 成虫的寄生部位

C. 肠壁淋巴组织丰富

D. 肠壁组织结构疏松

E. 粪便潴留

10. 晚期血吸虫病的肠道病变易并发

A. 出血

B. 穿孔

C. 肠套叠

D. 息肉癌变

E. 肠炎

11. 肠道血吸虫病，一般不发生

A. 肠黏膜溃疡

B. 肠黏膜息肉

C. 肠黏膜虫卵结节形成

D. 肠穿孔

E. 肠壁增厚、肠腔狭窄

12. 晚期血吸虫病人粪便中不易查到虫卵是由于

A. 虫卵变性坏死

B. 虫卵大多进入肝脏引起肝硬化

C. 成虫衰老产卵减少

D. 肠壁结缔组织增生，虫卵难以排出

E. 免疫力抑制成虫产卵

13. 血吸虫病不会引起下列哪种病变

A. 尾蚴型皮炎

B. 静脉内膜炎和静脉周围炎

C. 嗜酸性脓肿

D. 假结核结节

E. 窟穴状病灶、窦道

14. 引起干线型肝硬化的疾病为

A. 阿米巴肝脓肿

B. 棘球蚴病

C. 肝血吸虫病

D. 丝虫病

E. 华支睾吸虫病

15. 干线性肝硬化一般不见

A. 肝脏体积缩小、变硬

B. 假小叶形成

C. 门静脉高压

D. 纤维间隔形成

E. 假结核结节

16. 血吸虫病的慢性虫卵结节与结核结节的鉴别点主要为

A. 类上皮细胞

B. 多核巨细胞

C. 干酪样坏死

D. 纤维细胞

E. 淋巴细胞

17. 最易并发肠腔狭窄的疾病是

A. 慢性阿米巴痢疾

B. 慢性细菌性痢疾

C. 肠结核

D. 肠伤寒

E. 肠血吸虫病

18. 易并发肠道癌肿的疾病有

A. 十二指肠球部溃疡

B. 慢性肠血吸虫病

C. 肠伤寒

D. 慢性阿米巴痢疾

E. 肠结核

19. 华支睾吸虫主要寄生于

A. 肝内胆管

B. 胆总管

C. 乙状结肠和直肠

D. 肠系膜静脉

E. 门静脉

20. 肺吸虫所致病变主要由什么引起

A. 虫卵

B. 虫体

C. 毒素

D. 尾蚴

E. 囊蚴

21. 末端肢体的淋巴水肿可由以下病原感染引起

A. 结核杆菌

B. 溶组织型阿米巴

C. 伤寒杆菌

D. 血吸虫

E. 班氏丝虫

22. 丝虫病的病变主要由什么引起

A. 活成虫

B. 死成虫

C. 活微丝蚴

D. 死微丝蚴

E. 毒素

23. 除了下列哪项，寄生虫感染可累及肝或胆道

A. 丝虫病

B. 棘球蚴病

C. 阿米巴病

D. 血吸虫病

E. 华支睾吸虫病

（二）B 型题（24~45 题）

A. 烧瓶状溃疡

B. 地图状溃疡

C. 带状溃疡

D. 火山口状溃疡

E. 溃疡的长轴平行于肠管长轴

24. 阿米巴痢疾
25. 肠伤寒
26. 溃疡型肠结核
27. 大肠癌
28. 细菌性痢疾
A. 虫囊肿
B. 淋巴管炎及淋巴结炎
C. 尾蚴性皮炎
D. 胆管扩张、上皮增生
E. 组织液化性坏死
29. 肺吸虫病
30. 棘球蚴病
31. 丝虫病
32. 血吸虫病
33. 华支睾吸虫病
A. 肺点状出血
B. 嗜酸性脓肿和假结核结节
C. 门静脉炎
D. 皮炎
E. 胆管炎
34. 日本血吸虫虫卵可引起
35. 日本血吸虫尾蚴可引起
36. 日本血吸虫童虫可引起
37. 日本血吸虫成虫可引起
A. 出现异物多核巨细胞
B. 出现大量的嗜酸性细胞
C. 出现角皮层状物
D. 形成胆石的核心
E. 出现钙皂样物质
38. 血吸虫急性虫卵结节
39. 血吸虫慢性虫卵结节
40. 华支睾吸虫感染
41. 泡状棘球蚴病
A. 丝虫
B. 日本血吸虫
C. 阿米巴原虫
D. 肺吸虫

E. 华支睾吸虫
42. 主要寄居于肠系膜静脉
43. 主要寄居于淋巴管和淋巴结
44. 主要寄居于肝内胆管
45. 主要寄居于肺

（三）C 型题（46~51 题）
A. 结肠溃疡形成
B. 肝硬化
C. 两者均有
D. 两者均无
46. 日本血吸虫病
47. 阿米巴病
48. 华支睾吸虫病
A. 可并发胆管上皮癌
B. 可并发结肠癌
C. 两者均有
D. 两者均无
49. 日本血吸虫病
50. 华支睾吸虫病
51. 丝虫病

（四）X 型题（52~64 题）
52. 阿米巴痢疾时可见下列哪些病变
A. 烧瓶状溃疡
B. 肠壁小静脉内阿米巴滋养体
C. 漏斗状溃疡
D. 组织液化性坏死
E. 急性炎症反应明显
53. 下列与阿米巴滋养体致病有关的因素是
A. 滋养体的伪足运动和吞噬作用
B. 毒素作用
C. 水解酶作用
D. 接触性细胞溶解
E. 肠道功能紊乱
54. 阿米巴肝脓肿可见
A. 组织溶解液化，脓肿内容物呈果酱样

B. 与坏死交界处的活组织中可见阿米巴滋养体

C. 坏死组织中见大量中性粒细胞

D. 脓肿壁呈破棉絮状

E. 血液

55. 慢性肠阿米巴病的病变表现为

A. 溃疡反复形成

B. 肉芽组织形成

C. 黏膜可增生形成息肉

D. 肠壁因纤维组织增生而增厚变硬

E. 易误诊为大肠癌

56. 下列为急性虫卵结节成分的是

A. 成熟虫卵

B. 未成熟虫卵

C. 大量中性粒细胞

D. 无结构颗粒状坏死物

E. Charcot-Leyden 结晶

57. 慢性虫卵结节内可见

A. 类上皮细胞

B. 钙化虫卵

C. 嗜酸性粒细胞

D. 多核巨细胞

E. 较多纤维细胞和胶原纤维

58. 血吸虫性肝硬化门脉高压出现早且严重的原因是

A. 门静脉分支纤维化、管腔闭塞致窦前性阻塞

B. 成虫在门静脉内寄生

C. 门静脉-肝静脉间吻合支形成

D. 门静脉炎症

E. 门静脉血栓形成

59. 下列关于华支睾吸虫病的叙述正确的有

A. 成虫主要寄生在肝内胆管

B. 胆管扩张、管壁炎症

C. 可并发肝细胞性肝癌

D. 肝实质无明显炎症

E. 胆管上皮细胞增生

60. 关于肺吸虫病的叙述正确的是

A. 主要由童虫和成虫引起

B. 可出现浆液纤维素性胸膜炎

C. 虫体在组织内穿行致局部组织破坏及窦道形成

D. 虫体可引起游走性皮下结节

E. 形成嗜酸性脓肿及假结核结节为其特征性病变之一

61. 丝虫感染可引起

A. 淋巴管炎

B. 淋巴结炎

C. 象皮肿

D. 鞘膜乳糜积液

E. 乳房结节

62. 主要发生于直肠和乙状结肠的疾病有

A. 阿米巴痢疾

B. 细菌性痢疾

C. 肠伤寒

D. 肠血吸虫病

E. 肠结核

63. 泡状棘球蚴病的病变有

A. 单个大囊泡

B. 无数小囊泡聚集而成海绵状

C. 囊泡周围无纤维包膜

D. 小囊泡间组织坏死

E. 小囊泡周围肉芽肿形成

64. Charcot-Leyden 结晶可见于

A. 阿米巴脓肿

B. 丝虫所致淋巴管炎

C. 肺吸虫囊肿

D. 泡状棘球蚴囊肿

E. 血吸虫病急性虫卵结节

四、病例分析（1~2题，第1题为X型题，其他为A型题）

1. 48岁男性病人，感右肋部胀痛3个月，时感右下腹疼痛，曾经腹泻呈暗红色果酱样大便。体检肝脏下缘于肋下未触及，B超检查发现肝右叶占位性病变，2.5cm×3cm×3.5cm大小，手术见肿块为囊性，囊内为果酱样内容物，囊壁破絮状，囊肿壁与膈肌和胃粘连并有窦道相通。此病人可能患有的疾病有

A. 阿米巴肝脓肿
B. 胃溃疡病
C. 肝脓肿
D. 阿米巴痢疾
E. 肝棘球蚴病

2. 15岁男孩，癫痫反复发作半年。家住南方农村，夏日经常下河游泳。CT示大脑左顶叶占位性病变，范围1.5cm×1.0cm×1.3cm，手术标本病理检验见多核巨细胞、类上皮细胞、纤维细胞和淋巴细胞组成的肉芽肿，其内见钙化虫卵。这一病人所患疾病最可能为

A. 脑结核
B. 脑血吸虫病
C. 脑阿米巴病
D. 脑细粒棘球蚴病
E. 肺吸虫病

五、问答题

1. 哪些疾病可引起肠道溃疡形成？有何病变特点？
2. 我们所学哪些疾病出现肉芽肿性病变？肉芽肿各有何特点？
3. 病人肝区囊性占位性病变，应考虑哪些寄生虫病？简述病变。
4. 肺部出现异常X线影，根据所学知识，考虑可能有哪些疾病？
5. 简述干线型肝硬化的形成过程。
6. 阿米巴痢疾的溃疡为什么呈口小底大的烧瓶状？
7. 直肠壁血吸虫病的组织学表现是什么？
8. 什么原因引起的淋巴性水肿？
9. 丝虫感染的病理变化和临床表现？
10. 棘球蚴对机体的危害主要有哪些方面？

第十七章 骨和关节疾病

一、名词解释

1. 内骨痂（internal callus）
2. 病理性骨折（pathological fracture）
3. 脆性骨综合征（brittle bone syndrome）
4. 佝偻病串珠（rachitic rosary）
5. 类风湿小结（rheumatoid nodule）
6. 纤维性骨痂（fibrous callus）
7. 骨质疏松症（osteoporosis）
8. 痛风（gout）

二、填空题

1. 骨折愈合过程可分为以下几个阶段①_____、②_____、③_____、④_____。
2. 常见的骨肿瘤有①_____、②_____、③_____、④_____。
3. 软骨肉瘤是由①_____、②_____组成。根据发病部位的不同分为③_____型和④_____型。
4. 骨软骨瘤特征性的 3 层结构是①_____、②_____、③_____。
5. 骨巨细胞瘤镜下主要由①_____及②_____2 种细胞组成，间质③_____丰富。
6. 诊断骨肉瘤的最重要的组织学依据是①_____或②_____。
7. 类风湿关节炎的基本病变是①_____、②_____。主要侵犯③_____，引起滑膜炎的特点是④_____、⑤_____、⑥_____、⑦_____；最后导致⑧_____。
8. 影响骨折愈合的局部因素有①_____、②_____、③_____、④_____。
9. 病理性骨折常见的原因①_____、②_____、③_____、④_____。
10. 与骨肉瘤发生有关的因素有①_____、②_____、③_____、④_____。
11. 骨肉瘤起源于①_____细胞，形态上表现出②_____潜能，组织学上类型③_____、④_____、⑤_____、⑥_____。
12. 骨肉瘤重要的化验室检查指征为①_____增高，X 线上有 3 个特征②_____、③_____、④_____。

三、选择题

（一）A 型题（1~20 题）

1. 诊断骨肉瘤最重要的组织学依据是

A. 肉瘤细胞的异型性

B. 出现软骨肉瘤的图像

C. 出现纤维肉瘤的图像

D. 出现肿瘤性类骨组织或骨组织的图像

E. 出现破骨细胞型多核巨细胞的图像

2. 下列哪些原因会引起骨折的畸形愈合

A. 骨折局部缺血

B. 骨折局部发生骨髓炎

C. 骨折断端对位不正确

D. 骨折断端延迟愈合

E. 骨折断端插入软组织

3. 骨巨细胞瘤的异型性主要表现在

A. 成纤维细胞样基质细胞

B. 巨噬细胞成分

C. 多核巨细胞

D. 肿瘤细胞成分

E. 以上都不是

4. 骨肉瘤生长最活跃部位是

A. 向骨干方向推进部位

B. 向关节方向发展部位

C. 向外侧发展部位

D. 向内侧侵袭部位

E. 中心部位

5. 骨折愈合的最终阶段应是

A. 骨性骨痂形成

B. 骨痂改建

C. 纤维性骨痂连接

D. 骨样组织中有钙盐沉着

E. 完成了软骨性化骨

6. 骨折部位固定不好，骨折断端活动时，常只形成

A. 软骨性骨痂

B. 骨样骨痂

C. 骨性骨痂

D. 封闭性骨痂

E. 纤维性骨痂

7. 骨软骨瘤开始生长时，多位于

A. 骨的关节端

B. 骨髓软骨板

C. 骨内膜上

D. 骨干的骨外膜外层

E. 骨干的骨外膜内层

8. 组成骨软骨瘤的主体是

A. 软骨

B. 松质骨

C. 板层骨

D. 致密骨

E. 骨样组织

9. 骨巨细胞瘤是

A. 骨的瘤样病变

B. 发生在骨组织中的肉芽肿

C. 与脂质代谢障碍有关的骨病

D. 骨髓中网织细胞来源的肿瘤

E. 有侵袭性及复发性的骨肿瘤

10. 骨巨细胞瘤半数位于

A. 颅骨、面骨

B. 趾骨、指骨

C. 骨盆骨、肩胛骨

D. 股骨下端、胫骨上端、腓骨上端

E. 肋骨近肋软骨端

11. 病理性骨折常见的原因，除外下列哪项

A. 遗传因素

B. 骨原发或转移性肿瘤

C. 骨质疏松

D. 内分泌紊乱

E. 骨发育障碍

12. 骨肉瘤是指

A. 骨原发性的恶性肿瘤，有反应性骨质增生

B. 肉瘤细胞直接形成肿瘤性骨样组织或骨组织的肿瘤

C. 骨组织起源的肉瘤

D. 骨组织中肉瘤的总称

E. 骨组织来源的未分化肿瘤

13. 骨肉瘤的主要血清学化验指标是

A. 碱性磷酸酶活性增高

B. 酸性磷酸酶活性降低

C. 碱性磷酸酶活性降低

D. 酸性磷酸酶活性增高

E. 以上都不是

14. 佝偻病主要由下列哪种物质缺乏所引起

A. 维生素 A

B. 维生素 B

C. 维生素 C

D. 维生素 D

E. 维生素 E

15. 与佝偻病的发病上关系最少的是

A. 乳糜泻

B. 肝、胆疾患

C. 慢性肾盂肾炎

D. 溃疡性结肠炎

E. Toni-Fanconi 综合征

16. 佝偻病时没有明显障碍的是

A. 软骨细胞吸收

B. 骨样组织钙化

C. 软骨细胞肥大区钙化

D. 软骨细胞肥大区血管化

E. 骨髓软骨细胞增生、肥大

17. 与佝偻病无关的是

A. 鸡胸

B. 方颅

C. 弓形腿

D. 肋骨串珠

E. 关节强直

18. 类风湿关节炎患者血清中经常可查到的是

A. AFP

B. LE 细胞

C. 抗 O 抗体

D. RF

E. Russell 小体

19. 类风湿关节炎的最特征性的病变是

A. 滑膜表面大量纤维素性渗出物

B. 滑膜绒毛状增生及血管翳形成

C. 滑膜中淋巴细胞和浆细胞浸润

D. 增生的滑膜中有血栓形成

E. 肥大细胞增生

20. 类风湿关节炎时关节软骨病变主要有

A. 软骨的磨损与剥脱

B. 软骨细胞增生、肥大

C. 软骨细胞钙化

D. 石棉变性和黏液样变性

E. 小灶状坏死及纤维素样物质覆盖

（二）B 型题（21~33 题）

A. 内含编织骨

B. 肿瘤主体为松质骨

C. 肿瘤由单核基质细胞和多核细胞组成

D. 瘤细胞直接产生肿瘤性类骨组织

E. 骨组织内类骨组织过多

21. 骨性骨痂

22. 骨软骨瘤

23. 骨巨细胞瘤

A. 石棉变性

B. Harrison 沟

C. 血管翳

D. X 线显示日光放射状的条纹阴影

E. 软骨帽

24. 佝偻病

25. 骨肉瘤

26. 大骨节病

27. 骨软骨瘤

28. 类风湿关节炎

29~33. 选出与每种疾病相对应的维生素缺乏或过量

A. 维生素 A

B. 维生素 B_{12}

C. 维生素 C

D. 维生素 D

E. 烟酸

29. 脊髓亚急性联合变性

30. 佝偻病

31. 坏血病

32. 眼干燥症

33. 巨幼细胞贫血

（三）C 型题（34~38 题）

A. 骨巨细胞瘤

B. 骨肉瘤

C. 两者均有

D. 两者均无

34. 反应性新生骨小梁

35. 肿瘤实质含丰富酸性磷酸酶

A. 风湿性关节炎

B. 类风湿关节炎

C. 两者均有

D. 两者均无

36. 多累及小关节

37. 有关节强直畸形

38. 属化脓性炎

（四）X 型题（39~49 题）

39. 骨肉瘤可发生在

A. 生长活跃的骨骼

B. 有放射线照射史的骨骼

C. 基因突变患者

D. 多发性骨软骨瘤恶变

E. 动脉瘤样骨囊肿的骨骼

40. 下列哪些骨肿瘤为恶性肿瘤

A. 骨样骨瘤

B. 成骨细胞瘤

C. 成软骨细胞瘤

D. 骨肉瘤

E. 软骨肉瘤

41. 类骨组织可见于

A. 骨痂

B. 佝偻病

C. 骨巨细胞瘤

D. 骨肉瘤

E. 骨软骨瘤

42. 骨软骨瘤的组织结构为

A. 分叶状

B. 有完整包膜包绕

C. 表层为薄层纤维组织

D. 有软骨帽

E. 肿瘤主体为松质骨

43. 病理性骨折可见于

A. 骨巨细胞瘤

B. 骨软化症

C. 绝经期后骨质疏松症

D. 甲状旁腺功能亢进

E. 甲状腺功能亢进

44. 骨巨细胞瘤由哪些细胞组成

A. 成骨细胞

B. 成纤维细胞样基质细胞

C. 吞噬细胞样基质细胞

D. 成软骨细胞

E. 多核巨细胞

45. 佝偻病的长骨骨骺软骨板处可见

A. 软骨细胞增生，肥大

B. 软骨增生区钙化不足

C. 软骨区类骨组织钙化不足

D. 骺软骨板变菲薄

E. 骨骺线显著增宽，参差不齐

46. 骨肉瘤切片中可见

A. 瘤细胞形成明显的菊形团

B. 肿瘤性骨组织

C. 肿瘤性类骨组织

D. 肿瘤性软骨组织

E. 瘤巨细胞

47. 软骨肉瘤的特征有

A. 发病年龄多在中年以后

B. 瘤组织中见肿瘤性类骨组织

C. 瘤细胞出现较多的双核或多核巨细胞

D. 主要通过血道转移

E. 主要通过淋巴道转移

48. 关于骨肉瘤的病变下列哪些是正确的

A. 最常见于四肢长骨

B. 肿瘤向骨髓腔及骨皮质浸润

C. 肿瘤常侵及骨骺的骺板

D. 肿瘤细胞直接形成肿瘤性类骨及骨组织

E. 瘤组织内不出现肿瘤性软骨

49. 关于骨巨细胞瘤的病变下列哪些是正确的

A. 骨巨细胞瘤多发生于四肢长骨的骨骺端，不发生于长骨以外的骨组织

B. 肿瘤组织有溶骨性破坏作用，常造成病理性骨折

C. 肿瘤主要由单核基质细胞及多核巨细胞2种细胞组成

D. 瘤组织本身有成骨作用，可见有类骨组织及新生骨小梁

E. 本瘤在病理组织学上分为2级：Ⅰ级基本良性，具低度侵袭性；Ⅱ级为恶性

四、病例分析（1~4题）

1~3. 18岁，男性，踢足球时突然跌到。右大腿肿痛难忍。X线检查发现右股骨下端病理性骨折。骨折部周围有日光放射状阴影及Codman三角。活检见细胞密集呈索形或多边形，大小不一，核形奇异，大而深染，易见病理性核分裂象。可见肿瘤细胞直接形成类骨组织。

1. 本病病理性骨折的原因为

A. 骨质疏松

B. 骨发育障碍

C. 内分泌紊乱

D. 骨原发性肿瘤

E. 骨转移性肿瘤

2. 本病的诊断为

A. 骨质疏松症

B. 骨软化症

C. 骨软骨瘤

D. 骨肉瘤

E. 软骨肉瘤

3. 本病的性质为

A. 代谢障碍

B. 良性肿瘤

C. 恶性肿瘤，低度恶性

D. 恶性肿瘤，中低度恶性

E. 恶性肿瘤，高度恶性

4. 12岁男孩，主诉腿部疼痛和肿胀，患侧肢体的X线检查显示一个典型的Codman三角，最可能的诊断是

A. 软骨肉瘤

B. 骨化性肌炎

C. 骨肉瘤

D. 多发骨髓瘤

E. 动脉瘤的骨囊肿

五、问答题

1. 骨折愈合过程中应注意可能发生哪些不良后果？为什么？

2. 常见的病理性骨折的原因有哪些？

3. 常见骨肿瘤可分为几大类？

4. 常见骨肿瘤有哪些？各有何特点？

5. 佝偻病和骨软化症有何联系？

6. 骨质疏松症的基本病变是什么？可分为哪几种类型？

7. 类风湿关节炎的基本病变和各器官的病变是什么？

8. 大骨节病的病变特征是什么？

9. 如何比较类风湿关节炎与风湿性关节炎？

第十八章　遗传性疾病

一、名词解释

1. 三体综合征（trisomic syndrome）
2. 单体综合征（monosomic syndrome）
3. Down 综合征（Down syndrome）
4. 嵌合体（mosaicism）
5. 变形症（deformation）
6. 常染色体显性遗传病（autosomal dominant disorder）
7. 常染色体隐性遗传病（autosomal recessive disorder）
8. 阻断症（disruption）
9. 序列征（sequence）
10. 联合征（association）
11. 遗传性疾病（genetic disease）
12. 染色体病（chromosomal disease）
13. 易位（translocation）
14. 遗传印记（genetic printing）
15. 线粒体遗传病（mitochondrial genetic disease）
16. 畸形（malformation）

二、填空题

1. 遗传性疾病通常分为三大类，包括①_____、②_____、③_____。
2. 结构性染色体畸变包括①_____、②_____、③_____、④_____、⑤_____、⑥_____。
3. Down 综合征的染色体异常是①_____，Edwards 综合征是②_____，Patau 综合征是③_____，猫叫综合征是④_____，Turner 综合征是⑤_____，Klinefelter 综合征是⑥_____。
4. Klinefelter 综合征常见的嵌合体类型包括①_____、②_____。
5. 常染色体显性遗传病的致病基因在①_____，常染色体隐性遗传病的致病基因在②_____，性连锁遗传病的致病基因在③_____。
6. 先天性畸形的原因包括①_____、②_____、③_____、④_____。
7. 先天性畸形的类型包括①_____、②_____、③_____、④_____、⑤_____。
8. 可致畸的病毒感染有①_____、②_____、③_____、④_____。
9. 细胞遗传物质的受损，主要表现为①_____、②_____。

10. 染色体断裂综合征的疾病有①_____、②_____、③_____、④_____。

11. 常染色体显性遗传病有①_____、②_____、③_____、④_____、⑤_____、⑥_____。

12. 常染色体隐性遗传病有①_____、②_____、③_____、④_____、⑤_____、⑥_____。

13. X连锁隐性遗传病有①_____、②_____、③_____。

14. X连锁显性遗传病有①_____。

15. 多基因遗传病有①_____、②_____、③_____、④_____、⑤_____、⑥_____。

16. 可引起先天性畸形的药物有①_____、②_____、③_____、④_____、⑤_____、⑥_____。

17. 先天性畸形的形成方式包括①_____②_____、③_____。

18. 人类所有疾病都有遗传影响和背景，但只有大约①_____的疾病中，遗传因素起主要作用。

19. 在世界范围内新生儿至少①_____有明显的先天异常，大约有②_____的单基因病和③_____的染色体病。

20. 遗传性疾病通常具有①_____的特征，②_____、③_____和④_____的特点。

21. 畸形儿是否与病毒感染有关，可通过检测①_____和②_____来判定。

三、选择题

（一）A型题（1~26题）

1. 除去哪一项外，都是真正的隐性遗传病

　A. 病症的显性表现在双亲中通常见不到

　B. 双亲都带有异常的基因

　C. 他们代表单基因遗传病最常见的类型

　D. 未患病的亲属不会遗传此病

　E. 仅在基因型为纯合子状态下才表现出来

2. 除去哪一项外，都是真正的唐氏综合征（先天愚型）

　A. 与21三倍体染色体核型有关

　B. 与母方的年龄有关

　C. 隐性的单基因遗传

　D. 伴发智力迟钝

　E. 伴有先天性心脏病

3. 除下列哪一项外，都是隐性遗传病

　A. Wilson 病

　B. 白化病

　C. Tay-Sach 病

　D. Huntington 舞蹈病

　E. 尿黑酸尿症

4. 除去哪一项外，都是真正的显性遗传病

　A. 发病的患者有患病的双亲之一

　B. 未患病的双亲并不遗传此病

　C. 它们代表最常见的单基因遗传病

　D. 一个患者和一个正常人配偶所生的

孩子，50%有患病机会

E. 致病基因可以是生殖细胞发生突变新产生的

5. Edwards 综合征染色体异常为

A. 21 三体

B. 18 三体

C. 13 三体

D. 15 三体

E. 17 三体

6. Klinefelter 综合征典型的染色体核型为

A. 47，XXY

B. 45，X

C. 46，XY

D. 47，XY

E. 48，XXY

7. Patau 综合征染色体异常为

A. 13 三体

B. 15 三体

C. 18 三体

D. 21 三体

E. 17 三体

8. Turner 综合征典型的染色体核型为

A. 45，X

B. 47，XY

C. 46，XY

D. 47，XXY

E. 48，XXXY

9. Down 综合征染色体异常为

A. 13 三体

B. 15 三体

C. 21 三体

D. 18 三体

E. 17 三体

10. 猫叫综合征染色体异常为

A. 13 三体

B. 21 三体

C. 18 三体

D. 5 号染色体短臂部分或全部缺失

E. 15 三体

11. 遗传因素起主要作用的疾病约占人类疾病的

A. 0.5%

B. 20%

C. 5%

D. 2%

E. 12%

12. 遗传病最主要的特征是

A. 先天性

B. 疾病晚发

C. 家族性

D. 终生性

E. 垂直传递，由亲代传给后代

13. 下列哪种疾病属先天畸形

A. 线粒体病

B. 单基因病

C. 染色体病

D. 出生是就存在的形态和结构异常

E. 多基因病

14. 在妊娠过程中，下列哪一时期是致畸因子损伤造成先天畸形的关键时期

A. 1~2 周

B. 2~12 周

C. 9~11 周

D. 12~14 周

E. 15~17 周

15. 下列哪种染色体数目异常最常见

A. 单倍体

B. 三倍体

C. 多倍体

D. 非整倍体

E. 四倍体

16. 在世界范围内，新生儿中有明显的先天异常至少占

A. 0.1%

B. 0.5%

C. 2%

D. 5%

E. 10%

17. 目前已经识别的畸形综合征达

A. 50 余种

B. 150 余种

C. 250 余种

D. 450 余种

E. 500 余种

18. 下列哪种属于常染色体隐性遗传疾病

A. 家族性高胆固醇血症

B. 肠息肉病

C. 白化病

D. 多囊肾

E. 视网膜母细胞瘤

19. 下列哪种属于常染色体显性遗传疾病

A. 多囊肾

B. 白化病

C. 苯丙酮尿症

D. 脂质贮积症

E. 糖原贮积症

20. 下列哪种属于性连锁遗传病

A. γ球蛋白缺乏症

B. 红绿色盲

C. 苯丙酮尿症

D. 结节性硬化

E. 神经纤维瘤病

21. 下列哪种疾病属于多基因遗传病

A. 血友病 A

B. 糖尿病

C. 红绿色盲

D. 白化病

E. 多囊肾

22. 唯一已知的性染色体单体病是

A. 猫叫综合征

B. Turner 综合征

C. Patau 综合征

D. Edwards 综合征

E. Down 综合征

23. 下列哪项不属于染色体结构异常

A. 环状染色体

B. 等臂染色体

C. 非整倍体

D. 重复

E. 到位

24. 下列染色体病例组合中，哪组是错误的

A. Down 综合征——21 三体

B. Bloom 综合征——染色体断裂

C. Turner 综合征——45，X

D. Patau 综合征——13 三体

E. 猫叫综合征——47，XXY

25. 关于性连锁遗传病的叙述，哪项是错误的

A. 以隐性遗传病多见

B. 致病基因在 X 染色体上

C. 男性患病

D. 女性患病

E. 女性多是携带者

26. 目前尚未证实能致畸的病毒是

A. 水痘病毒

B. 巨细胞病毒

C. 单纯疱疹 B 病毒

D. 腺病毒

E. 风疹病毒

（二）B 型题（27～37 题）

A. 正常人染色体的单倍体计数

B. 正常人染色体的二倍体计数

C. 非整倍体

D. 常染色体的三倍体染色体

E. 嵌合体

27. 在一个体中有两种细胞成分，起因于发育早期有丝分裂的误差

28. 46 个染色体

29. 23 个染色体

30. 染色体的总数不是二倍体精确的倍数增加

31. 47 个染色体

A. 失显

B. 不规则外显

C. 不完全外显

D. 非整倍体

E. 环状染色体

32. 染色体数目异常可表现为

33. 染色体结构异常可表现为

A. 多倍体

B. 易位

C. 重复

D. 不规则外显

E. 交叉遗传

34. 常染色体显性遗传病可表现为

35. 性连锁遗传可表现为

A. Down 综合征

B. Edwards 综合征

C. 猫叫综合征

D. Turner 综合征

E. Klinefelter 综合征

36. 5 号染色体短臂部分或全部缺失

37. 染色体异常为 18 三体

（三）C 型题（38~52 题）

A. 性连锁遗传病

B. 常染色体显性遗传病

C. 两者均有

D. 两者均无

38. 球形细胞的溶血性贫血

39. von WillEBrAnD 氏病

40. 血友病

41. Down 综合征

42. Turner 综合征

A. 与染色体数目改变有关的疾病

B. 与染色体结构改变有关的疾病

C. 两者均有

D. 两者均无

43. Down 综合征

44. Klinefelter 综合征

45. Turner 综合征

46. 慢性髓样细胞白血病

47. 着色性干皮症

A. 可表现为多倍体

B. 可表现为等臂染色体

C. 两者均有

D. 两者均无

48. 染色体数目异常

49. 染色体结构异常

A. 常染色体显性遗传病

B. 常染色体隐性遗传病

C. 两者均有

D. 两者均无

50. 致病基因在常染色体上

51. 白化病

52. 男性致病基因只传给女儿不能传给儿子

（四）X 型题（53~66 题）

53. Klinefelter 综合征（睾丸发育不全）的特征是

A. 核型为 47，XXY

B. 核型为 47，XXX

C. 男性乳腺发育

D. 核型为 48，XXXX

E. 睾丸发育不全

54. Down 综合征的特征是

A. 精神发育迟缓

B. 常染色体 21 三倍体

C. 眼内眦赘皮、眼裂小，眼外侧上斜

D. 性连锁遗传

E. 常伴有先天性心脏病

55. Turner 综合征的特征是

A. 核型为 45，X

B. 核型为 48，XXY

C. 女性不育症

D. 严重的精神发育迟缓

E. 卵巢发育不全

56. 通过常染色体显性遗传传递的疾病有

A. Huntington 舞蹈病

B. 结肠多发性息肉病

C. von Willebrand 病

D. 多囊肾

E. Down 综合征

57. 常染色体的隐性遗传病包括

A. 白化病

B. Tay-Sach 病

C. 尿黑酸尿症

D. 软骨发育不全

E. 女性不育症

58. 下列哪些疾病属于常染色体显性遗传病

A. Ehlers-Danlos 综合征

B. Marfan 综合征

C. 多囊肾

D. 家族性高胆固醇血症

E. 神经纤维瘤病

59. Patau 综合征的特征包括

A. 中枢神经系统发育缺陷

B. 视网膜发育不良

C. 严重智力低下

D. 染色体异常为 13 三体

E. 白血病的发生率较高

60. Edwards 综合征的特征包括

A. 肾畸形

B. 肌张力增高及手紧握

C. 染色体异常为 18 三体

D. 大头、高位耳

E. 视网膜母细胞瘤发生率高

61. 猫叫综合征的特征包括

A. 染色体异常为 5 号染色体短臂部分或全部缺失

B. 婴儿时期哭声似猫叫

C. 轻微智力低下

D. 眼距宽

E. 小头

62. 染色体异常可发生在

A. Klinefelter 综合征

B. 糖原累积症

C. 接触电离辐射

D. Down 综合征

E. Turner 综合征

63. 关于遗传病的叙述，哪些是正确的

A. 垂直传递的特征，即可由亲代传到后代

B. 终生性

C. 先天性

D. 家族性

E. 先天性疾病都是遗传病

64. 人类遗传体结构畸形有哪些

A. 缺失

B. 易位

C. 倒位

D. 重复

E. 环形

65. 哪些属于多基因遗传病

A. 高血压

B. 糖尿病

C. 先天性心脏病

D. 肠息肉病

E. 家族性高胆固醇血症

66. 导致先天性畸形的原因包括

A. 遗传因素

B. 电离辐射

C. 风疹病毒感染

D. 苯妥英钠

E. 放射性核素

四、病例分析（1~3 题）

1. 7 岁男性患儿，表现为智力低下、鼻梁低平、眼裂上斜，小耳、小颌、枕平、颈短及肌张力减低等，伴有先天性心脏病。其染色体异常是 21 三体。本例应诊断为

A. Down 综合征

B. Edwards 综合征

C. Patau 综合征

D. 猫叫综合征

E. Klinefelter 综合征

2. 23 岁，男性，表现为身材修长、乳腺发育、睾丸发育不全。核型为 47，XXY。本例应诊断为

A. Turner 综合征

B. Klinefelter 综合征

C. Patau 综合征

D. Edwards 综合征

E. 猫叫综合征

3. 28 岁，女性患者，表现为肘外翻、盾状胸、身材矮小。原发闭经，卵巢发育不全，本例应诊断为

A. Edwards 综合征

B. Klinefelter 综合征

C. Patau 综合征

D. Turner 综合征

E. Down 综合征

五、问答题

1. 简述 Down 综合征、Turner 综合征、Klinefelter 综合征的表型特征。

2. 试述单基因遗传病的类型及特点。

3. 简述 Edwards 综合征、Patau 综合征、猫叫综合征的表型特征。

4. 简述多基因遗传病的特点，并举出几个属多基因遗传的疾病。

5. 简述先天性畸形的形成方式。

6. 分别说明有哪些病毒感染与先天性畸形的发生有关。

7. 多基因病与单基因病相比，都有哪些不同特点？为什么会有这些特点？

8. 一个临床医生怎样识别一种病是多基因病？

9. 唐氏综合征产生的原因是什么？

参 考 答 案

第一章　细胞和组织的损伤

一、名词解释

1. 尸检：是对死者的遗体进行病理大体解剖和后续的显微镜下观察。

2. 活检：是用局部切取、钳取、细针吸取、搔刮和摘取等手术方法，从患者活体获取病变组织进行病理检查。

3. 适应：细胞和由其构成的组织、器官能耐受内、外环境中各种有害因子的刺激作用而得以存活的过程。

4. 萎缩：指已发育正常的实质细胞、组织或器官的体积缩小，可以伴发细胞数量的减少。

5. 肥大：指细胞、组织和器官体积的增大。

6. 代偿性肥大：因相应器官和组织功能负荷过重所致的肥大。

7. 内分泌性（激素性）肥大：因内分泌激素作用于效应器所致的肥大。

8. 假性肥大：在实质细胞萎缩的同时，间质脂肪细胞却可以增生，以维持器官的原有体积，此时器官和组织的体积增大的情况。

9. 增生：实质细胞数量的增多。

10. 化生：一种分化成熟的细胞类型被另一种分化成熟细胞类型所取代的过程。

11. 肠化：慢性胃炎时，胃黏膜上皮转变为含有潘氏细胞或杯状细胞的小肠或大肠上皮细胞。

12. 损伤：当机体内外环境改变超过组织和细胞的适应能力后，可引起受损细胞和细胞间质发生物质代谢、组织化学、超微结构乃至光镜和肉眼可见的异常变化。

13. 可逆性损伤：是指细胞或细胞质间受损伤后因代谢发生障碍所致的某些可逆性形态学变化。表现为细胞质内或细胞间质内各种异常物质或是异常增多的正常物质的蓄积，每伴有功能下降。

14. 细胞水肿：是细胞轻度损伤后常发生的早期病变，好发于肝、心、肾等实质细胞的胞质。其发生机制是：缺氧时线粒体受损伤，使 ATP 生成减少，细胞膜 Na^+-K^+ 泵功能因而发生障碍，导致胞质内 Na^+ 水增多。

15. 气球样变：细胞的严重水肿，表现为弥漫性细胞胀大，胞质淡染、清亮、核可稍大等，常见于病毒性肝炎时重度水肿的肝细胞的形态学改变。

16. 脂肪变：指细胞质内甘油三酯（中性脂肪）的蓄积。

17. 脂肪肝：又称肝内脂肪变性，是指由各种原因引起的肝细胞内脂肪蓄积过多，正常肝内脂肪占肝重的 3%～4%，如果脂肪含量超过肝重的 5%即为脂肪肝，严重者脂肪量可达 40%～50%，脂肪肝的脂类主要是甘油三酯。肉眼观肝体积增大，淡黄色，边缘圆钝，切面呈油腻感。电镜下，细胞质内脂肪聚集为脂肪小体，进而融合成脂滴。光镜下见脂肪变的细胞质中出现大小不等的球形脂滴，大者可充满整个细胞而将胞核挤至一侧。

18. 虎斑心：是心肌脂肪变，常累及左心室的内膜下和乳头肌，肉眼上表现为大致横行的黄色条纹，与未脂肪变的暗红色心肌相间，形似虎皮斑纹。

19. 心肌脂肪浸润：心外膜处显著增多的脂肪组织，可沿心肌层的间质向着心腔方向伸入，心肌因受增生脂肪组织的挤压而萎缩并显薄弱，并非脂肪变性。

20. 玻璃样变性或透明变性：泛指细胞内、纤维结缔组织间质或细动脉管壁，在 HE 染片中呈现均质粉染至红色、毛玻璃样半透明的蛋白蓄积。

21. 细动脉硬化：细动脉内膜增生，管壁增厚，硬化，失去弹性的过程，常发生于原发性高血压病的细小动脉管壁。

22. 淀粉样变：是在细胞外的间质内，特别是小血管基底膜处，有蛋白质-黏多糖复合物蓄积，并显示淀粉样呈色反应，即遭碘液呈棕褐色，再遇稀硫酸时由棕褐色变为深蓝色。

23. 黏液样变性：是指间质内有黏多糖（透明质酸等）和蛋白质的蓄积。常见于间叶组织肿瘤、风湿病、动脉粥样硬化和营养不良时的骨髓和脂肪组织等。

24. 病理性色素沉着：有色物质（色素）在细胞内、外的异常蓄积。

25. 含铁血黄素：是巨噬细胞吞噬、降解红细胞血红蛋白所产生的铁蛋白微粒聚集体，系 Fe^{3+} 与蛋白质结合而成，镜下呈金黄色或褐色颗粒，可被普鲁士蓝染成蓝色。含铁血黄素的存在，体现了红细胞的破坏和全身性或局限性含铁物质的剩余。

26. 脂褐素：是蓄积于胞质内的黄褐色微细颗粒，电镜下显示为自噬溶酶体内未被消化的细胞器碎片残体，其中 50% 是脂质。

27. 病理性钙化：指在骨和牙齿外的软组织内有固态钙盐（主要是磷酸钙和碳酸钙）的沉积，分为营养不良性钙化（dystrophic calcification）和转移性钙化（matastatic calcification）。

28. 营养不良性钙化：病理钙盐沉积于坏死或即将坏死的组织或异物中，此时体内钙磷代谢正常，可能与局部碱性磷酸酶增多有关。见于结核病、血栓、动脉粥样硬化斑块、心脏瓣膜病变及瘢痕组织等。

29. 转移性钙化：由于全身钙磷代谢失调（高血钙）而致钙盐沉积于正常组织内。主要见于甲状旁腺功能亢进、维生素 D 摄入过多、肾衰竭及某些骨肿瘤，常发生在血管及肾、肺和胃的间质组织。

30. 不可逆性损伤：细胞因受严重损伤而累及胞核时，呈现代谢停止，结构破坏和功能丧失等不可逆性变化包括坏死和凋亡两大类型。

31. 坏死：是活体内范围不等的局部细胞死亡，死亡细胞的质膜（细胞膜、细胞器膜等）崩解、结构自溶（坏死细胞被自身的溶酶体酶消化）并引发急性炎症反应。

32. 核固缩：细胞核染色质 DNA 浓聚、皱缩，使核体积减小，嗜碱性增强，提示 DNA 转录合成停止。

33. 核碎裂：由于核染色质崩解和核膜破裂，细胞核发生碎裂，使核物质分散于胞质中，亦可由核固缩裂解成碎片而来。

34. 核溶解：非特异性 DNA 酶和蛋白酶激活，分解核 DNA 和核蛋白，核染色质嗜碱性下降，死亡细胞核在 1~2 天内将会完全消失。

35. 凝固性坏死：坏死细胞的蛋白质凝固，还常保持其轮廓残影，这可能是由于坏死局部的酸中毒使坏死细胞的结构蛋白和酶蛋白变性，封闭了蛋白质的溶解过程。凝固性坏死好发于心肌、肝、脾、肾等。

36. 干酪样坏死：是彻底的凝固性坏死，是结核病的特征性病变，镜下不见坏死部位原有组织结构的残影甚至不见核碎屑；肉眼观坏死呈白色或微黄，细腻，形式奶酪，因而得名。

37. 液化性坏死：坏死组织因酶性分解而变为液态，最常发生于含凝固蛋白少和脂质多的脑和脊髓。

38. 溶解坏死：由严重的细胞水肿发展而来，细胞质更加疏松、空淡，胞核渐趋不清、消失。常见于病毒性肝炎的肝细胞坏死。

39. 脂肪坏死：急性胰腺炎时细胞释放胰酶分解脂肪酸或乳房创伤时脂肪细胞破裂，可分别引起酶解性或创伤性脂肪坏死，也属于液化性坏死。脂肪坏死后，释放出脂肪酸核钙离子结合，形成肉眼可见的灰白色钙皂。

40. 纤维素样坏死：发生于结缔组织和血管壁，是变态反应性结缔组织病（风湿病、类风湿关节炎、系统性红斑狼疮、结节性多动脉炎等）和急进性高血压的特征性病变，镜下，坏死组织呈细丝、颗粒状态红染的纤维素（纤维蛋白样聚集成片块）。

41. 坏疽：是身体内直接或间接地与外界大气相通的部位的较大范围坏死，并因有腐败菌生长而继发腐败。坏疽分为干性、湿性和气性三种。

42. 干性坏疽：大多见于四肢末端，常因动脉阻塞而致。由于坏死灶静脉回流通畅，又暴露在空气中，水分蒸发，坏死组织缩小、干燥，与正常组织分界清楚。由于病灶干燥故腐败菌感染较轻，病变发展缓慢，对机体影响相对较小。

43. 湿性坏疽：多见于动静脉同时受阻的内脏（与外界相通的脏器），或静脉回流不畅而淤血水肿的肢体。坏死组织含水分多，极宜腐败菌大量生长繁殖，而致组织高度肿胀，恶臭，污黑色，与正常组织分界不清。组织坏死腐败产生的毒性产物及细菌毒素被吸收，可引起严重的全身中毒症状。

44. 气性坏疽：是一种特殊类型的湿性坏疽，好发于开放性损伤的深部肌肉组织，坏死灶因厌氧菌感染，分解坏死组织产生大量气体，使坏死组织内含气泡呈蜂窝状，按之有捻发感。此类病变发展迅速，毒素吸收多，中毒症状严重。

45. 糜烂：皮肤和黏膜的坏死组织崩解或液化后脱离原来的组织，可留下局部组织较浅表的缺损。

46. 溃疡：皮肤和黏膜的坏死组织崩解或液化后脱离原来的组织，可留下局部组织较深的缺损。

47. 窦道：深部组织局部坏死后，向体表一侧穿破，形成一条仅有一端开口的通道。

48. 瘘管：深部组织局部坏死后，一端向体表或体腔穿破，另一端开口于自然管道，形成两端开口的排脓通道。

49. 空洞：肺、肾等内脏坏死物液化后，经支气管、输尿管等自然管道排出所残留的空腔。

50. 机化：坏死物不能完全溶解吸收或分离排出，则由新生的肉芽组织吸收、取代坏死物的过程。

51. 包裹：坏死灶较大，或坏死物难于溶解吸收，或不完全机化，最初由肉芽组织包裹，以后则为纤维组织包裹。

52. 凋亡：是活体内单个细胞或小团细胞的死亡，死亡细胞质膜（细胞膜和细胞器膜）不破裂，不引发死亡细胞的自溶，也不引起急性炎症反应，凋亡的发生与调节有关。

53. 凋亡小体：凋亡细胞胞质生出芽突并脱落，形成含核碎片和（或）细胞器成分的膜包被凋亡小体，可被巨噬细胞和相邻其他实质细胞吞噬、降解。

54. 嗜酸性小体：光镜下，凋亡小体多呈圆形或卵圆形，大小不等，可有可无固缩深染的核碎片，胞质浓缩，强嗜酸性。

55. 细胞老化：是细胞随生物体年龄增长而发生的退行性变化，老化细胞的结构蛋白、酶蛋白和受体蛋白合成减少，摄取营养和修复受染色体损伤的能力下降。表现为细胞体积缩小，水分减少，细胞及其核变形，线粒体、高尔基复合体数量减少并扭曲或呈囊泡状，胞质色素（如脂褐素）沉着。由此导致器官重量减轻，间质增生硬化，功能代谢降低，储备功能不足。

56. 端粒：为真核细胞染色体末端的特殊结构，由非转录短片段 DNA（在人类为 TTAGGG）的多次重复序列及一些结合蛋白组成。

57. 端粒酶：是一种能使已缩短的端粒再延长的酶，是由 RNA 和蛋白质组成的核糖核蛋白复合物（RNP），它可以自身 RNA 为模板，合成端粒片段并将其连接于染色体的端粒末端，恢复和稳定染色体末端的端粒长度。

二、填空

1. ①萎缩②肥大③增生④化生

2. ①营养不良性萎缩②失用性萎缩③去神经性萎缩④内分泌性萎缩⑤压迫性萎缩

3. ①生理性②病理性③代偿性肥大④内分泌性肥大

4. ①代偿性肥大②内分泌性（激素性）肥大③代偿性肥大④内分泌性（激素性）肥大

5. ①鳞状上皮（简称鳞化）②肠上皮（简称肠化）③假幽门腺④Barrett食管

6. ①细胞膜的破坏②活性氧类物质的损伤作用③细胞质内高游离钙的损伤作用④缺氧的损伤作用⑤化学性损伤⑥遗传变异

7. ①直接细胞毒作用②代谢产物对靶细胞的细胞毒作用③诱发过敏反应等免疫损伤④诱发DNA损伤

8. ①肝细胞②心肌纤维③肾小管上皮④脂肪小体⑤球形脂滴，大者可充满整个细胞而将胞核挤至一侧⑥橘红色

9. ①肝细胞胞质内脂肪酸增多②饮酒③缺氧、营养不良、肝毒物质

10. ①玻璃样小滴②Russell小体③Mallory小体④Negri小体

11. ①缓进性高血压②糖尿病③肾④脑⑤脾⑥视网膜

12. ①含铁血黄素②脂褐素③胆红素④黑色素

13. ①坏死②凋亡

14. ①核固缩②核碎裂③核溶解

15. ①凝固性坏死②液化性坏死③纤维素性坏死

16. ①软化灶②溶解性坏死③创伤性④酶解性

17. ①细胞坏死后发生自溶，并在局部引发急性炎症反应②坏死组织溶解，经由淋巴管血管吸收或被巨噬细胞吞噬清除③坏死组织分离排出形成缺损④机化⑤包裹⑥坏死组织继发营养不良性钙化

18. ①糜烂②溃疡③窦道④瘘管⑤空洞

19. ①坏死细胞的生理重要性②坏死细胞的数量③坏死细胞所在器官的再生能力④发生坏死器官的贮备代偿能力

三、选择题

A型题（1~90）B型题（91~128题）C型题（129~135题）X型题（136~147题）

1. A	2. E	3. C	4. B	5. E	6. B
7. D	8. D	9. C	10. D	11. E	12. D
13. D	14. A	15. B	16. B	17. E	18. A
19. C	20. B	21. B	22. A	23. B	24. B
25. D	26. D	27. B	28. B	29. D	30. A
31. E	32. E	33. B	34. E	35. C	36. B
37. E	38. C	39. A	40. C	41. A	42. E
43. D	44. E	45. B	46. E	47. D	48. D
49. E	50. B	51. D	52. E	53. E	54. B

55. B	56. D	57. C	58. A	59. C	60. D
61. D	62. C	63. D	64. C	65. C	66. C
67. D	68. D	69. E	70. D	71. C	72. B
73. D	74. E	75. D	76. B	77. A	78. E
79. C	80. B	81. D	82. E	83. D	84. A
85. B	86. E	87. E	88. E	89. C	90. C
91. A	92. C	93. D	94. C	95. C	96. C
97. A	98. C	99. B	100. B	101. A	102. E
103. C	104. D	105. B	106. D	107. A	108. C
109. C	110. B	111. A	112. C	113. E	114. A
115. F	116. B	117. D	118. A	119. E	120. A
121. B	122. C	123. D	124. C	125. B	126. D
127. E	128. A	129. C	130. C	131. A	132. E
133. B	134. B	135. C	136. ABCE	137. ABCE	138. BCD
139. BDE	140. AB	141. ABCD	142. ABCDE	143. ABE	144. ABE
145. BCD	146. ACE	147. ABE			

四、病例讨论（1~8题）

1. D	2. A	3. A	4. A	5. B	6. D
7. C	8. E				

五、问答题

1. 组织、细胞体积的增大称为肥大。肥大可发生于任何器官。实质器官的肥大通常因实质细胞的体积增大所致，但某些器官，如肾、前列腺、乳腺等肥大则常因细胞数目增多而致。肥大细胞的线粒体总体积增大，粗面内质网、游离核糖体增多，细胞合成功能升高。滑面内质网、溶酶体等有时也增多。肥大的组织器官功能增强，对机体有代偿意义。组织、器官内组成的细胞数目增多，称为增生。常发生在具有增殖分裂能力的细胞，如表皮组织、子宫内膜等，而不出现于心肌、骨骼肌。增生细胞的各种功能物质如细胞器和核糖体并不增多或仅轻微增多。一般来说对机体适应反应有积极意义，但有时也可转化为肿瘤。

2. 由于发育正常的组织、器官的实质细胞体积缩小或数目减少而造成的组织器官体积缩小称为萎缩。大体上：器官体积缩小，重量减轻、色泽变为深褐；由于间质相对增多或集中，器官质地变韧，边缘锐利，包膜增厚、皱缩。光镜下：实质细胞体积变小，形状不变，胞质常浓染，核缩小深染。在萎缩的心肌细胞、肝细胞、肾上腺皮质网状带细胞的胞质中可见多量脂褐素沉着。电镜下：胞质内细胞器，如线粒体、内质网等减少，自噬泡明显增多。

3. 化生是一种分化成熟的组织转变为另一种分化成熟的组织。例如：

（1）正常情况下由假复层纤毛柱状上皮覆盖的支气管上皮由于吸烟或粉尘的吸入，可转化为鳞状上皮，或在慢性支气管炎的情况下，转化为主要由杯状细胞组成的上皮。

（2）在尿路结石存在的情况下，尿路的移行上皮可转化为鳞状上皮。

（3）当胆囊出现结石时，胆囊的腺上皮可转化为鳞状上皮。

（4）化生可发生在结缔组织，如纤维组织的骨或软骨化生。

4. 细胞膜结构的完整性和通透性破坏，影响细胞膜的信息和物质交换、免疫应答、细胞分裂与分化等功能。早期选择性膜通透性的丧失，最终导致明显的细胞膜损伤。

5. 细胞膜损伤的重要机制：涉及自由基的形成和继发的脂质过氧化反应，从而导致进行性膜磷脂减少，磷脂降解产物堆积，膜内泵及钙调磷脂酶激活。细胞膜与细胞骨架分离，也使细胞膜易受拉力损害。

6.（1）细胞缺血缺氧会导致线粒体氧化磷酸化受抑，ATP 形成减少，磷酸果糖激酶和磷酸化酶活化。细胞膜钠-钾泵、钙泵功能低下，细胞内钠钙蓄积，蛋白质合成和脂肪运出障碍，无氧糖酵解增强，细胞酸中毒并伴水的增加。此后胞质内，溶酶体膜破裂，DNA 链受损。

（2）缺血缺氧还使活性氧类物质增多使细胞水肿和脂肪变；重度持续缺氧，引起脂质崩解，细胞骨架破坏。轻度短暂缺氧，可使细胞水肿和脂肪变，或细胞坏死。

（3）在一些情况下，缺血后血流的恢复会引起存活组织的过氧化，反而更加剧组织损伤，称为缺血再灌注损伤，常见于心肌梗死和脑梗死后。

7. 人的体液约 2/3 存在于细胞内，1/3 存在于细胞外。正常情况下细胞内外水分互相交流，协调一致，保持内环境稳定。但缺氧、电离辐射以及冷、热、微生物毒素等损伤因子作用于实质细胞后，细胞线粒体氧化磷酸化合成 ATP 功能受损。ATP 生成减少而影响细胞膜上 Na^+-K^+-ATP 酶（钠泵）转运功能，从而造成钠在细胞内滞留，钙离子和水进入细胞内，致使细胞水肿，或者是细胞膜直接受损时，细胞内水分增多，而水肿。

8. 发生细胞水肿的脏器大体上：体积增大，边缘变钝，色泽苍白，包膜紧张，切面隆起，边缘外翻。镜下示：细胞体积增大，胞质内含有大量嗜伊红性蛋白颗粒或含有透明小空泡；细胞内水分继续增多，则胞质变得透明、淡染、空泡状，整个细胞膨大如气球，称为气球样变，此时胞核也常被累及而增大，染色变淡。电镜下：除可见胞质基质疏松变淡外，尚可见线粒体肿胀，嵴短、变少甚至消失；内质网扩张、解体、离断。

9. 在病理状态下，不同的原因可导致多种不同的物质在细胞和间质内异常沉积，为变性的主要表现。包括：脂肪沉积，玻璃样变性，纤维素样坏死，黏液样变性，淀粉样变性，病理性色素沉积（含铁血黄素、胆红素、脂褐素、黑色素等），病理性钙化（主要为磷酸钙，其次是碳酸钙）。

10. 肝细胞内脂肪代谢平衡失调则发生脂肪变性。其发生机制为：（1）脂蛋白合成障碍，不能将脂肪运出，而在肝细胞内堆积。常因合成脂蛋白的原料如磷脂或组成磷脂的胆碱等物质缺乏，或由于某些化学毒物（如四氯化碳）破坏内质网结构或抑制某些酶的活性，使脂蛋白以及组成脂蛋白的磷脂、蛋白质等合成障碍所致。（2）中性脂肪合成过多。饥饿、糖尿病时，脂库中动员出大量脂肪，其中大部分以脂肪酸的形式进入肝，以致肝合成脂肪增多，超过了肝将其氧化利用和合成脂蛋白运出的能力，导致脂肪在肝细胞内堆积。（3）脂肪酸氧化障碍，使肝细胞对脂肪的利用下降，如白喉外毒素能干扰脂肪酸的氧化过程，而缺氧既影响脂蛋白的合成，又影响脂肪酸的氧化。总之，肝细胞的脂肪变性是上述某一因素或几种因素综合作用的结果。

11. 大体上：轻度肝脂肪变性可无明显改变，或仅轻微黄染。严重时，肝均匀增大，色变黄，触之如泥块并有油腻感。镜下：起初肝细胞内的脂肪空泡较小，多见于核周，以后变大，较密集，散布于整个胞质中，严重时可融合为一大空泡，将细胞核挤向细胞膜下，状似脂肪细胞。脂肪变的肝细胞在肝小叶内的分布，可因病因不同而异。慢性淤血、氯仿或四氯化碳中毒时，脂肪变集中于小叶中央区；磷或毒蕈中毒时则见于小叶边缘区；严重的缺氧、中毒和感染可累及整个小叶。

12. 凡在细胞、纤维结缔组织和血管壁内出现均匀一致、略呈半透明状伊红染色物质的凝集或沉积均可称为玻璃样变性，是许多疾病所共有的一种基本病变，是纯形态学的名称，不同类型的玻璃样变的发生原因、机制、化学组成和结局均不相同。常见的归为下列 3 类：①结缔组织玻璃样变，常见于纤维瘢痕组织、纤维化的肾小球、动脉粥样硬化斑块和增厚的脾包膜等。此时纤维细胞明显变少，胶原纤维增粗，相互融合呈半透明均质梁状、带状、片状。质地坚韧，缺乏弹性。②血管壁玻璃样变，好发于高血压病的肾、脑、脾及视网膜的细动脉。由于细动脉痉挛、血管内膜缺氧、管壁通透性增高，血浆蛋白浸润内膜下而在内膜下凝固成均匀红染无结构的物质。可致血管壁明显增厚、管腔狭窄、甚至闭塞。③细胞内玻璃样变，凡整个细胞或胞质内呈现均质、嗜伊红团块状物质均属此类。包括：肾小管上皮细胞玻璃样小滴变、细胞内病毒包涵体、酒精中毒时肝细胞内的 Mallory 小体、病毒性肝炎的嗜酸性小体、浆细胞内的 Rusell 小体等。

13. 淀粉样变性是异常糖蛋白在组织的沉积。它通常是原发性的，但也可以继发于：①类风湿关节炎；②骨髓瘤；③慢性败血症，如慢性骨髓炎或支气管扩张时。淀粉样变性所致死亡常常由于其在肾脏或心脏的沉积导致这些器官衰竭而引起。淀粉样蛋白刚果红染色呈红色，偏振光观察呈果绿色的。或通过免疫组织化学检测特殊的淀粉样蛋白。

14. 病理性钙化主要有营养不良性钙化和转移性钙化 2 种。

(1) 营养不良性钙化，较常见，指变性坏死组织或异物的钙盐沉积（可发生在结核坏死灶、脂肪坏死灶、动脉粥样硬化斑块内的坏死区、坏死的寄生虫虫体、虫卵及其他异物）。与变性坏死区局部的碱性磷酸酶升高而致局部磷酸增多，形成磷酸钙沉淀有关；此外与局部的 pH 值变动有关，变性坏死组织的酸性环境使局部钙盐溶解，钙离子浓度升高，而后组织液缓冲，局部组织碱性化，钙盐乃析出沉积。因无全身性钙磷代谢障碍，血钙不升高。

(2) 转移性钙化，较少见，是全身性钙、磷代谢障碍致血钙和（或）血磷增高，使钙盐在未受损的组织上沉积所致。见于甲状旁腺功能亢进及骨肿瘤造成骨质严重破坏时，大量骨钙进入血液，血钙升高，以致在肾小管、肺泡和胃黏膜等分泌或生成酸性离子的部位沉积而形成转移性钙化。此外接受超过剂量的维生素 D 时，促进了肠对钙的吸收，也可引起转移性钙化。

15. 坏死的基本病理变化

(1) 细胞核，细胞坏死的主要形态学变化就是细胞核发生的下列变化之一：核浓缩，由于核脱水，染色质浓缩，染色变深，核缩小；核碎裂，核染色质崩解为小碎片，核膜碎裂，染色质碎片分散在胞质中；核溶解，在脱氧核糖核酸酶作用下，染色质的 DNA 分解，核染色变淡，甚至只见其轮廓或完全消失。

(2) 细胞质，由于胞质嗜碱性物质核糖体减少或消失，胞质嗜酸性相对增强，胞质红染。同时由于胞质结构崩解，致胞质呈颗粒状。

(3) 间质，细胞外基质和胶原纤维肿胀，最后可崩解，断裂或液化，呈均质伊红色，无结构物质。

16. 由于坏死时细胞膜通透性增加，细胞内乳酸脱氢酶、琥珀酸脱氢酶、肌酸激酶、谷草转氨酶、谷丙转氨酶、淀粉酶及其同工酶等被释放入血，造成细胞内相应酶活性降低和血浆中相应酶水平增高，此时通过检测血浆中酶活性的变化可诊断某些细胞损伤性疾病，如肝炎、心肌炎、胰腺炎。

17. 细胞坏死的主要形态学标志有三种形式：核固缩（pyknosis）细胞核染色质 DNA 浓聚、皱缩，使核体积减小，嗜碱性增强，提示 DNA 转录合成停止。核碎裂（karyorrhexis）由于核染色质崩解和核膜破裂，细胞核发生碎裂，使核物质分散于胞质中，亦可由核固缩裂解成碎片而来。核溶解（karyolysis）非特异性 DNA 酶和蛋白酶激活，分解核 DNA 和核蛋白，核染色质嗜碱性下降，死亡细胞核在 1~2 天内将会完全消失。

除细胞核的变化外，由于核糖体减少丧失、胞质变性蛋白质增多、糖原颗粒减少等原因，使坏死细胞胞质嗜酸性增强。细胞不可逆性损伤的主要超微结构形态表现为线粒体空泡形成、线粒体基质无定形钙致密物堆积、溶酶体释放酸性水解酶降解细胞成分等。实质细胞坏死后，细胞外基质也逐渐崩解液化，最后融合成片状模糊的无结构物质。

18. 坏疽指大块组织坏死后，发生不同程度的腐败性变化，使其组织变成黑褐色。按其发生原因、条件、形态特点不同又可分为3类：

（1）干性坏疽，大多见于四肢末端，常因动脉阻塞而致。由于坏死灶静脉回流通畅，又暴露在空气中，水分蒸发，坏死组织缩小、干燥，与正常组织分界清楚。由于病灶干燥故腐败菌感染较轻，病变发展缓慢，对机体影响相对较小。

（2）湿性坏疽，多见于动静脉同时受阻的内脏（与外界相通的脏器），或静脉回流不畅而淤血水肿的肢体。坏死组织含水分多，极易腐败菌大量生长繁殖，而致组织高度肿胀，恶臭，污黑色，与正常组织分界不清。组织坏死腐败产生的毒性产物及细菌毒素被吸收，可引起严重的全身中毒症状。

（3）气性坏疽，是一种特殊类型的湿性坏疽，好发于开放性损伤的深部肌肉组织，坏死灶因厌氧菌感染，分解坏死组织产生大量气体，使坏死组织内含气泡呈蜂窝状，按之有捻发感。此类病变发展迅速，毒素吸收多，中毒症状严重。

19. 干性坏疽常见于动脉阻塞但静脉回流尚通畅的四肢末端，因水分散失较多，故坏死区干燥皱缩呈黑色（系红细胞血红蛋白中 Fe^{2+} 和腐败组织中 H_2S 结合形成硫化铁的色泽），与正常组织界限清楚。

20. 组织坏死的结局

（1）溶解吸收，来自坏死组织本身和中性粒细胞的溶蛋白酶将坏死物质进一步分解液化，而后由淋巴管或血管加以吸收，不能吸收的碎片由巨噬细胞吞噬消化。

（2）分离排出，较大的坏死灶周围发生炎症反应，白细胞释放溶蛋白酶，溶解吸收加速，使坏死灶与健康组织分离。在皮肤、黏膜可形成溃疡，在肾、肺等内脏则形成空洞。

（3）机化，由新生的毛细血管和成纤维细胞组成的肉芽组织取代坏死组织，最后形成纤维瘢痕。

（4）包裹、钙化，坏死灶较大，或坏死物质难以溶解吸收，或不能完全机化，则常由周围新生结缔组织加以包裹，其中的坏死物有时可发生钙化。

21.（1）坏死细胞的生理重要性，例如心、脑组织的坏死后果严重。

（2）坏死细胞的数量，如广泛的肝细胞坏死，可致机体死亡。

（3）坏死细胞周围同类细胞的再生情况，如肝、表皮等易于再生的细胞，坏死组织的结构功能容易恢复，而神经细胞、心肌细胞等坏死后则无法再生。

（4）坏死器官的储备代偿能力，如肾、肺等成对器官，储备代谢能力较强。

22. 凋亡与坏死的形态区别

	凋亡	坏死
机制	基因调控的程序性细胞死亡，主动进行	意外事故性细胞死亡，被动进行
诱因	生理性或轻微病理性，如生长因子缺乏	病理性刺激因子诱导发生，如缺氧、感染、中毒等
死亡范围	常为散在的单个或数个细胞	常为聚集的大片细胞
形态特征	细胞固缩，核染色质边集，细胞膜和细胞器膜完整，形成凋亡小体	细胞肿胀，核染色质絮状或边集，细胞器膜溶解破裂，溶酶体酶释放，细胞自溶
生化特征	耗能的主动过程，DNA 规律降解，180~200bp 片段，电泳特征性梯状带	不耗能的被动过程，DNA 降解，不规律，电泳不呈梯状带
周围反应	不引起周围组织炎症反应和修复再生。凋亡小体可被邻近实质细胞和巨噬细胞吞噬	引起周围炎症反应和修复再生

23. 坏疽是大块组织坏死继发腐败菌感染，伴颜色发黑。坏疽有三种类型。

（1）干性坏疽，由于感染较轻，器官或肢体出现干尸化。

（2）湿性坏疽，由于感染较重，出现严重的坏死和腐败性变化。

（3）气性坏疽，由于产气杆菌感染，坏死组织中有大量气体。

24. 老化细胞形态学改变包括：不规则或异常球状核，多型性空泡状的线粒体，内织网的减少，和高尔基体的变形，持续的使脂褐色素的稳定的积聚。

25. 细胞老化具有以下四个特征：①普遍性：所有的细胞、组织、脏器和机体都会在不同程度上出现老化改变；②进行性或不可逆性：随着时间的推移，老化不断进行性地发展；③内因性：不是由于外伤、事故等外因的直接作用，而是细胞内在决定性的衰退；④有害性：细胞老化时，细胞代谢、适应、代偿等多种功能低下，且缺乏恢复能力。进而会引起组织器官老化，导致老年病的产生，机体其他疾病患病率和死亡率也逐渐增加。

26. 端粒除了具有通过本身的不断缩短来保护或缓冲复制的功能基因免受影响的功能外，还具有使染色体末端免于融合和退化的功能。因此，其在染色体的稳定、复制、保护和控制细胞生长及寿命等诸多方面均具有重要作用，并与细胞凋亡和细胞永生化密切相关。体细胞染色体末端的端粒会随着每次的细胞分裂而逐渐缩短，这是由于复制 DNA 的 DNA 聚合酶不能将线性染色体末端的 DNA 完全复制，也就是说线性染色体 DNA 复制时，DNA 聚合酶留下染色体末端一段 DNA（一段端粒）不被复制（端粒片段丢失）。通常细胞每分裂一次，端粒将缩短约 $50\sim200$ 个核苷酸，直至细胞衰老，因此，明显缩短的端粒是细胞老化的信号。

端粒酶（telomerase）是一种能使已缩短的端粒再延长的酶，在需要长期复制的生殖细胞和某些干细胞中，细胞分裂后缩短的端粒可被细胞内有活性的端粒酶所恢复并维持在一定长度。在永生化的癌细胞中，端粒酶也表现出明显的活性，这就给以控制端粒酶活性为靶点的肿瘤治疗学研究带来新的希望。

27. 细胞周期 G_1 期检测纠错功能的 p53 基因被激活，其蛋白产物诱导细胞周期依赖性蛋白激酶抑制物（cyclin dependent kinase inhibitor，CDKI）p21 和 p16 等蛋白转录增强。p21 和 p16 等蛋白与相应的细胞周期依赖性蛋白激酶（cyclin dependent kinase，CDK）和细胞周期素（cyclin）复合物结合，可抑制 CDK 的活性。p16 增多还使成视网膜细胞瘤基因（Rb 基因）去磷酸化而被激活，从多个环节进一步阻碍细胞进入分裂状态。

28. 细胞凋亡调控主要有两条途径，一条是由细胞表面死亡受体所介导的（外源性）途径；另一条是由线粒体所介导的（内源性）途径。

第二章　损伤的修复

一、名词解释

1. 修复：指损伤造成机体部分细胞和组织丧失后，机体对所形成缺损进行修补恢复的过程，修复后可完全或部分恢复原组织的结构和功能。

2. 再生：即由损伤部位周围的同种细胞来完成修复（如能完全恢复原组织的结构及功能则称为完全性再生）。

3. 瘢痕修复：由纤维结缔组织来修复，称为纤维性修复，以后形成瘢痕。

4. 不稳定细胞：在生理情况下，不断随细胞周期循环分裂产生新的细胞，替代衰老或破坏的同类细胞，此类细胞包括皮肤黏膜的被覆上皮、淋巴造血细胞、间皮细胞等，再生能力特别强。

5. 稳定细胞：是指一类在生理情况下增殖现象不明显，似乎在细胞增殖周期处于静止期（G_0），受到刺激后进入 DNA 合成前期（G_1），表现出较强的再生能力；而且有些间叶细胞有很强的分化能力，这类细胞包括肝、胰、涎腺、内分泌腺、汗腺、皮脂腺和肾小管上皮细胞、成软骨细胞、平滑肌细胞等。

6. 永久性细胞：是指出生后即离开细胞周期，不能进行有丝分裂的细胞，如：神经元、横纹肌及心肌细胞，再生能力很弱，受损后一般不能再生，主要通过瘢痕修复。

7. 创伤性神经瘤：外周神经受损时，如果与其相连的神经隔太远，到达远端或者两端之间有瘢痕或其他组织阻隔，或者因截肢失去远端若断离的两端相再生轴突均不能，而与增生的结缔组织混杂在一起，卷曲成团，成为创伤性神经瘤，可发生顽固性疼痛。又称为截肢神经瘤，其性质并非真性肿瘤。

8. 细胞外基质：是填充于细胞间的物质，除水、电解质外主要含有多种胶原、粘连糖蛋白［如纤维粘连蛋白（fibronectin，FN）、层粘连蛋白（laminin，LN）］及蛋白多糖（如：透明质酸酶、硫酸软骨素）等大分子物质。这些物质在细胞外形成网络状结构，与细胞密切接触，通过细胞表面受体与细胞骨架乃至细胞核相联系，提供微循环中的信息，对细胞生长、分化、黏附运动都起重要作用。

9. 接触抑制：指细胞在生长过程中，如细胞增生汇合成一片，相互接触，则生长停止的现象。是短距离调控细胞再生的重要因素之一。

10. 生长因子：是指某些细胞分泌的多肽类物质，它能特异性地与某些细胞膜上的受体结合，激活某些酶，引起一系列连锁反应而刺激细胞进行增殖。

11. 干细胞：是个体发育过程中产生的具有无限或较长时间自我更新和多向分化能力的一类。根据来源和个体发育过程中出现的先后次序不同，干细胞可分为胚胎干细胞和成体干细胞。

12. 肉芽组织：由旺盛增生的毛细血管、纤维结缔组织和各种炎性细胞组成，肉眼表现为鲜红色，颗粒状，柔软湿润，形似鲜嫩的肉芽，故名。见于损伤的纤维性修复。

13. 瘢痕组织：即纤维化的肉芽组织。肉芽组织中纤维成分增多，成纤维细胞越来越少，剩下少量转变为纤维细胞，毛细血管闭合消失，留下很少的小动脉和小静脉，这种主要由胶原纤维组成的、血管稀少的组织称为瘢痕组织，色灰白，质地较硬，缺乏弹性。

14. 瘢痕疙瘩：瘢痕中胶原形成过多，成为大而不规则的硬块称为瘢痕疙瘩，易见于烧伤或反复受异物等刺激的伤口，一般认为与体质有关。

15. 创伤愈合：指机体遭受外力作用，皮肤等组织出现离断或缺损后的愈复过程，为包括各种组织的再生、肉芽组织增生、瘢痕形成的复杂组合，表现出各种过程的协同作用。

16. 痂下愈合：伤口表面的血液、渗出液及坏死物质干燥后形成黑褐色硬痂，在痂下进行愈合过程，待上皮再生完成后，痂皮则脱落。

17. 骨折愈合新骨形成过多，形成赘生骨痂，愈合后有明显的骨变形，影响功能的恢复。

18. 骨折愈合中纤维性骨痂不能变成骨性骨痂并出现裂隙，骨折两端仍能活动，形成假关节。

二、填空

1. ①再生②纤维性修复
2. ①表皮细胞②消化道黏膜③子宫内膜④淋巴造血细胞
3. ①不稳定细胞②稳定细胞③永久性细胞
4. ①静止期（G_0）②DNA 合成前期（G_1）③原始间叶细胞及其分化出来的各种细胞
5. ①完全性再生②出芽③瘢痕性④瘢痕性
6. ①细胞外基质②生长因子③抑素与接触抑制
7. ①表皮生长因子（EGF）②血小板源性生长因子（PDGF）③成纤维细胞生长因子（FGF）④转化生长因子（TGF）⑤转化生长因子 β（TGF-β）（此外还有造血细胞集落刺激因子、神经生长因子、T 细胞生长因子等，许多细胞因子也是生长因子，如：白介素Ⅰ和肿瘤坏死因子等。）
8. ①造血干细胞②骨髓间充质干细胞③肝脏细胞④肌肉细胞⑤神经组织细胞⑥骨⑦软骨⑧脂肪⑨肌肉

⑩肌腱

9. ①神经干细胞②神经元③星形胶质细胞④少突胶质细胞

10. ①抗感染保护创面②填补创口及其他组织缺损③机化或包裹坏死、血栓、炎性渗出物及其他异物

11. ①血管生成②成纤维细胞增殖和迁移③细胞外基质成分的积聚④纤维组织的重建

12. ①伤口的早期炎症性变化②伤口收缩③表层及其他组织再生④肉芽组织增生和瘢痕形成

13. ①一期愈合②二期愈合

14. ①损伤的程度②组织的再生能力③伤口有无坏死组织和异物④有无感染

15. ①缩小创面（如对合伤口）②防止再损伤③预防感染④促进组织再生

三、选择题

1. A	2. E	3. E	4. D	5. D	6. C
7. C	8. D	9. D	10. D	11. D	12. A
13. E	14. B	15. E	16. A	17. C	18. E
19. A	20. B	21. D	22. B	23. A	24. B
25. B	26. B	27. D	28. B	29. C	30. B
31. A	32. D	33. C	34. E	35. D	36. C
37. A	38. E	39. B	40. C	41. A	42. C
43. B	44. D	45. C	46. D	47. A	48. B
49. ACD	50. ABE	51. BCDE	52. ABCE	53. ACDE	54. ABE
55. ABCDE	56. ADE				

四、病例讨论

1. A   2. C

五、问答题

1. 修复可分为 2 种不同的过程：

（1）由损伤部周围的同种细胞来修复，称为再生。如果完全恢复了原组织的结构及功能，则称为完全再生。

（2）由纤维结缔组织来修复，称为纤维性修复。常见于再生能力弱或缺乏再生能力的组织，当其发生缺损时不能由原来组织再生修复，而是由肉芽组织修补，以后形成瘢痕，故也称瘢痕修复，过去常称为不完全再生。

2. 肝损伤后肝细胞有活跃的再生能力，肝再生可分为 3 种情况：

（1）肝大部分切除后，剩余的肝细胞分裂增生十分活跃，短期内就能使肝恢复原来大小，但要经过较长时间的结构改建，形成新的肝小叶，才能恢复原结构。

（2）肝细胞坏死无论范围大小，只要肝小叶网状支架完整时，从小叶周边区再生的肝细胞可沿支架延伸，恢复正常结构。

（3）肝细胞坏死较广泛，肝小叶网状支架塌陷时，网状纤维胶原化，或由于肝细胞反复坏死及炎症刺激，致纤维组织大量增生，形成肝小叶内间隔，此时再生肝细胞难以恢复原小叶结构，成为结构紊乱的肝细胞团。如：肝硬化时的再生结节。

3. 横纹肌再生依肌膜是否存在及肌纤维是否完全断裂而不同。横纹肌细胞是一个多核的长细胞，可长达4cm，核可多达数十乃至数百个。损伤不太重而肌膜未被破坏时，肌原纤维仅部分发生坏死，此时中性粒细胞及巨噬细胞进入该处吞噬清除坏死物质，残存部分肌细胞分裂，产生肌质，分化出肌原纤维，从而恢复正常横纹肌的结构；如果肌纤维完全断开，断端肌质增多，也可有肌原纤维的新生，使断端膨大如花蕾样。但这时肌纤维断端不能直接连接，而靠纤维瘢痕愈合。愈合后的肌纤维仍可以收缩，加强锻炼后可以恢复功能；如果整个肌纤维（包括肌膜）均被破坏，则难以再生，需由结缔组织增生连接，形成瘢痕修复。

4. 成纤维细胞可由静止状态的纤维细胞转变而来，或由未分化的间叶细胞分化而来。幼稚的成纤维细胞胞体大，两端常有突起，突起亦可呈星状，胞质略呈嗜碱性。电镜下，胞质内有丰富的粗面内质网及核糖体，说明其合成蛋白的功能很活跃。胞核体积大，染色淡，有1~2个核仁。当成纤维细胞停止分裂后，开始合成并分泌前胶原蛋白，在细胞周围形成胶原纤维，细胞逐渐成熟，变成长梭形，胞质越来越少，核越来越深染，成为纤维细胞。成纤维细胞是纤维修复的主要功能细胞。

5. （1）毛细血管的再生过程又称为血管形成，是以生芽（budding）方式来完成的。首先在蛋白分解酶作用下基底膜分解，该处内皮细胞分裂增生形成突起的幼芽，随着内皮细胞向前移动及后续细胞的增生而形成一条细胞索，数小时后便可出现管腔，形成新生的毛细血管，进而彼此吻合构成毛细血管网。增生的内皮细胞分化成熟时还分泌IV型胶原、层粘连蛋白和纤维连接蛋白，形成基底膜的基板。周边的成纤维细胞分泌IV型胶原及基质，组成基底膜的网板，本身则成为血管外膜细胞，至此完成毛细血管的构筑遂。新生的毛细血管基底膜不完整，内皮细胞间空隙较大，故通透性较高。为适应功能的需要，这些毛细血管还会不断改建，有些管壁增厚发展为小动脉、小静脉，其平滑肌等成分可能由血管外未分化间叶细胞分化而来。

（2）大血管离断后需手术吻合，吻合处两侧内皮细胞分裂增生，互相连接，恢复原来内膜结构。但离断的肌层不易完全再生，而由结缔组织增生连接，形成瘢痕修复。

6. 目前已知短距离调控细胞再生的主要因素有3个方面

（1）细胞与细胞之间的作用主要是生长的接触抑制，细胞间的缝隙连接可能参与了这种调控。

（2）细胞外基质对细胞增殖的作用正常的细胞只有黏着于适当的基质才能生长，脱离了基质则很快停止于G_1或G_0期。基质中各种成分对不同细胞增殖有不同的作用。如：层粘连蛋白可促进上皮细胞增殖，抑制成纤维细胞增殖，而纤维粘连蛋白的作用则正好相反。

（3）生长因子及生长抑素的作用能刺激细胞增殖的多肽称为生长因子，如：表皮生长因子、血小板源性生长因子等；能抑制细胞增殖的称为抑素，它具有组织特异性，似乎任何组织都能产生一种抑素，抑制本身的增殖，如：已分化的表皮细胞能分泌表皮抑素，抑制基底细胞增殖。

7. （1）首先是它们拥有类似胚胎的全能分化性，可以从单个的受精卵发育成完整的个体，利用其作为材料和干细胞研究方法最终阐明人类正常胚胎的发生发育、非正常胚胎的出现（通过改变细胞系的靶基因）等的复杂调控机制，包括人类新基因的发现已成为可能。

（2）人胚胎干细胞的分离及体外培养的成功，对致畸致瘤实验、组织移植、细胞治疗和基因治疗等都将产生重要影响。

（3）胚胎干细胞的潜在应用于修复甚至替换丧失功能的组织和器官。因为它具有发育分化为所有类型组织细胞的能力，任何涉及丧失正常细胞的疾病，如神经变性疾病（帕金森综合征、亨廷顿舞蹈症、阿尔茨海默病等）、糖尿病、心肌梗死等都可以从干细胞移植中获益。

（4）为了基因治疗和防止免疫排斥效应，还可以对胚胎干细胞的基因做某些修饰。

8. 肉芽组织呈鲜红色，颗粒状，柔软湿润，形似鲜嫩肉芽，触之易出血。镜下：见大量由内皮细胞增生形成的实性细胞索及扩张的毛细血管，向创面垂直生长，并以小动脉为轴心，在周围形成袢状弯曲的毛细血管网。在毛细血管周围有许多新生的成纤维细胞，此外常有大量渗出液及炎性细胞，炎性细胞以巨噬细胞为主，也有多少不等的中性粒及淋巴细胞。

肉芽组织在修复过程中的作用：

（1）机化血凝块，坏死组织及其他异物。

（2）抗感染及保护创面。

（3）填补伤口及其他组织缺损。但若肉芽组织生长过度则形成瘢痕疙瘩，可影响组织、器官的功能。或因血供缺乏产生迟缓性肉芽，影响创口愈合。

9. 瘢痕组织对机体的影响是什么？

（1）瘢痕组织的形成对机体有利的影响：①它能把损伤的创口或其他缺损填补并连接起来，可使组织器官保持完整；②由于瘢痕组织含大量胶原纤维，虽然没有正常皮肤的抗拉力强，但比肉芽组织的抗拉力要强得多，因而这种填补及连接也是相当牢固的，可使组织器官保持其坚固性。如果胶原形成不足或承受力大而持久，加之瘢痕缺乏弹性，可造成瘢痕膨出，在腹壁可形成疝，在心壁可形成室壁瘤。

（2）瘢痕组织的形成对机体不利或有害的影响：①瘢痕收缩。特别是发生于关节附近和重要器官的瘢痕，常常引起关节挛缩或活动受限，如十二指肠溃疡瘢痕可引起幽门梗阻。②瘢痕性粘连。特别是在器官之间或器官与体腔壁之间发生的纤维性粘连，常常不同程度地影响其功能。器官内广泛损伤导致广泛纤维化玻璃样变，可发生器官硬化。瘢痕组织增生过度又称肥大性瘢痕。如果这种肥大性瘢痕突出于皮肤表面并向周围不规则地扩延，称为瘢痕疙瘩（keloid）（临床上又常称为"蟹足肿"）。

10. 与创伤愈合有关的生长因子有哪些？

（1）对单核细胞具有趋化性　PDGF，FGF，TGF-B

（2）成纤维细胞迁移　PDGF，EGF，FGF，TGF-B，TNF

（3）成纤维细胞增殖　PDGF，EGF，FGF，TNF

（4）血管生成　VEGF，Ang，FGF

（5）胶原合成　TGF-B，PDGF，TNF

（6）分泌胶原酶　PDGF，FGF，EGF，TNF，TGF-B 抑制物

11. 2种愈合的基本过程是一样的，均有出血、炎症等伤口早期反应、伤口收缩及肉芽组织增生和瘢痕形成。但一期愈合见于组织缺损少、创缘整齐、无感染、对合严密的伤口，二期愈合见于组织缺损较大、创缘不整齐、哆开、无法整齐对合或伴有感染的伤口。故二期愈合与一期愈合相比有以下不同：

（1）由于坏死组织多，或伴感染，局部组织变性、坏死、炎症反应明显，只有感染被控制，坏死组织被清除后，再生才能开始。

（2）伤口大，伤口收缩明显，多量肉芽组织从伤口底部及边缘长出将伤口填平。

（3）愈合的时间较长，形成的瘢痕较大。

12. 此时应检查分析影响愈合的各种因素。首先检查局部情况，伤口局部有黄白色脓苔，已发生感染；另外需检查伤口内有无坏死组织及其他异物；检查局部组织血供如未发现问题则应进一步检查全身情况，如慢性病、营养缺乏、用药不当等影响愈合的因素。去除影响愈合的因素，同时应处理生长不良肉芽组织的伤口，剪除脓苔，消除感染。局部理疗，促进血液循环。

13. 并不像以前认为的是由于成纤维细胞产生的胶原的收缩，而是由于水肿的消除和在形成瘢痕之前的肉芽组织的收缩。肉芽组织中的成纤维细胞或肌成纤维细胞是肉芽组织收缩的主要原因。

14. （1）在骨折断端形成血肿。

（2）急性炎症的发生。

（3）粒细胞和组织细胞清除了坏死组织碎屑，例如血肿和死骨片等坏死组织。

（4）在清除碎屑之后，在骨折断端之间和周围形成肉芽组织。

（5）肉芽组织的软骨化和骨化使其变得坚硬，因此被称为骨痂。软骨的骨化和骨质的沉积由于缺乏正常的板层结构而被称为编织骨。编织骨既占据原来的骨髓腔也连接密质骨的断端。

（6）编织骨被重吸收并且被板层骨取代。

（7）在上一阶段中，同时发生再塑，去除不必要的结构，恢复骨的生理状态。

15. 手术后应注意增加的营养成分

（1）术后应增加蛋白质，尤其是含硫氨基酸（如甲硫氨酸、胱氨酸）促进肉芽组织及胶原形成，伤口愈合。

（2）摄入维生素中以维生素 C 对愈合最重要。这是由于一多肽链中的两个主要氨基酸—脯氨酸及赖氨酸，必须经羟化酶羟化，才能形成前胶原分子，而维生素 C 具有催化羟化酶的作用。

（3）微量元素中锌对创伤愈合有重要作用，手术后补给锌能促进愈合。其作用机制可能与锌是细胞内一些氧化酶的成分有关。

第三章　局部血液循环障碍

一、名词解释

1. 充血：指器官或组织的血管内血液含量增多。

2. 淤血：指局部器官或组织由于静脉血液回流受阻，使血液淤积在小静脉和毛细血管内而发生的充血，又称为静脉性充血。

3. 发绀或紫绀：指淤血发生于体表时，由于微循环的灌注量减少，血液内氧合血红蛋白含量减少而还原血红蛋白含量增加，局部皮肤呈紫蓝色。

4. 淤血性水肿：指局部细静脉及毛细血管扩张，过多的红细胞积聚。是由于毛细血管淤血导致血管内流体静压升高和缺氧，其通透性增加，水、盐和少量蛋白质可漏出，漏出液储留在组织内引起。

5. 淤血性出血：是由于严重淤血时，毛细血管通透性进一步增高或破裂，引起红细胞漏出形成的小灶性出血。

6. 淤血性硬化：由于慢性淤血，局部组织缺氧，营养物质供应不足和代谢中间产物堆积和刺激，导致实质细胞发生萎缩、变性，甚至死亡。间质纤维组织增生，加上组织内网状纤维胶原化，器官逐渐变硬。

7. 心衰细胞：慢性肺淤血时，若肺泡腔内的红细胞被巨噬细胞吞噬，其血红蛋白变为含铁血黄素，使痰呈褐色。这种巨噬细胞常在左心衰竭的情况下出现。

8. 肺褐色硬化：是由于长期肺淤血可导致间质纤维组织增生，使肺质地变硬，且同时伴有含铁血黄素广泛沉积，使肺组织呈现棕褐色。

9. 槟榔肝：指慢性肝淤血时，肝细胞萎缩和脂肪变，以致肝切面呈槟榔状花纹。

10. 含铁结节：指慢性脾淤血时，当游离的含铁血黄素与钙盐、铁盐结合在结缔组织中的灶性沉积。

11. 无细胞性硬化：长期淤血的组织器官由于缺氧，组织中氧化不全产物堆积，可引起实质细胞的萎缩、变性，甚至坏死。由于长期淤血，间质内纤维组织增生，组织内原有的嗜银纤维可以融合变成胶原纤维，而使器官变硬。

12. 出血：指血液从血管或心腔溢出。

13. 漏出性出血：指由于微循环的毛细血管和毛细血管后静脉通透性增高，血液通过扩大的内皮细胞间隙和受损的基底膜漏出血管外。

14. 血肿：指在组织内局限性的大量出血。

15. 血栓形成：是指在活体的心脏或血管腔内，血液发生凝固，或血液中的某些有形成分互相黏集，形成固体质块的过程。

16. 血栓：是在活体心血管内血栓形成过程中所形成的固体质块。

17. 白色血栓：常位于血流较快的心瓣膜、心腔内、动脉内，肉眼观察白色血栓呈灰白色小结节或赘生物状，表面粗糙，质实，与血管壁紧密黏着不易脱落。镜下主要由血小板及少量纤维蛋白构成，又称血小板血栓或析出性血栓。

18. 混合血栓：指静脉血栓在形成血栓头部后，其下游的血流变慢和出现漩涡，导致另一个血小板小梁状的凝集堆。在血小板小梁之间的血液发生凝固，纤维蛋白形成网状结构，网内充满大量的红细胞。由于这一过程反复交替进行，致使所形成的血栓在肉眼观察时呈灰白色和红褐色层状交替结构。静脉内的延续性血栓的体部为混合血栓，呈粗糙干燥圆柱状，与血管壁粘连，有时可辨认出灰白与褐色相间的条纹状结构。

19. 红色血栓：主要见于静脉内，当混合血栓逐渐增大并阻塞血管腔时，血栓下游局部血流停止，血液发生凝固，成为延续性血栓的尾部。红色血栓形成过程与血管外凝血过程相同。镜下见在纤维蛋白网眼内充满血细胞。肉眼上红色血栓呈暗红色，新鲜时湿润，有一定弹性，与血管壁无粘连，与死后血凝块相似。

20. 透明血栓：这种血栓发生于微循环小血管内，只能在显微镜下见到，故又称微血栓，主要由纤维素构成。见于弥散性血管内凝血。

21. 血栓机化：是由肉芽组织逐渐取代血栓的过程。

22. 再通：血栓机化中的新生内皮细胞被覆血栓内，由于血栓干涸产生裂隙，形成迷路状但可相互沟通的管道，使血栓上游的血流得以部分地沟通，这种现象称为再通。近年来发现血液中单核细胞的侵入或藏于血栓内部的单核细胞的活化，可进一步被覆于血栓内的裂隙，转变为血管内皮细胞，形成新生血管，参与再通的形成。

23. 静脉石：长久的血栓未能充分机化，则在静脉内有大量钙盐沉积的血栓。

24. 栓塞：指在循环的血液中出现不溶于血液的异常物质，随着血液流动，阻塞血管管腔的现象。

25. 血栓栓塞：指由血栓引起的栓塞。

26. 交叉性栓塞：指来自右心或腔静脉系统的栓子在右心压力升高的情况下通过先天性房（室）间隔缺损到达左心，再进入体循环系统引起栓塞。罕见有静脉脱落的小血栓经肺动脉未闭的动脉导管进入体循环而引起栓塞。

27. 逆行性栓塞：指下腔静脉内血栓，在胸、腹压突然升高（如咳嗽或深呼吸）时，使血栓逆流至肝、肾、髂静脉分支并引起栓塞。

28. 骑跨性栓塞：指较长的栓子可栓塞左右肺动脉干。

29. 减压病：是指由高压环境急速转入低压环境所引起的疾病。其原因为溶解于血液中的气体迅速游离引起的气体栓塞。氧和二氧化碳可再溶于体液被吸收，氮则在体内溶解迟缓，在组织和血液内形成气泡，在血管内形成气体栓塞，其合并的微血栓可引起局部缺血和梗死，组织（主要为肌肉、肌腱、韧带）内的气泡引起局部症状（关节和肌肉疼痛）。

30. 梗死：指由于血管阻塞，造成血供减少或停止所引起的组织坏死。

31. 贫血性梗死：指梗死灶含血量少时颜色灰白的梗死，又称白色梗死。

32. 出血性梗死：指梗死灶含血量多时，颜色暗红，又称红色梗死。

33. 水肿：指组织间隙或体腔内过量的体液潴留。

二、填空题

1. ①病变较轻②肝小叶改建不明显③不形成门脉高压④不产生肝衰竭
2. ①出血②血肿
3. ①鼻出血②咯血③呕血④便血⑤尿血⑥淤点⑦紫癜⑧淤斑
4. ①心血管内膜的损伤②血流状态的改变③血液凝固性增加
5. ①白色血栓②混合血栓③红色血栓④透明血栓
6. ①白色血栓②混合血栓③附壁血栓④红色血栓⑤透明血栓
7. ①纤维素②血小板
8. ①软化、溶解、吸收②机化③钙化④脱落成为栓子
9. ①阻塞血管②栓塞③心瓣膜变形④微循环的广泛性微血栓形成（DIC）
10. ①交叉性栓塞②逆行性栓塞③骑跨性栓塞④脂肪栓塞⑤空气栓塞⑥（氮气栓塞）减压病
11. ①羊水栓塞②羊水吸入
12. ①严重淤血②组织疏松③动脉血流阻断④侧支循环丰富
13. ①扇面形或三角形②地图状③节段形
14. ①贫血性梗死②出血性梗死③贫血性梗死④出血性梗死⑤贫血性梗死⑥败血性梗死
15. ①静脉流体静压的增高②血浆胶体渗透压的降低③淋巴回流障碍

三、选择题

A 型题（1~77）B 型题（78~93）C 型题（94~98）X 型题（99~112）

1. C	2. B	3. B	4. E	5. B	6. A
7. E	8. A	9. D	10. A	11. A	12. A
13. B	14. E	15. E	16. C	17. A	18. E
19. E	20. A	21. D	22. E	23. E	24. E
25. D	26. E	27. B	28. A	29. C	30. D
31. A	32. D	33. D	34. E	35. A	36. D
37. D	38. D	39. C	40. D	41. A	42. D
43. D	44. E	45. A	46. D	47. B	48. E
49. C	50. C	51. D	52. A	53. C	54. D
55. D	56. A	57. E	58. C	59. B	60. B
61. A	62. B	63. B	64. D	65. A	66. D
67. B	68. A	69. D	70. C	71. D	72. B
73. B	74. C	75. C	76. D	77. D	78. B
79. A	80. D	81. E	82. B	83. A	84. A
85. E	86. B	87. C	88. B	89. A	90. E
91. B	92. B	93. D	94. C	95. B	96. D

97. A	98. B	99. BDE	100. BDE	101. ABE	102. ABCDE
103. ABCE	104. ABC	105. ABCDE	106. ABCD	107. ABCE	108. ACDE
109. ABC	110. ABCD	111. ABD	112. ABCDE		

四、病例分析（1~11题）

1. E	2. B	3. B	4. A
5. B	6. (1) D (2) E (3) D	7. C	8. D
9. (1) D (2) B	10. A	11. C	

五、问答题

1. 慢性肺淤血严重时肺泡腔内可出血，若漏出的红细胞被巨噬细胞吞噬，其血红蛋白变为含铁血黄素，这种巨噬细胞常在左心衰竭的情况下出现，因而被称为心力衰竭细胞。

2. 全心衰竭时由于心肌收缩力减弱，使心输出量减少，动脉血压下降，同时心收缩末期余血量增多，心腔容积增大，出现心脏肌源性扩张，反射性交感神经兴奋，外周血管收缩，体内血液重新分配，肾脏血流减少显著，其次是内脏和四肢，心与脑的血量变化不大。心衰时肺淤血肿大，暗红色，切开可流出较多粉红色泡沫状液体，长期淤血，因结缔组织增生，质地变硬，加上含铁血黄素的沉积，形成肺棕色梗化；在镜下可见肺泡间隔毛细血管扩张充血，及心衰细胞出现。肝淤血肿大，暗红色，肝窦淤血与肝细胞脂变形成槟榔肝，进一步形成淤血性肝硬化。脾淤血肿大，紫红色；镜下脾窦扩张充血，脾索纤维化，巨噬细胞增多，吞噬含铁血黄素，含铁血黄素游离形式与钙盐、铁盐结合形成含铁节，沉着于脾结缔组织中，肉眼上呈针尖大小，中央黄色，周围褐色。

3. （1）内皮或心内膜的损伤。

（2）血流异常：①血流缓慢，②形成涡流，③血液黏度增高。

（3）血液成分的改变：①血小板增多，②凝血因子增加，③高脂血症。

4. 是因为静脉比动脉血流缓慢；静脉有静脉瓣，不但血流缓慢且呈旋涡状；静脉不似动脉那样随心脏搏动而舒张，其血流有时出现短暂的停滞；静脉壁薄，容易受压；血液通过毛细血管到静脉后血液的黏性有所增加。

5. 下肢静脉受重力影响血流缓慢，易发生淤滞使血液黏稠、下肢静脉有瓣膜易出现涡流。下肢浅静脉血栓容易出现局部淤血、水肿、疼痛，易继发感染与引起溃疡溃疡，深静脉出现血栓可脱落后形成栓塞与梗死，特别是肺栓塞成为患者死亡的主要原因，也可以无临床症状，经侧支循环血管开放而代偿。

6. （1）阻塞血管。如动脉血栓形成后，引起管腔的完全阻塞而又缺乏有效的侧支循环时，可引起局部器官的缺血性坏死；如脑动脉血栓引起脑梗死，心冠状动脉血栓引起心肌梗死，血栓闭塞性脉管炎引起患肢坏疽。静脉血栓形成后，若未能建立有效的侧支循环，则引起局部淤血、水肿、出血，甚至坏死；如肠系膜血栓可导致肠出血性梗死。

（2）栓塞可引起栓塞组织的败血性梗死或栓塞性脓肿。

（3）心瓣膜变形，心瓣膜血栓机化，可引起瓣膜粘连，造成瓣膜口狭窄，如在机化过程中纤维组织增生而后瘢痕收缩，可造成瓣膜关闭不全。

（4）微循环的广泛性微血栓形成，即DIC。

（5）血栓形成能对破裂的血管起到堵塞破裂口的作用，阻止出血，如慢性胃、十二指肠溃疡底部和肺结核性空洞壁，其血管往往在病变侵蚀时已形成血栓，避免大出血的可能性。

7. 闭塞性动脉内膜炎为细胞性结缔组织在血管内膜下层同心性增生引起动脉或小动脉管腔的缩窄，最后使该动脉管腔闭塞。正常情况下，闭塞性动脉内膜炎在发生于出生时的脐动脉，动脉导管和分娩后复原的子宫。病理情况下，闭塞性动脉内膜炎发生于慢性消化性溃疡基底部的血管，结核空洞的洞壁，梅毒或暴露于放射性射线的结果。

8. 栓子的种类可以是气体、固体或液体。如：血栓栓子，脂肪栓子，空气栓子，羊水栓子，细胞栓子，细菌栓子，寄生虫、虫卵栓子，异物栓子等。栓子的运行一般遵循血流方向。左心和体循环动脉内的栓子嵌塞于动脉分支；体循环静脉和右心的栓子栓塞肺动脉干或其分支；肠系膜静脉的栓子引起肝内门静脉分支的栓塞。

9. （1）血栓，来源于骨盆或髂静脉，或下肢深静脉。

（2）肿瘤细胞，来源于身体任何部位的原发性肿瘤。

（3）脂肪，骨折或外伤时。

（4）羊水，分娩时。

10. （1）常来源于长骨骨折、脂肪组织严重挫伤和烧伤，这些损伤可导致脂肪细胞破裂和释出脂滴，由破裂的骨髓血管窦状隙或静脉进入血循环引起脂肪栓塞。

（2）脂肪肝时，由于上腹部猛烈挤压、撞击，使肝细胞破裂释出脂滴进入血流。

（3）在非创伤性的疾病如糖尿病、酗酒和慢性胰腺炎血脂过高或精神受激烈刺激，过度紧张使呈悬乳状态的血脂不能保持稳定而游离并互相融合形成脂肪滴。

11. ①羊水中胎儿代谢产物入血引起过敏性休克；②羊水栓子阻塞肺动脉及羊水内含有血管活性物质引起反射性血管痉挛；③羊水具有凝血致活酶的作用引起 DIC。

12. 贫血性梗死发生于组织结构比较致密、侧支循环不充分的器官，如肾、脾、心肌梗死灶呈灰白色，早期梗死灶周围有明显的充血和出血，形成暗红色的出血带，晚期呈黄褐色；镜下细胞固缩、碎裂、溶解、细胞质均匀一致，组织结构仅见其粗略轮廓，病灶内可见橙色血晶，晚期病灶下陷，质坚实。可由肉芽组织和瘢痕组织取代。出血性梗死常发生于严重淤血，组织疏松和有双重血供的器官，如肺、肠等，梗死灶暗红色，湿润；镜下为组织坏死伴有弥漫性出血。

13. 主要是手指末端淤血所造成的一系列临床表现。手指末梢由于血流不畅，造成淤血，肿胀、由于血液内氧合血红蛋白的减少，还原血红蛋白增多，局部呈暗红色或紫色。局部血流淤滞，毛细血管扩张，使散热增加，局部温度下降。

14. 骨折局部炎性水肿，可致淤血，严重时造成局部供血不足，引起组织坏死，甚至肢体坏疽。

15. 淤血可促进血栓形成，血栓脱落可引起栓塞，动脉栓塞可造成局部组织梗死，梗死属于坏死的一种类型，都可以合并坏疽。局部血栓形成阻塞血管时可以直接导致梗死，梗死、栓塞和血栓形成也可以造成局部淤血。

16. 血液循环障碍是引起组织细胞损害的一个常见原因。如慢性肝淤血，可引起肝细胞的萎缩、变性、坏死、间质结缔组织增生。最后形成淤血性肝硬化。

17. 取决于发生梗死的器官、梗死灶的大小和部位，以及有无细菌感染等因素。梗死发生在重要器官，如心肌梗死可影响心功能，范围大者可导致心功能不全。脑梗死灶大者也可导致死亡。梗死若发生在脾、肾，则对机体影响不大，仅引起局部症状。如肾梗死可出现腰痛和血尿，不影响肾功能。肺梗死有胸痛和咯血。肠梗死常出现剧烈腹痛、血便和腹膜炎症状。肺、肠、四肢的梗死，若继发腐败菌感染，可引起坏疽，后果严重。败血性梗死，如急性感染性心内膜炎含化脓性细菌栓子的脱落引起的栓塞，梗死灶内可出现脓肿。

18. 梗死灶形成时，引起病灶周围的炎症反应，血管扩张充血，有中性粒细胞及巨噬细胞渗出，继而形成肉芽组织，在梗死发生 24~48 小时后，肉芽组织已开始从梗死灶周围长入病灶内，小的梗死灶可被肉芽组织完全取代机化，日久变为纤维瘢痕；大的梗死灶不能完全机化时，则由肉芽组织和日后转变成的瘢痕组织加以包裹，病灶内部可发生钙化。脑梗死则可液化成囊腔，周围由增生的胶质瘢痕包裹。

19. 消毒抗炎、扎止血带使静脉淤血暴露血管容易进针、排气防止气栓、更换部位防止内皮损伤引起血栓、注意速度防止心衰、拔针时棉球按压防止出血、淤血。

20. 水肿对机体的影响取决于水肿的部位、程度、发生速度及持续时间。

局部组织和器官的水肿将影响其功能，如局部的皮肤水肿影响伤口的愈合和感染的清除。肺水肿影响通气功能，甚至引起死亡。肺水肿时，水肿液不但聚集在肺泡壁毛细血管周围，阻碍氧气交换，而且聚集在肺泡腔内，形成有利于细菌感染的环境。脑水肿由于可引起颅内压增高，脑疝形成，或压迫脑干血管供应，造成病人的快速死亡。喉头水肿引起气管阻塞，病人因此窒息死亡。关节腔水肿影响关节功能。

第四章 炎 症

一、名词解释

1. 炎症：是具有血管系统的机体针对损伤因子所发生的复杂的防御反应。血管反应和渗出是炎症过程的中心环节。其主要表现为红，热，痛，肿。此外，还有功能障碍、全身白细胞增多和发热等。外源性和内源性损伤因子引起机体细胞和组织各种各样的损伤性变化，与此同时机体的局部和全身也发生一系列复杂的反应，以消灭和局限损伤因子，清除和吸收坏死组织和细胞，并修复损伤。

2. 变质：炎症局部组织发生的变性和坏死。

3. 渗出：炎症局部组织血管内的液体、蛋白质和白细胞通过血管壁进入组织间隙、体腔或体表及黏膜表面的过程。

4. 渗出液：炎症过程中由于血管壁通透性增加而从血管内渗出的液体、蛋白质和白细胞等。

5. 漏出液：由于单纯的局部血液循环障碍而导致血管内血浆超滤形成的滤液，比重低，蛋白含量低，所含细胞少，与渗出液不同。

6. 增生：即炎性增生，指炎症病变处除了有实质细胞、间质细胞数量的增多，还有大量的慢性炎症细胞以及毛细血管增多等。

7. 类白血病反应：炎症时由于 IL-1 和 TNF 所引起白细胞从骨髓储存库释放加速，而且相对不成熟的杆状核中性粒细胞所占比例增加，称之为"核左移"，末梢血白细胞计数增加达到 $(40~100)×10^9/L$。持续感染能促进集落刺激因子（CSF）的产生引起骨髓造血前体细胞的增殖。

8. 急性炎症：炎症反应迅速，持续时间及病程短（一般不超过 1 个月），以渗出性病变或变质性病变为主，炎症细胞以中性粒细胞为主。

9. 慢性炎症：炎症反应时间及病程长（常超过数周甚至数月），以增生性病变为主，炎症细胞复杂多样，以淋巴细胞、浆细胞和单核细胞为主，常伴有纤维组织及小血管的增生。

10. 血流停滞：血管通透性升高引起血流速度减慢，富含蛋白质的液体渗到血管外，导致血管内红细胞浓集和血液黏稠度增加。最后在扩张的小血管内挤满红细胞。

11. 穿胞作用：近内皮细胞间连接处由相互连接的囊泡所构成的囊泡体，形成穿胞通道，炎症时富含蛋白质的液体通过穿胞通道穿越内皮细胞的过程。

12. 炎细胞浸润：各种白细胞由血管内渗出到组织间隙内的现象。

13. 白细胞边集：白细胞的渗出过程中毛细血管后静脉中的白细胞离开血管的中心部（轴流），到达血管的边缘部。

14. 白细胞滚动：白细胞渗出过程中，白细胞边集后在毛细血管内皮表面翻滚，并不时黏附于内皮细胞。

15. 趋化作用：白细胞游出血管后，主动向某些化学刺激物所在部位作单一定向移动。

16. 趋化因子：具有吸引白细胞定向移动的化学刺激物。

17. 吞噬作用：是指白细胞游出并抵达炎症病灶，吞噬病原体和组织碎片的过程。

18. 调理素：指一类能增强吞噬细胞吞噬功能的蛋白质。这些蛋白质包括 IgG 的 Fc 段、补体 C3b 及其非活跃型（iC3b）、集结素（collectin，血浆内的一种糖结合蛋白）。它们分别可被白细胞的特异性免疫球蛋白 Fc 受体（FcγR）、补体受体（CRl，CR2，CR3）和 C1q 受体识别。

19. 非调理素化吞噬：在没有抗体和补体的情况下，白细胞通过识别细菌表面的脂多糖参与对细菌的吞噬的现象。

20. 炎症介质：炎症反应过程中由局部组织或血浆产生和释放，能参与并发挥主要作用的一系列化学因子。

21. 浆液性炎：以浆液渗出为特征的炎症，浆液以血浆成分为主，含少量白蛋白、纤维蛋白和中性粒细胞。

22. 卡他性炎：是黏膜的轻度炎症，黏膜渗出大量黏液和浆液，并向下流淌，一般没有明显的化脓性渗出。

23. 纤维素性炎：渗出以纤维蛋白原为主继而形成纤维蛋白即纤维素。

24. 假（伪）膜性炎：发生在黏膜的纤维素性炎，渗出的纤维素、白细胞和坏死的黏膜上皮混合在一起，形成灰白色的膜状物即假膜。

25. 绒毛心：心包的纤维素性炎，由于心脏的不断搏动，导致渗出在心外膜上的纤维素形成无数绒毛状物，覆盖在心脏表面。

26. 化脓性炎：以中性粒细胞大量渗出为特征，并常伴有不同程度的组织坏死和脓液形成。

27. 化脓：在化脓性炎症病灶中，坏死组织被中性粒细胞所释放的或由组织崩解所产生的溶蛋白酶所溶解、液化的过程。

28. 积脓：当化脓性炎发生于浆膜、胆囊和输卵管时，脓液则在浆膜腔、胆囊和输卵管腔内积存。

29. 蜂窝织炎：由溶血性链球菌引起，常发生于疏松结缔组织，以大量中性粒细胞浸润为特征的弥漫性化脓性炎症。

30. 脓肿：化脓性炎症呈局限性分布，并伴有脓腔形成。

31 溃疡：由于皮肤或黏膜坏死、崩解脱落，可形成局部缺损。

32 瘘管：深部组织的脓肿，一端向体表或体腔穿破，另一端开口于自然管道，形成两端开口的排脓通道。

33. 窦道：深部组织的脓肿，向体表一侧穿破，形成一条仅有一端开口的通道。

34. 出血性炎：炎症病灶的血管损伤严重，渗出物中含有大量红细胞。

35. 毒血症：细菌的毒性产物或毒素被吸收入血。临床上出现高热和寒战等中毒症状，同时伴有心、肝、肾等实质细胞的变性或坏死，严重时出现中毒性休克。

36. 菌血症：细菌由局部病灶入血，全身无中毒症状，但从血液中可查到细菌，称为。

37. 败血症：细菌由局部病灶入血后，不仅没有被清除，而且还大量繁殖，并产生毒素，引起全身中毒症状和病理变化。败血症除有毒血症的临床表现外，还常出现皮肤和黏膜的多发性出血斑点，以及脾脏和淋巴结肿大等。此时血液中常可培养出病原菌。

38. 脓毒血症：化脓菌进入血液后大量生长繁殖，产生毒素，引起寒战、高热、皮肤黏膜出血点等全身中毒症状，并在机体多个脏器内形成多个脓肿。

39. 炎性息肉：在致炎因子的长期刺激下，局部黏膜上皮和腺体过度增生，形成突出于黏膜表面的带蒂肿块。

40. 炎性假瘤：炎性增生的组织形成一个境界清楚的肿瘤样团块，肉眼和 X 线上与真性肿瘤很相似。它有多种细胞成分增生，并伴有纤维化，常发生于眼眶、肺。

41. 肉芽肿性炎：炎症局部主要由巨噬细胞增生构成境界清楚的结节状病灶为特征的增生性炎症。

42. 肉芽肿：由巨噬细胞及其演化的细胞呈局限性浸润和增生所形成的境界清楚的结节状病灶。肉芽肿中激活的巨噬细胞常呈上皮样细胞和多核巨细胞。后者若细胞核排列于细胞的周边称为朗汉斯（Langhans）巨细胞，若细胞核杂乱无章地分布于细胞内称为异物巨细胞。

二、填空题

1. ①细胞水肿②脂肪变性③凋亡④细胞凝固性坏死⑤液化性坏死⑥透明变性⑦黏液变性⑧纤维素样坏死

2. ①变质②渗出③增生④变质⑤渗出⑥增生⑦变质⑧渗出⑨增生

3. ①红②肿③热④痛⑤功能障碍

4. ①发热②慢波睡眠增加③厌食④肌肉蛋白降解加速⑤补体和凝血因子合成增多⑥末梢血白细胞数目的改变

5. ①上皮细胞②腺体③组织细胞④血管内皮细胞⑤成纤维细胞

6. ①血流动力学改变②血管通透性增加③白细胞渗出④白细胞⑤抗体

7. ①血管壁通透性增高②趋化作用

8. ①血液中液体和蛋白成分渗出，组织间隙含液量增多②炎性渗出的液体积聚在浆膜腔

9. ①血流量②血管口径③细动脉短暂收缩④血管扩张⑤血流加速⑥血管通透性升高⑦血流速度减慢（淤滞）

10. ①血管壁的通透性增高②血管内流体静压增高③局部组织渗透压增高

11. ①富含蛋白质②比重高③能自凝④细胞数高⑤浑浊

12. ①稀释毒素，减轻毒素对局部的损伤作用②为局部浸润的白细胞带来营养物质，带走代谢产物③渗出物中所含的抗体和补体有利于消灭病原体④渗出物中的纤维蛋白原所形成的纤维蛋白交织成网既限制病原微生物的扩散，还有利于白细胞吞噬以消灭病原体⑤渗出物中的病原微生物和毒素随淋巴液被带到局部淋巴结，有利于产生细胞和体液免疫

13. ①白细胞边集和滚动②趋化③吞噬

14. ①炎性水肿②浆膜腔炎性积液

15. ①边集②滚动③黏附④游出⑤趋化因子

16. ①白细胞边集②白细胞黏附

17. ①识别黏着②包围吞噬③杀伤与降解

18. ①中性粒细胞②巨噬细胞

19. ①中性粒细胞②嗜酸性粒细胞③淋巴细胞④中性粒细胞⑤淋巴细胞⑥单核细胞

20. ①急性②化脓性

21. ①慢性②病毒③寄生虫

22. 慢性

23. ①寄生虫病②变态反应性疾病

24. ①识别和附着②吞入③杀伤和降解

25. ①通过释放溶酶体酶②吞噬作用

26. ①吞噬体②吞噬溶酶体③依赖氧④非依赖氧

27. ①血管活性胺（组胺、5-羟色胺）②缓激肽③花生四烯酸代谢产物（前列腺素、白三烯）④溶酶体成分

28. ①血管活性胺②前列腺素③缓激肽

29. ①调节淋巴细胞激活、增殖和分化的细胞因子②调节自然免疫③激活巨噬细胞的细胞因子④各种炎症细胞的化学趋化因子⑤刺激造血的细胞因子

30. ①E选择素（又称CD62E）②P选择素（又称CD62P）③L选择素（又称CD62L）

31. ①细胞间黏附分子1（ICAM-1）②血管细胞黏附分子1（VCAM-1）③血管内皮细胞④白细胞⑤内皮细胞⑥白细胞⑦白细胞⑧细胞外基质

32. ①可溶性细菌产物②补体成分③白三烯④细胞因子

33. ①溶酶体成分（中性、酸性蛋白酶）②组胺③淋巴因子

34. ①溶酶体酶②活性氧自由基③前列腺素④白细胞三烯⑤组织损伤因子

35. ①血管扩张②血管通透性增高③趋化作用④发热⑤疼痛⑥组织损伤

36. ①浆液性炎②纤维素性炎③化脓性炎④出血性炎

37. ①溶血性链球菌②中性粒细胞③不明显④明显

38. 纤维素

39. ①黏膜②浆膜③肺

40. 假膜性炎

41. ①渗出的纤维素②白细胞③坏死的黏膜上皮

42. ①脓肿②蜂窝织炎

43. ①变性坏死的中性粒细胞（脓细胞）②液化坏死组织残屑③肉芽组织④吸收脓液，限制扩散

44. ①皮下②肌肉③阑尾

45. ①感染性肉芽肿②异物性肉芽肿

46. ①浆液性炎②浆液性炎③纤维素性炎④纤维素性炎⑤纤维素性炎⑥化脓性炎⑦化脓性炎⑧出血性炎

47. ①痊愈②迁延不愈③蔓延扩散

48. ①局部蔓延②淋巴道播散③血道播散

49. ①病毒性肝炎②流行性乙型脑炎（或阿米巴病）③白喉④菌痢（或大叶性肺炎）⑤疖（或痈）⑥伤寒（或急性肾小球肾炎）

50. ①多核巨细胞（朗汉斯巨细胞、异物巨细胞）②伤寒细胞③类上皮细胞④泡沫细胞

51. ①类上皮细胞②多核巨细胞③血液中的单核细胞④器官中的巨噬细胞⑤异物巨细胞⑥Langhans型巨细胞

三、选择题

A型题（1~91题）B型题（92~116题）C型题（117~126题）X型题（127~142题）

1. C	2. C	3. C	4. D	5. E	6. C
7. C	8. D	9. E	10. D	11. B	12. A
13. B	14. E	15. E	16. C	17. C	18. C
19. D	20. A	21. A	22. C	23. E	24. E

25. D	26. C	27. E	28. D	29. D	30. D
31. C	32. E	33. B	34. A	35. A	36. D
37. A	38. B	39. C	40. E	41. C	42. A
43. D	44. C	45. A	46. C	47. E	48. C
49. A	50. A	51. C	52. B	53. C	54. D
55. B	56. D	57. C	58. E	59. D	60. C
61. D	62. B	63. B	64. A	65. C	66. A
67. B	68. B	69. A	70. B	71. D	72. A
73. C	74. E	75. A	76. C	77. C	78. E
79. A	80. D	81. E	82. A	83. E	84. C
85. C	86. E	87. D	88. D	89. C	90. B
91. C	92. B	93. A	94. C	95. A	96. E
97. D	98. B	99. B	100. C	101. D	102. B
103. E	104. A	105. A	106. C	107. D	108. A
109. E	110. D	111. C	112. C	113. B	114. D
115. E	116. A	117. A	118. C	119. D	120. C
121. D	122. A	123. B	124. C	125. A	126. D
127. ABC	128. ABCD	129. ACD	130. ABCD	131. CDE	132. BC
133. ABDE	134. BC	135. ABDE	136. CD	137. ACD	138. CD
139. AC	140. ABC	141. ACDE	142. CDE		

四、病例分析（1~12题）

1. D	2. A	3. D	4. B	5. A	6.（1）A（2）A
7. B	8. C	9.（1）B（2）C	10. D	11. C	12. E

五、问答题

1. 手指皮肤与指骨之间有许多纤维索将软组织分割成许多密闭的小腔，腔中富含神经末梢，发生化脓性炎时脓液不易向四周扩散，小腔中压力增高压迫神经末梢，引起剧烈疼痛。

2. 变质属于损伤过程，如乙型脑炎神经细胞的变性、坏死，病毒性肝炎肝细胞的变性、坏死，能产生和释放炎症介质诱导炎症过程的发生和发展，加速血管渗出反应；渗出属于抗损伤的防御过程，渗出液中有抗体、补体等发挥防御作用。但渗出液积聚过多会压迫血管，使相应组织缺血、缺氧而加重组织变质损伤；增生属于抗损伤过程，可加速损伤组织修复，但组织过度增生又可损害脏器的功能并使组织缺氧而加重组织的变质损伤。

3. 微循环血管通透性的维持主要依赖于血管内皮细胞的完整性。在炎症中血管内皮细胞的改变可引起血管通透性增加，其机制为：

（1）内皮细胞收缩和（或）穿胞作用增强　由组胺、缓激肽、白细胞三烯和P物质等作用于内皮细胞受体使内皮细胞迅速发生收缩，在内皮细胞间出现$0.5\sim1.0\mu m$的缝隙。白细胞IL-1，TNF，干扰素-γ（IFN-γ）、缺氧和某些亚致死性损伤可引起内皮细胞细胞骨架重构，内皮细胞发生收缩。使近内皮细胞间穿胞通道开放，富含蛋白质的液体通过穿胞通道。

（2）直接损伤内皮细胞，使之坏死脱落，血管通透性增加，此种损伤引起的血管通透性增加发生迅速，并在高水平上持续几小时到几天，直至血栓形成或内皮细胞再生修复为止。

（3）白细胞介导的内皮细胞损伤白细胞黏附于内皮细胞，使其自身激活，释放出具有活性的氧代谢产物和蛋白水解酶，引起内皮细胞损伤和脱落，使血管通透性增加。

（4）新生毛细血管壁的高通透性在炎症修复过程中形成的血管内皮细胞连接不健全，因而新生毛细血管具有高通透性。

4. 变质性炎：以组织细胞的变性、坏死为特点，主要累及肝、心、肾、脑等实质脏器，呈急性经过，如急性病毒性肝炎、白喉中毒性心肌炎、乙脑及阿米巴原虫感染等。

渗出性炎：按渗出成分不同，可分为①浆液性炎：以血浆渗出为特征，好发于疏松结缔组织、黏膜、浆膜等处，如结核性胸膜炎。②纤维素性炎：以大量纤维素渗出为特征，多见于黏膜、浆膜和肺，如大叶性肺炎；发生在黏膜的纤维素性炎，由于纤维素渗出在黏膜表面与坏死黏膜上皮混合可形成膜样物，又称假膜性炎，如白喉、菌痢。③化脓性炎：以大量中性粒细胞渗出为特征，多由化脓菌引起，有不同程度的组织液化坏死和脓液形成；组织内局限性化脓形成脓腔者称脓肿，如疖、痈；弥漫性化脓则称为蜂窝织炎，有大量中性粒细胞广泛浸润于组织间隙，组织坏死不明显，与周围组织分界不清，如急性阑尾炎等。

增生性炎：是在致炎因子和某些组织崩解产物刺激下，引起炎区内巨噬细胞、血管内皮细胞及成纤维细胞增生可伴有大量淋巴细胞、浆细胞浸润，多见于慢性炎症，如慢性胆囊炎；也可见于炎症初期，如急性肾小球肾炎。

5. 渗出液的作用：①稀释毒素；②带来营养物质和抗体、补体等抗菌物质，并带走炎症灶内的有害物质和代谢产物；③将渗出物中的病原体和毒素引流到局部淋巴结，刺激机体产生免疫反应；④渗出的纤维蛋白原在凝血因子作用下形成纤维素，纤维素交叉成网架可限制病原体扩散，并有利于吞噬细胞在局部捕捉、吞噬病原体；炎症后期，纤维素网架可作为修复的支架，有利于组织愈合。

6.

	渗出液	漏出液
蛋白含量	高	低
细胞数	$>500\times10^6/L$	$<100\times10^6/L$
外观	混浊	澄清
比重	高>1.018	低<1.018
凝固性	能自凝	不能自凝
利凡他试验	+	-

7. 炎症时，血液中白细胞的变化主要表现在种类和数量上，这些变化常能反映不同的感染因素、感染的程度和机体的抵抗力。如化脓菌感染引起急性炎症时，机体的正常反应是血液中白细胞总数增加并以中性粒细胞为主；又如当某些病毒感染时，血液中白细胞总数无明显变化，但淋巴细胞的比例增加。所以，

炎症时血液中白细胞的变化对于临床诊断具有参考价值。

8. 因为中性粒细胞胞质内含有嗜天青颗粒和特异性颗粒，嗜天青颗粒含有酸性水解酶、中性蛋白酶、髓过氧化物酶（MPO）、阳离子蛋白、溶菌酶和磷脂酶A，特异性颗粒含溶菌酶、磷脂酶A2、乳铁蛋白及碱性磷酸酶等。这些成分均能促进中性粒细胞的吞噬能力

9. ①溶酶体内杀菌性增加通透性蛋白（BPI）可激活磷脂酶和降解细胞膜磷脂，使细菌外膜通透性增加；②溶菌酶可水解细菌糖肽外衣；③特异性颗粒所含的乳铁蛋白，是一种铁结合蛋白，而存在于嗜酸性粒细胞的主要碱性蛋白（MBP）是一种阳离子蛋白。它们的杀灭细菌的能力有限，但对许多寄生虫具有毒性；④防御素（defensins）是一种存在于白细胞颗粒中、富含精氨酸的阳离子多肽，对病原微生物及某些哺乳类细胞有毒性。细菌被杀死后，嗜天青颗粒含有的酸性水解酶可将其降解。细菌被吞入后，吞噬溶酶体的pH降至4~5，有利于酸性水解酶发挥作用。

10. （1）炎症介质可来自血浆和细胞。来自血浆的炎症介质多以前体的形式存在，需经蛋白酶水解才能被激活；来自细胞的炎症介质或以细胞内颗粒的形式储存于细胞内，在有需要的时候释放到细胞外，或在某些致炎因子的刺激下即刻合成。

（2）多数炎症介质通过与靶细胞表面的受体结合发挥其生物活性，然而某些炎症介质本身具有酶活性或者可介导氧化损伤。

（3）炎症介质作用于细胞可进一步引起靶细胞产生次级炎症介质，使初级炎症介质的作用得以放大或抵消初级炎症介质的作用。炎症介质可作用于一种或多种靶细胞，可对不同的细胞和组织产生不同的作用。

（4）炎症介质是被精细调控的。炎症介质激活或分泌到细胞外后其半衰期十分短暂，很快衰变、被酶降解灭活、或被拮抗分子抑制或清除。

11. 肥大细胞见于机体任何部位的结缔组织中。它们的胞质内含有异染颗粒，可以被甲苯胺蓝和吉姆萨染液染色。这些颗粒含有肝素和组胺，因此，肥大细胞可见于炎症和超敏反应中。

12. ①胺类：组胺、5-羟色胺；②补体系统；③激肽；④凝血系统；⑤花生四烯酸代谢产物；⑥白细胞；⑦氧自由基；⑧血小板活化因子；⑨细胞因子。

13.

功能	炎症介质种类
血管扩张	组胺、5-HT、缓激肽、PGEZ、PGE、PGDZ、PGIZ、NO
血管通透性升高	组胺、5-HT、缓激肽、C3a、Csa、LTC4、LTD4、LTE4、PAF、活性氧代谢产物、P物质
趋化作用	Csa、LTB4、细菌产物、中性粒细胞阳离子蛋白、细胞因子（IL-8和TNF）、IL-1、TNF
发热	细胞因子（LL-1、LL-6和TNF等）、PG
疼痛	PGE2、缓激肽
组织损伤	氧自由基、溶酶体酶、NO

14. 化脓性炎是由化脓菌引起的，以大量中性粒细胞渗出为特征，常伴有不同程度的组织坏死和脓液形成的炎症。

	脓肿	蜂窝织炎
原因	金葡菌感染	溶血性链球菌感染
炎症范围	局限性	弥漫性
组织坏死程度	重	轻
脓肿膜	有	无
脓腔形成	有	无

15. 丙医生的方法最好。因为Ⅱ度烫伤属于浆液性炎，有大量浆液渗出，又因为是在夏天，暴露的方法能较快散热，使渗出的水分蒸发，保持创面干燥而易于结痂。当然，这种方法应在无菌环境中进行。甲、乙医生采用包扎疗法，虽可保护创面，防止污染，但有碍于创面的散热和渗出液的蒸发；并且甲医生分开包扎，如包得过紧可影响末梢循环，不利于修复；乙医生将五指并拢包扎，增加了感染机会，同时炎性渗出物不易被吸收，易造成粘连和机化。

16.
（1）血流动力学作用和渗透压的改变。由于心衰或低蛋白血症如肝衰竭及营养不良；
（2）炎症：浆液、浆液化脓性或出血性感染、菌血症；
（3）肿瘤性，浆液或出血性；
（4）胸导管阻塞或撕裂引起的乳糜胸。

17. 胸腔积脓或脓胸是胸膜腔的脓液积聚，因此提示感染是由化脓微生物引起。感染可来自①肺炎的肺部并发症；②胸壁损伤；③腹部，膈下脓肿；④食管穿孔或纵隔炎症；⑤血液播散（很少）。

18. 葡萄球菌引起皮肤化脓性炎
（1）脓疱性皮炎：表现为表皮的浅表脓疱。
（2）毛囊炎：毛囊浅部的感染。
（3）疖：整个毛囊被感染，且形成脓肿。
（4）真皮的局限性脓肿。
（5）痈：境界不清的皮下化脓性病变，常形成数个脓肿的融合，具有多个排脓窦道。

19. ①炎症灶内浸润细胞主要为淋巴细胞、浆细胞和单核细胞，反映了机体对损伤的持续反应；②主要由炎症细胞引起的组织破坏；③常出现较明显的纤维结缔组织、血管以及上皮细胞、腺体和实质细胞的增生，以替代和修复损伤的组织。慢性炎症的纤维结缔组织增生常伴有瘢痕形成，可造成管道性脏器的狭窄；在黏膜可形成炎性息肉，例如鼻息肉和子宫颈息肉；在肺或其他脏器形成炎症假瘤。

20. 急性炎症历时短且组织破坏较小，容易愈合并恢复到正常状态。参与的炎细胞主要是中性粒细胞。慢性炎症有更多的组织破坏，参与的细胞主要是单核细胞，淋巴细胞，浆细胞和组织细胞。被破坏组织被肉芽组织取代，并通过纤维修复留下瘢痕。

21. 它们都属于单核巨噬细胞系统，通常被认为有共同的起源且可相互转化。前体细胞在骨髓内，被称为幼单核细胞，进入血液成为单核细胞，单核细胞可能进入结缔组织，这时它们被称为组织细胞。它们表现出吞噬活性，被称为巨噬细胞。在肝内的库普弗细胞、在肺内的肺泡巨噬细胞、排列在脾脏和淋巴结髓窦表面的巨噬细胞以及小胶质细胞都属于单核巨噬细胞系统。

22. 形成慢性肉芽肿性炎的常见病因是什么？
①细菌感染结核杆菌和麻风杆菌分别引起结核病和麻风。另一种革兰阴性杆菌可引起猫抓病。②螺旋体感染梅毒螺旋体引起梅毒。③真菌和寄生虫感染包括组织胞质菌病、新型隐球菌病和血吸虫病。④异物

例如手术缝线、石棉、被、滑石粉（可见于静脉吸毒者）、隆乳术的填充物、移植的人工血管。⑤原因不明如结节病。

23. 何谓肉芽肿性炎？简述其基本组织结构，由哪些原因引起？

肉芽肿性炎指炎症局部以巨噬细胞增生为主构成境界清楚的结节状病灶为特征的增生性炎症。

基本结构：一般肉芽肿中央为坏死组织或异物，外围包绕巨噬细胞、类上皮细胞及多核巨细胞，最外层有大量淋巴细胞浸润及增生的成纤维细胞和胶原纤维。

原因：感染性（结核、麻风）及异物性（木刺、外科缝线）。

24. 根据局部组织的镜下改变，你能否确定病变组织：是否为炎症？是什么类型的炎症？病程如何？可能由何种原因引起？

（1）主要依据组织内有否炎细胞浸润；

（2）主要根据变质、渗出、增生三种基本病变，以哪一种为主要病变；若以渗出为主，则要观察渗出液的主要成分是什么？从而区分浆液性、纤维素性或化脓性炎等。

（3）主要观察炎细胞的种类及组织增生程度，如中性粒细胞渗出多为急性炎症早期，淋巴细胞和浆细胞见于慢性炎症；若有大量胶原增生及瘢痕形成则多为慢性炎症。

（4）主要根据炎细胞种类来判断，如出现变性坏死的中性粒细胞（脓细胞）往往提示由化脓菌感染引起，出现嗜酸性粒细胞则可能为变态反应性疾病或寄生虫感染；而淋巴细胞、巨噬细胞出现常提示病毒感染等。

第五章 肿 瘤

一、名词解释

1. 肿瘤：机体在各种致瘤因素作用下，局部组织的细胞在基因水平失去对其生长的正常调控，导致异常增生而形成的新生物，常形成局部肿块。

2. 多克隆性：增殖过程产生的细胞群，即使是同一类型的细胞（如成纤维细胞），也并不都来自同一个亲代细胞，而是从不同的亲代细胞衍生而来的子代细胞。

3. 肿瘤的克隆性：一个肿瘤中的肿瘤细胞群，由肿瘤性转化的单个细胞反复分裂繁殖而产生的子代细胞所组成的现象。

4. 自主性：即使引起细胞增殖的初始因素已消除，肿瘤仍能持续生长。这些现象提示在引起肿瘤细胞增殖的初始因素作用下，肿瘤细胞已经发生了基因水平的异常，并且可以稳定地将这些异常传递给子代细胞，所以，即使在引起肿瘤性增殖的初始因素不复存在的情况下，子代细胞仍能持续自主生长。

5. 肿瘤的实质：是肿瘤细胞的总称，决定肿瘤的生物学特点和组织来源。

6. 肿瘤的间质：一般由结缔组织和血管组成，有时还可有淋巴管，起支持和营养肿瘤实质的作用。

7. 肿瘤的分化：是指肿瘤组织在形态和功能上与某种正常组织的相似之处。相似的程度称为肿瘤的分化程度。

8. 未分化：肿瘤组织或细胞缺乏与正常组织或细胞的相似之处。

9. 异型性：肿瘤细胞无论在细胞形态和组织结构上都与其发源的正常组织有不同程度的差异。异型性反映肿瘤组织或细胞的分化成熟程度。

10. 间变：指恶性肿瘤细胞缺乏分化。间变性的肿瘤具有明显的多形性，常不能确定其组织来源，间变性肿瘤几乎都是高度恶性的肿瘤。

11. 癌：上皮组织来源的恶性肿瘤。

12. 未分化癌：是指形态或免疫表型可以确定为癌，但缺乏特定上皮分化的特征。

13. 肉瘤：间叶组织来源的恶性肿瘤。

14. 肿瘤微环境既是肿瘤生长的物理空间，作为肿瘤生长的生理环境，涉及肿瘤血管、氧气、营养物质和废物的交换；又是各种反应性基质细胞，浸润的免疫细胞及细胞外基质重塑，涉其中各种细胞产生的蛋白质，可溶性生长因子和细胞因子相互作用的动态环境。是保护和支持肿瘤发生、发展及转移、复发的必要结构功能单元。

15. 癌肉瘤：一种肿瘤中既有癌的结构又有肉瘤的结构。

16. "母细胞瘤"：指肿瘤的形态类似发育过程中的某种幼稚细胞或组织。良性者如骨母细胞瘤（osteoblastoma）；恶性者如神经母细胞瘤（neuroblastoma）、髓母细胞瘤（medulloblastoma）和肾母细胞瘤（nephroblastoma）等。

17. "-瘤病"：主要指肿瘤多发的状态，神经纤维瘤病（neurofibromatosis）、脂肪瘤病（lipomatosis）、血管瘤病（angiomatosis）等。

18. 畸胎瘤：来源于有多向分化潜能的生殖细胞的肿瘤，往往含有3个胚层的多种多样组织成分，排列结构错乱。根据其外观可分为囊性和实性，根据其组织分化程度可分为良性和恶性。常发生于卵巢和睾丸。

19. 浸润：肿瘤细胞长入并破坏周围组织，包括组织间隙、淋巴管或血管的现象。

20. 肿瘤细胞的倍增时间：指细胞分裂繁殖为两个子代细胞所需的时间。多数恶性肿瘤细胞的倍增时间并不比正常细胞快，所以，恶性肿瘤生长迅速可能不是肿瘤细胞倍增时间缩短引起的。

21. 生长分数：指肿瘤细胞群体中处于增殖状态的细胞的比例。

22. 肿瘤的演进：恶性肿瘤生长过程中，其侵袭性增加的现象，可表现为生长速度加快、浸润周围组织并发生远处转移。

23. 肿瘤异质性：恶性肿瘤虽然是从一个发生恶性转化的细胞单克隆性增殖而来，但在生长过程中，经过多次分裂繁殖产生的子代细胞，可出现不同的基因改变或其他大分子的改变，其生长速度、侵袭能力、对生长信号的反应、对抗癌药物的敏感性等方面都可以有差异。

24. 癌症干细胞：肿瘤中具有启动和维持肿瘤生长、保持自我更新能力的细胞。

25. 直接蔓延：肿瘤细胞沿着组织间隙或神经束衣连续地浸润生长，破坏邻近器官或组织的现象。

26. 转移：肿瘤细胞从原发部位侵入淋巴管、血管或体腔，被带到他处而继续生长，形成与原发肿瘤同样类型的肿瘤的过程。

27. 血道转移：瘤细胞侵入血管后，可随血流到达远处的器官，继续生长，形成转移瘤。由于静脉壁较薄，同时管内压力较低，故瘤细胞多经静脉入血。少数亦可经淋巴管间接入血。

28. 种植性转移：发生于胸腹腔等体腔内器官的恶性肿瘤，侵及器官表面时，瘤细胞可以脱落，像播种一样种植在体腔其他器官的表面，形成多个转移性肿瘤。

29. Krukenberg瘤：胃肠道黏液癌，特别是胃的印戒细胞癌侵及浆膜后，可种植到卵巢，表现为双侧卵巢增大。镜下见富于黏液的印戒细胞癌弥漫浸润。这种特殊类型的卵巢转移性肿瘤称为Krukenberg瘤（注意Krukenberg瘤不一定都是种植性转移，也有通过淋巴道和血道转移形成。）。

30. 肿瘤的分级：根据肿瘤的分化程度的高低、异型性的大小及核分裂的多少来确定恶性程度的级别。

31. 肿瘤的分期：根据肿瘤的大小，浸润的深度、范围，有无淋巴道、血道转移或其他远处转移等确定肿瘤发展的病程的早晚。

32. 恶病质：恶性肿瘤晚期或慢性消耗性疾病患者机体严重消瘦，无力，贫血和全身衰竭的状态。

33. 副肿瘤综合征：由于肿瘤的某些产物或异常免疫反应或其他不明原因，引起机体某些系统发生一些病变和临床表现，这些表现不是由原发肿瘤或转移灶所在部位直接引起的，而是通过上述途径间接引起。

34. 交界性肿瘤：在组织形态和生物学行为介于良恶性肿瘤之间的肿瘤，或有些交界性肿瘤有发展为恶性的倾向；有的的恶性潜能目前尚难以确定，有待通过长时间随访进一步了解其生物学行为的肿瘤。

35. 角化珠：鳞状细胞癌癌巢中央出现的层状角化物。

36. 胶样癌：含黏液较多的一种腺癌，其肉眼观癌组织呈灰白、湿润、半透明，如胶冻状。

37. 印戒细胞癌：是低分化腺癌。镜下可见黏液聚集在癌细胞内，将核挤向一侧，使癌细胞呈印戒状，称为印戒细胞，以印戒细胞为主要成分的癌。

38. 实性癌：属低分化腺癌，恶性程度较高，癌巢呈实体性，无腺腔样结构。

39. 单纯癌：属低分化的腺癌，恶性程度较高，多发生于乳腺，少数可发生于胃及甲状腺。癌巢为实体性，无腺腔样结构，癌细胞异型性高，核分裂象多见。有的癌巢小而少，间质结缔组织多，质地硬，称为硬癌。有的则癌巢较大较多，间质结缔组织相对较少，质软如脑髓，称为髓样癌。

40. 硬癌指实性癌癌巢小而少，间质结缔组织多，质地硬，称为硬癌。

41. 髓样癌：实性癌癌巢较大、较多；间质结缔组织相对较少，质地软如脑髓。42. 软组织肿瘤：指骨肿瘤以外的间叶组织肿瘤。

43. 错构瘤：是指某个器官内发生的，由该器官或组织中分化良好的细胞成分组成的肿瘤，细胞生长紊乱，但其过度生长是有限度的均为良性。

44. 胚胎性肿瘤：发生在婴幼儿和儿童。这些肿瘤好发于：①肾脏：肾母细胞瘤或 Wilm 瘤；②肾上腺或交感神经节：神经母细胞瘤；③小脑和第四脑室：髓母细胞瘤；④视网膜：视网膜母细胞瘤；⑤肝脏：肝母细胞瘤，非常罕见；⑥肺：肺母细胞瘤，非常罕见。

45. 黑色素瘤：是一种黑色素细胞来源的可产生黑色素的高度恶性肿瘤。可发生于皮肤、黏膜和内脏器官。

46. 癌前病变：指某些良性病变与随后发生的癌症有关。即一些临床疾病使发生恶性肿瘤的危险性增加，这些临床疾病就称为。

47. 非典型的增生：指上皮细胞异常增生，表现为增生细胞大小不一，形态多样，核大深染，核质比例增大，核分裂增多，细胞排列较乱，极向消失。dysplasia 常指具有肿瘤克隆性增生的异形增生。

48. 白斑病：指口、喉、外阴或阴茎黏膜出现白斑。由多钟原因引起，如吸烟刺激，原位癌，真菌感染或扁平苔藓，角化过度导致黏膜变白。现在认为该病为癌前病变。

49. 原位癌：是指累及上皮全层的非典型增生，异型增生的细胞在形态学和生物学特征上与癌细胞相同，但尚未突破基底膜因而没有向间质浸润。现今常用高级别上皮内瘤变代替。

50. 上皮内瘤变：上皮从非典型增生到原位癌这一连续的过程，轻度非典型增生称为上皮内瘤变Ⅰ级，中度非典型增生称为上皮内瘤变Ⅱ级，重度非典型增生和原位癌称为上皮内瘤变Ⅲ级。在有些组织中上皮内瘤变分为高级别和低级别两型。

51. 原癌基因：存在机体正常细胞中的 DNA 基因片段。在正常细胞中以非激活形式存在。原癌基因在各种环境或遗传因素作用下，结构发生改变，激活成为癌基因，从而导致细胞生长信号的过度或持续出现，使细胞发生转化性增生。

52. 肿瘤抑制基因：又称抑癌基因，是正常情况下存在于细胞内的一类基因，其产物能抑制细胞的生长。若该类基因功能丧失，则能促进细胞的肿瘤性转化。

53. 肿瘤特异性抗原：是肿瘤细胞独有的抗原，不存在于正常细胞。同一种致癌物诱发的同样组织类型的肿瘤，在不同个体中具有不同的特异性抗原。

54. 肿瘤相关抗原既存在于肿瘤细胞也存在于某些正常细胞。有些抗原在胎儿组织中大量表达，在分化成熟组织中不表达或表达量很少，但在癌变组织中表达增加，这种抗原称为肿瘤胚胎抗原，如甲胎蛋白可见于胎肝细胞和肝细胞癌中。

二、填充题

1. ①致瘤因子②致癌物

2. ①诊断②组织来源③性质和范围

3. ①免疫组织化学检查②电子显微镜检查③流式细胞术④图像分析技术⑤分子生物学技术

4. ①乳头状②绒毛状③息肉状④结节状⑤分叶状⑥浸润性⑦溃疡状⑧囊状

5. ①灰白色②黄色③红色④黑褐色⑤淡蓝色或银白色

6. ①实质②间质

7. ①细胞外基质②血管③各类细胞（如间质细胞、免疫细胞等）④血管⑤免疫细胞数量增加（T细胞和巨噬细胞等）

8. ①和正常组织相似②分化程度高

9. ①瘤细胞的多形性②核的多形性③胞质的改变④核的多形性

10. ①肿瘤细胞倍增时间②生长分数③瘤细胞的生成与丢失

11. ①复制期②高生长分数③低生长分数

12. ①血管生成因子（angiogenesis factor）/血管内皮细胞生长因子（vascularendothelial growth factor，VEGF）②血管生成因子受体/VEGFR

13. ①增加内皮细胞的化学趋向性②促进血管内皮细胞分裂③毛细血管出芽生长④诱导蛋白溶解酶生成⑤有利于内皮细胞芽穿透基质

14. ①生长加快②浸润周围组织③远处转移

15. ①侵袭能力②生长速度③对激素的反应④对抗癌药的敏感性

16. ①结蛋白（desmin）②表面的CD（cluster of differentiation）抗原③细胞角蛋白（cytokeratin，CK）④HMB45⑤PCNA⑥Ki-67等标志

17. ①膨胀性生长②外生性生长③浸润性生长

18. ①直接蔓延②淋巴道转移③血道转移④种植性转移

19. ①体表②体腔表面③管道器官

20. 呈浸润性生长

21. ①同侧腋窝淋巴结②肺门淋巴结③同侧颈部淋巴结④左锁骨上淋巴结

22. ①胃②肺③胃肠道黏液癌④肺和眼眶

23. ①经右心到肺②肝③经左心、主动脉到达全身各器官④经吻合支进入脊椎静脉丛

24. ①肺②肝

25. ①肾上腺②脑③骨④肺⑤肝⑥骨⑦卵巢⑧肾上腺

26. ①癌细胞表面黏附分子减少②癌细胞与基底膜的黏着增加③细胞外基质（extracellular matrix，ECM）的降解④癌细胞迁移

27. ①分化程度的高低②异型性的大小③核分裂象的多少

28. ①原发肿瘤的大小②浸润深度范围③是否累及邻近器官④有无局部和远处淋巴结转移⑤有无血管源性或其他远处转移

29. ①肿瘤原发灶情况②区域淋巴结受累情况③远处转移

30. ①过多激素②过多生长激素③巨人症④肢端肥大症

31. ①交界性肿瘤②向恶性转化

32. ①乳头状瘤②未分化癌③骨肉瘤④脂肪瘤

33. ①外耳道②阴茎③膀胱

34. ①囊腺瘤②纤维腺瘤③多形性腺瘤④息肉状腺瘤⑤绒毛状腺瘤⑥管状腺瘤⑦绒毛管状腺瘤

35. ①鳞状细胞癌②基底细胞癌③移行上皮癌④腺癌

36. ①皮肤②口腔③食管④支气管⑤胆囊⑥肾盂⑦鳞状上皮化生

37. ①角化珠/癌珠②细胞间桥

38. ①腺癌②胃肠（乳腺，肝）③子宫（肺、前列腺等）④黏液癌⑤胃肠⑥实性癌⑦乳腺

39. ①低的腺②硬癌③髓样癌

40. ①指统计学上有明显癌变危险的疾病及病变，如果不及时治愈有可能转变为癌的一类病变②指黏膜上皮层内的非典型增生累及上皮全层，但尚未突破基底膜向下浸润者③来源于间叶组织的恶性肿瘤

41. ①黏膜白斑②慢性宫颈炎伴宫颈炎③纤维囊性乳腺病④结肠、直肠的腺瘤性息肉⑤慢性萎缩性胃炎和胃溃疡⑥慢性溃疡性结肠炎⑦皮肤慢性溃疡

42. ①局部浸润性生长②没有包膜

43. ①毛细血管瘤②海绵状血管瘤③静脉血管瘤

44. ①下肢②上肢的深部软组织③腹膜后④成纤维细胞⑤组织细胞

45. ①出现脂肪母细胞②高分化脂肪肉瘤③黏液样/圆形细胞脂肪肉瘤④多形性脂肪肉瘤⑤去分化脂肪肉瘤等类型

46. ①横纹肌母细胞②胚胎性横纹肌肉瘤/葡萄状肉瘤③腺泡状横纹肌肉瘤④多形性横纹肌肉瘤

47. ①胚胎性横纹肌肉瘤②腺泡状横纹肌肉瘤③多形性横纹肌肉瘤

48. ①四肢长骨干骺端②股骨下端③胫骨上端④Codman 三角⑤日光放射状阴影⑥异型性明显，梭形或多边形⑦肿瘤性骨样组织⑧骨组织⑨血行

49. ①视网膜胚基②3 岁以内婴幼儿③常染色体显性遗传

50. ①交界痣②皮内痣③混合痣④交界痣

51. ①神经内分泌颗粒②张力原纤维③细胞间桥④肌丝⑤密体密斑⑥黑色素颗粒

52. ①有多向分化潜能的生殖细胞的肿瘤②3 个胚层的③囊性畸胎瘤④实性畸胎瘤⑤良性（成熟型）畸胎瘤⑥恶性（不成熟型）畸胎瘤⑦卵巢⑧睾丸

53. ①一个肿瘤中即有癌又有肉瘤成分②上皮和间叶组织同时发生恶变③多能干细胞向癌和肉瘤两种方向分化④癌诱导其间质发生恶变⑤癌组织部分发生间叶组织化生和恶变

54. ①神经原丝②胶质原纤维酸性蛋白③桥连蛋白④波形蛋白⑤前角蛋白

55. ①癌基因②肿瘤抑制基因

56. ①长期的②分阶段的③多基因突变积累

57. ①点突变②染色体易位③插入诱变④基因缺失⑤基因扩增

58. 抑制细胞的生长

59. ①致癌物（carcinogen）②促癌物（promoter）③启动④促发

60. ①间接致癌物②直接致癌物③吸烟④大气污染/3,4-苯并芘⑤多环芳烃⑥亚硝胺类物质⑦芳香胺类/乙萘胺/联苯胺⑧黄曲霉毒素 B$_1$

61. ①子宫颈和肛门生殖器区域的鳞状细胞癌②伯基特淋巴瘤③鼻咽癌④肝细胞性肝癌

62. ①胃的黏膜相关淋巴组织（MALT）发生的淋巴瘤②胃腺癌③大肠癌。

63. ①引起机体免疫反应的肿瘤抗原②机体抗肿瘤免疫的机制

64. ①细胞毒性 T 细胞/CTL 细胞②自然杀伤细胞/NK 细胞③巨噬细胞

三、选择题

A 型题（1~95 题）B 型题（96~152 题）C 型题（153~166 题）X 型题（167~181 题）

1. E	2. D	3. A	4. A	5. B	6. E
7. E	8. D	9. C	10. B	11. C	12. D
13. C	14. A	15. B	16. E	17. B	18. C
19. D	20. D	21. D	22. B	23. E	24. E
25. A	26. A	27. E	28. C	29. E	30. E
31. E	32. D	33. C	34. A	35. D	36. B
37. B	38. A	39. D	40. A	41. D	42. D
43. C	44. D	45. C	46. B	47. E	48. D
49. C	50. A	51. D	52. C	53. C	54. C
55. C	56. D	57. B	58. D	59. B	60. D
61. B	62. C	63. C	64. A	65. D	66. D
67. B	68. D	69. E	70. E	71. D	72. D
73. B	74. C	75. D	76. C	77. A	78. B
79. A	80. D	81. C	82. D	83. C	84. D
85. E	86. D	87. B	88. C	89. B	90. D
91. B	92. A	93. D	94. B	95. E	96. D
97. A	98. C	99. E	100. E	101. C	102. D
103. B	104. E	105. C	106. A	107. D	108. C
109. B	110. E	111. B	112. E	113. D	114. C
115. A	116. B	117. A	118. B	119. C	120. D
121. E	122. B	123. D	124. C	125. A	126. D
127. E	128. A	129. B	130. C	131. B	132. D
133. A	134. C	135. B	136. A	137. E	138. D
139. C	140. E	141. B	142. C	143. B	144. D
145. A	146. C	147. D	148. A	149. C	150. D
151. E	152. B	153. D	154. C	155. C	156. A
157. D	158. D	159. B	160. A	161. A	162. A
163. B	164. C	165. C	166. D	167. ACE	168. ADE
169. ACD	170. CE	171. ABE	172. ABD	173. ABCD	174. ABCD
175. ABCDE	176. A	177. ACD	178. ABE	179. ABCDE	180. BD

181. ABD

四、病例分析（1~12题）

1. ADE	2. D	3. D	4. C	5. E	6. B
7. B	8. C	9. B	10. C	11. C	12. D

五、问答题

1. 简述肿瘤性增殖与非肿瘤性增殖有重要区别

答：①肿瘤性增殖与机体不协调，对机体有害；②肿瘤性增殖一般是克隆性的（clonal）。即一个肿瘤中的肿瘤细胞群，是由发生了肿瘤性转化的单个细胞反复分裂繁殖产生的子代细胞组成的；③肿瘤细胞的形态、代谢和功能均有异常，不同程度地失去了分化成熟的能力；④肿瘤细胞生长旺盛，失去控制，具有相对自主性，即使引起肿瘤性增殖的初始因素已消除，仍能持续生长。这些现象提示，在引起肿瘤性增殖的初始因素作用下，肿瘤细胞已经发生了基因水平的异常，并且可以稳定地将这些异常传递给子代细胞，所以，即使在引起肿瘤性增殖的初始因素不复存在的情况下，子代细胞仍能持续自主生长。

2. 肿瘤的细胞异型性可有哪些表现？

答：①肿瘤细胞通常比相应正常细胞大；②肿瘤细胞的大小和形态很不一致（多形性），可以出现瘤巨细胞。有些分化很差的肿瘤，其瘤细胞很原始，体积不大，大小和形态也可以比较一致；③肿瘤细胞核的体积增大。胞核与细胞质的比例（核质比）增高。例如，正常上皮细胞的核质比多为（1：4）~（1：6），恶性肿瘤细胞则可为1：1；④核的大小、形状和染色差别较大（核的多形性）。可出现巨核、双核、多核或奇异形核。核内DNA常增多，核深染；染色质呈粗颗粒状，分布不均匀，常堆积在核膜下；⑤核仁明显体积大，数目也可增多；⑥核分裂象常增多，出现病理性核分裂象，如不对称核分裂、多极性核分裂等。

3. 试述肿瘤的命名原则

答：（1）良性肿瘤在其来源名称后面加"瘤"字，如腺瘤。

（2）上皮来源的恶性肿瘤在其来源名称后面加"癌"字，如基底细胞癌。

（3）间叶来源的恶性肿瘤在其来源名称后面加"肉瘤"字，如平滑肌肉瘤。

（4）不规则命名：①来源幼稚组织及神经组织的恶性肿瘤称为母细胞瘤，如肾母细胞瘤；②在肿瘤前加"恶性"，如恶性淋巴瘤；③以人名命名，如Ewing瘤；④按照肿瘤细胞的形态命名，如肺脏的燕麦细胞癌。⑤按照传统习惯，对恶性肿瘤称"病"或"瘤"，如精原细胞瘤、白血病。

4. WHO国际疾病分类（International Classification of Diseases，ICD）的肿瘤学部分（ICD-O）对每一种肿瘤性疾病进行编码意义

该编码用一个四位数字组成的主码代表一个特定的肿瘤性疾病，例如，肝细胞肿瘤编码为8170。同时，用一个斜线和一个附加的数码代表肿瘤的生物学行为，置于疾病主码之后。例如，肝细胞腺瘤的完整编码是8170/0，肝细胞癌的完整编码为8170/3。在这个编码系统中，/0代表良性（benign）肿瘤，/1代表交界性（borderline）或生物学行为未定（unspecified）或不确定（uncertain）的肿瘤，/2代表原位癌（carcinoma in situ），包括某些部位的111级上皮内瘤变（grade111 intraepithelial neoplasia），以及某些部位的非浸润性（noninvasion）肿瘤，/3代表恶性（malignant）肿瘤。

5. 简述肿瘤的病理学检查方法及各种方法的作用

答：病理形态学检查：①脱落细胞学检查具有取材简便的优点，适于普查，但准确性不如活体检查。

②活体检查，部分夹取或切除标本制成切片镜检的方法，准确性高。

新开展的检查方法：①免疫组织化学检查，协助判断组织来源。②电子显微镜检查辅助判断肿瘤细胞的分化程度，判别肿瘤的类型及组织来源。③流式细胞术，检测瘤细胞DNA含量，作为恶性肿瘤标志之一，反映恶性程度。④图像分析技术，提供客观定量标准。⑤分子生物学技术，可用于肿瘤基因分析和基因诊断，协助形态诊断。

6. 什么是脱落细胞学（细胞病理学）？其临床应用有哪些？

答：脱落细胞学是研究上皮或间皮表面脱落细胞或通过细针穿刺实体肿瘤所吸取的细胞的一门科学。通常的目的是检测或排除恶性肿瘤的存在。这种诊断方法的出现最初是为了子宫颈的检查。此外，对痰和尿液标本进行脱落细胞学检查可以排除或证实支气管或泌尿道恶性肿瘤的存在。胸腔积液，心包积液或腹水的脱落细胞学检查可以证实导致这些渗出的恶性肿瘤细胞的存在。

7. 简述肿瘤增殖与肿瘤化疗的关系

恶性肿瘤形成初期，细胞分裂繁殖活跃，生长分数高。随着肿瘤的生长，有的肿瘤细胞进入静止期（G₀期），停止分裂繁殖。许多抗肿瘤的化学治疗药物是通过干扰细胞增殖起作用的。因此，生长分数高的肿瘤对于化学治疗敏感。如果一个肿瘤中非增殖期细胞数量较多，它对化学药物的敏感性可能就比较低。对于这种肿瘤，可以先进行放射治疗或手术，缩小或大部去除瘤体，这时，残余的G₀期肿瘤细胞可再进入增殖期，从而增加肿瘤对化学治疗的敏感性。

8. 试述恶性肿瘤的播散方式

答：肿瘤的扩散分为：（1）直接蔓延；（2）转移：①淋巴道转移，②血道转移，③种植转移（进一步介绍各种途径的定义，临床意义）。

9. 何谓血道转移？试述其转移途径及临床意义

答：血道转移是指瘤细胞侵入血管后可随血流到达远隔器官继续生长形成转移瘤。运行途径有4条：侵入体循环静脉经右心到达肺脏，在肺内形成转移瘤；侵入门静脉到达肝脏；侵入肺静脉经左心随主动脉血流到达全身；胸、腰、骨盆静脉的瘤细胞经吻合支到脊椎。血道转移中最常见器官为肺脏，其次是肝脏。临床上检查肺脏和肝脏，确定有无血道转移、以确定患者临床分期和治疗方案。

10. 为什么某些肿瘤血道转移对某些器官有亲和性？

答：①这些器官的血管内皮细胞上的配体，能特异性地识别并结合某些癌细胞表面的黏附分子；②这些器官释放吸引某些癌细胞的趋化物质；③这是负选择的结果，即某些组织或器官的环境不适合肿瘤的生长，如组织中的酶抑制物不利于转移灶形成，而另一些组织和器官没有这种抑制物，于是表现出肿瘤对后面这些器官的"亲和性"。

11. 浆膜腔的种植性转移常伴有血性浆液性积液其产生的原因及临床意义如何？

答：产生的原因①浆膜下淋巴管或毛细血管被瘤栓堵塞，毛细血管通透性增加，血液漏出，②肿瘤细胞破坏血管引起的出血。

临床意义：体腔积液中可含有不等量的肿瘤细胞。抽取体腔积液做细胞学检查，以发现恶性肿瘤细胞，是诊断恶性肿瘤的重要方法之一。

12. 为什么临床上恶性肿瘤患者必须作肺、肝、骨的影像学检查？转移瘤的形态特点是什么？

答：恶性肿瘤的转移最常受累的脏器是肺和肝。临床上判断有无血道转移，以确定患者的临床分期和治疗方案时，应作肺及肝的影像学检查。骨骼系统是仅次于肺和肝的第三位常见肿瘤转移部位，常见转移到骨的癌症按发生频率分别为前列腺癌乳腺癌、肺癌、肾癌、胃肠道癌、甲状腺癌等，在儿童转移性骨肿瘤少见，一旦发生最常见的是神经母细胞瘤、横纹肌肉瘤、肾透明细胞肉瘤。转移癌主要累及含有红骨髓的骨骼，如椎骨、股骨近端、肋骨、胸骨、坐骨、颅骨和肩胛骨等。影像学上常表现为骨质破坏、反应性新骨形成的溶骨性和成骨性的混合状态，及发生病理性骨折等。形态学上，转移性肿瘤的特点是边界清楚，常为多个，散在分布，多接近于器官的表面。位于器官表面的转移性肿瘤，由于瘤结节中央出血、坏死而下陷，可形成所谓的"癌脐"。

13. 认识副肿瘤综合征的临床意义

答：一些肿瘤患者在发现肿瘤之前，先表现出副肿瘤综合征，如果医护人员能够考虑到副肿瘤综合征并进一步搜寻，可能及时发现肿瘤。另一方面，已确诊的肿瘤患者出现此类症状时，应考虑到副肿瘤综合征的可能，避免将之误认为是肿瘤转移所致。

14. 列表比较良、恶性肿瘤。

表1 良、恶性肿瘤比较指标

	良性肿瘤	恶性肿瘤
组织分化程度	分化好，异型性小，与原有组织的形态相似	分化不好，异型性大，与原有组织的形态差别大
核分裂	无或稀少，不见病理核分裂象	多见，并可见病理核分裂象
生长速度	缓慢	较快
继发改变	很少发生坏死，出血	常发生出血、坏死、溃疡形成等
生长方式	膨胀性生长和外生性生长，常有包膜形成 与周围组织一般分界清楚，故通常可推动	浸润性和外生性生长，无包膜，一般与周围组织分界不清楚，通常不能推动
转移	不转移	可有转移
复发	很少复发	可有复发
对机体影响	小，主要为局部压迫或阻塞作用	较大，除压迫、阻塞外，还可以破坏组织，引起出血合并感染，甚至造成恶病质

15. 第一个被描述的职业因素引起的恶性肿瘤是什么？

答：1775 年 Percival Pott 爵士描述了烟囱清洁工的阴囊皮肤癌。纺织厂工人腹股沟部位有相同的肿瘤（称为纺织工癌），与暴露于走锭织机使用的页岩油有关。

16. 列表比较癌与肉瘤的区别。

表2 癌与肉瘤的区别

指标	癌	肉瘤
组织来源	上皮组织	间叶组织
发病率	较常见，约为肉瘤的 9 倍，多见于 40 岁以后的成人	较少见，大多见于青年
大体特点	质较硬，色灰白，较干燥	质软，色灰红、湿润、鱼肉状
组织学特点	多形成癌巢，实质与间质分界清楚	肉瘤细胞多弥漫分布，实质与间质分界不清，间质内血管丰富，结缔组织少
网状纤维	癌细胞间多无网状纤维	肉瘤细胞间多有网状纤维
转移	多经淋巴道转移	多经血道转移

17. 什么是癌前病变？常见的癌前病变有哪些？

答：癌前病变是指某些良性病变与随后发生的癌症有关。即一些临床疾病使发生恶性肿瘤的危险性增加，这些临床疾病就称为癌前病变。常见的有：①黏膜白斑，②慢性宫颈炎伴宫颈糜烂，③纤维囊性乳腺病，④结肠、直肠的腺瘤性息肉，⑤慢性萎缩性胃炎及胃溃疡，⑥慢性溃疡性结肠炎，⑦皮肤慢性溃疡（对常见癌前病变可稍加说明，如肝硬化-肝细胞肝癌；伴恶性贫血的萎缩性胃炎-胃癌；慢性溃疡性结肠炎-结肠癌；口腔和生殖道黏膜白斑-鳞癌）。

18. 何谓非典型增生？分几级？试述其病变要点及意义。

答：非典型增生是指上皮异常的增生，表现为增生的细胞大小不一，形态多样，核大而深染，核质比例增大，核分裂增多，但多见正常核分裂象，细胞排列紊乱，极性消失。不典型增生分为轻、中、重度3级。当不典型增生累及上皮层下1/3时为轻度，>1/3但<2/3为中度，>2/3但未达全层为重度。轻度和中度不典型增生在病因去除后多可逆转，恢复正常，重度不典型增生则很难逆转，常转变为癌。癌前病变和癌前疾病多经不典型增生而癌变，因此，及时预防、诊断、治疗不典型增生，对防癌有着重要的积极意义。

19. 生殖细胞会产生哪种肿瘤？

答：这些肿瘤主要来源于生殖腺，少见于其发育过程中。这些肿瘤包括：①睾丸的精原细胞瘤和卵巢的无性细胞瘤；②畸胎瘤；③宫外绒毛膜癌；④卵黄囊肿瘤（发生在卵巢的内胚窦瘤和睾丸的睾丸母细胞瘤）。

20. 畸胎瘤的特征是什么？

答：畸胎瘤由不同起源的多种组织组成。大部分发生在生殖腺，因而产生其为畸胎的概念，它们由卵子或精子单性生殖而来，但是也可出现在纵隔和骶骨。畸胎瘤可包含分化良好的上皮、间皮和内皮成分，产生诸如毛发，牙齿和胃肠道腺体的结构。如果仅含有上皮成分，畸胎瘤呈囊性，被称为皮样囊肿。卵巢的畸胎瘤大部分属于囊性，且为良性，而睾丸的畸胎瘤常常是实性，分化差且为恶性。

21. 哪种睾丸肿瘤与肿瘤标志物相关？

答：畸胎瘤。90%畸胎瘤患者血液中甲胎蛋白（AFP）和β绒毛膜促性腺激素（β-HCG）水平升高。

22. 简述原癌基因和抑癌基因的生物学作用

答：原癌基因在各种环境因素或遗传因素作用下活化成为癌基因，其编码的癌蛋白发生质和量的差异，通过生长因子或生长因子受体增加，产生突变的信号转导蛋白和与DNA结合的转录因子等机制，癌蛋白调节其靶细胞的代谢，促使细胞逐步转化，成为肿瘤细胞。肿瘤抑制基因又叫抑癌基因，正常情况其基因产物可抑制细胞生长，当其功能丧失，则促进细胞的肿瘤性转化。

23. 肿瘤发生"两次打击假说"（two hit hypothesis）假说的含义是什么？

答：RB基因等抑癌基因，当这个基因的两个拷贝（等位基因）都被灭活后才能发生肿瘤。在家族性视网膜母细胞瘤患儿所有体细胞都已经继承了一个有缺陷的基因拷贝，只要另一个正常的基因拷贝再发生灭活即可形成肿瘤。散发性视网膜母细胞瘤患者则需要两个正常的等位基因都通过体细胞突变失活才能发病，所以概率小得多。

24. p53基因如何缺失，及后果？

答：在肿瘤发生过程中，p53可以通过几种方式被灭活：①突变。这是最为常见的方式。一般是一个等位基因的错义突变，另一个等位基因最终丢失；②与DNA肿瘤病毒的一些蛋白如HPV的E6，SV40的大T抗原等结合；③与癌蛋白mdm2结合。mdm2的表达本身受p53的诱导，二者组成一个反馈环路；④p53蛋白被阻不能进入核内发挥作用。

p53调控细胞周期，当细胞受损时，能使细胞停滞在G_1期（1i arrest），阻止DNA合成，同时诱导DNA修复基因GADD45的转录，以便DNA的损伤能够得到修复。如果G_1停滞不能实现，则p53诱导细胞凋亡，防止损伤的DNA传递给子代细胞。因此被称为基因警察。p53缺失或突变的细胞发生细胞继续增殖，DNA

的异常传递给子代细胞。这些异常的积累，可能最终导致细胞发生肿瘤性转化。

25. 常见致瘤因素有哪些？会产生哪些肿瘤？

答：（1）焦油或页岩油含有的多环芳烃可导致皮肤癌，烟草燃烧的产物中也含有多环芳烃，可引起支气管肺癌。

（2）染料和橡胶工业中使用的苯胺染料可引起泌尿道上皮肿瘤。

（3）青石棉（石棉一种）可导致胸膜或腹膜的间皮肿瘤。

（4）木尘的吸入可引起鼻黏膜或鼻窦黏膜的腺癌。

（5）塑料工业中的氯乙烯，可引起肝的血管肉瘤。

（6）电离辐射，可导致身体多个部位的肿瘤。

（7）砷可导致皮肤癌。

（8）浅色皮肤的人，过量的紫外线照射可导致皮肤的鳞癌或基底细胞癌，以及黑色素瘤。

（9）感染

1）病毒引起的恶性肿瘤在动物实验中已被证实，其与人类的关系还不清楚。人类恶性肿瘤中与病毒感染关系密切的有：①Burkitt's 淋巴瘤；②鼻咽癌；③Kaposi's 肉瘤。

2）寄生虫如血吸虫，可引起膀胱癌。

26. 简述肿瘤的免疫学治疗

答：肿瘤免疫治疗旨在通过替换免疫系统中的受到抑制的成分，或者刺激内源性的反应来增加机体的抗肿瘤能力。目前有 3 种主要的方法。①继承性细胞治疗：先将病人的周围淋巴细胞与 IL-2 一起孵育，然后将产生的淋巴激肽激活杀伤细胞再输回病人；或者将从病人切除的肿瘤组织中的淋巴细胞在体外与 IL-2 一起培养后再输回病人。这 2 种治疗方法的效果还有待于评价；②细胞激肽治疗：主要是用 IL-1，INP-α、γ，TNF-α 等细胞激肽与其他治疗方法一起用于抗癌，目前疗效最好的是 INF-α 对毛细胞白血病的治疗；③抗体治疗：目前的兴趣集中在用抗肿瘤相关抗原的单克隆抗体与细胞毒素结合后制成的"免疫毒素"来治疗肿瘤。

27. 肿瘤局部免疫细胞如何发挥抗肿瘤效应？

答：激活的细胞有细胞毒性 T 细胞（cytotoxic T cell，CTL）通过细胞表面的 T 细胞受体识别。

与 MHC 分子组成复合物的肿瘤特异性抗原，释放一些酶以杀伤肿瘤细胞。

自然杀伤细胞（natural killer cell，NK cell）激活后可溶解多种肿瘤细胞。

T 细胞产生的 γ-干扰素可激活巨噬细胞，后者产生肿瘤坏死因子（TNF-a），参与杀伤肿瘤细胞。

第六章　心血管系统疾病

一、名词解释

1. 动脉粥样硬化：在动脉内膜有脂质等血液成分的沉积，平滑肌细胞和胶原纤维增多，导致粥糜样含脂病灶的形成和动脉壁的硬化。

2. 脂纹：动脉粥样硬化的早期病变，形成微隆起于动脉内膜面的淡黄色斑点与条纹。

3. 粥样斑块：动脉粥样硬化病变时明显隆起于动脉内膜面的灰黄色斑块，由纤维斑块深层细胞的坏死发展而来，也称粥瘤。

4. 动脉粥样硬化性固缩肾：肾动脉粥样硬化时，受累动脉狭窄，供血区萎缩或梗死，梗死机化形成凹陷性瘢痕，多个瘢痕形成使肾体积缩小，变形、变硬。

5. 动脉硬化：指一组动脉壁增厚、变硬、弹性减退的疾病，包括动脉粥样硬化、细小动脉硬化和动脉中膜钙化。

6. 动脉中膜钙化：原因不明的动脉变质性疾病，特点为动脉中膜发生营养不良性钙化。

7. 冠状动脉粥样硬化性心脏病：因狭窄性冠状动脉疾病所致心肌供血不足而造成的缺血性心脏病，绝大部分由冠状动脉粥样硬化引起。

8. 心绞痛：心前区剧烈的疼痛，通常放射至左臂、颈部甚至下颌和牙齿。它通常由心肌缺心引起，休息或扩血管药物可缓解。

9. 心肌梗死：由于绝对性冠状动脉功能不全伴持续性心肌缺血引起较大范围的心肌坏死。

10. 心肌梗死后综合征：是指急性心肌梗死后数日至数周出现以发热、心包炎、胸膜炎、肺炎等非特异性炎症为特征的一种综合征，并有反复发生的倾向。

11. 室壁瘤：心肌梗死的并发症，可发生于心肌梗死的愈合期或急性期，瘢痕组织或坏死组织在心室内血液压力作用下，局部组织向外膨出。

12. 高血压病：是一种以体循环血压升高为主要临床表现的常见病，成年人收缩压在 21.3kPa 以上和（或）舒张压在 12.6kPa 或以上。主要累及全身细小动脉及心、肾、脑等重要脏器，并出现相应的临床表现。

13. 高血压脑病：由于脑小动脉硬化和痉挛，局部组织缺血，毛细血管通透性增加，发生脑水肿。临床表现为头痛、头晕、眼花、呕吐、视力障碍等症状。

14. 高血压危象：当高血压患者的血压急剧升高时，可出现剧烈头痛，意识障碍，抽搐等症状。

15. 脑软化：由于脑的细小动脉硬化和痉挛，供血区脑组织缺血而发生多数小坏死灶，即微梗死灶。光镜下，梗死灶组织液化坏死，形成质地疏松的筛网状病灶。

16. 细动脉硬化：良性高血压时细动脉玻璃样变性使管壁增厚、变硬、弹性减弱，管腔变小。

17. 向心性肥大：在高血压病的早期，心脏功能处于代偿期时，肥大的心脏心腔不扩张，甚至相对缩小。

18. 原发性（颗粒性）固缩肾：良性高血压病时肾细小动脉硬化引起两侧肾脏对称性缩小、变硬、表面呈均匀弥漫分布的细颗粒状。

19. 风湿病：与 A 族乙型溶血性链球菌感染有关的变态反应性疾病，病变主要累及全身结缔组织，胶原纤维发生纤维素样变性，并形成特征性风湿小体。

20. Aschoff 小体：风湿病增生期病变，小体中央为纤维素样坏死物，周围有风湿细胞、淋巴细胞等细胞成分，此小体为风湿病特征病变。

21. Aschoff 细胞：风湿小体内的主要细胞成分，体积较大，圆或多边形，胞质丰富，略嗜碱性，核大，单或多核，圆或卵圆形，核膜清楚，染色质集中于核中央并呈细丝状向外放射，似毛虫状或枭眼状。

22. 疣状赘生物：风湿性心内膜炎时出现在瓣膜闭锁缘上的白色血栓，灰白半透明，单行排列，直径 1~2mm。

23. 心瓣膜赘生物：是由在心瓣膜上的血小板和纤维蛋白的沉积而成。发生于左心的瓣膜赘生物比发生于右心的多，且对二尖瓣的累及比对主动脉瓣的累及多。在急性风湿性心内膜炎时，其赘生物呈小疣状排列于受累瓣膜的闭锁缘，因而认为瓣膜闭锁缘心内膜的创伤导致溃疡形成，从而诱发了赘生物的形成。在急性和亚急性细菌性心内膜炎时，赘生物较大还含有细菌。

24. 疣状心内膜炎：风湿性心内膜炎的典型病变，在瓣膜的闭锁缘上出现串珠状排列的疣状赘生物。

25. McCallum 斑：风湿性心内膜炎反复发作，内膜下病变机化，在局部内膜上形成粗糙增厚和皱缩的斑块，常见于左心房后壁。

26. 绒毛心：心包腔内大量纤维蛋白渗出时，心外膜表面的纤维素因心脏搏动、牵拉而成绒毛状，多见于风湿性心外膜炎。

27. 环形红斑：风湿病时皮肤的病变，表现为皮下组织的渗出性病变，为环形或半环形淡红色斑。

28. 小舞蹈症：风湿病时中枢神经系统锥体外系统受累较重，以致患儿出现肢体不自主运动，多见于小女孩。

29. 感染性心内膜炎：由病原微生物直接侵袭心内膜而引起的炎症性疾病，在心瓣膜表面形成含有病原微生物的赘生物。

30. Osler 结节：亚急性感染性心内膜炎皮下小动脉发生的血管炎，出现在指（趾）尖端掌面呈紫色或红色米粒大小的有明显压痛的小结节。

31. 心瓣膜病：心瓣膜受到各种致病因子损伤后，或先天性发育异常所造成的器质性病变，表现为瓣膜口狭窄和（或）关闭不全，导致瓣膜功能的异常，进而引起血流动力学异常，造成全身血液循环障碍。

32. 瓣膜狭窄：心瓣膜病时，瓣膜口在开放时不能充分张开，造成血流通过障碍。

33. 马方综合征：为一种遗传性结缔组织疾病，为常染色体显性遗传，患病特征为四肢、手指、脚趾细长不匀称，身高明显超出常人，伴有心血管系统异常，特别是合并的心脏瓣膜异常和主动脉瘤。该病同时可能影响其他器官，包括肺、眼、硬脊膜、硬腭等。

34. 心肌硬化：心肌长期慢性缺血，造成心肌萎缩和渐进性坏死、消失，纤维组织增生，致广泛心肌纤维化而使心肌变硬。

35. 心肌病：指一组原因未明的以心肌损害为主的心脏病。

36. 克山病：是一种地方性心肌病。首先在黑龙江省克山县发现和西南一带山区和丘陵地带因此命名为克山病。可能是由于缺乏硒等某些微量元素和营养物质，干扰和破坏了心肌代谢而引起心肌细胞的损伤。病理变化是心肌严重的变性、坏死和瘢痕形成。

37. 心肌炎：各种原因引起的心肌的局限性或弥漫性炎症。

38. 心脏压塞：心肌破裂使心腔血液流入心包腔而压迫心脏，导致急性心功能障碍。

39. Wegener 肉芽肿：主要是呼吸道的坏死性肉芽肿性血管炎，局灶性坏死性肾小球肾炎和其他部位（眼、皮肤等）坏死性小血管炎。

40. 动脉瘤：动脉管壁病理性局限性扩张。

二、填空题

1. ①高脂血症②高血压③吸烟④性别⑤糖尿病及高胰岛素血症⑥遗传因素

2. ①大、中②心冠状动脉③脑动脉④肾动脉⑤缺血性病变

3. ①脂纹②纤维斑块③粥样斑块

4. ①单核细胞②中膜内增生的平滑肌细胞③管壁硬化

5. ①瓷白色的纤维帽②黄色粥糜样物质③胆固醇结晶

6. ①斑块内出血②斑块破裂③血栓形成④钙化⑤动脉瘤形成

7. ①因狭窄性冠状动脉疾病②缺血性③冠状动脉粥样硬化

8. ①冠状动脉粥样硬化②冠状动脉痉挛③炎症性冠状动脉狭窄

9. ①左前降支②右主干③左旋支

10. ①左心室前壁、心尖部及室间隔前2/3②左室后壁、室间隔后1/3及右室大部③左室侧壁④左前降支⑤右主干⑥左旋支

11. ①冠状动脉血栓形成②冠状动脉痉挛③心肌负荷过重供血不足

12. ①心律失常②心力衰竭③心源性休克④附壁血栓形成⑤室壁瘤⑥心脏破裂⑦MI后综合征

13. ①细小动脉②大中动脉

14. ①玻璃样变性②内弹力膜分裂，弹力纤维增生，中膜平滑肌肥大和增生③纤维素样坏死④增生性

动脉内膜炎

15. ①功能改变期②血管病变期③内脏病变期

16. ①尿毒症②脑出血

17. ①基底节②内囊

18. ①血管壁病变通透性增加，血管内压增高引起漏出性或破裂性出血②微小动脉瘤破裂出血③豆纹动脉从大脑中动脉直角分支，压力较高易破裂出血

19. ①全身结缔组织②心脏③关节④血管⑤心脏病变⑥心瓣膜病

20. ①变质渗出期②增生期③瘢痕期

21. ①瓣膜闭锁缘形成疣状赘生物②心肌间质内形成风湿小体③浆液纤维素性炎

22. ①风湿性心内膜炎②风湿性心肌炎③风湿性心外膜炎

23. ①二尖瓣②二尖瓣和主动脉瓣同时受累③三尖瓣④肺动脉瓣

24. ①环形红斑②皮下结节③渗出性病变④增生性病变

25. ①风湿小体②风湿细胞③淋巴细胞

26. ①灰白色半透明疣状赘生物②体积小，附着牢固不易脱落③息肉状或菜花样赘生物④体积大，松脆，易脱落

27. ①血小板②纤维素③血小板④纤维素⑤细菌菌落⑥炎症细胞⑦坏死组织

28. ①风湿病②中枢神经系统锥体外系③肢体的不自主运动

29. ①已有病变的②正常的

30. ①瓣膜口狭窄②关闭不全③心力衰竭④全身血液循环障碍

31. ①肺动脉流出道狭窄②室间隔膜部巨大缺损③主动脉骑跨④右心室高度肥大及扩张

32. ①瓣膜增厚变硬②瓣叶间粘连③缩短融合

33. ①扩张性心肌病②肥厚性心肌病③限制性心肌病

34. ①病毒性心肌炎②细菌性心肌炎③寄生虫性心肌炎④免疫反应性心肌炎⑤孤立性心肌炎

35. ①高安动脉炎②巨细胞性动脉炎③结节性多动脉炎④Wegener 肉芽肿⑤动脉瘤

36. ①上下呼吸道的坏死性肉芽肿性血管炎②局灶性坏死性肾小球肾炎③其他部位坏死性小血管炎

37. ①囊状动脉瘤②梭形动脉瘤③蜿蜒性动脉瘤④舟状动脉瘤⑤夹层动脉瘤⑥假性动脉瘤

38. ①真性动脉瘤②假性动脉瘤③夹层动脉瘤

三、选择题

A 型题（1~77）B 型题（78~96题）C 型题（97~106题）X 型题（107~121题）

1. C	2. C	3. A	4. B	5. A	6. C
7. A	8. C	9. D	10. B	11. B	12. E
13. C	14. B	15. A	16. B	17. E	18.
19. B	20. D	21. E	22. D	23. B	24. A
25. D	26. B	27. B	28.	29.	30. B
31.	32. B	33.	34.	35.	36. E
37. D	38. C	39. B	40. C	41. E	42. A
43. B	44. D	45. D	46. B	47. B	48. D

49. E	50. A	51. D	52. D	53. D	54. A
55. C	56. B	57. B	58. E	59. B	60. E
61. D	62. A	63. A	64. B	65. C	66. B
67. B	68. C	69. E	70. C	71. E	72. C
73. A	74. C	75. A	76. B	77. D	78. D
79. B	80. C	81. E	82. A	83. B	84. A
85. E	86. C	87. D	88. B	89. A	90. D
91. C	92. E	93. B	94. A	95. C	96. D
97. C	98. B	99. A	100. C	101. B	102. A
103. B	104. C	105. C	106. D	107. ABDE	108. ABCDE
109. ABCDE	110. ACD	111. ACDE	112. ACD	113. CE	114. ABCE
115. ACE	116. AC	117. ABDE	118. BDE	119. ACDE	120. ACD
121. ACD					

四、病例分析（1~21题）

1. A	2. E	3. C	4. B	5. B	6. E
7. C	8. C	9. A	10. E	11. D	12. ABCD
13. C	14. C	15. D	16. B	17. D	18. B
19. A	20. A	21. B			

五、问答题

1.
（1）斑块内出血因斑块边缘小血管破裂或表面纤维组织破裂而致，可使斑块突然变大，阻塞血管腔。

（2）斑块破裂局部纤维帽薄弱处破裂，可形成粥样溃疡及继发血栓形成，粥样物质进入血流可造成栓塞。

（3）血栓形成斑块处内膜损伤，为血栓形成的条件，血栓造成血管腔狭窄或急性阻塞，脱落造成栓塞，并可导致梗死。

（4）钙化粥样坏死物内有钙盐沉积，钙化致血管壁变硬变脆。

（5）动脉瘤形成动脉粥样斑块底部的平滑肌萎缩，在血压作用下扩张。

2.
（1）年龄：进展的有症状的病变通常出现在40岁以后。

（2）性别：女性动脉粥样硬化很少发生在绝经期前。

（3）环境因素；发展中国家此病的死亡率低于高度工业化的西方国家。

（4）高胆固醇血症，继发于糖尿病，黏液性水肿，肾炎综合征和家族性黄色瘤。

（5）高血压。

（6）吸烟及高度紧张的生活方式、A型血、肥胖、口服避孕药等。

3. 由于组织器官血流的减少，动脉粥样硬化可导致相应临床症状的出现。血管阻塞程度的不同导致组织器官受到不同程度的影响。脑动脉受累导致脑萎缩，引起痴呆；肾动脉受累，肾脏纤维化导致高血压；冠状动脉受累，引发心肌纤维化和心绞痛；下肢动脉受累，引起下肢肌肉及皮肤缺血进而导致间歇性跛行，最后可发生坏疽。

4. 动脉粥样硬化可以发生于动脉的几乎任何部位，但是更常见于动开口处和腹主动脉、冠状动脉、腹动脉、胸主动脉降支、颈内动脉和 Wills 环（发病频率依次降低）。

5. 第Ⅰ阶段，脂纹，在内膜下聚集了吞噬有脂滴的泡膜细胞来源于平滑肌细胞和巨噬细胞。

第Ⅱ阶段，纤维斑块，可见直径约几毫米的光滑的含有脂质的黄色斑块。在斑块外周，脂质位于细胞内，斑块中央区形成无结构的细胞外的无定形物质，此斑块由一层透明变的纤维组织与内皮分开。

第Ⅲ阶段，粥瘤溃疡，在斑块之间和周围有广泛的纤维组织增生，可导致不规则的内膜增厚。在晚期病变，内皮消失，使其下的脂质被暴露，留下粥瘤性溃疡，其上有附壁内血栓形成。钙化，尤其在主动脉远端斑块内的钙化，可发生在这一阶段。中膜变性导致受累血管动脉瘤形成。

由于组织器官血流的减少，动脉粥样硬化可导致相应临床症状的出现。脑动脉受累导致脑萎缩，引起痴呆；肾动脉受累，肾脏纤维化导致高血压；冠状动脉受累，引发心肌纤维化和心绞痛；下肢动脉受累，引起下肢肌肉及皮肤缺血进而导致间歇性跛行，最后可发生坏疽。

6. 大脑中动脉，特别是其分支豆纹动脉，内囊为其供血区，中央前回运动细胞的轴突横过内囊到达脊髓，该动脉血栓形成破坏内囊的轴突和髓鞘，从而导致对侧肢体偏瘫，而感觉仍保存是因为感觉神经的传入纤维位于内囊较靠后的部位。

7. ①猝死②心绞痛③心肌梗死④心肌纤维化致心力衰竭⑤束支传导阻滞导致心律不齐。

8. （1）心律失常，MI 累及传导系统，引起传导紊乱，严重者可致心搏骤停，猝死。

（2）心力衰竭，梗死的心肌收缩力显著减弱以致丧失，可导致不同程度的心力衰竭。

（3）心源性休克，梗死面积大于40%时，心肌收缩力极度减弱，心输出量显著下降，可发生心源性休克。

（4）附壁血栓形成，梗死区心内膜粗糙或室壁瘤处出现涡流，为血栓形成提供条件。血栓可机化或脱落引起体循环动脉栓塞。

（5）室壁瘤，梗死组织或瘢痕组织在心室内血液压力作用下，局部向外膨出而成。

（6）心脏破裂，梗死灶及周围白细胞释放水解酶，使梗死心肌软化所致，可导致心脏压塞，右心衰竭及急性左心衰竭。

（7）MI 后综合征，发生于 MI 后数周或数月内，表现为心包炎，胸膜炎或肺炎，可能与机体对坏死物质发生过敏反应有关。

9. （1）血管变化：①大动脉：出现动脉粥样硬化；②小动脉：早期变化包括血管平滑肌肥大和弹力纤维增生。后期纤维化使血管壁增厚，但机械强度下降；③细动脉硬化症：直径 1mm 或更小的动脉变化依赖于高血压是良性还是恶性。前者内膜增厚，玻璃样变性。后者血管壁纤维化坏死伴血栓形成。

（2）累及脏器为：①高血压性心脏病，左心室肥厚；②原发性固缩肾；③高血压脑血管血栓、栓塞、和梗死，临床出现高血压危象。④视网膜相应变化。

10. （1）肾脏被膜下的由于充血和出血可见暗红色区域。

（2）肾脏的部分弓状动脉出现动脉粥样硬化。

（3）小叶间动脉内膜由于结缔组织（主要是弹力蛋白）和平滑肌形成同心层状结构而增厚。

（4）终末小叶间动脉和入球动脉的血管壁发生纤维素样坏死，其后它们的管腔会被完全堵塞。肾小球也可发生相似的局部性坏死。

（5）在肾小球囊内可有血性渗出物。

（6）一些肾单位萎缩，它们的肾小球玻璃样变，而其他的肾小球扩张，肾小管膨胀，其内可有透明管型。

11. 原发性颗粒性固缩肾和动脉粥样硬化性固缩肾均由血管变化引起，肾脏体积均缩小变硬，但受累血管及血管病变不同，前者主要为入球细动脉玻璃样变性及小血管内膜纤维组织及弹力纤维增生；后者则主要为肾动脉主干或较大分支（叶间动脉和弓形动脉）粥样硬化，受累严重者阻塞管腔。肾脏肉眼变化不同，原发性颗粒性固缩肾两肾病变对称，表面呈弥漫性细颗粒状，动脉粥样硬化性固缩肾由于梗死机化或肾缺血萎缩伴有纤维组织增生而形成较大的凹陷性瘢痕，多个瘢痕形成使肾体积缩小。

12. 高血压病时，视网膜中央动脉也发生硬化，其变化可反映全身细小动脉的病变程度和高血压病的时期。特别有利于临床上判断脑血管的病变，因此眼底检查是窥视脑血管的窗口。

13. 风湿病累及全身结缔组织，基本病变包括结缔组织的基质和胶原纤维发生黏液样变性及纤维素样变性，以及对此病具有诊断意义的风湿小体的形成。对人体的主要危害是反复发作的风湿性心内膜炎造成慢性心瓣膜病，病人可死于心力衰竭。

14. 风湿性心内膜炎反复发作，瓣膜的风湿病变及瓣膜闭锁缘赘生物反复形成，机化，大量纤维组织增生，使瓣膜增厚、变硬、失去弹性，瓣叶之间可发生粘连和愈着；纤维组织收缩使瓣膜变形、缩短、卷曲，腱索增粗和缩短，上述病变引起心瓣膜狭窄和（或）关闭不全，形成心瓣膜病。

15. 风湿热与 A 组乙型溶血性链球菌感染有关，细菌的外毒素刺激产生的抗体作为一种自身抗体攻击患者自身的心肌纤维，这种假说得到以下方面的支持：①从发生链球菌性咽喉炎到出现风湿热的间隔是2~4 个星期。②风湿热患者的血清抗链球菌抗体效价较高。③在心肌纤维中能找到链球菌抗原。这种假说不能解释所有的发病机制，尤其是心内膜和关节组织中胶原纤维的病变。风湿热常见于生活条件差的儿童。

16. ①在心脏，可累及心内膜、心肌和心外膜。②皮下组织。③关节和腱鞘。④皮肤的皮疹，例如环形红斑。⑤累及心脏后引发的急性心力衰竭时，可以出现肺淤血和水肿。

17. ①心瓣膜病，导致狭窄和关闭不全或两者兼有。②心房纤颤，易在心房和心耳（通常是左心）中诱发血栓形成。可以产生"球瓣"血栓和栓塞。③由于心肌肥大和心输出量的减少引起心绞痛。④亚急性性细菌性内膜炎。

18. 亚急性感染性心内膜炎的赘生物大、松脆、不易机化，容易脱落形成栓子栓塞。赘生物内病原菌进入血流，引起败血症。赘生物增大，破碎或脱落可致心杂音的性质、强度发生突变。

19.

	风湿性心内膜炎	亚急性感染性心内膜炎	急性感染性心内膜炎
病因	与 A 族 β 溶血性等链球菌感染有关	草绿色链球菌直接侵犯心瓣膜	毒力强的化脓菌感染
病变性质	变态反应性炎	化脓性炎	化脓性炎
好发部位	二尖瓣、二尖瓣和主动脉瓣闭锁缘	二尖瓣、主动脉瓣游离缘	主动脉瓣、二尖瓣游离缘
病变特点	肉眼：赘生物细小、串珠样排列，不易脱落。瓣膜水肿，纤维素样坏死。镜下：赘生物由血小板和纤维素构成	肉眼：赘生物大而软，质脆易脱落，呈息肉状，单个或多个。镜下：赘生物由炎症细胞、细菌团、血小板、纤维素和少量坏死组织构成	肉眼：赘生物更大、不规则、松软，极易脱落，瓣膜穿孔、溃疡。镜下：赘生物由大量炎症细胞、细菌团、血小板、纤维素和坏死组织构成
结局	多次发作，瓣膜变形，致狭窄、关闭不全，导致心衰	赘生物脱落引起栓塞及梗死，加重瓣膜变形。可因心衰，梗死，败血症死亡	赘生物脱落引起栓塞性脓肿，多因脓毒血症而死亡

20. 二尖瓣狭窄和关闭不全都有左心房血容量的增加，和因工作负荷增加而引起的左心房肥大扩张，但引起左心房血容量增加的原因不同，二尖瓣狭窄时，血液通过狭窄的二尖瓣口进入左心室受阻，在心脏舒张期有部分血液滞留于左心房内，加上来自肺静脉的血液致左心房血容量增加。而二尖瓣关闭不全时，在心脏收缩期，左心室部分血液通过关闭不的瓣口反流到左心房内，左心房接受反流的和从肺静脉回流的血液，血容量也增加。在二尖瓣狭窄或关闭不全的后期，由于左心房或左心房和左心室代偿失调，两者均出现肺淤血、肺动脉高压，右心室和右心房代偿性肥大、扩张，继后发生右心衰竭及体循环淤血。二尖瓣狭窄和关闭不全时左心室血容量不同，所以左心室的病变不同，在二尖瓣狭窄时，由于舒张期血液不能顺利通过狭窄的瓣口进入左心室，导致左心室血液灌流不足，因而心室腔无明显变化，狭窄非常严重时，左心室可出现轻度缩小，X线上心影呈梨形；而二尖瓣关闭不全，在心脏舒张期进入左心室的血液增多（参见本章选择题第55题），左心室负担加重，出现肥大扩张，X线上心影呈球形。

21. （1）肺动脉瓣（或右心的漏斗部）狭窄。

（2）由于右心室压力的增大使右心室肥大。

（3）高位室间隔缺损，位于主动脉瓣和肺动脉瓣下方。

（4）主动脉向右骑跨，结果导致右心室减少的血流不能通过狭窄的肺动脉瓣射出，而是通过室间隔的缺损处射出，从而和左心室血流混合，然后通过主动脉瓣进入主动脉。不同程度发绀的发生取决于以上4种异常情况的严重性。

22.

	心脏变化	X线显示的心脏
二尖瓣口狭窄	左心房肥大	梨型
二尖瓣口关闭不全	左心室、左心房肥大	球型
主动脉瓣口狭窄	左心室肥大	靴型

23. 心脏病患者突然出现右侧肢体偏瘫，主要与心脏的附壁血栓或赘生物脱落造成脑血管的栓塞致脑梗死、脑出血有关。因此凡有可能形成血栓或赘生物的心脏病如二尖瓣狭窄、感染性（急性、亚急性）心内膜炎、非感染性心内膜炎、冠心病（心肌梗死）、克山病等心脏病患者均可能出现偏瘫。

24. ①风湿性心脏病的急性或慢性期。急性期形成瓣膜赘生物；慢性期受累的瓣膜发生纤维化和变形。②急性感染性心内膜炎。③亚急性细菌性心内膜炎，毒力较低的细菌侵犯变形的瓣膜。④二尖瓣的粥样斑块形成，伴有纤维化和钙化有关的。⑤系统性红斑狼疮患者的 Libman-Sacks 心内膜炎。⑥不伴有动脉粥样硬化的主动脉瓣钙化。⑦类癌综合征时三尖瓣和肺动脉瓣的纤维化。⑧临终病人的消耗性心内膜炎。

25. ①风湿性心脏病时，主动脉瓣前叶增厚、收缩。②动脉粥样硬化。③Marfan's 综合征。④梅毒性主动脉炎，主要累及升主动脉

26. 主动脉瓣狭窄可以是先天性的，也可以是后天性的。

（1）先天性主动脉瓣狭窄通常是由于三个瓣叶被一个带有一个中央孔的隔膜取代。少数情况是由瓣膜下隔膜。

（2）后天性主动脉瓣狭窄最常见于在慢性风湿性心脏病，急性期形成的赘生物机化瓣叶粘连和瓣膜变形。极少见于先天性二尖瓣纤维化和钙化。

27. （1）风湿热。

（2）感染性心内膜炎时瓣膜上的细菌蔓延，或败血症或脓毒血症时的血源性播散引起的化脓性心肌炎。

（3）柯萨奇病毒 A 或 B 引起的病毒性心肌炎。

（4）梅毒螺旋体引起不同的心脏病变：①主动脉关闭不全；②冠状动脉口狭窄引起的心肌缺血；③如果梅毒树胶肿侵犯传导系统可引起传导阻滞；④先天性粟粒样梅毒树胶肿引起心肌纤维化；⑤由白喉，肺炎球菌肺炎，伤寒感染或其他败血症引起的中毒性心肌炎；⑥不明原因引起的孤立性心肌炎，与病毒性心肌炎相似。

28. 心肌病包括许多不明原因，且互不相关的慢性心脏病变。有四种类型：

（1）肥大性：一些患者是常染色体显性遗传。心肌肥大，镜下心肌纤维呈典型的漩涡状排列，左心室肥厚影响心肌收缩，室间隔增厚阻碍血流自心室流出，对左心室影响较右心室大。这种类型可引起心绞痛或心衰。

（2）扩张性：心肌收缩力弱，心腔扩张。附壁血栓，心内膜及心肌间质纤维化。临床上病人产生不明原因的充血性心力衰竭。

（3）限制性，或称心内膜心肌弹性组织增生，较少见，发生于婴幼儿。心内膜下纤维弹力组织沉积，主要影响左心室。

（4）阻塞性：好发于在非洲热带地区。乳头肌及肌腱的心内膜纤维化。

29. 何谓 Wegener 肉芽肿病？其主要病变特点如何？

Wegener 肉芽肿是 1936 年由 Wegener 首次报道而命名，是一种少见的原因不明的疾病，可见各年龄段。其主要病变特点是上、下呼吸道的坏死性肉芽肿性血管炎，局灶性坏死性肾小球肾炎和其他部位（眼、皮肤）坏死性小血管炎。

30. 心力衰竭的主要病因以及它在临床与病理学上的主要特征？

急性心衰表现为：①左心衰竭引起肺水肿；②心输出量下降可引起心源性休克；③右心梗死或肺栓塞可引起右心衰竭。

慢性心衰：其症状取决于哪一侧心脏的病变

（1）左心：多数患者系由①缺血性心脏病，②系统性高血压，③主动脉瓣及二尖瓣病变，④心肌病，⑤先天性心脏病引起。早期症状是呼吸困难，由劳力后呼吸困难逐步进展至休息时亦呼吸困难。

（2）右心：普遍原因是①任何原因引起的肺动脉高压，例如二尖瓣狭窄，肺纤维化，血栓栓塞性疾病。②三尖瓣及肺动脉瓣狭窄。这些因素右心肥厚，继之扩张。颈静脉怒张肝脾肿大可触及，淤血可诱发心房血栓形成及肺栓塞现象。

31. （1）由心肌和心包疾病引起：①缺血性心脏病引起的心肌纤维化；②心肌炎及心肌病；③心律不齐；④淀粉样变性；⑤心包积液或出血引起的心包压塞。

（2）高血压和肺动脉高压。

（3）血容量增加。

（4）压力负荷增大：主动脉瓣狭窄或关闭不全引起左心室负荷过大。

（5）血流量增多①由于房室间隔缺损或骨的 Paget 病时外周动静脉瘘引起心脏左右分流。②毒性甲状腺肿和脚气病。

32. （1）先天性的：严格地讲，先天性动脉瘤并不存在；但是动脉瘤这个词用来描述来源于 Willis 环及其分支的动脉瘤已经得到了普遍地认可。这种动脉瘤在出生时不表现出来，而是在后来形成。主要是由于中膜平滑肌先天的缺陷。

（2）获得性的：①退行性的-动脉粥样硬化-Erdheim 中膜变性。②感染性的-真菌-梅毒。③创伤性的-主要动脉的手术可能导致假性动脉瘤的形成，动静脉瘤性静脉曲张或曲张性动脉瘤。④曲张性-这种类型发生在头皮且可能是先天性的，但通常是创伤性的。当被认为是先天性时则可能是产伤的结果。

第七章　呼吸系统疾病

一、名词解释

1. 大叶性肺炎：是一种以纤维素性炎为主要病变特征的肺急性炎症，病变累及肺段、整个大叶，有时可累及 2~3 个大叶。

2. 红色肝样变期：大叶性肺炎第二期改变，因为肺泡腔内有大量纤维素渗出及出血，使肺质地变实，色暗红，貌似肝脏。

3. 灰色肝样变期：大叶性肺炎第三期改变，肺泡腔内有大量纤维素及大量中性粒细胞渗出，使肺质地变实如肝，颜色灰白。

4. 肺肉质变：大叶性肺炎的并发症。炎症过程中如果渗出的白细胞过少，蛋白水解酶不足，渗出的纤维素不能被完全溶解和吸收，则会导致机化，使局部肺组织呈现红褐色，质韧，状似肌肉。

5. 小叶性肺炎：是细支气管及其所属或邻近肺泡组织的急性化脓性炎，病变范围相当于一个小叶。

6. 间质性肺炎：是指主要发生于肺泡壁及细支气管周围、小叶间隔等肺部间质的炎症。

7. 原发性非典型性肺炎：即间质性肺炎，主要由支原体及病毒引起，由于其病变及临床表现与大叶性肺炎、小叶性肺炎等典型的细菌性肺炎不同，故临床上称之为原发性非典型性肺炎（简称"非典"）。

8. 严重急性呼吸综合征：以呼吸道传播为主的急性传染病。本病传染性极强，其病原体为一种冠状病毒，并命名为 SARS 冠状病毒。SARS 病毒以近距离空气飞沫传播为主，直接接触病人粪便、尿液和血液等也会受感染，故医务人员为高发人群，发病有家庭和医院聚集现象。患者 T 细胞免疫功能遭受到严重破坏。SARS 起病急，以发热为首发症状，偶有畏寒，可伴头痛、肌肉和关节酸痛；干咳，少痰，严重者出现呼吸窘迫。外周血白细胞计数一般不升高或降低，常有淋巴细胞计数减少。X 线检查，肺部常有不同程度的块状、斑片状浸润性阴影。病理变化以肺和免疫系统的病变最为突出；心、肝、肾、肾上腺等实质性器官也不同程度受累。

9. 慢性支气管炎：是呼吸道支气管黏膜及黏膜下层的以增生为主的慢性炎症性疾病。

10. 支气管扩张症：是肺内支气管发生的持久的不可复性的扩张和变形，局部常有显著的炎症。

11. 肺气肿：是远于终末呼吸道（即肺腺泡）受损，管腔永久性膨大和含气量增多。

12. 腺泡中央型肺气肿：位于肺腺泡中央的呼吸性细支气管呈囊状扩张，而肺泡管和肺泡囊扩张不明显。

13. 全腺泡型肺气肿：呼吸性细支气管、肺泡管、肺泡囊和肺泡都扩张，含气小囊腔布满肺腺泡内。肺泡间隔破坏严重时，气肿囊腔融合形成直径超过 1cm 的较大囊泡，则称囊泡性肺气肿。

14. 硅（矽）肺：由于长期吸入硅石粉尘而引起的一种职业病。病变特点是在肺内形成硅（矽）结节及间质弥漫纤维化。

15. 硅（矽）结节：硅（矽）肺时所发生的病变，早期由吞噬了硅尘的巨噬细胞组成，又称为细胞性结节，以后逐渐纤维化并玻璃样变。镜下，典型的硅（矽）结节由呈同心圆排列的玻璃样变的胶原纤维构成。

16. 胸膜斑：石棉肺晚期胸膜壁层凸起的局限性纤维瘢痕斑块，灰白，质硬，半透明，状似软骨，常位于中、下胸壁，双侧呈对称性分布。

17. 肺源性心脏病：是指由慢性肺部疾病，胸廓畸形或肺血管疾病引起肺循环阻力增加，肺动脉高压，而导致右心室肥大与扩张的一类心脏病。

18. 肺不张：一般指出生后肺就未膨胀。

19. 新生儿肺透明膜病：是由于早产儿缺乏Ⅱ型肺泡上皮产生的表面活性物质而发生的呼吸窘迫。覆盖于肺泡表面的透明膜由纤维蛋白和变性的细胞组成。吸入高浓度氧可能是诱因。表面活性物质是洗涤剂样的物质，可以减少表面张力，防止肺泡塌陷。

20. 泡状核细胞癌：鼻咽癌的一种组织学类型，癌细胞呈片状或不规则巢状分布，境界不如分化性癌清晰。癌细胞胞质丰富，境界不清，常呈合体状。细胞核大，圆形或卵圆形，空泡状，有1~2个大而明显的核仁，核分裂象少见。癌细胞或癌巢间有数量不等的淋巴细胞浸润。

21. 早期肺癌：临床及X线检查有阳性发现，但无淋巴结及其他脏器转移，病理上分为管内型、管壁浸润型及管壁周围型。

22. 隐性肺癌：是指临床及X线无阳性发现，而痰及支气管分泌物的细胞学检查可找到癌细胞，手术标本经病理学检查常为黏膜原位癌或早期浸润癌，淋巴结和其他脏器转移少见。

23. 燕麦细胞癌：属未分化癌。细胞小，胞质少，核浓染，核圆形、椭圆形或不规则，似燕麦外观。属APUD系统肿瘤，可产生多种多肽激素，产生异位激素综合征。

24. 细支气管肺泡癌：来源于末梢细支气管黏膜上皮，肉眼可为弥漫型或结节型。镜下特点是癌细胞沿肺泡壁生长，肺泡支架保存。

二、填空题

1. ①呼吸道，②肺
2. ①慢性单纯性，②慢性肥厚性，③慢性萎缩性
3. ①管径<2mm，②细支气管周围炎
4. ①纤维素，②充血水肿期，③红色肝样变期，④灰色肝样变期，⑤溶解消散期，⑥纤维素性胸膜炎，⑦二
5. ①肺肉质样变，②肺脓肿及脓胸，③败血症，④中毒性休克
6. ①以细支气管为中心的肺组织化脓性炎症，②致病力较弱的肺炎球菌，③肺脓肿和脓胸，④支气管扩张症，⑤呼吸功能不全，⑥心功能不全
7. ①传染病，②长期卧床，③手术，④麻醉
8. ①支原体，②病毒，③淋巴细胞，④巨噬细胞
9. ①黏液腺增生，②肥大，③分泌亢进
10. ①反复咳嗽，②咳痰，③哮喘，④三个，⑤二
11. ①阻塞型肺气肿，②支气管肺炎，③支气管扩张，④肺源性心脏病，⑤肺癌
12. ①吸烟，②空气污染和职业因素，③气候因素
13. ①支气管壁炎症破坏，②支气管先天性发育不全或异常
14. ①圆柱，②梭，③串，④左
15. ①慢性阻塞性，②间质性，③老年性，④代偿性
16. ①肺心病，②呼吸衰竭，③自发性气胸
17. ①阻塞性通气障碍，②呼吸性细支气管和肺泡壁弹性降低，③α_1-抗胰蛋白酶水平降低，④吸烟
18. ①矽结节，②肺间质弥漫纤维化
19. ①石棉粉尘，②肺间质纤维化，③胸膜肥厚
20. ①肺阻塞性疾病，②慢性支气管炎，③支扩，④硅沉着病，⑤肺气肿
21. ①无肌细动脉硬化，②肺小动脉中膜肥厚，③毛细血管床数目减少
22. ①肺泡毛细血管弥漫性损伤，②通透性增高
23. ①乳头状瘤，②纤维血管瘤，③血管瘤，④骨瘤

24. ①鼻咽顶部最多见，②外侧壁及咽隐窝，③非角化型鳞癌，④泡状核细胞癌（或非角化型鳞癌）

25. ①鼻咽黏膜柱状上皮，②鼻咽黏膜鳞状上皮

26. ①结节型，②菜花型，③溃疡型，④黏膜下浸润型，⑤结节型

27. ①支气管黏膜上皮，②支气管腺体

28. ①管内型，②管壁型，③管周型

29. ①鳞化的支气管黏膜上皮，②支气管腺上皮，③嗜银细胞

30. ①神经内分泌癌，②神经内分泌，③激素，④异位激素（或副肿瘤综合征）

31. ①胸膜间皮，②上皮，③纤维组织，④双向

三、选择题

A 型题（1~78 题）B 型题（79~102 题）C 型题（103~114 题）X 型题（115~130 题）

1. C	2. D	3. B	4. B	5. C	6. A
7. B	8. B	9. D	10. C	11. C	12. E
13. C	14. B	15. C	16. C	17. C	18. D
19. C	20. B	21. C	22. C	23. C	24. D
25. E	26. D	27. B	28. B	29. C	30. E
31. D	32. B	33. E	34. C	35. D	36. C
37. E	38. C	39. D	40. E	41. C	42. E
43. C	44. D	45. B	46. B	47. E	48. C
49. B	50. E	51. A	52. A	53. C	54. C
55. D	56. B	57. E	58. C	59. C	60. B
61. E	62. E	63. C	64. D	65. D	66. A
67. A	68. C	69. E	70. E	71. A	72. D
73. E	74. E	75. A	76. D	77. A	78. C
79. D	80. B	81. A	82. C	83. B	84. A
85. C	86. E	87. A	88. D	89. C	90. A
91. A	92. D	93. C	94. D	95. C	96. B
97. A	98. C	99. E	100. A	101. B	102. D
103. C	104. D	105. D	106. B	107. A	108. A
109. C	110. C	111. C	112. D	113. A	114. A
115. ABDE	116. ABE	117. ABCDE	118. BCD	119. BCDE	120. ABCDE
121. BCDE	122. ABCDE	123. BCDE	124. BDE	125. ACD	126. ABDE
127. ABC	128. ABD	129. ABCD	130. ABDE		

四、病例分析（1~19题）

1. E	2. D	3. D	4. C
5. D	6. B	7. C	8. E
9. A	10. (1) C (2) B (3) D	11. E	12. D
13. B	14. D	15. D	16. C
17. D	18. B	19. C	

五、问答题

1. 分四期：充血水肿期、红色肝样变期、灰色肝样变期、溶解消散期。

（1）充血水肿期：肺泡间隔血管充血，肺泡腔内较多浆液性渗出液，其中混有少量红细胞、中性粒细胞和巨噬细胞。

（2）红色肝样变期：肺泡间隔充血，肺泡腔内的渗出物中可见大量红细胞和纤维素，另外还有中性粒细胞和巨噬细胞。

（3）灰色肝样变期：肺泡间隔的充血状态消失，肺泡腔内的渗出物以大量纤维素及中性粒细胞为主。

（4）溶解消散期：肺泡腔内的中性粒细胞变性坏死，纤维素被溶解，巨噬细胞增多。

2. 大叶性肺炎的主要临床表现有：高热、寒战、咳嗽、胸痛、咳铁锈色痰、呼吸困难及肺实变体征高热和寒战主要是由于毒血症的发生。呼吸系统的炎症引起咳嗽。第二期，痰内有含铁血黄素，使痰呈铁锈色。炎症累及胸膜，胸膜表面纤维素渗出，产生胸痛，呼吸时加剧。呼吸困难主要发生在第二期，肺实变，但肺泡壁充血，肺泡不能进行有效的气血交换，产生气-血比例失调。第三期，虽然肺实变依旧，但肺泡壁不再充血，因此气-血比例失调改善，呼吸困难可减轻或消失。肺实变体征的产生是由于肺泡腔内大量渗出物充填，使肺泡腔变实。

3. （1）从肺部播散的病原菌可引起化脓性胸膜炎或少见的化脓性心包炎。

（2）血源播散可以引起化脓性关节炎或脑膜炎。

（3）渗出物不能被及时吸收就会被机化。由于肺组织变成纤维化的实性肉样器官，称为肺肉质变。

4.

	大叶性肺炎	小叶性肺炎
病因	以肺炎双球菌为主	上呼吸道的细菌
年龄	青壮年	儿童、老年及体弱者
病变	急性纤维素性炎侵及某一大叶或数个大叶；病变可分四期	病变灶性分布于两肺；以细支气管为中心的化脓性炎
结局	大部分痊愈	常加重原发病成为死亡原因
并发症	肺肉质变、肺脓肿及脓胸、败血症、中毒性休克	肺脓肿、脓胸、支扩、呼吸功能不全、心功能不全
临床表现	急起、寒战、高热、胸痛、咳嗽、咳铁锈色痰	常使原发病恶化，发热、咳嗽、咳脓痰

5. 小叶性肺炎致病菌通常是毒力较低的细菌。在机体抵抗力降低时可致病，因此，小叶性肺炎发病常

有诱因存在，常为其他疾病的并发症。

病变特点：以细支气管为中心的化脓性炎，病灶范围为一个小叶，多发性，病灶可融合。

并发症为：肺脓肿和脓胸、支气管扩张症、呼吸功能不全、心功能不全。

6. 慢性支气管炎，细支气管黏液栓，肺阻塞性通气障碍。

（1）细支气管管腔不全阻塞：①黏液栓②炎症破坏管壁结构，使管腔狭窄变形。

（2）炎症造成细支气管支撑组织破坏，肺泡壁上的弹力纤维遭到破坏。

7. 慢性支气管炎临床定义：慢性咳嗽，咳痰每年发作 3 个月以上，超过 2 年。慢性支气管炎有一下组织学特征：①支气管杯状细胞增多，纤毛上皮减少（黏液化生）；②黏膜下黏液腺肥大；③非特异性炎症性变化；④肺气肿，通常与慢性支气管炎有关。

8.（1）感染：管壁结构破坏，受胸腔负压作用而扩张。

（2）支气管阻塞

①不全阻塞—吸气时气体可以进入，而呼气时排气困难，使管腔内残气量增多，管腔内压力增高而扩张。

②完全阻塞—所属肺泡内气体被吸收而萎缩，支气管管壁受到牵拉，管壁破坏，支气管扩张。

（3）支气管壁发育不全。

9.（1）阻塞性：①小叶中央型，②全小叶型，③旁间隔型。

（2）大疱性肺气肿：由前一种情况进展而来，青年患者可见单个大疱。如果破裂可引起自发性气胸或间质性肺气肿。

（3）旁牵引性：当肺气肿发生在皱缩瘢痕或矽肺结节周围时。

（4）代偿性：当一个肺叶或几个肺叶塌陷或被切除后。

（5）老年性。

10. SiO_2 粉尘（$1\sim5\mu m$）吸入肺内，由巨噬细胞吞噬。在巨噬细胞的溶酶体内硅尘溶解成硅酸，硅酸可破坏溶酶体，进而使巨噬细胞死亡崩解，崩解产物刺激纤维组织增生。另外，某些介质的释放也可使巨噬细胞功能改变，除了继续吞噬硅尘→破坏→再吞噬外，也使纤维结缔组织增生。

11. 肺间质纤维化以及胸膜纤维斑块的形成。其次青石棉可以诱发胸膜或腹膜的间皮瘤，此外，对于吸烟的人来说，石棉还是一种潜在致癌物。

12. 病因有三大类

（1）肺部疾病，主要是慢性阻塞性肺疾病：如慢支、支扩、肺气肿、尘肺等。

（2）胸廓病变：如胸廓畸形，胸膜纤维化等。

（3）肺血管疾病：如原发性肺动脉高压、肺血栓形成等。

无论哪类哪种疾病，引起肺心病共同的主要环节是慢性肺动脉高压。

举例：肺气肿：末梢肺组织含气增多，肺泡腔扩张，肺泡壁变薄甚至断裂，使肺血管床显著减少，肺循环阻力增加而肺动脉压增高。当正常肺循环受阻时，肺动脉与支气管动脉之间的吻合支开放，支气管动脉血液流入肺动脉，使肺动脉压力增高。肺气肿造成肺的功能障碍而缺氧，缺氧可以引起肺动脉痉挛以及肺血管的改变，形成肺动脉高压。

肺动脉高压，右心负荷增加，右心及肺血管的改变有：

肺血管：无肌细动脉硬化，肺小动脉中膜肥厚，肺毛细血管床减少。

心脏：右心室肥大，扩张，肺动脉圆锥膨隆，肺动脉瓣下 2cm 处右心室壁厚可超过 0.5cm。右心室重量增加。镜下，右心室心肌肥大，并可变性、坏死、溶解，间质纤维组织增多。

13. 肉眼分型：结节型、菜花型、溃疡型、黏膜下浸润型。

组织学类型：鳞癌、腺癌、泡状核细胞癌、未分化癌。

14. 绝大多数肺癌均起源于各级支气管黏膜上皮，源于支气管腺体或肺泡上皮细胞者较少。肺鳞癌主要起源于段和亚段支气管黏膜上皮，后者在致癌因子作用下，经鳞状化生、异型增生和原位癌等阶段再演进为浸润癌。肺腺癌来自支气管的腺体。细支气管肺泡癌源于细支气管 Clara 细胞和Ⅱ型肺泡上皮细胞。小细胞肺癌来源于位于支气管黏液腺和支气管黏膜内的 Kultschitzky 细胞（嗜银细胞）属神经内分泌肿瘤。近年来认为所有类型的肺癌均来自呼吸道的干细胞，它可向多方向分化，因而也可出现混合型癌。

15. ①吸烟是最重要的因素。雪茄和烟斗由于影响范围较小，其影响还不明确。②接触青石棉。青石棉诱发肺癌的能力并不强，但它加重了吸烟致肺癌的危险性。③在过去，接触不同种类金属矿砂的矿工吸入了放射性粉尘与气体，也是肺癌好发的职业性因素，见于前捷克斯洛伐克和德国的萨克森州。

16. 肺癌主要分为支气管源性和继发于其他部位的转移肿瘤。肺的淋巴瘤及白血病多属于后者，尽管肺的原发性淋巴瘤也可发生。支气管源性肺癌在组织学上的分类有轻微差别，但基本上可分为以下几类：①鳞状细胞癌，②燕麦细胞癌（小细胞或小细胞间变性癌），③腺癌，④大细胞或大细胞间变性癌，⑤支气管-肺泡癌。最后一种可能是一种特殊类型的腺癌，大多数人认为其源于肺泡上皮。因此和来源于支气管的肺癌相比，它们是真正的肺癌。

第八章 消化系统疾病

一、名词解释

1. Barrett 食管：食管下段黏膜的鳞状上皮被具有分泌黏液的胃黏膜柱状上皮所取代。

2. 肠上皮化生：病变区胃黏膜上皮被肠型黏膜上皮替代的现象。在胃窦部病变区，胃黏膜表层上皮细胞中出现分泌酸性黏液的杯状细胞、有纹状缘的吸收上皮细胞和潘氏（Paneth）细胞等。

3. 结肠息肉：是一种突出于黏膜的局限性肿块。息肉可以是无蒂或有各种长度的蒂。息肉有四种组织学类型：①肿瘤性（腺瘤或腺癌）；②错构瘤；③炎症性；④未分类。

4. 结肠多发性息肉病：为一种显性遗传病，又称家族性息肉病。好发生于青年，肉眼可见在肠黏膜上散在约黄豆大小的小息肉群，一般无蒂，数目可达几十个；镜下由增生的肠黏膜腺体构成，上皮分化良好。

5. 毛玻璃样肝细胞：HE 切片中肝细胞整个胞质或胞质的一部分呈淡红色、细颗粒样结构，不透明似毛玻璃，故称毛玻璃样肝细胞。细颗粒在电镜下为增生扩大的滑面内质网，内充满丝球样颗粒（HBsAg）。多见于 HBV 感染慢性带毒者。

6. 嗜酸性小体：为单个肝细胞的凋亡，肝细胞胞质失水皱缩，胞体变小，核碎裂或消失，整个肝细胞变成一个深红色的圆形小体。

7. 气球样变性：肝细胞严重的水样变性，细胞因水分增多而显著肿胀，变圆，胞质透亮（细胞肿胀的体积超过正常一倍以上）。

8. 碎片样坏死：肝小叶汇管区的炎症向相邻小叶的界板扩展，使局部肝细胞坏死崩解、界板破坏伴有炎细胞浸润。

9. 桥接坏死：是一种肝组织的带状坏死，表现为肝小叶中央和汇管区、一个小叶中央和另一小叶中央、汇管区和汇管区的坏死灶间相互融合沟通所形成坏死带，多见于中、重度慢性肝炎及肝硬化等。

10. 肝硬化：是指由于反复交替发生的弥漫性肝细胞坏死、纤维组织增生和肝细胞结节状再生而导致的肝脏结构改建，肝脏变形和变硬。

11. 无细胞硬化：肝细胞弥漫性损害，肝小叶内原有的网状支架塌陷、聚积、胶原化（而并非由成纤维细胞产生），导致肝内广泛的胶原纤维增生、硬化。

12. 假小叶：肝硬化时，肝内广泛的结缔组织增生，肝小叶正常结构被破坏，肝实质被增生的纤维组织分割包绕成为大小不一、圆形或椭圆形的肝细胞集团。其中中央静脉、血管区可多个或缺如。

13. 食管静脉曲张：门脉高压病人食管黏膜下静脉扩张。虽然这些静脉丛的血仍流入体循环静脉系统，但仍有小吻合静脉连接胃的门脉引流。门脉高压使血液通过吻合支进入食管静脉形成食管静脉曲张。

14. 肝肾综合征：严重的肝脏疾病时出现的肾功能衰竭，肾脏无形态学改变。如果肝功能衰竭好转则肾功能可迅速恢复。

15. 胆石症：在胆道系统中，胆汁的某些成分（胆色素、胆固醇、黏液物质及钙等）可以在各种因素作用下析出、凝集而形成结石。发生于各级胆管内（胆管结石）和胆囊内（胆囊结石）。

16. 小肝癌：即早期肝癌，指单个瘤体直径在3cm以下，或两个癌结节合计最大直径不超过3cm的原发性肝癌。

17. 早期胃癌：癌组织浸润仅局限于黏膜层或黏膜层与黏膜下层，未侵及肌层的胃癌不管是否有淋巴结转移。若肿瘤直径<0.5cm为微小癌；直径0.6~1.0cm为小胃癌。

18. 革囊胃：是浸润性胃癌，癌细胞向胃壁弥漫性浸润使胃壁增厚，可达2~3cm，质硬，胃腔缩小，黏膜皱襞消失，犹如皮革制成之囊袋样，恶性度较高。

19. 印戒细胞癌：腺癌的一种类型，多见于胃肠道，镜下癌细胞呈弥漫成片或呈小巢状排列，胞内积聚了大量黏液，胞核被挤于细胞的一侧，形成印戒样。

20. 克鲁肯贝格瘤：是双侧卵巢表面种植性转移的胃或肠黏液癌。黏液癌细胞浸润至胃浆膜后可脱落播种于卵巢，形成转移性黏液腺癌。

21. 类癌：由APUD系统的细胞（嗜银细胞）形成，能够分泌5-羟色胺。主要发生在消化道，如阑尾，极少发生在小肠、结肠和胃。类癌只局部浸润，很少远处转移。5-羟色胺及其他分泌物可引起类癌综合征。如阵发性面部潮红，腹泻，支气管痉挛，肺动脉狭窄，三尖瓣关闭不全。5-羟色胺转化成5-羟基吲哚乙酸从小便排除。若类癌局限于肠道则类癌综合征不会发生，因为5-羟基吲哚乙酸通过肝脏灭活。但若类癌出现肝转移或更远处转移时则肝脏灭活作用不会发生。类似的肿瘤也可在肺部发生，可能和高度恶性的肺小细胞癌有关。现在类癌用神经内分泌肿瘤来冠名。

二、填空题

1. ①慢性浅表性胃炎　②慢性萎缩性胃炎　③肠上皮化生　④假幽门腺化生

2. ①胃窦部　②浅层即黏膜层上1/3，腺窝水平的固有层内。

3. ①胃黏膜固有腺体萎缩或消失　②固有层内淋巴细胞、浆细胞浸润　③黏膜内纤维增生，肌层相对较厚④肠上皮化生和假幽门腺化生

4. ①渗出层　②坏死层　③肉芽组织层　④瘢痕层

5. ①穿孔　②出血　③幽门梗阻　④癌变

6. ①胃小弯近幽门部　②十二指肠球部

7. ①急性单纯性阑尾炎　②急性蜂窝织性阑尾炎　③急性坏疽性阑尾炎

8. ①由于肠内或肠外各种原因引起的肠机械性堵塞　②机械性　③功能性

9. ①胞质疏松化　②嗜酸性变　③溶解坏死　④嗜酸性坏死

10. ①轻度　②中度　③重度

11. ①纤维结缔组织增生　②肝细胞结节状再生　③大结节型肝硬化　④小结节型肝硬化　⑤混合结节型肝硬化　⑥不全分隔型肝硬化

12. ①再生肝细胞结节压迫肝静脉分支②肝内门静脉和肝静脉分支扭曲、狭窄甚至闭塞③门静脉和肝动脉分支吻合

13. ①食管下段静脉丛曲张　②直肠静脉丛曲张　③脐周静脉曲张

14. 食管胃底静脉

15. ①红细胞　②白细胞　③血小板

16. ①胆汁理化性质改变　②胆汁淤积　③细菌感染

17. ①铜　②由于大量红细胞破坏，血红蛋白分解，含铁血黄素主要沉积于肝细胞内　③铁

18. ①坏死和出血　②浆液引起的水肿

19. ①中段狭窄　②下段狭窄　③上段狭窄

20. ①淋巴结转移　②左锁骨上淋巴结　③Virchow 淋巴结

21. ①杯状细胞和吸收上皮细胞　②杯状细胞　③大肠型和小肠型（氧乙酰化唾液酸阳性者为大肠型不完全化生；阴性者则为小肠型不完全化生）　④不完全性大肠型化生

22. ①巨块型　②结节型　③弥漫型　④巨块型　⑤肺　⑥骨骼　⑦脑

三、选择题

A 型题（1~96 题）B 型题（97~105 题）C 型题（106~111 题）X 型题（112~133 题）

1. A	2. A	3. B	4. D	5. D	6. E
7. E	8. D	9. D	10. A	11. B	12. A
13. D	14. D	15. C	16. C	17. D	18. D
19. C	20. D	21. B	22. C	23. D	24. E
25. D	26. C	27. B	28. C	29. D	30. C
31. B	32. C	33. D	34. D	35. E	36. D
37. B	38. C	39. E	40. E	41. D	42. C
43. E	44. C	45. C	46. E	47. C	48. D
49. B	50. A	51. C	52. E	53. E	54. B
55. A	56. C	57. D	58. C	59. D	60. D
61. C	62. C	63. C	64. A	65. B	66. C
67. A	68. C	69. C	70. D	71. D	72. E
73. C	74. E	75. B	76. D	77. C	78. A
79. B	80. B	81. C	82. C	83. C	84. D
85. A	86. B	87. E	88. A	89. D	90. E
91. B	92. C	93. C	94. B	95. A	96. D
97. C	98. A	99. B	100. D	101. E	102. C
103. C	104. B	105. A	106. B	107. A	108. D
109. C	110. C	111. A	112. ABCD	113. ACDE	114. ACDE
115. ABC	116. ABCE	117. ADE	118. ABDE	119. BCD	120. ABE
121. BC	122. ABE	123. ABDE	124. CD	125. BCDE	126. ABCE
127. BCDE	128. BDE	129. BCDE	130. AD	131. ABCE	132. ABCD

133. BCD

四、病例分析（1~32 题）

1. A	2. C	3. D	4. D	5. B
6. C	7. C	8. A	9. C	10. A
11. C	12. C	13.（1）A（2）C	14. C	15. D
16. C	17. B	18. E	19. E	20. B
21. D	22. C	23. E	24. D	25. E
26.（1）B（2）A	27. D	28. D	29. C	30. D
31. B	32. E			

五、问答题

1.（1）自身免疫型胃炎（A 型胃炎）。这种类型胃炎中 90% 病人有壁细胞抗体。50% 病人有内因子抗体。后者可竞争维生素 B_{12} 结合位点，并引起恶性贫血。此型胃炎可伴有其他自身免疫性疾病，如桥本甲状腺炎及 Addison's 病。疾病早期的胃黏膜活检显示黏膜的浆细胞和淋巴细胞浸润。后期胃萎缩，壁细胞被黏液分泌细胞所取代。

（2）HP 相关性胃炎（B 型胃炎）此型胃炎最常见，随着年龄增长发病率升高。病变主要在胃窦部。组织学表现为浆细胞浸润，另外在上皮层和固有层有中性粒细胞浸润。HP 不侵犯黏膜，但在黏膜表面可找到 HP。两种胃炎均可恶变。Hp 感染可引起胃黏膜中淋巴细胞增生及淋巴滤泡形成，与胃黏膜相关淋巴瘤的发生有一定的关系。

2. 胃镜检查：①正常胃黏膜的橘红色色泽消失，代之以灰色。

②萎缩的胃黏膜明显变薄，与周围正常的胃黏膜界限明显。

③萎缩处因黏膜变薄明显，黏膜下血管清晰可见。

光镜下：病变区腺上皮萎缩，腺体变小，胃体部或底部壁细胞和主细胞消失，常出现肠上皮化生，黏膜固有层出现炎细胞浸润。

3. 幽门螺杆菌（H. pylon）在溃疡病的发病机制中具有重要的作用。

（1）H. pylon 感染可释放一种细菌型血小板激活因子，促进表面毛细血管内血栓形成而导致血管阻塞、黏膜缺血等，从而破坏胃十二指肠黏膜防御屏障。

（2）H. pylon 能分泌催化游离氨生成的尿素酶和裂解胃黏膜糖蛋白的蛋白酶，还可产生能破坏黏膜表面上皮细胞脂质膜的磷酸酯酶，以及有生物活性的白细胞三烯和二十烷等，有利于胃酸直接接触上皮并进入黏膜内；并能促进胃黏膜 G 细胞增生，导致胃酸分泌增加。

（3）H. pylon 还具有趋化中性粒细胞的作用，后者释放髓过氧化物酶而产生次氯酸，这时在氨的存在下就会合成一氯化氨，次氯酸和一氯化氨均能破坏黏膜上皮细胞，诱发消化性溃疡。

（4）体外实验发现 H. pylori 易于黏附到表达 O 型血抗原的细胞上，这可能与 O 型血人群胃溃疡病发病率较高有关。

4. 糜烂：①经常为多灶性。②黏膜层缺损未达全层，残留基底部的腺体成分。③愈合后不留瘢痕。

溃疡：①是一种局限性病灶，黏膜全层缺损。②组织缺损可深达黏膜下、肌层。③愈合后留下瘢痕。

5. 黏膜缺损，缺损周围的黏膜显示慢性炎症反应。溃疡顶部有数量不等的坏死物，其中可找到中性粒细胞，溃疡底部是生长活跃的肉芽组织，或成熟的纤维结缔组织，这取决于溃疡处于活动期还是愈合期。肉芽组织含有内皮细胞肿胀的新生毛细血管，炎症细胞散在或聚集成巢。主要有淋巴细胞和浆细胞及一些中性粒细胞。肉芽组织或纤维组织可部分或全部取代溃疡底部胃壁原有的正常结构。愈合时形成瘢痕组织。

6.（1）遗传因素：O型血人群有较高患十二指肠溃疡的危险。同双卵双生相比，单卵双生有更高危险。

（2）酸浓度变化：慢性胃溃疡胃酸浓度正常或减少。而十二指肠溃疡患者胃酸分泌增高。尤其是夜间的胃酸分泌。Zollinger-Ellison综合征患者高胃酸分泌导致严重溃疡。

（3）B型胃炎患者有黏膜抵抗力受损。可能与HP感染有关。90%的胃溃疡患者可找到HP。

（4）化生：十二指肠溃疡与十二指肠的胃上皮化生有关。

（5）相关疾病：十二指肠溃疡在酒精性肝硬化，慢性梗阻性肺疾病，慢性肾衰以及甲状旁腺功能亢进患者中更易发生。后二者与高钙血症有关，高钙血症可刺激促胃液素分泌，进而刺激分泌胃酸。

（6）其他因素包括吸烟及精神性因素。

7.（1）穿孔，胃溃疡及十二指肠溃疡穿孔至腹腔可引起化学性腹膜炎。

（2）胃和十二指肠溃疡可"侵入"腔外组织，如胰腺。

（3）严重出血：胃溃疡可呕血，十二指肠溃疡有黑便。

（4）过度纤维化：在十二指肠可引起幽门梗阻。

（5）胃溃疡有1%患者恶变，十二指肠溃疡不会癌变。

8. 慢性肝炎镜下改变

（1）门管区内的淋巴细胞、巨噬细胞及浆细胞浸润，成纤维细胞增生，门管区扩大。

（2）碎片状坏死，门管区的炎症向相邻小叶的界板扩展，使局部肝细胞坏死。坏死灶内炎症与门管区连成一片，形成典型的门脉周围炎。

（3）桥接坏死，小叶中央和汇管区、一个小叶中央和另一个小叶中央、门管区和门管区的坏死灶相互融合沟通所形成的坏死带。

9.（1）散在肝细胞死亡属于凋亡。

（2）局灶性坏死：发生在化脓性门静脉炎、急性病毒性肝炎。急性药物性肝炎。这些病灶不位于肝小叶的特定部位。

（3）碎片状坏死：小叶界板虫蚀状破坏。

（4）桥接状坏死：发生于C-C、P-C、P-P的坏死带。这两者见于慢性肝炎中。

（5）带性坏死。按受累的小叶区域划分：①门脉周围坏死发生于磷中毒时；②中央小叶坏死发生于贫血、慢性肝淤血和酒精中毒时；③中央区坏死发生于黄热病。

（6）大块肝坏死（急性黄色肝萎缩）可由病毒性肝炎和药物对肝细胞的损害引起。如CCl_4导致大片不规则肝细胞坏死。

10. 原发性胆汁性肝硬化较罕见且病因未明。女性发病率是男性的8倍。起先隐匿，出现不适和轻度黄疸。肝脏肿大，血清胆固醇增高并出现皮下黄色瘤。慢性病人可有吸收障碍。黄疸属阻塞性黄疸。组织学上，非化脓性炎症导致肝内胆管破坏。1/3患者可出现肉瘤样肉芽肿，病灶区域的小胆管周围有大量淋巴细胞及浆细胞浸润。炎症向门管区周围延伸，破坏周围的肝细胞。门管区纤维化引起胆汁淤积。持续的肝细胞破坏及再生，以及纤维化导致小结节性肝硬化。

11.（1）窦性，肝内广泛的纤维结缔组织增生，肝血窦闭塞或窦周纤维化，肝窦内血流阻力增加，使门静脉循环受阻

（2）窦后性，肝细胞再生所形成的假小叶压迫中央静脉和小叶下静脉，使肝窦内血液流出受阻，进而影响门静脉血进入肝窦

（3）窦前性，由于血管改建，肝动脉小分支与门静脉小分支在汇入肝窦前形成异常吻合，使得肝动脉

血流较高的压力直接传导至门静脉。

12. 肉眼观：早期体积正常或增大，质地正常或稍硬，以后缩小. 重量减轻，表面和切面均有弥漫再生结节，结节或大或小，呈弥漫性分布，黄褐色或黄绿色，结节之间有纤维组织间隔。

镜下：正常肝小叶结构破坏，假小叶形成。其中肝细胞排列紊乱，中央静脉偏位或缺如，甚至有两个以上的中央静脉，肝细胞出现变性或坏死性改变。结缔组织增生，正常的血管系统被改建。

13. 肝硬化晚期，腹水形成的机制

（1）门脉压升高，毛细血管压力高，管壁缺氧，通透性增加，水及电解质成分，血浆渗出。

（2）肝合成白蛋白功能降低致低蛋白血症。

（3）再生结节压迫肝窦或小叶纤维化致窦内压升高，使大量淋巴液形成，从肝包膜及淋巴管漏出，进入腹腔。

（4）肝灭活激素水平下降，使醛固酮，ADH 等增多，水钠潴留。

14. 此型胰腺炎以广泛出血坏死为特征。肉眼观胰腺肿大，质软呈无光泽暗红色，胰腺原有的分叶结构模糊消失；胰腺、大网膜及肠系膜等处可见散在混浊的黄白色斑点（脂肪被酶解为甘油及脂肪酸后，又可与组织液中的钙离子结合形成不溶性的钙皂），或小灶状脂肪坏死（由胰液从坏死的胰组织溢出后，引起脂肪组织酶解坏死）。

镜下胰腺组织大片凝固性坏死，细胞结构不清，间质小血管壁也有坏死，故有大量出血。在坏死胰腺组织的四周，可见轻度炎细胞浸润。

15. 急性出血性胰腺炎发病急骤，病情危重临床表现有：

（1）休克：①胰液外溢刺激腹膜招致剧烈腹痛所致；②由大量出血及呕吐造成大量体液丢失及电解质紊乱所致；③由组织坏死，蛋白物质分解导致机体中毒所致。

（2）腹膜炎：由胰液外溢刺激所致，故有急性腹膜炎之剧痛并可向背部放射。

（3）酶的改变：由于胰液外溢，其中所含的大量淀粉酶及脂酶可被吸收入血并由尿排出，临床常规检测患者血和尿中此酶含量升高以助诊断。

（4）血清离子改变患者血清中钙、钾、钠离子水平下降。①胰腺炎时由于胰岛细胞受到刺激，分泌胰高血糖素致使甲状腺分泌降钙素，抑制钙从骨质内游离，结合钙皂消耗的钙得不到补充，故血钙降低。②由于持续呕吐则发生血中的钾、钠含量降低。

16. ①鳞癌，起源于食管的鳞状上皮。环状软骨后区发生的鳞癌，女性患者更多见，是男性患者的 20 倍。②腺癌，起源于胃底贲门部位的肿瘤的直接延伸可引起食管末端腺癌或在 Barrett 食管的基础上发生腺癌。③未分化癌。④神经内分泌肿瘤。

17. 最常见的肉眼表现是黏膜表面隆起的结节，其中心可见溃疡形成。偶有环状生长，而弥漫性浸润引起广泛狭窄更少见。镜下表现：同一个肿瘤可有各种不同的分化类型，从有角化鳞癌细胞巢，到既无角化也无棘细胞的未分化类型。

18. ①3/4 食管癌患者发生于食管中段 1/3。②女性鳞癌患者可在环状软骨后区，作为 Plummer-Vinson 综合征的一部分。

19. 食管癌扩散方式：①通过黏膜下淋巴管扩散至食管的其他部位，这对外科医生尤为重要，因为它不易在术中发现，只能在后来被病理医生的镜检证实。②经淋巴管到邻近淋巴结。③直接蔓延，穿破肌层后侵犯气管，支气管，肺或后纵隔。④经血道转移至肝，肺或肾上腺。

20.（1）肿瘤。

（2）消化道狭窄。

（3）失弛缓症。

（4）少见病因包括：①进展性系统性硬化。②吞咽腐蚀性物质引起狭窄。③外部受压，常见原因是后纵隔的恶性淋巴结病或主动脉弓动脉瘤。④原虫感染，克氏锥虫引起的 Chagas' 病，多见于南美洲，原虫释放毒素影响包括食管在内的全身的自主神经节。

21. 大体上：巨块型、结节型、弥漫型

扩散途径：①肝内蔓延和转移。②经肝静脉全身转移。③淋巴道转移。④种植性转移。

22. （1）饮食：——食物、水和食品防腐剂中的亚硝酸盐可转化为成亚硝胺类致癌物——烟熏、腌制的食物及蔬菜。——缺少新鲜水果和蔬菜。

（2）宿主因素：——慢性萎缩性胃炎及胃的肠化时的幽门螺旋杆菌（HP）感染，多数肠型胃癌患者伴有 HP 感染时出现的胃酸过少。——胃部分切除术导致胆汁反流——胃腺瘤是癌前病变。

（3）遗传因素：——A 型血人，某些种族以及胃癌病人的近亲。

23. （1）直接蔓延，侵犯黏膜下层及肌层，伴有纤维组织过度增生时可形成所谓的"革囊胃"，穿透浆膜层可累及胃肠道其他部位，主要是横结肠。

（2）通过淋巴管。

（3）通过血道。

（4）经腹腔引起种植性转移，可引起腹水并偶尔可继发卵巢肿瘤，称 Krukenberg 瘤。

24.

指标	良性溃疡	恶性溃疡
外形	圆或椭圆形	不规则形皿状或火山口状
大小	直径一般 <2cm	直径 >2cm
深度	较深	较浅
边缘	平整、不隆起	不规则隆起
底部	较平坦	凸凹不平、有坏死，出血多
周围黏膜	皱襞向溃疡集中	皱襞中断，或增粗呈结节状

25. 结直肠癌 Dukes 分期表明了肿瘤的扩散。他是大肠癌预后的一个指标。虽然其他因素如组织学的分化也应考虑进去。A 期：肿瘤未突破黏膜固有层，无淋巴结转移；B 期：肿瘤进入结肠或直肠周围组织，但无淋巴结转移；C 期：肿瘤远处转移，不管直接蔓延的程度，无法治愈，仅 1/3 病人存活超过 5 年。

26.

表 1　肠道溃疡大体区别

疾病	溃疡	大体特点
肠伤寒	小肠（回肠）	呈椭圆形花坛状，与肠道长轴平行
肠结核	小肠（回肠）	呈环形，与肠长轴垂直，边缘鼠咬状，浆膜常有结节
菌痢	结肠（直肠）	溃疡浅小，不规则地图状，假膜
阿米巴	结肠（盲肠、升结肠）	烧瓶状
急性血吸虫病	结肠（直、乙状结肠）	浅小丘状溃疡，黏膜有急性炎症表现
溃疡性结肠炎		浅沿结肠袋分布呈斑片状
肠 Crohn 病		跳跃式、裂隙状溃疡
肠癌	结肠	不规则，边缘隆起呈火山口状

27. Crohn 病和溃疡性结肠炎发生的原因均不明，且有许多共同的临床特征，因此统称为炎症性肠病。可见于任何年龄，临床表现为腹泻、黏液血便、腹痛等。

28. ①鳞状上皮内有炎症细胞浸润②基底细胞增生，占上皮厚度的 20% 以上，③固有膜乳头延长，可延至上皮层的上 1/3。

第九章　淋巴造血系统疾病

一、名词解释

1. 猫抓病：是由巴尔通体科（BartoneuaCeae）立克次体感染引起的自限性淋巴结炎。90% 的病人年龄在 18 岁以下。该病表现为局部淋巴结肿大，多数位于腋下和颈部。被猫抓伤后约 2 周出现淋巴结肿大，皮肤损伤部位可以出现炎症、肿胀或皮。大多数病人淋巴结肿大在 2~4 个月后消退。病理变化本病特征性病变为由组织细胞演变的上皮样细胞形成肉芽肿，肉芽肿中央中性粒细胞聚集形成星形脓肿。脓肿外周有类上皮细胞增生，有时呈栅栏状排列，一般没有多核的朗汉斯巨细胞。

2. 是组织细胞坏死性淋巴结炎与病毒感染有关在淋巴结副皮质区的片状或灶性凝固性坏死，其中大量核碎片及凋亡细胞，但无中性的细胞浸润，坏死灶周围为吞噬活跃的巨噬细胞淋巴细胞浆细胞等。该病好发于青年女性，自限性抗生素治疗无效，复发少见。

3. R-S 细胞：霍奇金淋巴瘤的诊断性细胞。体积大；胞质丰富，双色或嗜酸性；核大，双核或多核；核内有一大而嗜酸性的核仁，周围有一透明晕。镜影细胞是典型的双核 R-S 细胞。双核，核内有大而红的核仁，核仁周有空晕。双核呈面对面排列，彼此对称形似镜中之影。

4. 霍奇金细胞：单核的 R-S 胞相似，核内有一个大的核仁。

5. 陷窝细胞：多见于结节硬化型霍奇金淋巴瘤。瘤细胞体积大，胞质丰富、淡染。福尔马林固定后胞质收缩而成透亮陷窝状。

6. L&H 型细胞，亦称"爆米花"细胞（popcorn cells）：瘤细胞的体积大，多分叶状核，染色质稀少，有多个小的嗜碱性核仁，胞质透明。

7. 干尸细胞（Mummy cells）：凋亡状态的 R-S 细胞，瘤细胞皱缩，核固缩，形象比喻为"木乃伊化"。

8. 黏膜相关淋巴组织：指结外器官的附属淋巴组织，它包括小肠 Peyer 板这种固有结构和在胃、呼吸道、甲状腺、涎腺及泪腺等处后天继发性形成的结构。

9. 黏膜相关淋巴组织淋巴瘤：MALT 淋巴瘤的病变特点是：①肿瘤细胞常见于反应性淋巴滤泡套区的外侧；②瘤细胞多为中心细胞样细胞（centrocyte like cells，CLC）或单核样 B 细胞（monocytoid B-cell）；③瘤细胞与上皮腺管共同形成淋巴上皮病变（lymphoepithelial lesion，LEL）；④常见浆细胞分化及类似于核内包涵体的杜氏小体；⑤有时瘤细胞侵入生发中心形成滤泡内植入。MALT 发病率仅次于弥漫大 B 细胞淋巴瘤。中位年龄 60 岁。发病部位以胃肠道最多见，其次为眼附属器、皮肤、甲状腺、肺、涎腺及乳腺等。

10. Burkitt 淋巴瘤：是淋巴滤泡生发中心细胞来源的高侵袭性 B 细胞肿瘤，多见于儿童和青年人，常发生在淋巴结外的器官和组织，可表现为颌面部巨大包块。有些病例与 EB 病毒感染有关。病理形态特点是：淋巴结结构被破坏，肿瘤性淋巴细胞弥漫一致。瘤细胞间散在分布着吞噬细胞碎片的巨噬细胞，构成"满天星"图像。

11. Mcl 是淋巴滤泡生发中心外套层 B 细胞起源的恶性肿瘤。

12. DLBCL 是具有高度异质性和侵袭性的一组肿瘤。以体积大免疫表现为 B 系的肿瘤细胞弥漫浸润为特征。

13. 蕈样肉芽肿：又称蕈样霉菌病，是一种原发于皮肤的低度恶性 T 细胞淋巴瘤。多发生于 40~60 岁。

男多于女，约为 2∶1。经过缓慢，可大致分为红斑期、斑块期和瘤块期三个阶段。瘤细胞呈 CD3$^+$、CD4$^+$、CD45R0$^+$、CD8$^-$、CD30$^-$。病变局限于皮肤者治疗效果较好，扩散呈内脏者预后较差。

14. Pautrier 微脓肿：蕈样肉芽肿光镜下可见真皮内瘤细胞常侵入表皮，在表皮内聚集成堆似小脓肿。

15. 绿色瘤：急性粒细胞性白血病时，在骨、眼眶、皮肤、淋巴结、胃肠道、前列腺、睾丸、乳腺等处可出现局限性的原始粒细胞肿瘤，瘤组织在新鲜时肉眼观呈绿色。

16. 费城染色体/Ph 染色体：指 22 号染色体的长臂易位至 9 号染色体长臂。慢性粒细胞性白血病病人中约 90% 伴有此种染色体异常。已被确定为慢性粒细胞性白血病的标志染色体。

17. 类白血病反应：由于严重的感染、某些恶性肿瘤、药物中毒等，造成周围血中白细胞数显著增高，并有幼稚细胞出现，称为类白血病反应。

18. 毛细胞白血病：少见的慢性白血病，其白血病细胞胞质形成细长突起，形似绒毛，在电镜下清晰可见，一般光镜下也可见到，故称为毛细胞性白血病。

19. 真性红细胞增多症：是多能髓样干细胞恶性增生引起的疾病，髓内常同时有红细胞、粒细胞和巨核细胞系各种成分增生，以红细胞系增生最为突出，导致红细胞增多，引起血容量增多，血黏度增高，全身组织和器官淤血，血流缓慢。常有血栓形成和梗死，血小板功能异常引起出血及肝脾轻度肿大与髓外造血灶出现。

20. 原发性血小板增多症：是骨髓增生性疾病中以巨核细胞系过度增生为主的疾病，血小板数量增多，功能异常，表现为反复出血与血栓形成。脾、肝及淋巴结内可见髓样化生灶。

21. 骨髓纤维化：是一种慢性骨髓增生性疾病，骨髓造血组织由纤维组织取代，脾、肝、淋巴结中有增生的髓样干细胞，故本病常称为骨髓纤维化伴髓样化生。

22. 恶性组织细胞增生症：包括 Letter-Siwe 病、Hand-Schuller-Christian 病和嗜酸性肉芽肿 3 种疾病，它们都有 Langerhans 细胞增生，故也称为 Langerhans 细胞性组织细胞增生症。

23. 是指骨髓内多潜能造血干细胞向粒细胞系、单核细胞系、红细胞系或巨核细胞系方向分化的肿瘤。

二、填空题

1. ①淋巴滤泡增生，②副皮质区淋巴增生，③窦组织细胞增生

2. ①淋巴结，②淋巴结外淋巴组织，③霍奇金淋巴瘤，④非霍奇金淋巴瘤

3. ①经典型，②结节性淋巴细胞为主型

4. ①淋巴细胞为主型，②混合细胞型，③淋巴细胞减少型，④结节硬化型，⑤淋巴细胞减少型，⑥结节硬化型，⑦淋巴细胞为主型

5. ①CD20，②结节性淋巴细胞为主，③CD15，④CD30，⑤CD15，⑥CD30

6. ①R-S 细胞，②腔隙型细胞（陷窝细胞），③结节硬化型，④"爆米花"细胞，⑤淋巴细胞为主型，⑥多形性或未分化的 R-S 细胞，⑦见于淋巴细胞减少型

7. ①滤泡样，②弥漫

8. ①急性髓系白血病和相关的前体细胞肿瘤，②骨髓增殖性肿瘤，③骨髓增殖异常综合征，④骨髓增生异常/骨髓增殖性肿瘤，⑤伴嗜酸性粒细胞增多的和 PDEFRA 等基因异常的髓和淋巴系肿瘤，⑥急性未明系别的白血病

9. ①慢性髓系白血病（CML），②慢性中性粒细胞性白血病（CNL），③真性红细胞增多症（PV），④原发性骨髓纤维化（PM）⑤特发性血小板增多症（ET）⑥慢性嗜酸性粒细胞性白血病⑦肥大细胞增生症⑧不能分类的 MPN

10. ①白血病细胞，②外周血液，③肝，④脾，⑤淋巴结，⑥1

11. ①急性淋巴细胞性白血病，②慢性淋巴细胞性白血病，③急性粒细胞性白血病，④慢性粒细胞性

白血病

12. ①t（9；22），②第 9 号，③ABL，④第 22 号，⑤BCR，⑥酪氨酸激酶，⑦费城染色体（Philadelphia chromosome，Ph），⑧（9；22）（q34；q11），⑨BCR-ABL

13. ①多能造血干细胞 ②红 ③粒 ④巨核细胞系 ⑤骨髓 ⑥周围血 ⑦脾 ⑧肝 ⑨髓样化生灶

14. ①髓外造血 ②泪滴

15. ①浆细胞，②骨骼，③淋巴结，④结外器官或组织，⑤Ig 水平>3g/dl，⑥Bence Jones 蛋白>6g/dl

16. ①一种树突状细胞，②特征性的 Birbeck 颗粒，③杆状的管状小体，有时一端呈泡状膨大似网球拍状。

三、选择题

A 型题（1~43 题）B 型题（44~61 题）C 型题（62~63 题）X 型题（64~68 题）

1. B	2. A	3. E	4. C	5. B	6. B
7. A	8. B	9. A	10. A	11. B	12. D
13. B	14. C	15. C	16. B	17. A	18. D
19. B	20. B	21. D	22. B	23. E	24. B
25. D	26. C	27. C	28. B	29. C	30. A
31. D	32. C	33. E	34. C	35. C	36. A
37. C	38. D	39. C	40. C	41. D	42. C
43. C	44. A	45. D	46. C	47. C	48. B
49. E	50. B	51. A	52. C	53. A	54. E
55. B	56. E	57. C	58. A	59. B	60. E
61. D	62. D	63. C	64. ACDE	65. ABCDE	66. ABCDE
67. ABCD	68. ACDE				

四、病例分析（1~5 题）

1. (1) A (2) E　2. E　　　3. (1) B (2) B　4. C　　　5. D

五、问答题

1. 反应性淋巴滤泡增生时淋巴结肿大，滤泡数量增多，形状大小不一，界限明显；生发中心明显扩大，内有多数各种转化的淋巴细胞，核分裂象多见，并有多数吞噬细胞出现。后者淋巴结结构破坏，滤泡大小形状不一，界限不明显，滤泡内增生的细胞有异型，类型较一致，一般不见吞噬细胞出现。

2. 除胸腺瘤，白血病以外淋巴组织的恶性肿瘤。可以原发于一个或一组淋巴结、脾脏、胸腺或有淋巴组织的任何部位，如骨髓或胃肠壁。淋巴瘤也可原发于皮肤——蕈样肉芽肿。这个疾病最终可变为多灶性，恶性淋巴细胞广泛侵犯人体。非霍奇金淋巴瘤可入血引起淋巴细胞性白血病。

3. 基本特点

（1）病变往往先从 1 个或 1 组淋巴结开始，逐渐由邻近的淋巴结向远处扩散。原发于淋巴结外的淋巴组织者较少。

（2）瘤组织成分多样，但都有一种 R-S 细胞，且常有多数各种炎细胞浸润。组织类型有淋巴细胞为主型、淋巴细胞减少型、混合细胞型、结节硬化型 4 种。除 R-S 细胞外，还有双核的镜影细胞和单核的霍奇金细胞。

4.（1）超敏反应，如花粉热，荨麻疹。（2）寄生虫感染。（3）某种慢性皮肤病，如天疱疮及类天疱疮。（4）结节性多动脉炎的部分患者。（5）霍奇金淋巴瘤的部分病例。

5. Ann Arbor 系统分期法：Ⅰ期：一个或以组淋巴结受累；Ⅱ期：受累淋巴结全在横膈以上或全在横膈以下；Ⅲ期横膈上下的淋巴结均受累，伴或不伴其他组织的侵犯；Ⅳ期：广泛侵犯一个或多个非淋巴管组织，伴或不伴淋巴结受累。其意义在于对治疗和预后都很重要，单个或单组淋巴结受累（Ⅰ和Ⅱ期）可给予局部放射治疗，其他则要化疗。和组织学类型一样，分期也影响到预后，级别越高，预后越差。

6. 各型非霍奇金淋巴瘤病变淋巴结内有大量瘤细胞浸润，将淋巴结结构破坏。瘤细胞成分单一，以一种细胞为主，其形态和免疫标记在不同程度上与其来源的细胞相似，故可参阅正常的淋巴细胞的形态和分化抗原或表面标志来鉴别其类型。主要类型：

（1）T 细胞型：小淋巴细胞型（T）、曲折核淋巴细胞型、脑回状核淋巴细胞型、免疫母细胞型（T）。

（2）B 细胞型：小淋巴细胞型（B）、浆细胞样淋巴细胞型、滤泡中心细胞型、Burkitt 淋巴瘤、非 Burkitt 淋巴瘤、大圆核裂滤泡中心细胞型、免疫母细胞型（B）。

（3）组织细胞型。

（4）未定型淋巴瘤。

7. 在慢性炎症的基础上发生的 MALT 淋巴瘤经历了一个从反应性淋巴增生向 B 细胞淋巴瘤发展的逐渐过渡，形成 B 细胞肿瘤。MALT 淋巴瘤具有惰性的临床过程，缓慢扩散，多数 MALT 淋巴瘤病例预后良好，抗肿瘤幽门螺杆菌治疗对幽门螺杆菌相关胃 MALT 淋巴瘤可达到长期缓解的目的。晚期可发生远距离转移，部分病例向 DLBCL 转化。

关注的原因是因为：①常伴有慢性炎症、自身免疫性疾病或某些特殊病原微生物感染等疾病；如涎腺的 Sjogren 综合征，甲状腺的 Hashimoto 甲状腺炎，幽门螺杆菌性胃炎等，在上述疾病的基础上，发生 MALT 淋巴瘤；②病变可长期局限于原发部位而不扩散，仅在疾病的后期，才发生系统性播散；③初始病因根除后，肿瘤可能消退。

8. 骨髓增生性疾病可分为真性红细胞增多症、原发性血小板增多症、骨髓纤维化和多发性骨髓瘤 4 种。它们都是多能髓样干细胞肿瘤性增生引起的一组疾病，根据增生成分不同可分为以上 4 种疾病，虽表现不同，但可相互转化。真性红细胞增多症以红细胞系增生最突出；骨髓纤维化时骨髓造血组织由纤维组织取代；原发性血小板增多症以巨核细胞系增生最突出；多发性骨髓瘤是浆细胞的恶性肿瘤。

9. 髓系肿瘤多表现为白血病，主要分为：急性淋巴细胞性白血病、慢性淋巴细胞性白血病、急性粒细胞性白血病、慢性粒细胞性白血病 4 种。急性白血病起病急，常表现发热，乏力，进行性贫血，淋巴结及肝、脾肿大等。此时造血干细胞或原始和幼稚的白细胞恶变，不能分化成熟，又据累及的细胞类型分为急性淋巴细胞性白血病和急性粒细胞性白血病。慢性白血病起病慢，早期多无明显症状，主要有乏力、消瘦、发热、脾肿大等。按细胞来源分为慢性淋巴细胞性白血病和慢性粒细胞性白血病。

10. 多发性骨髓瘤是浆细胞的恶性肿瘤，常侵犯多处骨组织，引起溶骨性病损。约 80% 的病人血中有 M 成分和尿液中有 Bence-Jones 蛋白，两者都高。发病多在 40~60 岁之间，40 岁以前少见，男性多于女性。最突出的病理变化为骨髓内大量的浆细胞增生，可占骨髓内细胞总数的 15%~90%。

11. 类白血病反应有以下特点可以协助鉴别白血病

（1）引起类白血病反应的原因去除后，血象可以恢复正常。

（2）类白血病反应时，一般无明显的贫血和血小板减少。

（3）类白血病反应时，粒细胞有严重的毒性改变，胞质内有毒性颗粒和空泡等。

（4）类白血病反应时，中性粒细胞的碱性磷酸酶活性和糖原活性皆明显增高，而粒细胞性白血病时，两者均显著降低。

（5）慢性粒细胞性白血病细胞内可见到 Ph 染色体，类白血病反应时则无。

12. 诊断淋巴造血系统肿瘤时常用的免疫组化标记

（1）针对 B 淋巴细胞分化抗原的单克隆抗体是 CD79a、CD19 和 CD20。

（2）针对 T 淋巴细胞分化抗原的单克隆抗体是 CD2，CD3，CD45R0 和 CD43。

（3）浆细胞标志 CD138 和 CD38。

（4）NK 细胞相关抗原 CD56，以及细胞毒性颗粒相关抗原，如 T 细胞内抗原 1（T-cell intracellular antigen，TIA-1）、穿孔素（perform）和粒酶 B（granzyme B）等。

（5）粒细胞肉瘤表达髓过氧化物酶（myeloperoxidase，MPO）

（6）组织细胞表达 CD68

（7）Langerhans 细胞是一种树突状细胞，表达 HLA-DR，S-100 和 CD1a 抗原。

13. 组织细胞增生症 X 包括 Letter-Siwe 病、Hand-Schuller-Christian 病和嗜酸性肉芽肿三种疾病，它们都有 Langerhans 细胞增生。其中为 Letter-Siwe 病为急性、弥漫性病变，发展快，常表现为恶性过程，多见于 3 岁以下婴幼儿；主要症状为发热，皮疹，全身肝、脾、淋巴结肿大，进行性贫血，粒细胞、血小板减少。Hand-Schuller-Christian 病为慢性进行性疾病，发病年龄 30 岁以下，以 2~6 岁多见；病变为多发性，主要累及骨骼，其他症状较 Letter Siwe 病轻，预后较好，50% 病例可自行消退。嗜酸性肉芽肿为良性局限性组织细胞增生，多见于儿童、青年或其他年龄；病变局限于骨骼，单个病灶，一般不累及皮肤和内脏，症状不明显，破坏骨组织时可引起疼痛。病灶中除 Langerhans 细胞增生外，伴大量嗜酸性粒细胞和多数炎症细胞，形态与炎症性肉芽肿相似，骨内病灶结节状，部分可表现为骨质破坏、吸收及周围反应性新骨形成，预后良好，病变可自行或经过治疗后消退。

14. 临床上表现为不规则的发热，乏力，消瘦，全身淋巴结肿大，肝、脾肿大，有时可有皮肤损害。晚期可出现黄疸、贫血、白血病、血小板减少和进行性衰竭。肿瘤细胞分化程度很不一致，有些分化程度很高，形似正常细胞；有些分化程度很低，呈明显异型性。此外常见多数典型和不典型的核分裂象。肿瘤性组织细胞吞噬红细胞的现象是恶性组织细胞增生症的重要特征。

15. 首先考虑是炎症性还是肿瘤性疾病，若是肿瘤性的，还应考虑是原发性还是继发性转移来的。这需要根据临床上是否有发热、淋巴结是否有压痛、血象的变化等情况来综合判断。进行淋巴结活检基本可明确病变的类型。包括淋巴结炎症、反应性增生、结核，或是淋巴瘤、转移癌等。

第十章　免疫性疾病

一、名词解释

1. 自身耐受：机体对自身抗原的耐受状态。

2. 免疫耐受：是指免疫活性细胞接触抗原性物质时所表现的特异性的无应答状态（a state of specific unresponsiveness）。它是免疫应答的另一种重要类型，其表现与正相免疫应答相反，亦与各种非特性的免疫抑制不同，后者无抗原特异性，对各种抗原均呈无应答或低应答。

3. 自分泌机制：CD4$^+$T 细胞分泌的白介素-2（IL-2）作用于 CD4$^+$细胞表面的 IL-2 受体而使 CD4$^+$细胞激活、增生并分泌。

4. 旁分泌机制：CD4⁺T 细胞分泌的干扰素（IFN-γ）等作用于邻近的巨噬细胞，将其激活、聚集并分泌细胞因子如 IL-1、PDGF 等，导致肉芽肿性炎症的形成和发展。

5. 免疫损伤：由内源性或外源性抗原所致的细胞或体液介导的免疫应答导致的组织损伤称免疫损伤，又称为变态反应或超敏反应。

6. 过敏反应：又称Ⅰ型变态反应。因反应迅速，故又有速发型超敏反应之称。本型变态反应是通过抗原（致敏原）进入机体后与附着在肥大细胞和嗜碱性粒细胞上的 IgE 分子结合，并触发该细胞释放生物源性物质，引起平滑肌收缩、血管通透性增加、浆液分泌增加等临床表现和病理变化。Ⅰ型变态反应过程无补体参与，在一般情况下不破坏细胞。

7. 原发性介质：存在于肥大细胞的颗粒中，通过脱颗粒而释放，主要包括组胺、趋化因子和中性蛋白酶等，分别产生不同的生物效应。

8. 继发性介质：由激活的肥大细胞所产生。主要通过磷脂酶 A2 的激活，作用于膜磷脂而产生花生四烯酸，进而通过 5-脂氧化酶和环氧化酶途径分别产生白细胞三烯和前列腺素。还可产生血小板激活因子、TNF-α 等。

9. Ⅱ型变态反应：又名细胞毒性抗体反应，是由抗体和靶细胞表面的抗原相结合而介导，抗原可以是细胞膜自身成分，也可以是吸附在细胞表面的外源性抗原或半抗原，可以通过不同的机制而引起细胞损害。

10. 补体介导的细胞毒反应：特异性抗体与细胞表面的抗原结合后，固定并激活补体，直接引起细胞膜的损害与溶解，或通过抗体的 Fc 片段及 C3b 对巨噬细胞相应受体的亲和结合，由巨噬细胞所介导。

11. 抗体依赖的细胞毒反应：该反应中靶细胞为低浓度的 IgG 抗体所包绕，IgG 的 Fc 片段可与一些具有 Fc 受体的细胞（K 细胞等）相接触而引起靶细胞的溶解。

12. 重症肌无力：患者体内有抗乙酰胆碱受体的自身抗体，此抗体可与骨骼肌运动终板突触后膜的乙酰胆碱受体结合，削弱神经肌冲动的传导而导致肌肉无力。

13. 免疫复合物介导的超敏反应：又名Ⅲ型变态反应，抗原、抗体结合形成免疫复合物在组织中沉积下来，固定并激活补体，导致组织损伤及炎症反应。

14. 血清病：又名全身性免疫复合物病，乃因抗原、抗体在循环中形成可溶性复合物在组织中沉积而致病。常累及肾、心血管、关节滑膜、皮肤等血管丰富的组织。

15. 自身免疫病：指机体对自身抗原发生免疫反应而导致自身组织损害所引起的疾病。

16. 系统性红斑狼疮：是一种比较常见的系统性自身免疫病，具有以抗核抗体为主的多种自身抗体和广泛的小动脉病变及多系统的受累，临床表现主要有发热、皮损及关节、肾、肝、心、浆膜等损害及全血细胞的减少。

17. 狼疮小体：SLE 中自身抗体攻击变性或胞膜受损的细胞，与细胞核接触可使细胞核肿胀，呈均质一片，并被挤出胞体，形成苏木素小体，为诊断 SLE 的特征性依据。

18. 狼疮细胞：狼疮小体对中性粒细胞和巨噬细胞有趋化作用，在补体存在时可促进细胞的吞噬作用。吞噬了狼疮小体的巨噬细胞称狼疮细胞。

19. 口眼干燥综合征：基本病变是腮腺、泪腺的破坏，伴有淋巴细胞浸润而引起的肿大。此病女性多于男性。临床上这些腺体破坏可导致口干，进食困难，干燥性角结膜炎。淋巴样组织也可发生这样的病变。腺体中存在抗自身微粒体的抗体。

20. 系统性硬化：又称硬皮病，以全身多个器官间质纤维化和炎症性改变为特征，主要累及皮肤。胃肠道、肾脏、心脏、肌肉和肺也常常受累。

21. CREST 综合征：出现局灶性或弥漫性皮下组织钙化，并可出现雷诺现象（Raynaud's phenomenon）、食管蠕动障碍、手指硬化和毛细血管扩张等症候群。

22. 结节性多动脉炎：为全身动脉系统的疾病，表现为中小动脉壁的坏死性炎症，其中尤以肾、心、肝、消化道最为常见。临床常有低热、乏力、粒细胞增多以及多系统受累的症状、体液因素在本病的发生中起着重要作用。

23. 免疫缺陷病：是一组由于免疫系统发育不全或受损害所致的免疫功能缺陷引起的疾病，可有体液免疫功能缺陷和细胞免疫功能缺陷，临床表现为难以控制的感染，自身免疫病及恶性肿瘤的发病率明显增高。

24. 获得性免疫缺陷综合征：其病因是人类免疫缺陷病毒（HIV），该病毒选择性地侵犯和破坏 TH 细胞，导致继发性 T 细胞免疫缺陷伴机会性感染和（或）继发性肿瘤，死亡率高。

25. 机会性感染：在免疫缺陷的个体，由腐生或共生的微生物所致的严重感染，主要影响呼吸系统。主要病原体包括：①原虫和蠕虫，如隐孢子虫病和弓形虫病。②真菌，如白色念珠菌和曲霉菌。③细菌，如分枝杆菌，放线菌属和沙门菌属。④病毒，如巨细胞病毒。

26. Kaposi's 肉瘤：是一种来源不明的恶性肿瘤，可能来源于异常的原始间充质细胞。包括四种类型：①经典型，在下肢皮肤产生红色或紫色的斑块或结节。很少导致死亡。②非洲型，多见于儿童，且与淋巴结肿大有关。③移植相关型，免疫抑制停止后此型常消退。④艾滋病相关型，可早期扩散，但对细胞毒性药物和 α-干扰素敏感。大约 1/3 的此型 Kaposi's 肉瘤可继发其他恶性肿瘤，常见的有淋巴瘤，白血病和骨髓瘤。组织学上，所有 Kaposi's 肉瘤的表现是特征性的、由梭形细胞和含有红细胞的裂隙组成。这样的表现提示血管源性，但是偶尔可见纯细胞型或间变性 Kaposi 肉瘤。

27. 移植：机体的某种细胞、组织或器官因某些病变或疾病的损伤而导致不可复性结构及功能损害时，采用相应健康细胞、组织或器官植入机体的过程称之为细胞、组织或器官移植，统称移植。

28. 移植排斥反应：在同种异体组织、器官移植时，受者的免疫系统常对移植物产生排斥反应，涉及细胞和抗体介导的多种免疫损伤机制，都是针对移植物中的人类主要组织相容抗原 HLA 的反应。

29. 移植物抗宿主病：在机体的免疫功能缺陷，而移植物又具有大量的免疫活性细胞（如骨髓、胸腺移植）的情况下，宿主无力排斥植入的组织器官，而移植物中的供体免疫活性细胞可被宿主的组织相容性抗原所活化，产生针对宿主组织细胞的免疫应答，导致宿主全身性的组织损伤，即移植物抗宿主病。

二、填空题

1. ①有自身免疫反应的存在，②排除继发性免疫反应的可能，③排除其他病因的存在。

2. ①家族倾向性，②HLA 抗原，③D/DR 基因位点，④高效价自身抗体，⑤自身组织成分起反应，⑥反复发作和慢性迁延，⑦药物，⑧外伤，⑨复制出类似人类自身免疫病的模型

3. ①回避 T_H 细胞的耐受，②交叉免疫反应，③TS 细胞和 T_H 细胞功能失衡，④隐蔽抗原释放

4. ①回避 T_H 细胞的耐受，②产物可激活非特异性多克隆 B 细胞，从而产生自身抗体，③导致 T_H 细胞功能丧失，④存在自身抗原

5. ①细胞或体液介导，②组织损伤

6. ①IgE 抗体，②IgE 的 FC 片段，③FC 受体

7. ①肥大细胞，②组胺，③趋化因子，④中性蛋白酶

8. ①由激活的肥大细胞，②磷脂酶 A2，③花生四烯酸，④白细胞三烯，⑤前列腺素

9. ①血型不符的输血反应，②新生儿溶血性贫血，③自身免疫性溶血性贫血，④某些药物反应

10. ①寄生虫，②肿瘤细胞，③移植排斥

11. ①Arthus 反应，②免疫复合物性血管炎，③皮肤

12. ①抗乙酰胆碱受体，②运动终板突触后膜，③乙酰胆碱受体，④神经肌冲动

13. ①血清病，②可溶性复合物，③肾，④心血管，⑤关节滑膜，⑥皮肤

14. ①自身抗体，②免疫复合物所介导，③DNA-抗 DNA 复合物

15. ①急性坏死性小动脉炎，②细动脉炎

16. ①抗 DNA 抗体，②抗组蛋白抗体，③抗 RNA —非组蛋白性抗体，④抗核仁抗原抗体

17. ①皮肌炎，②多发性肌炎，③包涵体肌炎

18. ①胶原合成增加，②Ⅳ型变态反应，③自身抗体

19. ①原发性丙种球蛋白缺乏症，②孤立性 IgA 缺乏症，③普通易变免疫缺陷病，④DiGeorge 综合征，⑤Nezelof 综合征，⑥皮肤黏膜念珠菌病，⑦重症联合性免疫缺陷病，⑧Wiscott-Aldrich 综合征，⑨毛细血管扩张性共济失调征

20. ①原发性丙种球蛋白缺乏症，②孤立性 IgA 缺乏症，③普通易变免疫缺陷病

21. ①性接触传播，②应用污染的针头作静脉注射，③输血和血制品的应用，④母体病毒经胎盘感染胎儿或通过哺乳、黏膜接触等方式感染婴儿，⑤医务人员职业性传播

22. ①直接侵犯免疫系统的感染，②恶性肿瘤，③应用免疫抑制剂，④放射治疗，⑤化疗

23. ①淋巴因子产生减少，②CD8$^+$T 细胞的细胞毒活性下降，③巨噬细胞溶解肿瘤细胞、杀灭胞内寄生菌、原虫的功能减弱，④NK 细胞功能降低，⑤B 细胞在特异性抗原刺激下不产生正常的抗体反应，而原因不明的激活和分化引起高丙种球蛋白血症，⑥作用于骨髓中造血干细胞，影响造血细胞的分化

24. ①全身淋巴样组织的变化，②机会性感染，③恶性肿瘤

25. ①特异性致敏 T 细胞，②经典的迟发型超敏反应，③细胞介导的细胞毒性反应，④MHC-Ⅱ，⑤MHC-Ⅰ，⑥巨噬细胞

26. ①超急性排斥反应，②急性排斥反应，③慢性排斥反应

27. ①几个月，②单核细胞，③淋巴细胞，④转化淋巴细胞，⑤浆细胞，⑥CD4$^+$，⑦CD8$^+$

28. ①抗体介导，①血管病变

29. ①自体移植，②同种异体移植，③异种移植，④供体的移植物能否适应新的受体环境而为受体所容纳和接受，⑤移植免疫的问题

三、选择题

A 型题（1~74）B 型题（75~137 题）C 型题（138~147 题）X 型题（148~170 题）

1. A	2. E	3. D	4. C	5. B	6. A
7. E	8. E	9. A	10. C	11. D	12. D
13. E	14. D	15. C	16. E	17. C	18. D
19. B	20. B	21. A	22. E	23. A	24. D
25. E	26. A	27. B	28. E	29. B	30. E
31. C	32. D	33. C	34. E	35. A	36. D
37. E	38. E	39. D	40. E	41. D	42. D
43. C	44. B	45. B	46. E	47. B	48. A
49. D	50. E	51. B	52. D	53. D	54. B
55. D	56. E	57. B	58. C	59. E	60. E
61. B	62. A	63. A	64. E	65. A	66. C
67. E	68. B	69. B	70. B	71. B	72. A

73. D	74. C	75. B	76. C	77. E	78. A
79. B	80. C	81. D	82. A	83. B	84. D
85. E	86. C	87. B	88. A	89. D	90. C
91. C	92. B	93. A	94. D	95. A	96. E
97. C	98. B	99. B	100. C	101. C	102. D
103. B	104. D	105. E	106. C	107. B	108. C
109. D	110. A	111. C	112. B	113. A	114. D
115. C	116. A	117. C	118. C	119. H	120. D
121. E	122. H	123. B	124. G	125. C	126. H
127. C	128. C	129. F	130. H	131. D	132. G
133. F	134. C	135. C	136. H	137. C	138. C
139. D	140. A	141. B	142. C	143. C	144. B
145. A	146. D	147. C	148. BCDE	149. ABCDE	150. BC
151. ABCDE	152. ABCE	153. ACE	154. BC	155. ADE	156. AC
157. ABDE	158. BCE	159. ABE	160. ABCD	161. ABD	162. ABCE
163. BD	164. ABCE	165. ABCE	166. ABCD	167. ABDE	168. BCD
169. ABDE	170. BCDE				

四、病例分析（1~8 题）

1. A	2. D	3. C	4. ACD	5. D	6. D
7. C	8. A				

五、问答题

1. 免疫耐受可通过下述不同机制而获得耐受状态：①克隆消除（clonal deletion），未成熟或成熟的 T、B 细胞在中枢或外周免疫器官中接触自身抗原，诱导自身反应性细胞克隆死亡并被除去；②克隆无变应性（clonal anergy），在某些情况下，T、B 细胞虽然仍有与抗原反应的 T 细胞受体或膜免疫球蛋白表达，但对该抗原提呈功能上呈无应答或低应答状态；③T 细胞外周抑制（peripheral suppression by T cell），抑制性 T 细胞抑制其他自身反应性 T 细胞的功能。

2. ①在微生物作用下，自身抗原决定簇发生改变，或微生物抗原与组织的抗原结合形成复合抗原，从而回避了 T$_H$ 细胞的耐受；②某些病毒（如 EB 病毒）和细菌产物可激活非特异性多克隆 B 细胞，从而产生自身抗体；③导致 T$_H$ 细胞功能丧失；④存在自身抗原。

3. Ⅰ型变态反应在人类由 IgE 抗体所介导抗原刺激淋巴细胞、巨噬细胞，在 T$_H$ 细胞协同作用下，产生 IgE，IgE 的 Fc 段与肥大细胞或嗜碱性粒细胞的 Fc 受体相结合，造成致敏状态。当机体再次接触相同致敏原时：①肥大细胞脱颗粒和原发性介质的释放，②细胞膜中原位介质合成和释放（继发性介质）；通过各种生物活性物质引起局部反应：组织水肿、嗜酸性粒细胞浸润、黏液分泌增加或支气管平滑肌痉挛等；

全身反应：过敏性休克。I 型变态反应过程无补体参与，一般不破坏细胞。

4. 免疫复合物沉积引起组织损伤的主要环节是固定并激活补体，产生生物活性介质，导致组织损伤及炎症反应，包括：①补体激活，②血小板聚集和ⅫⅫ因子激活，③炎症介质的释放。据沉积部位不同又分局限性免疫复合物沉积：Arthus 反应，全身性免疫复合物病：血清病。参考本章名词解释 10。回答时对各要点作具体化解释。

5. 排斥反应中既有细胞介导的又有抗体介导的免疫反应参与作用。包括：

（1）T 细胞介导的排斥反应。①CD8⁺细胞毒性 T 细胞前细胞，②CD4⁺T 辅助细胞。

（2）抗体介导的排斥反应。①过敏排斥反应，②在原先并无致敏的个体中，随着 T 细胞介导的排斥反应的形成，可同时有抗 HLA 抗体形成，此抗体在移植后接受免疫抑制治疗的患者中对激发晚期急性排斥反应颇为重要。

6. 急性排斥反应较常见，未经治疗者此反应可在移植后数天内发生，经过免疫治疗者可在数月或数年后突然发生。包括细胞型排斥反应和血管型排斥反应。（1）细胞型排斥反应，常发生在移植后几个月，临床上表现为骤然发生的移植肾衰竭。镜下可见肾间质明显水肿，伴大量细胞浸润，以单核细胞和淋巴细胞为主，并夹有一些转化淋巴细胞和浆细胞。免疫组化证实有大量的 CD4⁺、CD8⁺细胞存在。肾小球及肾小管周毛细血管中大量单核细胞，间质中浸润的淋巴细胞可侵袭肾小管壁，引起局部肾小管坏死。（2）血管型排斥反应主要为抗体介导的排斥反应（CMC，ADCC 和免疫复合物形成），以突出的血管病变为特征。表现为肾细、小动脉坏死性血管炎。免疫荧光证实有免疫球蛋白、补体及纤维蛋白沉积，肾小球毛细血管祥亦可受累，血管腔内可形成血栓。后期血管腔内膜纤维化，管腔狭窄，间质内不同程度的淋巴细胞、巨噬细胞、浆细胞浸润。肉眼上，肾常明显肿大，呈暗红色，并有出血点或梗死灶，可伴有肾盂及肾盏出血。临床上移植肾出现功能减退，大剂量免疫抑制剂疗效不佳。

7. 该发病机制可能与下列因素有关

（1）免疫耐受的丢失：①抗原性质变异，②交叉免疫反应。

（2）免疫反应调节异常。

（3）遗传因素。

（4）病毒因素。

8. 本病患者体内有多种自身抗体，95%以上病人抗核抗体阳性，其中抗双股 DNA 和抗 Smith 抗原具相对特异性，阳性率分别为 60%和 30%，而在其他结缔组织病的阳性率，均低于 5%。抗核抗体并无细胞毒性，但能攻击变性或胞膜受损的粒细胞，一旦它与细胞核接触，即可使胞核肿胀，呈均质状一片，并被挤出胞体，形成狼疮（IE）小体，IE 小体对中性粒细胞、巨噬细胞有趋化性，在补体存在时可促进细胞的吞噬作用。吞噬了 IE 小体的细胞为狼疮细胞。在组织中，IE 小体呈圆或椭圆形，HE 染色时因苏木素着色而蓝染，故又称苏木素小体，为诊断 SLE 的特征性依据。SLE 的组织损害与自身抗体的存在有关，多数内脏病变是免疫复合物所介导，其次为特异性抗红细胞、粒细胞、血小板自身抗体经 Ⅱ 型变态反应导致相应血细胞的损害和溶解，引起贫血。急性坏死性小动脉、细动脉炎是本病的基础病变，几乎存在于所有患者并累及全身各器官。活动期病变以纤维素样坏死为主。慢性期血管壁纤维化明显，管腔狭窄，血管周围有淋巴细胞浸润伴水肿及基质增加。有时血管外膜成纤维细胞增生明显，胶原纤维增多，形成洋葱皮样结构，以脾中央动脉的变化最为突出。

9. 大体：面部蝶形红斑可累及躯干和四肢。镜下，表皮常有萎缩、角化过度、毛囊角质栓形成、基底细胞液化等，表皮和真皮交界处水肿. 基底膜、小动脉壁和真皮的胶原纤维可发生纤维素样坏死，血管周围常有淋巴细胞浸润，免疫荧光证实真皮与表皮交界处有 IgG、IgM 及 C3 的沉积，形成颗粒或团块状的荧光带即"狼疮带"，对本病有诊断意义。

10. 类风湿关节炎引起多发性和对称性增生性滑膜炎为主要表现的慢性全身性自身免疫性疾病。由于炎症的加剧和缓解反复交替进行，引起关节软骨和关节囊的破坏，最终导致关节强直畸形。最常发生病变的关节是手足小关节，其次肘、腕、膝、踝、髋及脊椎等，多为多发性及对称性。组织学上，受累关节表现为慢性滑膜炎：①滑膜细胞增生肥大，呈多层，有时可形成绒毛状突起；②滑膜下结缔组织多量淋巴细胞、巨噬细胞和浆细胞浸润，常形成淋巴滤泡；③血管新生明显，其内皮细胞可表达高水平黏附分子；④处于高度血管化、炎细胞浸润、增生状态的滑膜覆盖于关节软骨表面形成血管翳，随着血管翳逐渐向心性伸展和覆盖整个关节软骨表面，关节软骨严重破坏，最终血管翳充满关节腔，发生纤维化和钙化，引起永久性关节强直。

11. 病变主要累及唾液腺和泪腺，其他外分泌腺如鼻、咽、喉、气管、支气管及阴道腺体也可受累。受累腺体主要表现为大量淋巴细胞和浆细胞浸润，有时可形成淋巴滤泡并有生发中心形成，伴腺体结构破坏。泪腺结构破坏可导致角膜上皮干燥、炎症及溃疡形成（干燥性角膜结膜炎）。唾液腺的破坏可引起口腔黏膜干裂及溃疡形成。呼吸道受累可导致相应的鼻炎、喉炎、支气管炎和肺炎。近25%患者（尤其是抗SS-A抗体阳性的患者）可累及中枢神经系统、皮肤、肾和肌肉。肾脏病变主要表现为间质性肾炎伴肾小管运输障碍，极少发生肾小球肾炎。

12. 体液免疫（B细胞）缺陷为主的疾病表现为免疫球蛋白的减少或缺乏，包括：

（1）原发性丙种球蛋白缺乏症：本病的特点在于血液中B细胞明显减少甚至缺如，血清免疫球蛋白（IgM、IgG、IgA）减少或缺乏，骨髓中前B细胞发育停滞。全身淋巴结、扁桃体等淋巴组织生发中心发育不全或呈原始状态；脾和淋巴结的非胸腺依赖区淋巴细胞稀少；全身各处浆细胞缺如。T细胞系统及细胞免疫反应正常。由于免疫缺陷，患儿常发生反复细菌感染，可引起中耳炎、鼻窦炎、支气管炎、肺炎、脑膜炎或败血症而致死。注射丙种球蛋白，能控制感染。

（2）孤立性IgA缺乏症：患者的血清IgA和黏膜表面分泌型IgA（SIgA）均缺乏。患者多无症状，有些可有反复鼻窦或肺部感染及慢性腹泻、哮喘等表现。自身免疫病、过敏性疾病的发病率也较高。血清IgA低下（<50mg/L）为确诊本病的重要依据。约有50%的本病患者血清中含IgA自身抗体，如错误地给予IgA或输血治疗，可引起过敏性休克。

（3）普通易变免疫缺陷病：其特点是：①低丙种球蛋白血症，免疫球蛋白总量和IgG均减少；②2/3患者血循环中B细胞数量正常，但不能分化为浆细胞。③部分病例有T辅助细胞减少、T抑制细胞过多，部分病例有抗T细胞或B细胞的自身抗体，或巨噬细胞功能障碍；④患者主要表现为呼吸道、消化道的持续慢性炎症，自身免疫病的发病率也较高。

13. 巨细胞病毒是一种疱疹病毒，主要经胎盘途径感染新生儿。在许多组织可发生病变，由于核内出现病毒包涵体而使细胞核膨胀，包涵体也可见于胞质内。在新生儿，病因是脑炎，存活的儿童会出现智力发育迟缓或发展成脑积水。在成人，血清学证明是感染者的可以只表现类似传染性单核细胞增多症的轻微症状或亚临床表现。这种病毒可引起任何年龄的免疫缺陷患者发生机会性感染。

14.（1）重症联合性免疫缺陷病：本病是一种体液免疫、细胞免疫同时有严重缺陷的疾病，一般T细胞免疫缺陷更为突出. 病变主要表现为淋巴结、脾、扁桃体及阑尾中淋巴组织不发育；胸腺停留在6~8周胎儿的状态，其中无淋巴细胞或胸腺小体，血管细小。患儿由于存在体液和细胞免疫的联合缺陷，对各种病原生物都易感染，临床上常发生反复肺部感染、口腔念珠菌感染、慢性腹泻、败血症等。

（2）伴血小板减少和湿疹的免疫缺陷病：本病又称Wiscott-Aldrich综合征，是一种X染色体隐性遗传性免疫缺陷病，多见于男孩，临床表现为湿疹、血小板减少及反复感染。患儿对肺炎球菌和其他带多糖荚膜的细菌特别易感。随着年龄增长，逐渐出现细胞免疫缺陷，易患病毒和卡氏肺孢子菌感染。因血小板功能下降而常伴明显的出血倾向。患者中恶性淋巴瘤发病率较高。

（3）伴共济失调和毛细血管扩张症的免疫缺陷病：本病兼有T、B细胞免疫缺陷。临床特点包括小脑性共济失调，眼结膜和皮肤毛细血管扩张，反复鼻窦及肺部感染等。患者胸腺发育不良，淋巴细胞和胸腺小体严重缺乏，皮质髓质界限模糊。淋巴结无滤泡形成，浆细胞也少见。

15. （1）淋巴样组织的变化：早期及中期，淋巴结肿大。镜下，最初有淋巴滤泡明显增生，随后滤泡的外套层淋巴细胞减少或消失，小血管增生，并有纤维蛋白样物质或玻璃样物质沉积，生发中心被零落分割。副皮质区的淋巴细胞（CD4$^+$细胞）进行性减少，代之以浆细胞浸润。晚期的淋巴结病变，往往在尸检时才能看到，呈现一片荒芜，淋巴细胞，包括 T、B 细胞几乎消失殆尽，无淋巴滤泡及副皮质区之分，仅有一些巨噬细胞和浆细胞残留。有时特殊染色可显现大量分枝杆菌、真菌等病原微生物，却很少见到肉芽肿形成等细胞免疫反应性病变。AIDS 病人的脾呈轻度肿大，镜下有淤血，T、B 细胞均减少，淋巴滤泡及淋巴鞘缺如。

（2）继发性感染：多发性机会感染是本病另一特点，感染的范围广泛，可累及各器官，其中以中枢神经系统、肺、消化道的病变最常见。由于严重的免疫缺陷，感染所致之炎症反应往往轻而不典型。约有半数病例有卡氏肺孢子菌感染，因此对诊断本病有一定参考价值。其特征性变化是肺泡腔内出现由大量免疫球蛋白及原虫组成的伊红色泡沫样渗出物。约 70% 的病例有中枢神经系统受累，其中继发性机会感染有播散性弓形虫或新型隐球菌感染所致的脑炎或脑膜炎，说明除淋巴细胞、巨噬细胞外，神经系统也是 HIV 感染的靶组织。

（3）恶性肿瘤：约有 30% 患者可发生 Kaposi 肉瘤。该肿瘤为血管起源，广泛累及皮肤、黏膜及内脏，其他常见的伴发肿瘤包括未分化性非霍奇金淋巴瘤、霍奇金和 Burkitt 淋巴瘤等，脑原发性淋巴瘤也很常见。

16. 人类免疫缺陷病毒（HIV 病毒）是一种反转录病毒。和其他反转录病毒的感染相似，从病毒感染到出现临床表现有一段较长的潜伏期（7～10 年）。感染的结果是严重的免疫抑制，这可使 HIV 病毒感染者易发生机会性性感染、肿瘤和神经系统症状。既艾滋病临床表现。

17. ①因巨噬细胞表达低水平 CD4，所以 HIV 一方面可通过 gp7.20 与 CD4 结合的方式感染巨噬细胞；另一方面也可通过细胞的吞噬作用进入细胞或经 Fc 受体介导的胞饮作用而使由抗体包被的 HIV 进入细胞；②病毒可在巨噬细胞内大量复制，但通常储存于胞质内，不像 CD4$^+$T 细胞那样在胞膜上大量出芽。单核巨噬细胞能抵抗 HIV 的致细胞病变作用，因而不会迅速死亡，反可成为 HIV 的储存场所，并在病毒扩散中起重要作用。其可携带病毒通过血-脑屏障引起中枢神经系统感染。

18. ①Kaposi's 肉瘤，间质细胞源性肿瘤，可以在严重的免疫缺陷发生以前形成。②Burkitt 淋巴瘤，发生于大约 3% 的感染者。此肿瘤几乎均是 B 细胞来源的，有侵袭性，常发生于脑。③宫颈癌。尤其是伴有人类乳头状瘤病毒感染的艾滋病患者，人类乳头状瘤病毒和宫颈的不典型增生，原位癌以及鳞癌有关。

19. AIDS 按病程可分为三个阶段：①早期或称急性期，感染 HIV3～6 周后可出现咽痛、发热、肌肉酸痛等一些非特异性表现。病毒在体内复制，但由于患者尚有较好的免疫反应能力，2～3 周后这种症状可自行缓解；②中期或称慢性期，机体的免疫功能与病毒之间处于相互抗衡的阶段，在某些病例此期可长达数年或不再进入末期。此期病毒复制持续处于低水平，临床可以无明显症状或出现明显的全身淋巴结肿大，常伴发热、乏力、皮疹等；③后期或称危险期，机体免疫功能全面崩溃，病人有持续发热、乏力、消瘦、腹泻，并出现神经系统症状，明显的机会性感染及恶性肿瘤，血液化验可见淋巴细胞明显减少；CD4$^+$细胞减少尤为显著，细胞免疫反应丧失殆尽。

20. 移植物抗宿主反应发生于含有供体淋巴样细胞的组织或血液输入免疫缺陷或免疫抑制的宿主体内时。这种情况下移植的淋巴细胞可存活并产生对抗宿主组织的免疫应答。移植物抗宿主反应有两种形式：①急性型：在移植后 3 个月内发生，如骨髓移植。表现为剥脱性皮炎，腹泻，小肠吸收不良，胆汁淤积性肝病。②慢性型：多在 15 个月内发生。症状与进行性系统性硬化症相似，在各种组织产生广泛的纤维化。如累及食管可引起吞咽困难，累及小肠可致吸收不良。至少有半数病人死于累及肾脏引起的肾衰竭。

21. （1）超急性型；供体肾使宿主致敏产生大量移植抗体。

（2）急性型；这种反应常在移植手术后一年内发生，受者会出现发热、少尿、受累肾区触痛。

（3）慢性型：在数月或数年后移植物失去功能，这种情况常伴有高血压、蛋白尿、在尿液中有纤维蛋白降解产物。

22. 病变发生在肾动脉和肾实质。由于间断性血小板聚集形成血栓，并与动脉内膜融合导致了小叶间动脉和弓状动脉内膜增厚，在肾实质、肾小球基底膜和肾小管上皮增厚。免疫荧光显示 IgM、IgG 和补体呈现细颗粒状沉积肾小球基底膜和肾小管。

第十一章　泌尿系统疾病

一、名词解释

1. 肾小球肾炎：一组以肾小球损害为主的变态反应性炎症。

2. Heymann 肾炎：用近曲小管刷状缘成分免疫大鼠，使之产生抗刷状缘抗体并引起肾炎。其病变与人膜性肾小球肾炎相似。因刷状缘与足突膜具有共同抗原性。抗体在基底膜外侧足突膜处与抗原结合，并激活补体，形成典型的上皮下沉积物。电镜检查显示上皮细胞与基底膜间的电子致密物沉积，免疫荧光检查显示不连续的颗粒状荧光。

3. 急性肾炎综合征：起病急，常表现为明显的血尿、轻到中度蛋白尿和水肿，并出现高血压。重症可有氮质血症和肾功能不全。常见于急性弥漫性增生性肾小球肾炎。

4. 肾病综合征：临床上以大量蛋白尿、全身性水肿、低蛋白血症、高脂血症和脂尿为特征的综合征，引起这组改变的关键因素是肾小球毛细血管壁损伤，通透性增高，血浆蛋白滤过增加，导致严重的蛋白尿。

5. 尿毒症：急性和慢性肾衰竭晚期，除氮质血症等改变外，还可出现一系列自体中毒的症状和体征，称为尿毒症。尿毒症时出现胃肠道、神经、肌肉和心血管等多个系统的病变。

6. 蚤咬肾：急性弥漫性增生性肾小球肾炎肉眼观，双侧肾脏轻到中度肿大，包膜紧张，表面充血，有的病例肾脏表面及切面有散在粟粒大小出血点，故称"蚤咬肾"。

7. 肺出血肾炎综合征：即 Goodpasture 综合征。快速进行性肾小球肾炎 I 型部分患者的抗基底膜抗体与肺泡基底膜发生交叉反应，临床反复出现咯血，并有肾功能改变。

8. 新月体：快速进行性肾小球肾炎的特征性病变是肾小球内有新月体形成。新月体主要由增生的壁层上皮细胞和渗出的单核细胞构成，还可有中性粒细胞和淋巴细胞。以上成分在球囊壁层呈新月状或环状分布。早期新月体以细胞成分为主，为细胞性新月体，以后纤维成分增多，形成纤维-细胞性新月体，最终新月体纤维化，成为纤维性新月体。

9. 膜性肾病：即膜性肾小球肾炎，是引起成人肾病综合征最常见的原因。病变早期光镜下肾小球炎性改变不明显，故又称膜性肾病，后期出现弥漫性的毛细血管壁增厚，并在上皮下出现含有免疫球蛋白的电子致密沉积物。

10. 微小病变性肾炎：也称脂性肾病，是一种除了肾小球上皮细胞足突消失以外没有其他病变的肾炎，这种改变在电镜下才能观察到。所以在光学显微镜下肾脏组织是正常的。此病好发于儿童，主要表现为选择性蛋白尿而导致肾病综合征的表现。它对皮质激素治疗敏感，停药后病情仍可持续缓解。

11. 系膜插入：弥漫性膜性增生性肾小球肾炎时，增生的系膜细胞和基质插入肾小球毛细血管内皮下和基底膜间，使基底膜呈"双轨"状，称为系膜插入。

12. 低补体血症性肾小球肾炎：系弥漫性膜增生性肾小球肾炎，肾小球毛细血管壁不规则增厚和系膜增生，镜下可见整个毛细血管袢呈现以扩大的系膜区为中心的分叶状，又称为分叶状肾炎。临床表现不一，部分患者血清补体降低，故又称为低补体血症性肾小球肾炎。

13. 致密沉积物病：膜性增生性肾小球肾炎Ⅱ型电镜下在基底膜致密层内出现不规则带状的电子密度极高的沉积物，故有致密沉积物病之称。

14. IgA 肾病：由 Berger（1968）最先描述，又称 Berger 病。特征性改变是 IgA 在系膜区沉积。IgA 肾病是引起反复发作的镜下或肉眼血尿的最常见的原因，也是世界范围内最常见的肾炎类型。

15. 继发性颗粒性固缩肾：慢性肾炎的大体改变表现为两侧肾脏对称性缩小，表面呈弥漫性细颗粒状。称为继发性颗粒性固缩肾，以区别于高血压时的原发性颗粒性固缩肾。

16. 终末期肾：慢性肾小球肾炎为各种不同类型肾炎发展的最后阶段，故又称为终末期肾。由于大量肾小球发生玻璃样变和硬化，又有慢性硬化性肾炎之称。本病多见于成年人，常引起慢性肾衰竭，预后差。

17. 肾自截：肾结核后期可见全肾广泛钙化，混有干酪样物质，外包一薄层肾皮质组织，结核杆菌不能随尿液流入膀胱，膀胱的继发病灶反而好转，愈合，症状消失，这种情况称为"肾自截"。这并不意味发生了"自愈"，肾内的病灶仍然潜在，仍有存活的病原菌。

18. 肾盂肾炎：是主要累及肾盂、肾间质和肾小管的化脓性炎症。

19. 慢性肾盂肾炎：慢性肾盂肾炎常继发于慢性膀胱-输尿管反流及下尿路阻塞。肾实质不规则变薄导致肾脏萎缩，表面变形。镜下可见脓肿，在肾小管和肾盂黏膜可见化脓性病变。所有病例的肾小球硬化，被玻璃样变性的胶原纤维所取代，间质大量炎症细胞渗出。在病变晚期整个肾脏纤维化时，炎症反应逐渐消失。形成宽阔 U 形瘢痕。

20. 肾盂积水：由于尿路阻塞使尿液从肾脏排出受阻，造成肾内压力升高，肾盏、肾盂扩张，肾实质受压萎缩，称为肾盂积水。

21. 膀胱的 Hunner 溃疡：也称慢性间质性膀胱炎，是一种进行性的全膀胱壁纤维变性增厚伴水肿，淋巴细胞浸润和表面溃疡。主要发生于妇女，引起极度的排尿困难。

22. 弥漫性肾皮质坏死：是一种常见于孕妇胎盘早期剥离或为败血性休克的并发症。由于全身性低血压或肾小球入球动脉内发生 DIC，使肾皮质严重而广泛缺血，发生弥漫性坏死。

23. 多囊肾：是肾脏的先天性畸形，是由于生肾组织内层所发生的肾单位没有与集合管接通，使尿液潴留在肾单位内，扩张成多数囊泡。

24. Alport 综合征：又称遗传性慢性肾炎。患者除肾炎变化外，还有神经性耳聋和视力缺陷，故又称耳-眼-肾综合征。肾脏病变表现为肾小球基底膜增厚，有皱褶形成，血管腔闭塞，肾间质中有较多泡沫细胞浸润。

25. 腺性膀胱炎：为膀胱的慢性增生性炎。在慢性炎症长期刺激下，膀胱移行上皮的基底细胞灶性增生，形成实心的上皮细胞巢，巢内发生腺上皮化生，形成腺样结构。化生的腺上皮可分泌黏液，黏液的积聚使腺腔扩张成囊，又称囊性膀胱炎。

26. 肾性骨营养不良：长期尿毒症患者血钙减少，可引起甲状旁腺功能亢进，使骨组织普遍脱钙，其形态与骨软化和囊状纤维性骨炎相似。

27. 肾母细胞瘤：又称 Wilms 瘤（Wilms tumor），肿瘤起源于后肾胚基组织，为儿童期肾脏最常见的恶性肿瘤，以常染色体显性方式遗传，伴不完全外显性。部分病人伴有不同的先天畸形。

28. WAGR 综合征：表现为 Wilms 瘤、虹膜缺如、生殖泌尿道畸形和智力迟钝。WAGR 综合征的病人染色体 11p13 的缺失；研究发现 11p13 含有与 Wilms 瘤相关的抑癌基因 WT1（Wilms' tumor associated gene-1）。

29. Denys-Drash 综合征：特点为性腺发育不全（男性假两性畸型）和幼年发生的肾脏病变（如弥漫性肾小球系膜硬化）并导致肾衰竭。该综合征病人发生 Wilms 瘤的比例很高。遗传学异常主要是 WT1 基因的突变。

30. Beckwith-Wiedemann 综合征：特征为器官肥大、巨舌、偏身肥大、脐突出和肾上腺皮质细胞肥大。病人容易发生 Wilms 瘤，常可检测到染色体 11p15.5 的缺失。

二、填空

1. ①外源性抗原，②内源性抗原，③原位免疫复合物形成，④循环免疫复合物沉积

2. ①抗体介导的免疫操作，②循环免疫复合物沉积③抗肾小球基底膜成分的自身抗体④原位免疫复合物的形成

3. ①细胞增多，②基底膜增厚，③坏死和炎性渗出，④硬化和玻璃样变，⑤肾小管和间质的改变

4. ①水肿，②血尿，③氮质血症，④高血压，⑤急性弥漫性增生性肾小球肾炎

5. ①大量蛋白尿，②低蛋白血症，③全身性水肿，④高脂血症和脂质尿，⑤脂性肾病，⑥膜性肾病，⑦膜性增生性肾小球肾炎

6. ①纤维素性心包炎，②纤维素性肺炎，③脑水肿，④脑软化，⑤甲状旁腺功能亢进，⑥普遍脱钙

7. ①全部或大多数（通常为 50% 以上），②部分（50% 以下），③整个肾小球的全部或大部分，④肾小球的部分毛细血管袢（不超过肾小球切面的 50%）

8. ①400ml，②100ml，③2500ml，④肉眼，⑤显微镜下，⑥150mg/d

9. ①肾实质，②增生，③肾间质和肾小管，④化脓性，⑤细菌

10. ①脏层上皮细胞与基底膜之间，②断裂或缺损，③足突消失，④钉状突起→虫蚀状→链状，⑤内皮下致密沉积物，⑥系膜区

11. ①纤维素样坏死，②破裂出血

12. ①肾小球滤过率降低引起水钠潴留，②变态反应引起全身毛细血管通透性增加

13. ①基膜表面形成小丘状沉积物，②基底膜表面形成钉突插入沉积物之间，③齿梳，④沉积物被增生基膜包围，⑤虫蚀状，⑥链条状，⑦免疫球蛋白 IgG，⑧补体 C3

14. ①系膜毛细血管性肾小球肾炎，②循环免疫复合物引起，并有补体激活，③激活补体替代途径 C_3 致肾炎因子引起的肾小球损伤

15. ①出现血尿，②非选择性蛋白尿，③肾上腺皮质激素治疗效果不佳，④硬化的血管球节段内有 IgM 和 C3 沉积。

16. ①系膜细胞，②毛细血管内皮细胞，③壁层上皮细胞，④系膜细胞

17. ①大红肾，②蚤咬肾，③大白肾，④继发性颗粒性固缩肾

18. ①蛋白尿、血尿、管型尿、少尿，②选择性蛋白尿，③非选择性蛋白尿，④脓尿、菌尿、血尿、管型尿、蛋白尿，⑤血尿

19. ①血源性感染，②金黄色葡萄球菌，③上行性感染，④大肠杆菌

20. L 型菌

21. ①肾炎后继发性颗粒性固缩肾，②高血压病固缩肾，③动脉粥样硬化性固缩肾

22. ①无机盐结晶体，②胶体性基质，③草酸盐结石，④磷酸钙结石，⑤磷酸铵镁结石，⑥尿酸盐结石，⑦胱氨酸结石，⑧晶体成分，⑨肾内晶体浓度增高，⑩尿液理化性质的改变

23. ①肾小管，②肾浓缩功能降低，③多尿，④夜尿，⑤少尿，⑥无尿，⑦尿毒症

24. ①肾小管上皮明显脂肪变性及坏死，②上皮内形成嗜酸性颗粒状玻璃样小滴及细胞坏死，③上皮发生明显空泡变性，④近曲小管上皮细胞核内出现铅-蛋白复合物构成的核内包涵体

25. ①缺血性，②中毒性，③断裂、破坏，④保持完整

26. ①肾小动脉痉挛，②肾小球滤液经间质反流入血，③管型阻塞肾小管，④肾间质水肿压迫肾单位

27. ①红细胞生成素，②甲状旁腺样激素，③肾素，④促性腺激素，⑤肾上腺糖皮质激素

28. ①肾上极，②透明细胞型，③广泛转移
29. ①膀胱侧壁，②膀胱三角区靠近输尿管开口处

三、选择题

A 型题（1~73 题）B 型题（74~97 题）C 型题（98~113 题）X 型题（114~123）

1. D	2. C	3. B	4. C	5. B	6. C
7. D	8. A	9. A	10. C	11. E	12. D
13. E	14. C	15. A	16. A	17. B	18. D
19. E	20. A	21. B	22. C	23. C	24. C
25. D	26. A	27. A	28. D	29. E	30. E
31. C	32. D	33. C	34. E	35. C	36. A
37. D	38. B	39. D	40. E	41. D	42. E
43. C	44. E	45. B	46. C	47. C	48. B
49. D	50. C	51. C	52. A	53. D	54. B
55. C	56. E	57. A	58. E	59. A	60. C
61. C	62. E	63. A	64. B	65. A	66. C
67. C	68. D	69. A	70. C	71. C	72. A
73. C	74. B	75. E	76. D	77. B	78. C
79. D	80. C	81. A	82. D	83. B	84. D
85. B	86. E	87. B	88. D	89. B	90. A
91. C	92. A	93. B	94. E	95. C	96. B
97. A	98. B	99. C	100. A	101. C	102. B
103. C	104. A	105. C	106. A	107. A	108. D
109. B	110. C	111. C	112. A	113. D	114. ABC
115. ABDE	116. ABD	117. ABCE	118. ABCDE	119. ABCD	120. ABCDE
121. ABCD	122. ABE	123. BCE			

四、病例分析（1~19 题）

1. B	2. (1) D (2) A	3. C	4. B	5. B
6. C	7. (1) A (2) B	8. A	9. A	10. D
11. (1) C (2) E	12. B	13. C	14. D	15. E
16. D	17. E	18. B	19. B	

五、问答题

1. 肾小球肾炎可以是弥漫性的，影响所有的肾小球，也是局灶性的，只影响一部分肾小球。局灶性损伤通常呈节段性，如一部分肾小球毛细血管丛损伤比其他部分更严重。弥漫性损伤通常累及整个肾小球。镜下肾小球的变化，归纳起来包括增生（细胞数量增加）和细胞外物质增加（如毛细血管基底膜和/或系膜基质），具体分类：

（1）弥漫性膜性肾小球肾炎；细胞数正常，基底膜均匀增厚。

（2）弥漫性系膜增生性肾小球肾炎；毛细血管正常但系膜基质和系膜细胞数量增加。

（3）弥漫性毛细血管内增生性肾小球肾炎；内皮细胞和系膜细胞数量增加，使肾小球肿胀，毛细血管腔闭塞，可见中性粒细胞浸润。

（4）弥漫性系膜毛细血管性肾小球肾炎；系膜细胞增生，系膜基质增加，毛细血管袢管壁增厚，管腔闭塞。

（5）局灶节段性增生性肾小球肾炎；部分毛细血管丛细胞数增加，基质增多，有时伴有坏死，背景出现弥漫性系膜细胞增生。

（6）弥漫性毛细血管外增生性肾小球肾炎；壁层上皮增生形成"新月体"。

2. 弥漫性毛细血管内和弥漫性系膜增生性肾小球肾炎通常会消退，后者除非进展否则并不严重。1/4膜性肾病会自发性缓解，剩余的病例经过5～10年从肾病综合征发展到慢性肾衰竭。系膜毛细血管性肾炎很少缓解，很快发展到慢性肾衰。新月体的广泛形成说明了肾功能在几个月内很快丧失，其表现重叠了弥漫性毛细血管内、局灶节段性、系膜毛细血管性肾小球肾炎。

3. 许多肾小球肾炎病因不明，因此是特发性的，能引起肾小球肾炎的全身性疾病是系统性红斑狼疮、亚急性感染性心内膜炎和血小板减少性紫癜。它们引起一系列的病变，轻者是弥漫性系膜增生性肾炎，稍严重的是局灶节段性肾炎，最严重的是弥漫性毛细血管外（新月体）肾炎。结节性多动脉炎和 Wegener 肉芽肿病也可以引起肾炎，但是血管炎性，而不是过敏性。膜性和系膜毛细血管性肾小球肾炎主要是特发性的，尽管前者可能与恶性肿瘤、肉样瘤病、乙型肝炎表面抗原、类风湿关节炎的抗生素治疗有关。系膜毛细血管性肾小球肾炎常继发于系统性红斑狼疮、血小板减少性紫癜、亚急性感染性心内膜炎、感染性房室分流。类似于弥漫性毛细血管内增生性肾炎，它也可以发生于链球菌感染后。弥漫性系膜增生性肾炎很少是特发的，除了全身性疾病外，还可见于 IgA 肾病，一种以复发性血尿为主要表现的自限性的疾病。SLE 可引起各种类型肾病。

4. 通过免疫荧光和电子显微镜，它们位于光学显微镜所观察到的病变处。①在膜性肾小球肾炎，复合物线状排列于肾小球毛细血管基底膜外。②在弥漫性系膜增生性肾小球肾炎，复合物沉积在系膜区。③在系膜毛细血管性肾小球肾炎，复合物沉积在系膜和毛细血管内侧。在许多病例中复合物的成分是特异的，IgG 和 G3 存在于膜性肾小球肾炎，C3 存在于系膜毛细血管性肾小球肾炎，IgA 存在于 IgA 肾病，但是在 SLE 中无论形态学上如何，其免疫复合物是混合的。

5.（1）细胞增多：肾小球细胞数量增多，系膜细胞和内皮细胞增生，并可有中性粒细胞、单核细胞及淋巴细胞浸润。壁层上皮细胞增生可导致肾球囊内新月体形成。

（2）基膜增厚：光镜下，PAS 和 PASM 等染色可显示基膜增厚。电镜观察表明基膜改变可以是基膜本身的增厚，也可为内皮下、上皮下或基膜内免疫复合物沉积。

（3）炎性渗出和坏死发生急性肾炎的肾小球内可有中性粒细胞等炎细胞和纤维素渗出，毛细血管壁可发生纤维素样坏死，可伴有血栓形成。

（4）玻璃样变和硬化：肾小球玻璃样变指光镜下 HE 染色显示均质的嗜酸性物质沉积。电镜下见细胞外出现无定形物质，其成分为沉积的血浆蛋白、增厚的基膜和增多的系膜基质。严重时毛细血管管腔狭窄和闭塞，肾小球固有细胞减少甚至消失，胶原纤维增加。最终导致节段性或整个肾小球的硬化。肾小球玻璃样变和硬化为各种肾小球病变发展的最终结果。

（5）肾小管和间质的改变：由于肾小球血流和滤过性状的改变，肾小管上皮细胞常发生变性，管腔内可出现由蛋白质、细胞或细胞碎片浓聚形成的管型。肾间质可发生充血、水肿和炎细胞浸润。肾小球发生玻璃样变和硬化时，相应肾小管萎缩或消失，间质发生纤维化。

6. 典型急性弥漫性毛细血管内增生性肾小球肾炎表现为肾炎综合征。

（1）蛋白尿、血尿和管型尿　肾小球毛细血管壁损伤，通透性增加所致。蛋白尿一般不太严重，血尿严重程度与毛细血管损伤程度有关。

（2）少尿及氮质血症：肾小球毛细血管丛的细胞增生、肿胀及白细胞浸润，使毛细血管腔狭窄，血流减少，滤过率下降，但肾小管再吸收功能正常，因此，出现少尿，严重者可无尿、代谢产物堆积出现氮质血症。

（3）水肿：轻者晨起眼睑水肿，重者可波及全身；引起水肿的原因除了少尿或无尿所致的水、钠潴留外，变态反应引起全身毛细血管通透性增加也是重要因素。

（4）高血压：主要由于水、钠潴留导致血容量增加所致，与水肿的程度平行一致。

7. 通常出现在弥漫性毛细血管外增生性肾炎。免疫荧光显示 IgG 沿着毛细血管基底膜呈线性沉积，因为这种综合征是抗基底膜抗体引起的Ⅱ型超敏反应。在其他的肾小球肾炎免疫荧光呈颗粒状。

8.（1）尿液的改变：多尿、夜尿、等渗或低渗尿的发生，主要因大量肾单位被破坏，血液只能通过部分代偿的肾单位，致使滤过速度增快，而肾小管再吸收能力有限，水分不能被大量吸收所致。

（2）高血压：大量肾单位纤维化使肾组织严重缺血，肾素分泌增加所致。

（3）贫血：促红细胞生成素分泌不足及大量代谢产物在血液内积聚可抑制骨髓造血功能或促进溶血。

（4）氮质血症和尿毒症：与肾组织大量肾单位破坏、肾小球滤过面积减少，代谢产物在体内积聚有关。晚期，肾功能严重障碍，代谢产物在体内过度滞留引起自身中毒，出现一系列临床表现和血液生化异常，即为尿毒症。

9. 急性肾盂肾炎是以肾间质和肾小管为主的急性化脓性炎症。

（1）急性化脓性炎症可引起全身症状，常有发热、寒战、血白细胞增多。

（2）炎症引起肾脏体积增大，包膜紧张和肾脏包膜炎可引起腰部酸痛，体检时可有肾区叩击痛。

（3）肾盂、肾盏黏膜充血、水肿，表面积脓，肾盂内常积有脓液，肾髓质内有化脓灶，延伸至皮质，这些肾脏的化脓性病变可引起脓尿、菌尿、管型尿、蛋白尿。炎症严重时，肾组织和肾盂有点状出血，此时可出现血尿。

（4）膀胱或尿道的急性炎症常引起尿频、尿急和尿痛等刺激症状。由于病灶呈不规则灶性分布，故肾功能一般不受损害，极少引起氮质血症和高血压。

10. 肾脏体积增大、水肿。在肾髓质可见放射状的黄色脓液形成的条纹，在肾皮质可形成小的黄色脓肿。肾盂黏膜增厚、充血、表面有渗出。镜下肾盂黏膜下层可见化脓性炎症，肾小管和组织间隙也可见脓细胞。

11.（1）肾盂肾炎较早累及肾小管，慢性肾盂肾炎中肾小管受累最为严重，可发生萎缩、坏死、消失，并被纤维组织代替。部分肾小管代偿性肥大和扩大。肾小管功能障碍出现得较早，也较为严重，肾小管的浓缩功能降低，而肾小球的滤过功能相对正常，病人可出现多尿、夜尿。

（2）肾单位的破坏和间质血管硬化，管腔狭窄可引起肾组织缺血，通过球旁细胞分泌肾素而引起继发性高血压。

12. 肾脏肿大，切面因组织间隙水肿和肾小管肿胀而凸起，皮质因缺血苍白。光镜下可见肾小球无明显改变，肾小管呈现不同程度的损害，主要是肾小管上皮细胞变性、脱落、管腔内充满坏死细胞、管型和渗出物。肾毒性物质引起者，病变主要分布在近曲小管，小管基膜完整；肾缺血所致者，病变主要分布在髓袢升段和远端小管，受损严重部位，小管基膜可发生断裂、溃破、管腔内容物进入间质，引起间质水肿、充血、炎细胞浸润。

13.（1）肾包膜下可见因充血和出血引起的点状分布的暗红色区域。

（2）肾脏肾段动脉和弓形动脉的动脉粥样硬化。

（3）小叶间动脉内膜增厚，可见结缔组织（特别是弹力纤维）和平滑肌细胞增生呈同心圆样多层排列。

（4）小叶间动脉末梢部分和入球小动脉的血管壁纤维素样坏死，管腔可完全阻塞，肾小球亦发生类似的节段性坏死。

（5）肾小球囊内出现血性渗出物。

（6）一些肾单位萎缩，肾小球玻璃样变；另一些肥大伴有肾小管肿胀，管腔内可见透明管型。

14.（1）因糖尿病的并发症，如：高血压、动脉粥样硬化、肾盂肾炎等引起的肾脏继发性的病变。

（2）糖尿病性肾小球硬化症，具有特异性，尤其多见于儿童，死亡率很高。表现为肾小球毛细血管袢之间系膜区嗜酸性红染的玻璃样物质沉积，呈结节状或弥漫分布，如为后者，其病变与其他弥漫性肾小球肾炎相似。

15.（1）性别：女性好发肾盂肾炎。因为尿道较短和性交引起的尿道损伤使女性容易发生下尿路的感染。与性生活频繁的女性相比，修女下尿路感染的发生率很低。怀孕期间，因激素引起输尿管平滑肌松弛，增大的子宫压迫引起尿液潴留，可发生上尿路的急性细菌感染。

（2）尿路的阻塞：潴留的尿液是细菌良好的培养基；膀胱颈部的阻塞可通过膀胱输尿管反流引起感染；逆向的压力可削弱肾脏对感染的自然抵抗力；慢性尿路阻塞引起的肾衰竭使人体对感染抵抗力全面下降。

16.（1）持续的肾内感染：如肾结石，肾盂积脓，肾结核。

（2）残余尿，见于膀胱颈部阻塞，膀胱憩室，或神经源性的膀胱功能紊乱，如多发性硬化症。

（3）肿瘤坏死。

（4）膀胱结石。

（5）在女性，性交是重要致病原因。

（6）尿液 pH 值的改变，pH 值低于 5.5 或高于 7.5 有利于大肠杆菌生长。

（7）尿液溶质浓度，低渗的尿液有利于细菌生长。

（8）尿中存在葡萄糖。

17.（1）无论是发生在肾盂-输尿管结合部或是输尿管远端的阻塞嵌顿均可引起肾盂积水，肾内压力增高，增高的压力压迫肾实质引起萎缩。

（2）感染：常由大肠杆菌，也可由其他肠道细菌引起。

（3）肾盂被覆的尿路移行上皮鳞化，少数病例可导致该部位的鳞癌。

18.（1）肾实质肿瘤。

1）良性：常见，但没有重要的临床意义。它们包括腺瘤，黄色的境界清楚的圆形肿瘤，球旁细胞肿瘤来源于球旁细胞，是一种少见但重要的肿瘤，因为它们分泌肾素，因此是引起高血压的罕见原因。

2）恶性：占所有恶性肿瘤的1%。①肾母细胞瘤，常在 7 岁以前发生。②肾腺癌。

（2）肾盂肿瘤：来源于泌尿道移行上皮的肿瘤，多为恶性。

（3）结缔组织肿瘤，包括：平滑肌瘤、纤维瘤、脂肪瘤，这些肿瘤是良性的，但少见。

19. 肾腺癌起源于肾皮质，体积小的肿瘤通常突出于肾脏的上、下极，切面呈黄色。陈旧性的出血区呈棕色，坏死区呈灰白色。肿瘤可通过直接蔓延侵犯肾静脉腔。镜下：瘤细胞呈小梁状排列或呈腺管、乳头状。大部分这种肿瘤由特征性的透明细胞和颗粒细胞组成，透明细胞含有脂肪和糖原，在切片制作的过程中被溶解。

20. 肾母细胞瘤大约占儿童肿瘤的 1/3。大部分在 3 岁时发病，很少见到大于 7 岁的患者。肾母细胞瘤切面呈白色或灰白色，由于出血或胶样变性可出现囊腔。镜下肿瘤实质含三种细胞成分：分别为间叶细胞、上皮样细胞和幼稚的胚基细胞，间叶细胞多为纤维性、黏液性，也可出现横纹肌、骨、软骨、脂肪等分化。肿瘤间质可含任何结缔组织成分。

21. 尿路上皮癌可以呈外生性乳头状生长，或呈实性使膀胱壁增厚，并在膀胱黏膜形成溃疡。镜下表现有赖于分化程度的高低。低度恶性的高分化肿瘤由大小形态一致、排列整齐的细胞组成，形成乳头状的突起；随着分化程度下降，细胞侵犯膀胱壁，形态大小不一，核深染、核分裂多见。

第十二章 生殖系统和乳腺疾病

一、名词解释

1. 子宫颈腺囊肿：即纳博特囊肿。增生的鳞状上皮覆盖和阻塞子宫颈管腺体的开口，使黏液潴留，腺体逐渐扩大呈囊，形成子宫颈囊肿。

2. 宫颈上皮内瘤变：宫颈外口鳞柱状上皮交界处在受到某些因素作用时易发生不典型增生，甚至癌变。近年来将子宫颈上皮非典型增生到原位癌这一系列癌前病变的连续过程统称为子宫颈上皮内瘤变。根据非典型增生的范围和程度可分为Ⅰ、Ⅱ、Ⅲ级，Ⅰ、Ⅱ级分别相当于轻、中度非典型增生，Ⅲ级相当于重度非典型增生和原位癌。

3. 子宫颈原位癌：异型增生的细胞累及子宫颈黏膜上皮全层，但病变局限于上皮层内，未突破基膜。

4. 原位癌累及腺体：原位癌细胞可由表面沿基膜通过子宫颈腺口蔓延至子宫颈腺体内，取代部分或全部腺上皮，但仍未突破腺体的基膜，称为原位癌累及腺体，仍然属于原位癌的范畴。

5. 宫颈早期浸润癌：子宫颈上皮内少数肿瘤细胞突破了基底膜向固有膜浸润，浸润深度不超过基底膜下 5mm，在间质中形成一些不规则的癌细胞条索或小团块，没有血管浸润也无淋巴结转移，称为宫颈早期浸润癌，又称微灶浸润型鳞状细胞癌（microinvasive carcinoma）。

6. 子宫内膜异位症：子宫外组织和器官内出现正常的子宫内膜腺体和间质称为子宫内膜异位。一般称子宫肌层内子宫内膜异位为子宫腺肌病，子宫外子宫内膜异位为子宫内膜异位症。

7. 子宫内膜增生症：是由于内源性或外源性雌激素增高引起的子宫内膜腺体或间质增生，临床主要表现为功能性子宫出血。

8. 子宫腺肌病：是指子宫内膜腺体及间质异位于子宫肌层中（距子宫内膜基底层 2mm 以上）。

9. 合体滋养层细胞：位于正常绒毛的外层，细胞体积大而不规则，胞质嗜酸呈深红色，多核，核深染。正常绒毛在妊娠 3 个月后，滋养层细胞仅剩合体滋养层细胞。

10. 细胞滋养层细胞：即朗格汉斯细胞，位于正常绒毛内层，呈立方或多边形，胞质淡染，核圆居中，染色质较稀疏。

11. 绒癌源自妊娠绒毛滋养层上皮的高度侵袭性恶性肿瘤，少数发生于性腺组织或其他组织的多潜能细胞。

12. 葡萄胎：胎盘组织的肿块，其绒毛高度水肿形成水泡状外观。这是由滋养层细胞增生形成的，受精时由于卵子死亡，带有 X 染色体的精子细胞复制成二倍体，细胞分裂直到产生胎块。事实证明，胎块细胞含有两条 X 染色体，且都来源于父亲。尽管认为这是一种良性肿瘤，但有 5% 可发展为高度恶性的绒毛膜癌。

13. 侵蚀性葡萄胎：水肿绒毛和滋养细胞有较强的侵袭行为，其特征为子宫腔内见多少不等的水泡状物也可脱落消失，水泡状组织侵入子宫肌壁或深肌层，引起组织破坏，有时在子宫表面可出现紫蓝色结节，并可转移至邻近或远处器官。

14. 滋养层细胞疾病：包括葡萄胎、侵蚀型葡萄胎、绒毛膜癌和胎盘部位滋养细胞肿瘤，其共同特征为滋养层细胞异常增生。患者血清和尿液中人类绒毛膜促性腺激素（human chorionic gonadotropin, HCG）含量高于正常妊娠。

15. 胎盘部位滋养细胞肿瘤：源自胎盘绒毛外中间滋养叶细胞。核型多为双倍体，46XX，常在妊娠几个月时发病。

16. 施-李综合征：即 Stein-Leventhal 综合征，也称多囊卵巢综合征，首先由 Stein 及 Leventhal 于1935年提出并描述。为月经调节机制失常而发生的一系列症状，包括：多毛、肥胖、月经稀少、闭经，伴双侧卵巢多囊性增大。男性化。

17. 卵巢甲状腺肿：以甲状腺组织为主的单胚层畸胎瘤，发生在卵巢。

18. Krukenberg 瘤：是来自胃肠道的卵巢转移癌，最具特征性的是常来自胃肠道的黏液细胞癌，常表现为双侧或单侧卵巢弥漫性增大，镜检可见不同分化的印戒细胞弥漫浸润。

19. 疣状癌：为发生在男性或女性的外阴黏膜的高分化鳞癌，低度恶性。肿瘤由外向内呈乳头状生长，仅在局部呈舌状向下推进性浸润，极少发生转移。大体观和镜下观均和尖锐湿疣相似。

20. 乳腺纤维囊性变：是一组非肿瘤性病变，以末梢导管和腺泡扩张、间质纤维组织和上皮不同程度的增生为特点，是最常见的乳腺疾患，多发于 25~45 岁的女性，绝经前达发病高峰，绝经后一般不再进展，极少在青春期前发病。

21. 蓝顶囊肿：是非增生型乳腺纤维囊性变。肉眼常为双侧，多灶小结节性分布，边界不清，囊肿大小不一，多少不等，相互聚集的小囊肿和增生的间质纤维组织相间交错，可产生斑驳不一的外观。大的囊肿因含有半透明的浑浊的液体，外表面呈蓝色，故称作蓝顶囊肿。

22. 大汗腺化生：乳腺导管上皮细胞体积较大，胞质嗜酸性，细胞质的顶部可见典型的顶浆分泌小突起，形态和大汗腺的上皮相似。

23. 粉刺癌：属于导管内癌，主要在乳腺导管内生长，不侵犯导管基底膜。切面管腔内有牙膏状、灰白色坏死物，犹如脸部粉刺，又称粉刺癌。常发生于较大导管。

24. 小叶原位癌：发生于乳腺小叶内终末导管及腺泡，癌细胞局限于管泡内，未穿破基底膜，小叶结构仍保存。镜下，小叶内癌细胞增生形成了实性巢，癌细胞大小形状较为一致，核圆形或卵圆形，核分裂象少。常为多中心发生，双侧性多见，体积很小，不产生局部症状，难以发现。

25. 三阴乳腺癌是指 ER PR 和 HER$_2$ 均为阴性的乳腺癌因缺乏内分泌干预和针对 HER$_2$ 的靶点，使该肿瘤恶性程度高预后差。

26. 炎性乳腺癌：是临床上用来描述一种生长快、扩散快的乳腺癌，常在妊娠或哺乳期发生。肿瘤表面的皮肤呈红色且水肿，因此命名。其在所有乳腺中不到2%。

27. 乳头 Paget 病：在临床上是慢性乳头湿疹可累及乳晕及周围皮肤。组织学上除了非特异性慢性炎症细胞浸润真皮层，在增厚的真皮层中可见典型的 Paget 细胞。这是一种体积大、淡染、有明显核仁的细胞，单个或聚集成群。皮肤可形成溃疡。真皮层病灶下方是乳腺导管癌，为原位癌或浸润癌，这种癌很小，需要组织学检查才能发现，Paget 细胞起源于此。

28. 尖锐湿疣：与人乳头状瘤病毒（HPV）6型及11型感染有关，常累及阴唇和会阴，呈多发性疣状斑状或结节菜花状突起。镜下见鳞形上皮呈乳头状瘤样增生，细长尖乳头，表面鳞状上皮角化不全，棘层细胞增生。上皮内出现大空泡细胞或称"挖空细胞"（koilocytotic cell），核大而且大小不一，深染，核周空晕，在空晕内可见胞质细丝，电镜下可见核内病毒颗粒。

二、填空题

1. ①宫颈肥大，②宫颈糜烂，③纳博特囊肿，④宫颈息肉，⑤宫颈管炎

2. ①6 型，②11，③外阴，④阴道，⑤宫颈，⑥尿道，⑦肛周皮肤

3. ①种植及植入学说，②体腔上皮化生学说，③卵巢

4. ①单纯型，②囊腺型，③腺瘤样型，④不典型增生

5. ①月经过多，②不规则子宫出血，③经期延长，④绝经后流血，⑤更年期，⑥青春期妇女，⑦卵巢雌激素分泌过多，⑧孕酮缺乏

6. 前者没有内膜间质浸润

7. ①减少或消失，②阴性

8. ①宫颈鳞-柱状上皮交界处，②不典型增生，③上皮内瘤变（原位癌），④早期浸润癌，⑤浸润癌

9. ①绒毛，②部分绒毛，③正常绒毛，④胎儿或其附属器官。

10. ①绒毛间质高度水肿增大，②绒毛间质血管消失或稀少，③滋养层细胞增生

11. ①绒毛肿大、滋养细胞增生较葡萄胎明显，②绒毛侵袭能力强，侵入子宫肌壁深层，③侵袭破坏静脉壁引起出血性结节或大出血，④可转移至邻近或远处器官

12. ①癌组织由 2 种细胞构成（细胞滋养细胞和合体滋养细胞），②侵入肌层和血管，出血坏死明显，③无绒毛结构，④无血管与间质

13. ①绒毛滋养层上皮，②原始生殖腺，③葡萄胎，④自然流产，⑤正常妊娠，⑥阴道持续不规则流血，⑦HCG 浓度显著增高，⑧有远处转移

14. ①主要由中间型滋养细胞构成，细胞滋养层细胞和合体滋养层细胞成分均较少，②HCG 水平较低，③HPL 较高

15. ①表面上皮-间质肿瘤，②性索-间质细胞瘤，③生殖细胞肿瘤，④表面上皮-间质肿瘤

16. ①畸胎瘤，②单胚叶来源的肿瘤，③无性细胞瘤，④卵黄囊瘤（内胚窦瘤），⑤混合性生殖细胞瘤

17. ①粒层细胞，②卵泡膜细胞，③支持细胞，④间质细胞

18. ①睾丸原始生殖细胞，②低度恶性，③瘤细胞形态结构单一，④间质内有淋巴细胞浸润，⑤放射

19. ①纤维肌腺瘤样型，②纤维肌型，③纤维腺瘤样型，④纤维型

20. ①前列腺中叶及部分侧叶，②腺上皮增生，③腺腔内淀粉样小体，④间质增生、淋巴细胞浸润，⑤尿道阻塞的程度

21. ①雄激素，②纤维，③平滑肌，④腺体，⑤中央区，⑥移行区

22. ①黄体酮，②雌激素，③小叶增生型，④纤维腺病型，⑤小叶纤维化型

23. ①囊肿形成，②间质纤维增生，③末梢导管，④腺泡上皮，⑤轻度增生，⑥旺炽性增生，⑦非典型性增生，⑧原位癌

24. ①外上象限，②乳腺导管上皮

25. ①导管内癌，②小叶原位癌，③髓样癌，④黏液癌，⑤硬癌（浸润性导管癌）

26. ①雌激素水平增高，②乳腺中导管上皮增生

三、选择题

A 型题（1~70）B 型题（71~95）C 型题（96~109）X 型题（110~117）

1. C	2. D	3. D	4. C	5. E	6. B

7. E	8. C	9. E	10. A	11. E	12. A
13. C	14. C	15. B	16. B	17. E	18. D
19. E	20. C	21. D	22. D	23. C	24. C
25. D	26. C	27. C	28. C	29. C	30. D
31. E	32. C	33. C	34. C	35. C	36. B
37. D	38. A	39. D	40. B	41. A	42. D
43. D	44. C	45. E	46. D	47. A	48. C
49. D	50. B	51. D	52. D	53. C	54. C
55. A	56. C	57. D	58. D	59. B	60. B
61. D	62. E	63. C	64. B	65. E	66. C
67. E	68. C	69. C	70. A	71. A	72. D
73. D	74. B	75. C	76. A	77. B	78. E
79. B	80. A	81. D	82. C	83. B	84. D
85. E	86. E	87. A	88. C	89. C	90. D
91. E	92. B	93. A	94. E	95. C	96. A
97. B	98. B	99. D	100. B	101. C	102. D
103. A	104. A	105. B	106. A	107. D	108. A
109. C	110. AB	111. CD	112. ACDE	113. BC	114. ACD
115. ABCDE	116. ABCD	117. ABCE			

四、病例分析（1~24题）

1. C	2. C	3. D	4. D	5. D	6. E
7. D	8. C	9. C	10. D	11. D	12. A
13. D	14. D	15. E	16. B	17. B	18. B
19. B	20. A	21. B	22. C	23. B	24. E

四、问答题

1. 腺肌病比较局限，子宫呈不对称增大，肉眼与平滑肌瘤相似，常称为腺肌瘤，周围无假包膜，境界不清，难以从肌层剥出，切面上肌层增厚，肌束间存在散在分布的小腔和小裂隙，镜下为肌层中出现内膜的腺体和间质呈小岛状分布，周边常有淋巴细胞浸润和平滑肌纤维增生肥大。平滑肌瘤外表有假包膜，手术时易剥除；镜下显示以平滑肌束为主，排列方向不同，肌束间可存在不等量的纤维组织，后者成分过多时，称为纤维肌瘤，子宫平滑肌瘤根据生长的部位可分为肌壁间、黏膜下和浆膜下3类。

2. （1）单纯性增生（轻度增生或囊性增生）：腺体数量增加，某些腺体扩张成小囊。衬覆腺体的上皮一般为单层或假复层，细胞呈柱状，无异型性，细胞形态和排列与增生期子宫内膜相似1%的单纯性子宫内膜增生可进展为子宫内膜腺癌。

（2）复杂性增生（腺瘤型增生）：腺体明显增生拥挤，结构复杂且不规则，内膜间质明显减少，无细胞异型性。约3%可发展为腺癌。

（3）非典型增生：腺体显著拥挤，出现背靠背现象。由于腺上皮细胞增生，可向腺腔内呈乳头状或向间质内出芽样生长。在复杂性增生的基础上伴有上皮细胞异型性，细胞极性紊乱，体积增大，核质比例增加，核染色质浓聚，核仁醒目，可见多少不等的核分裂象。重度不典型增生有时和子宫内膜癌较难鉴别，若有间质浸润则归属为癌，往往需经子宫切除后全面检查才能确诊。1/3的患者在五年内可发展为腺癌。

3.（1）复层的鳞状上皮细胞不能分化成扁平、角化、含糖原的成熟细胞。

（2）基底细胞增生成多层。

（3）正常时扁平排列在上皮细胞失去极性。

（4）细胞增大且大小不一。

（5）核深染，核分裂多见。

4. 上皮不典型增生→原位癌→浸润癌是逐渐连续发展的过程，在上皮不典型增生（atypical hyperplasia, dysplasia）阶段（属于癌前病变），由于重度不典型增生与原位癌无明显界限，所以可把不同程度的不典型增生和原位癌统称为宫颈上皮内新生物（CIN）。这一组病变是处于正常宫颈上皮与浸润癌之间的变化阶段，分为CINI-Ⅲ级。CINⅢ级相当于原位癌，有人估计CIN发展为原位癌的百分率，CINⅠ级为6.2%，CINⅡ级12.9%，CINⅢ级29.1%。此外不典型增生常与原位癌、浸润癌并存。

（1）原位癌（carcinoma in situ）癌位于上皮全层，基底膜保持完整，或累及腺体，腺体基底膜完整，无浸润。部分原位癌可长期不发生浸润或自行消退。

（2）早期浸润癌或微浸润癌（microinvasive carcinoma）上皮内癌突破基底膜向固有膜中浸润深度不超过5mm，主要在镜下诊断，又称为亚临床癌，早期浸润癌可以来源于原位癌的进一步发展，或由其他上皮异常甚至完全正常的鳞状上皮增生直接发展而成。

（3）浸润癌（invasive carcinoma）癌浸润深度在基底膜下5mm以上，伴有临床症状者，根据癌细胞分化程度分为高、中、低。浸润癌主要通过直接蔓延和淋巴道转移扩散，血道转移发生较晚。宫颈癌死亡原因主要是因癌组织坏死引起的大出血，继发感染所致的败血症或双侧输尿管被癌浸润阻塞引起的尿毒症。

5. 几乎所有的子宫颈恶性肿瘤都是癌。90%是鳞癌，其余是腺癌。鳞癌与过早性行为和性生活紊乱、早孕、多产有关。疱疹病毒、包皮垢、精子的DNA被怀疑是致癌物。在犹太人女性中这种病不常见，很可能是因为她们男性性伴侣行了包皮环切术而不是因为基因的关系。腺癌多发生于未产妇，与上述因素无关。腺癌易发生于年轻女孩，特别是当她们的母亲怀孕时接受了雌激素治疗的。未发现其他病因。

6. 宫颈鳞状上皮和柱状上皮交界处是发病的高危部位，可疑之处可用碘液染色进行鉴别。正常子宫颈鳞状上皮富含糖原，故对碘着色，如患处对碘不着色，提示有病变。此外，醋酸可使子宫颈有CIN改变的区域呈白色斑片状。如要确诊，需进一步进行脱落细胞学或组织病理学检查原位杂交，免疫组化等方法。

7. 通过脱落细胞学检查、活检或同时使用两种方法可以检测出宫颈癌的早期征兆，即鳞状上皮不典型增生。在一些病例中可发展至原位癌，最后成为浸润癌，这个过程需要大约15年，不典型增生可自发性逆转，但所有的不典型增生都具有潜在恶变倾向，现在被归为宫颈上皮内瘤变（CIN），并被分为1到3级。最高级也就是严重的不典型增生，有时就是原位癌。要判断哪些CIN病例会成为恶性还不可能。宫颈炎伴有不典型增生是个复合的诱因。

8. 肥胖使脂肪细胞里的雄多烯二酮芳香化转化为雌二醇。体重增加23千克，发生子宫内膜样腺癌的风险增加10倍。正常情况下，肝细胞可将雌二醇转化为雌三醇，从而降低发生癌的风险，吸烟可影响肝脏的转化能力。分子生物学可查见微卫星灶不稳定和位于第10号染色体上PTEN基因突变。

9.（1）多数发生绝经后期。

（2）与长期雌激素持续作用有关。

（3）在未生育妇女中更易发生。

（4）部分病例与子宫内膜增生过长有关。

（5）病变范围可以是局限型、弥漫型或息肉型，晚期均可侵犯子宫肌壁全层。可直接蔓延到盆腔脏器，进一步发生盆腔以外的淋巴结和远处脏器的转移，但转移发生晚。

（6）组织学类型上子宫内膜癌为腺癌，有时可见鳞状上皮化生。若后者存在，则称为腺棘皮癌（adenoacanthoma）。真正的腺鳞癌（adeno-squamous carcinoma）应见到鳞癌成分，此型预后较差。

（7）早期发现预后相对较好，5 年生存率可达 66%，雌激素受体、孕激素受体含量高者，预后好，生存期长。

10. Ⅰ期，癌组织局限于子宫体；Ⅱ期，癌组织累及子宫体和子宫颈；Ⅲ期癌组织向子宫外扩散，尚未侵入盆腔外组织；Ⅳ期，癌组织已超出盆腔范围，累及膀胱和直肠黏膜。Ⅰ期患者手术后的五年生存率接近 90%，Ⅱ期降至 30%~50%，晚期患者则低于 20%。

11. 滋养层细胞疾病包括葡萄胎、侵蚀性葡萄胎、绒毛膜癌和胎盘部位滋养细胞肿瘤，其共同特征为滋养层细胞异常增生。患者血清和尿液中人类绒毛促性腺激素（human chorionic gonadotropin，HCG）含量高于正常妊娠，可作为临床诊断、随访观察和评价疗效的辅助指标。

12.（1）葡萄胎：来源于局限于子宫内膜的绒毛。这种肿瘤常为良性但有向绒毛膜癌转变的可能。

（2）侵蚀性葡萄胎。5% 的葡萄胎的绒毛可以侵袭甚至穿透子宫肌层。所形成的栓子可转移到远处器官。发展成绒毛膜癌的可能性并不比葡萄胎大。

（3）绒毛膜癌。1/2 的绒毛膜癌继发于葡萄胎，1/4 发生于流产后，1/4 发生于正常妊娠后的妊娠产物残留，这是一种高度恶性的肿瘤，过去死亡率很高，现在应用细胞毒性药物治疗后 80% 病例可以治愈。

（4）胎盘部位滋养细胞肿瘤（PSTT）。

13.（1）3 种滋养叶细胞肿瘤的共同点：①大部分与妊娠有关，都是起源于滋养层细胞肿瘤；②大多有子宫增大、阴道不规则出血的症状；③尿 TT 都是强阳性，血清和尿中 HCG 明显增高，可伴发黄素囊肿；④原发病灶去除后，继发病灶可自行消退，或发生的转移灶中改变原来组织结构。

（2）不同点葡萄胎在子宫腔内见有大小葡萄状水泡，镜下绒毛间质水肿，血管消失，滋养叶细胞增生，生物学行为属于良性，彻底清宫后预后好，属于潜在恶性的病理性妊娠，少数病例可以恶化。侵蚀性葡萄胎主要的特点是滋养叶细胞增生与异型程度较葡萄胎明显，侵蚀子宫肌层伴出血，在阴道出血性结节中可见到绒毛，并可以发生转移。生物学行为属恶性，经化疗后预后好。绒毛膜癌缺乏间质，无血管，癌细胞吸附在子宫肌层的血管壁或血窦上生长，易形成出血与坏死，两种滋养叶细胞高度增生、间变，无绒毛结构，侵袭性强，血管中可见有癌栓，早期血道转移到肺、脑，阴道出血性结节内无绒毛，双侧卵巢上可形成黄素囊肿，预后较上两者差。

14. 卵巢可发生多种肿瘤，每种的良恶性各不相同，故一般按其组织起源分类：

（1）卵巢上皮肿瘤均有良性、恶性与交界性。①浆液性囊腺性肿瘤；②黏液性囊腺性肿瘤；③宫内膜样肿瘤；④透明细胞肿瘤；⑤卵巢纤维上皮瘤（Brenner tumours），几乎均为良性；⑥未分化癌。

（2）性索间质来源的肿瘤：①颗粒细胞瘤，低度恶性，可分泌雌激素；②卵泡膜细胞瘤，良性，可分泌雌激素；③支持-间质细胞瘤，又称睾丸母细胞瘤，多为良性，具有男性化作用；少数呈女性化，雌激素由瘤细胞直接分泌，或由雄激素转化而来；④其他性索间质的肿瘤，两性母细胞瘤；⑤未分类性索间质肿瘤。

（3）生殖细胞肿瘤：①无性细胞瘤，与精原细胞瘤在组织形态上，恶性程度和对放疗的敏感上均很相似；②内胚窦瘤（又称卵黄囊瘤）；③卵巢原发性绒癌；④畸胎瘤，有恶性和成熟（良性）之分，后者过去称为皮样囊肿；⑤胚胎癌；⑥多胚瘤。

（4）混合有生殖细胞、性索间质成分的肿瘤：①性腺母细胞瘤，②混合性生殖细胞性索间质瘤。

（5）杂类肿瘤如：纤维瘤类，脂肪瘤，平滑肌瘤和恶性淋巴瘤。

（6）转移性肿瘤常来自乳房、子宫和胃肠道。

15. ①疏网状结构，是最常见的形态，相互交通的间隙形成微囊和乳头，内衬立方或扁平上皮，背景呈黏液状；②S-D（Schiller Duval）小体，由含有肾小球样结构的微囊构成，中央有一纤维血管轴心。免疫组织化学显示瘤胚细胞 AFP 和。α_1-抗胰蛋白酶阳性；③多泡性卵黄囊结构，形成与胚胎时期卵黄囊相似大小不等的囊腔，内衬扁平上皮、立方上皮或柱状上皮，囊之间为致密的结缔组织；④细胞外嗜酸性小体也是常见的特征性结构。

16. 卵巢中非肿瘤性囊肿主要是卵泡和黄体发育过程中遇到障碍所致。

（1）滤泡性囊肿囊壁内衬复层颗粒细胞，外为卵泡膜细胞，囊内清亮水性液，有时为血性。

（2）黄体囊肿可有出血。是内衬成纤维细胞外有残留的颗粒黄体细胞和卵泡膜细胞的囊肿。

（3）黄素囊肿可因治疗中应用了过量的性腺激素，或因葡萄胎产生的 HCG 对卵巢滤泡作用或妊娠，使之过度黄素化所致。在卵巢皮质形成多个薄壁囊肿，含淡黄褐色液，和卵泡膜细胞增生，有明显黄素化，颗粒细胞不同程度萎缩，周围间质水肿。

（4）多囊卵巢综合征（polycystic ovary syndrome）又称为 Stein-Leventhal 综合征。囊壁衬有颗粒细胞和卵泡膜细胞。内卵泡膜细胞增生活跃与黄素化。有白细胞增生。

（5）子宫内膜异位内膜囊肿囊壁为单层内膜腺体，周围为内膜间质，囊内为血性液体。又称巧克力囊肿。

（6）卵巢冠囊肿，囊内清亮液体，囊壁光滑，内衬单层立方扁平-柱状上皮。

（7）卵巢网囊肿，囊壁薄，清亮液体，内衬扁平、立方或低柱状上皮，偶尔有纤毛，外为平滑肌和纤维血管组织。

17.（1）前列腺肥大压迫尿道引起梗阻，排尿困难。

（2）增大的前列腺使尿道括约肌受牵拉，而过度紧张，排尿时不易放松，产生滴尿现象。

（3）尿液潴留可继发感染。

（4）膀胱内逐渐增高的压力传至上尿路，可引起双侧输尿管积水，进而肾盂积水，最终肾实质受压萎缩，导致肾衰竭。

（5）膀胱结石。

（6）膀胱憩室，发生于底部。一旦形成，膀胱内容物将使之继续不断扩大。

18. 前列腺癌具有早期转移的特征，以淋巴及血行转移为主，主要途径有：

（1）直接蔓延，侵犯膀胱底部、精囊和输尿管。

（2）淋巴道，至髂内淋巴管再向远处转移，可达锁骨上淋巴结。

（3）血道，主要转移到骨，尤其是骨盆、脊椎、股骨和肋骨，损伤可为骨溶解或骨硬化，后者常见。男性肿瘤骨转移首先考虑是前列腺癌转移的可能。

19. 乳房最常见的良性肿瘤为纤维腺瘤，由上皮和纤维结缔组织成分共同组成。单纯的腺瘤少见。纤维腺瘤发生的人群比乳癌的好发人群年轻。瘤组织与周围分界清楚，手术时可完全切除。镜下，可见纤维基质中有分化良好的腺样结构，特征性的形态与癌变有显著的区分。纤维腺瘤可分为管内和管周2种类型，但常是混合存在的，并且这种分类无临床意义。

20.（1）脂肪坏死，由外伤引起。

（2）炎症（乳腺炎）：①脓肿，②结核病，③浆细胞性乳腺炎（腺泡或扩张的导管破裂），④真菌病、寄生虫病（少见）。

（3）乳腺不典型增生（纤维囊性病）。

（4）原发性肿瘤

1）良性①纤维腺瘤、②腺瘤（少见）、③导管内乳头状瘤、④叶状瘤，也叫叶状囊性肉瘤或巨大纤维腺瘤，20% 为恶性。⑤脂肪瘤。

2）恶性：①癌、②肉瘤、其他白血病和淋巴瘤等少见。

（5）继发性肿瘤少见。

21.（1）原位癌：①导管内原位癌，②小叶内原位癌。

（2）浸润性癌：①浸润性导管癌，②浸润性小叶，③混合存在并非罕见。

（3）不常见的类型：①黏液癌（胶样癌），②鳞癌，③梭形细胞癌，④大汗腺癌，⑤髓样癌，有大量的淋巴样细胞浸润。

22. 雌激素受体（ER）是位于细胞内或细胞表面的蛋白质，雌激素与其结合，从而导致这种细胞增殖。因而 ER 出现在雌激素作用下的靶器官的细胞上。包括正常乳腺上皮。乳腺癌细胞上有数量不等的 ER 提示癌分化较好；其次，也表明肿瘤对抗雌激素治疗（药物或内分泌腺切除）反应良好。

23. 约有 1% 乳腺癌发生在男性。他们在组织学上与女性相似。在所有男性恶性肿瘤中不到 1%。在男性其病因是 Klinefelter's 综合征，这种病中出现 2~4 条 X 染色体。1000 名男性之中有 2 名基因型可表现为 XXY。

24. 可以是男性乳房发育、炎症或肿瘤。男性乳房发育是男性乳房肿大最常见的原因，可出现全乳弥漫性增大，但经常表现为不对称或呈结节状，所有的乳房肿瘤中有 1/1000 发生于男性乳房。

25. 男性乳房发育一般认为是由于雄激素/雌激素比例失调所致的乳腺肥大。可以在青春期和更年期自发产生。或者直接通过雌激素起作用，这种情况发生在肝硬化时对正常产生的雌激素灭活下降。男性乳房发育也可发生于患有分泌雌激素的肿瘤的男性、用雌激素治疗前列腺癌和工作时通过皮肤吸收雌激素时。不论何种原因引起，其组织学上表现相似。导管数目增多。导管上皮细胞层次增多，有时与导管内肿瘤相似，有乳头状突起，基质包绕这些导管形成特征性的水肿样外观。无恶变倾向。

第十三章　内分泌系统疾病

一、名词解释

1. 尿崩症：由于抗利尿激素（ADH）缺乏或减少而出现多尿、低比重尿、烦渴和多饮等的临床综合征。

2. 性早熟症：因中枢神经系统疾病（如脑肿瘤、脑积水等）或遗传异常而使下丘脑-垂体过早分泌释放促性腺激素所致，表现为女孩 6~8 岁、男孩 8~10 岁前出现性发育。

3. 垂体性巨人症：本病多由垂体生长激素细胞腺瘤分泌过多的生长激素所致。如果在青春期以前发生，骨髓未闭合时，各组织、器官、骨骼和人体按比例的过度生长，身材异常高大（但生殖器官发育不全）。

4. 肢端肥大症：本病多由垂体生长激素细胞腺瘤分泌过多的生长激素所致。如果在青春期后发生，骨骺已闭合，表现为头颅骨增厚，下颌骨、眶上嵴及颧骨弓增大突出，鼻、唇、舌增厚肥大，皮肤增厚粗糙，面容特异，四肢手足宽而粗厚，手（足）指（趾）粗钝。

5. 高催乳素血症：一部分是由于垂体催乳激素细胞腺瘤分泌过多的催乳素引起；也有一部分是由下丘脑病变或药物所致，表现为溢乳-闭经综合征。

6. 溢乳-闭经综合征：是主要由于各种原因引起血中催乳素（PRL）异常升高引起的一组症状，表现为女性闭经、不育和溢乳；男性性功能下降，少数也可溢乳。

7. 垂体性侏儒症：因腺前叶分泌生长激素的缺乏所致儿童期生长发育障碍性疾病，表现为骨骼、躯体生长发育迟缓，体型停滞，身材矮小，常伴性器官发育障碍，但智力正常。

8. Simmond 综合征：由于炎症、肿瘤、血液循环障碍、损伤等原因使腺前叶各种激素分泌障碍的一种综合征，导致相应靶器官如甲状腺、肾上腺、性腺等的萎缩。

9. Sheehan 综合征：垂体缺血性萎缩、坏死，导致前叶各种激素分泌减少的一种综合征，多由于分娩时的大出血或休克引起。

10. 垂体腺瘤：是腺前叶腺细胞形成的良性肿瘤，肿瘤外观柔软、灰白色或微红，多数有包膜，瘤细胞大小不等，圆形或多角形，排列成团块或条索状、片状或乳头状，根据苏木精-伊红染色分为嫌色细胞瘤、嗜酸性细胞瘤、嗜碱性细胞瘤。也可根据激素的功能来分类。

11. 颅咽管瘤：是胚胎期颅咽囊残留上皮发生的肿瘤，位于蝶鞍内或蝶鞍外沿颅咽管的各个部位，肿瘤大小不一，实性或囊性，镜下结构与造釉细胞瘤相似。

12. 非毒性甲状腺肿：又称为单纯性甲状腺肿，是由于甲状腺素分泌不足，促使 TSH 分泌增多引起的甲状腺肿大。

13. 弥漫性胶样甲状腺肿：弥漫性胶样甲状腺肿（胶质贮积期）因长期持续缺碘，胶质大量贮积。肉眼观：甲状腺弥漫性对称性显著增大，重 200~300g，有的可达 500g 以上，表面光滑，切面呈淡褐或棕褐色，半透明胶冻状；光镜下可见部分上皮增生，可有小滤泡或假乳头形成，大部分滤泡上皮复旧变扁平，滤泡腔高度扩大，腔内大量胶质贮积。

14. 结节性甲状腺肿：含有数量不等的结节，由局灶增生引起。结节之间有胶原纤维束分割。部分结节中出现胶样变性，而其他部位发生出血导致坏死和囊性变。在变性的结节中可发生纤维化和钙化。

15. 毒性甲状腺肿：是具有甲状腺毒症的甲状腺肿，因大约有 1/3 病人伴有眼球突出，又称为突眼性甲状腺肿。

16. 克汀病：又称为呆小症，是新生儿或幼儿时期甲状腺功能低下的表现，主要原因是缺碘，在胎儿时期，母亲通过胎盘提供的甲状腺素不足，而胎儿甲状腺出生后本身不能合成足够的激素。主要表现为大脑发育不全，智力低下，骨形成及成熟障碍，形成侏儒。

17. 黏液水肿：是少年及成年人甲状腺功能低下的表现，由于患者基础代谢显著低下，各器官功能降低，组织间隙中氨基酸、多糖分解减退，大量沉积而引起黏液水肿。

18. 亚急性甲状腺炎：又称为肉芽肿性或巨细胞性甲状腺炎。其组织学特点是形成类似结核结节样的肉芽肿，肉芽肿的中心为不规则的胶质碎块伴异物巨细胞反应，周围有巨噬细胞和淋巴细胞。

19. 慢性淋巴细胞性甲状腺炎：又称为桥本甲状腺炎，为自身免疫病，患者甲状腺肿大，功能减退，甲状腺实质大量淋巴细胞、巨噬细胞浸润，滤泡萎缩，结缔组织增生。

20. 慢性纤维性甲状腺炎：又称为 Riedel 甲状腺肿，由于纤维组织大量增生和玻璃样变性，造成甲状腺滤泡明显破坏、萎缩。

21. 砂粒体：间质内常见呈同心圆状的钙化小体。

22. 微小癌：甲状腺乳头状癌直径小于 1cm，临床又称之为"隐匿性癌"（occult carcinoma），多在尸检中或因其他疾病进行甲状腺切除时发现或因颈部淋巴结转移才被注意。甲状腺微小癌预后较好，远处转移也少见。

23. 髓样癌：是从滤泡旁细胞发生的癌，能分泌降钙素等多种激素物质。瘤细胞为圆形、多角形、梭形小细胞，排列成簇状、条索状，可见滤泡形成，间质中常有淀粉样物质或钙盐沉积。

24. APUD 瘤：起源于 APUD 系统，能从细胞外摄取胺前体、并在细胞内脱羧产生胺和多肽激素的一系列内分泌细胞组成，从此系统发生的肿瘤称为 APUD 瘤。现在这类肿瘤均属于神经内分泌肿瘤。

25. Cushing 综合征：由于长期分泌过多的糖皮质激素，促进蛋白质异化、脂肪沉积，表现为满月脸、向心性肥胖、高血压、皮肤紫纹、多毛、糖耐量降低、月经失调、性欲减退、骨质疏松、肌肉乏力等。

26. 原发性醛固酮增多症：多数由功能性肾上腺肿瘤引起，少数为肾上腺皮质增生所致，临床主要表现为高血钠症、低血钾症及高血压等。

27. 艾迪生病：旧称阿狄森病，即慢性肾上腺皮质功能减退症，临床少见，主要病因为双肾上腺结核和特发性肾上腺萎缩，极少数为肿瘤转移和其他原因，双肾上腺皮质严重破坏（约90%以上），主要临床表现为皮肤和黏膜及瘢痕处黑色素沉着增多、低血糖、低血压、食欲不振、肌力低下、易疲劳、体重减轻等。严重的可引起休克、昏迷。

28. 糖尿病：是一种体内胰岛素相对或绝对不足或靶细胞对胰岛素敏感性降低，或胰岛素本身存在结构上的缺陷而引起的碳水化合物、脂肪和蛋白质代谢紊乱的一种慢性疾病。其主要特点是高血糖、糖尿。临床上表现为多饮、多食、多尿和体重减轻（即"三多一少"），可使一些组织或器官发生形态结构改变和功能障碍，并发酮症酸中毒、肢体坏疽、多发性神经炎、失明和肾衰竭等。

29. 多发性内分泌腺瘤综合征：是指体内2个或2个以上内分泌腺体同时或先后发生的肿瘤，可引起相应激素过剩的临床症候群，具有明显家族倾向的显性遗传病。共分Ⅰ～Ⅳ型。

二、填空题

1. ①肿瘤，②炎症，③血液循环障碍，④遗传疾病，⑤增多，⑥不足，⑦亢进，⑧低下

2. ①内分泌器官的病变，②靶器官腺体的增生肥大，③萎缩

3. ①因神经后叶释放ADH不足引起，②因肾小管对血内正常ADH水平缺乏反应，③因下丘脑-神经后叶轴的肿瘤、外伤、感染等引起，④原因不明者

4. ①垂体性巨人症，②肢端肥大症，③催乳素过高血症，④垂体性Cushing综合征，⑤Sheehan综合征，⑥Simmond综合征，⑦垂体性侏儒症

5. ①分泌某种过多的激素，表现相应的功能亢进，②肿瘤浸润、破坏、压迫垂体，使其激素分泌障碍，表现为功能低下，③肿瘤压迫视神经，表现为视野损失、视力下降或失明

6. ①垂体ATCH细胞腺瘤所引起，②下丘脑，③促皮质激素释放因子

7. ①嫌色性细胞腺瘤，②嗜酸性细胞腺瘤，③嗜碱性细胞腺瘤，④混合细胞腺瘤，⑤功能性，⑥无功能性

8. ①增生期，②胶质贮积期，③结节期

9. ①自身免疫性疾病，②遗传因素，③精神创伤，可能干扰了免疫系统而促进自身免疫疾病的发生

10. ①甲状腺肿瘤、炎症、外伤、放射等实质性损伤，②甲状腺发育异常，③缺碘、药物及先天或后天性甲状腺素合成障碍，④自身免疫性疾病，⑤垂体或下丘脑病变

11. ①呆小病（克汀病），②黏液性水肿

12. ①肉芽肿性甲状腺炎，②巨细胞性甲状腺炎，③慢性淋巴细胞性甲状腺炎，④慢性纤维性甲状腺炎，⑤桥本甲状腺炎，⑥自身免疫性甲状腺炎，⑦Riedel甲状腺肿，⑧慢性木样甲状腺炎

13. ①单纯型腺瘤，②胶样型腺瘤，③胎儿型腺瘤，④胚胎型腺瘤，⑤嗜酸细胞型腺瘤，⑥非典型腺瘤

14. ①C细胞癌，②神经内分泌肿瘤（APUD瘤），③淀粉样物质，④神经内分泌颗粒，⑤降钙素，⑥甲状腺球蛋白

15. ①乳头状腺癌，②滤泡性腺癌，③未分化癌，④髓样癌

16. ①Ⅰ型糖尿病，②遗传易感性素质，③病毒，④毒性化学物质，⑤B细胞，⑥自身免疫反应，⑦胰岛B细胞

17. ①异位产生激素的肿瘤，②促肾上腺皮质激素（ACTH），③抗利尿激素（ABH），④甲状旁腺激素（PTH），⑤降钙素（CT），⑥绒毛膜促性腺激素（HCG）

18. ①甲状旁腺疾病，②甲状旁腺素，③血钙，④无机磷

19. ①持续性低血钙症，②继发性甲状旁腺增生症，③血钙，④血磷

20. ①垂体肿瘤或下丘脑功能紊乱（垂体性），②肾上腺功能性肿瘤或增生（肾上腺性），③异位分泌的 ACTH 引起（异位性），④长期大量使用糖皮质激素引起（医源性）

21. ①网状带细胞，②束状带细胞，③球状带细胞

22. ①高血钠症，②低血钾症，③高血压，④血清中肾素降低

23. ①神经母细胞瘤，②神经节细胞瘤，③嗜铬细胞瘤

24. ①胰岛素瘤，②胃泌素瘤，③高血糖素瘤，④生长抑素瘤，⑤血管活性肠肽瘤，⑥胰多肽瘤

三、选择题

A型题（1~53题）B型题（54~67题）C型题（68~80题）X型题（81~116题）

1. B	2. A	3. D	4. D	5. B	6. B
7. D	8. C	9. B	10. A	11. A	12. A
13. C	14. B	15. C	16. A	17. D	18. C
19. D	20. D	21. B	22. D	23. E	24. C
25. C	26. E	27. E	28. A	29. D	30. D
31. B	32. C	33. A	34. C	35. D	36. A
37. C	38. D	39. B	40. B	41. B	42. D
43. B	44. A	45. C	46. C	47. C	48. D
49. B	50. D	51. A	52. C	53. A	54. B
55. C	56. D	57. A	58. B	59. C	60. A
61. D	62. E	63. A	64. C	65. C	66. A
67. C	68. C	69. D	70. A	71. C	72. D
73. A	74. C	75. B	76. A	77. C	78. B
79. A	80. B	81. ABCDE	82. ABCD	83. ABCE	84. ABCDE
85. BCDE	86. ABCE	87. ABCDE	88. ABCE	89. CD	90. ABCD
91. AC	92. ABCDE	93. ABCD	94. ABCD	95. ACDE	96. ABD
97. ADE	98. ABDE	99. ABCE	100. ACE	101. ABCD	102. ABC
103. ABCDE	104. ABC	105. ACD	106. ABCD	107. ABCDE	108. ABCDE
109. BCDE	110. ACDE	111. BCDE	112. CDE	113. ABD	114. ABCD
115. ABE	116. ABCD				

四、病例分析（1~6题）

1. C   2. B   3. C   4. D   5. C   6. E

五、问答题

1. （1）弥漫性非毒性甲状腺肿，患者可以是甲状腺功能正常。

（2）弥漫性毒性甲状腺肿，甲状腺功能亢进，浸润性眼球突出和水肿样纤维化。

2. 非毒性甲状腺肿又称为单纯性甲状腺肿，其中以地方性甲状腺肿多见，主要病因是缺碘。由于缺碘导致甲状腺素的合成减少，出现轻度的甲状腺功能低下，通过反馈机制使垂体 TSH 分泌增多，使甲状腺滤泡上皮增生肥大，因而甲状腺肿大。如果长期缺碘，一方面滤泡上皮持续增生，另一方面所合成的甲状腺球蛋白不能充分碘化，不能被上皮细胞吸收利用，从而堆积在滤泡内，使滤泡显著扩大，使甲状腺进一步肿大。有些物质如钙、氟、硼、硅可使甲状腺素合成过程的某个环节发生障碍引起甲状腺肿。单纯性甲状腺肿按照其发展过程分为 3 期：

（1）增生期甲状腺呈弥漫性肿大，表面光滑。滤泡上皮增生呈立方或柱状，伴有滤泡的增生。

（2）胶质贮积期甲状腺弥漫性肿大，无结节形成，质地软，大部分滤泡显著扩大，内积大量浓厚的胶质，上皮受压变扁。

（3）结节期甲状腺更加肿大，呈多结节状，数量及大小不一，结节境界清楚但无包膜或包膜不完整，并有出血，坏死及囊性变。镜下滤泡大小差别很大，变化复杂，有增生，有复旧，有乳头状上皮等。

3. ①前者常为多发结节、无完整包膜；后者一般单发，有完整包膜；②前者滤泡大小不一致，一般比正常的大；后者则相反；③前者周围甲状腺组织无压迫现象，邻近的甲状腺内与结节内有相似病变；后者周围甲状腺有压迫现象，周围和邻近处甲状腺组织均正常。

4. 甲状旁腺功能亢进时血钙增高的原因为：①通过破骨细胞的作用引起骨组织脱钙；②肾小管增加钙的吸收；③胃肠增加钙的吸收。

5. 毒性甲状腺肿是指具有甲状腺毒症的甲状腺肿，临床上常伴有眼球突出，因而又称为突眼性甲状腺肿。本病为一种自身免疫性疾病，患者血中有多种抗甲状腺抗体，最重要的是能与 TSH 受体结合的自身抗体，其中一种是能促进甲状腺素分泌的甲状腺刺激免疫球蛋白，另一种是促进滤泡上皮生长的甲状腺生长刺激免疫球蛋白。本病具有遗传基因素质。病变特点：甲状腺对称性弥漫性肿大，质软，色灰红，胶质少；镜下特点以滤泡增生为主要特征，滤泡大小不等，以小型滤泡为主，滤泡上皮为立方形或高柱状，并形成乳头突入腔内，滤泡腔内胶质少而稀薄，胶质周边出现大小不等的空泡，有的滤泡内甚至不见胶质，间质中血管丰富，充血，有大量的淋巴细胞浸润，并有淋巴滤泡形成。

6. （1）慢性淋巴细胞性甲状腺炎光镜下：甲状腺实质广泛破坏、萎缩，大量淋巴细胞及不等量的嗜酸性粒细胞浸润、淋巴滤泡形成、纤维组织增生，有时可出现多核巨细胞。

（2）慢性纤维性甲状腺炎光镜下：甲状腺滤泡萎缩，小叶结构消失，而大量纤维组织增生、玻璃样变，有淋巴细胞浸润。

（3）慢性纤维性甲状腺炎向周围组织蔓延、侵犯、粘连。慢性淋巴细胞性甲状腺炎仅限于甲状腺内。慢性纤维性甲状腺炎虽有淋巴细胞浸润，但一般不形成淋巴滤泡，并有显著纤维化及玻璃样变、质硬。

7. 桥本甲状腺炎中的甲状腺对称性或非对称性增大。表面光滑，腺体呈灰白色，切面呈均质状，主要特征是腺体缺乏血管。镜下：最突出表现是淋巴细胞和浆细胞的大量浸润。局部聚集可形成淋巴滤泡。在晚期，残留的甲状腺滤泡变小，只含有少量的胶质。滤泡上皮细胞增生、形成体积大、形态不规则，胞质嗜酸性的细胞，称为 Askanazy 细胞。

8. 甲状腺肿瘤

（1）良性：①胚胎性腺瘤，②胎儿型腺瘤，③Hürthle 细胞腺瘤，④单纯型腺瘤，⑤胶样腺瘤，⑥不典型腺瘤。

（2）恶性：少见，占癌症死亡总数的 0.3%。①乳头状癌，②滤泡性癌，③间变性癌，④髓样癌，

⑤鳞癌，⑥其他肿瘤，包括恶性淋巴瘤和畸胎瘤。

9. 甲状腺腺癌病理组织类型有 4 种

（1）乳头状腺癌最多见，占 40%~60%。肉眼：一般 1~2cm，圆形，无包膜，或包膜不完整，切面灰色或灰棕色。镜下：癌细胞呈乳头状排列，乳头分支多，癌细胞立方或柱状，核染色质少，呈透明或毛玻璃样，无核仁，间质可出现砂粒体，恶性程度低，多发生淋巴道转移，预后较好，5 年存活率 75%。

（2）滤泡性腺癌占 10%~25% 多见于年龄较大的女性。肉眼：灰白色，包膜不完整，有时呈结节状。镜下：见不同分化程度的滤泡，浸润包膜与血管是此型的诊断依据，恶性度高于乳头状腺癌，早期可出现血道转移，预后较差，5 年存活率 30%~40%。

（3）未分化癌占 15%，恶性度高，生长迅速，早期即向周围组织浸润并发生转移。肉眼：灰白色，常见出血和坏死。组织形态可分为小细胞型、巨细胞型、梭形细胞型。患者多在 3 年内死亡。

（4）髓样癌占 5%，是滤泡旁细胞发生的癌，属于 APUD 瘤。肉眼：黄褐色或灰白，质软。镜下：瘤细胞圆形，多角形，梭形细胞排列成簇状、索状，偶尔见到小滤泡形成，间质丰富，有淀粉样物质和钙盐沉着。90% 肿瘤产生降钙素，恶性程度高低不一，多经淋巴道转移。

10.（1）肿瘤孤立，包膜完整。

（2）镜下：肿瘤由大量滤泡和数量不等的细胞团块组成。透明细胞和嗜酸性细胞（Hürthle 细胞）呈片状排列，形成了肿瘤的大部分。

（3）发现包膜和/或血管侵袭可证实其为恶性。

11. ①很少有完整包膜，②在 20% 病例中肉眼可见多个肿瘤病灶，③肿瘤可含有砂粒体，④镜下，在充满胶质的滤泡中可见乳头状突起，⑤肿瘤很少经血道扩散，但可侵犯邻近的淋巴结。

12. ①20% 的患者是家族性的，属于多发性内分泌性肿瘤（MEN）Ⅱ型综合征。②肿瘤起源于分泌降钙素的滤泡旁细胞（C 细胞）属 APUD 肿瘤。③散发性肿瘤常为单侧，在家族性病例中常为双侧且多发。④肿瘤为散的，色灰白。⑤镜下：肿瘤由小的未分化细胞排列成簇状、条索状；间质内血管丰富，并有淀粉样物质沉积；免疫组化显示肿瘤细胞产生降钙素等激素。⑥肿瘤转移至局部淋巴结，然后转移至骨、肝、肺。

13. 急性肾上腺皮质功能低下症的病因与发病机制

（1）皮质大片出血，双侧肾上腺血栓形成，多为败血症的并发症。由于毒素损伤了血管或 DIC 所致。

（2）在慢性肾上腺皮质功能低下的基础上，由于重症感染、外伤引起了应急反应。

（3）长期皮质激素治疗后突然停药。临床上表现为血压下降、休克、昏迷，严重时可致死亡。

14.

胰岛素依赖型糖尿病和非胰岛素依赖型糖尿病的区别

指标	胰岛素依赖型糖尿病	非胰岛素依赖型糖尿病
年龄	青少年	中老年
发病机制	遗传易感素质	肥胖
	病毒感染	胰岛素相对不足及分泌异常
	自身免疫反应	脂肪细胞及肌细胞的胰岛素受体减少
胰岛素 B 细胞	严重受损，数目减少	轻度减少
胰岛素分泌	血液胰岛素水平明显降低	正常、升高或降低
胰岛素治疗	依赖胰岛素	不依赖胰岛素
临床特征	起病急、病情重、发展快	起病缓、病情轻、发展慢
酮症出现	易出现	不易出现

15. 糖尿病引起哪些病理变化

（1）胰岛病变：不同类型、不同时期病变不同。早期为非特异性胰岛炎，继而胰岛 B 细胞颗粒脱失、空泡变性、坏死、消失，胰岛变小、数目减少，纤维组织增生、玻璃样变，常见胰岛淀粉样变性。

（2）血管病变：毛细血管和细、小动脉内皮细胞增生，基底膜明显增厚，有的比正常厚几倍乃至十几倍，血管壁增厚、玻璃样变性、变硬，血压增高；有的血管壁发生纤维素样变性和脂肪变性，血管壁通透性增强；有的可有血栓形成或管腔狭窄，导致血液供应障碍，引起相应组织或器官缺血、功能障碍和病变。大、中动脉有动脉粥样硬化或中层钙化，粥样硬化病变程度重。临床表现为主动脉、冠状动脉、下肢动脉、脑动脉和其他脏器动脉粥样硬化，引起冠心病、心肌梗死、脑萎缩、肢体坏疽等。

（3）肾脏病变：①肾脏体积增大：由于糖尿病早期肾血流量增加，肾小球滤过率增高，导致早期肾脏体积增大；②结节性肾小球硬化：玻璃样物质沉积；④肾小管一间质性损害：肾小管上皮细胞出现颗粒样和空泡样变性（属退行性变），晚期肾小管萎缩。肾间质病变包括纤维化、水肿和白细胞浸润；⑤血管损害：糖尿病累及所有的肾血管；⑥肾乳头坏死：常见于糖尿病人患急性肾盂肾炎时，肾乳头坏死是缺血并感染所致。

（4）视网膜病变早期：表现为微小动脉瘤和视网膜小静脉扩张，继而渗出、水肿、微血栓形成、出血等非增生性视网膜病变；还可因血管病变引起缺氧，刺激纤维组织增生、新生血管形成等增生性视网膜性病变；视网膜病变可造成白内障或失明。

（5）神经系统病变：周围神经可因血管病变引起缺血性损伤或症状，如肢体疼痛、麻木、感觉丧失、肌肉麻痹等，脑细胞也可发生广泛变性。

（6）其他组织或器官病变：可出现皮肤黄色瘤、肝脂肪变和糖原沉积、骨质疏松、糖尿病性外阴炎及化脓性和真菌性感染等。

第十四章　神经系统疾病

一、名词解释

1. 红色神经元：为急性缺血缺氧、感染和中毒等引起的神经元的凝固性坏死。形态学表现为神经元核固缩，胞体缩小变形，胞质尼氏小体（Nissl body）消失，HE 染色胞质呈深红染。

2. 鬼影细胞：神经元急性坏死出现细胞核溶解消失，残留细胞的轮廓或痕迹。

3. 单纯性神经元萎缩：是神经元慢性渐进性变性以至死亡的过程，特征性表现为神经元胞体及胞核固缩、消失，无明显的尼氏小体溶解，一般不伴炎症反应。

4. 细胞均质性变：神经元长时间缺血而发生缺血性坏死，胞质呈一致性无结构嗜伊红染色，胞核由浓缩至碎裂，呈颗粒、碎片状，最终完全溶解消失，被称为细胞均质性变。

5. Negri 小体：一种神经细胞胞质内包涵体，为圆形、卵圆形的嗜酸性小体，大小为 $5\sim10\mu m$，单个或多个，有内部结构（空泡和嗜碱性颗粒）。多见于海马的锥体细胞内，小脑 Purkinje 细胞和大脑锥体细胞内，该小体中含有病毒核壳体，电镜下可见到病毒颗粒。见于由嗜神经病毒引起的狂犬病，是狂犬病诊断的重要依据。

6. 神经原纤维缠结：又称神经原纤维变性，用镀银染色法在 Alzheimer 病等的皮层神经元细胞质中可显示神经原纤维变粗，并在胞核周围凝结卷曲呈缠结状。电镜下为直径 $7\sim10nm$ 双螺旋微丝成分。这是神经元趋向死亡的一种标志。

7. Waller 变性：中枢或周围神经的轴索被切断后，轴索与神经元胞体分离，断端远侧段和近侧段一部分的轴索及所属髓鞘逐渐发生变性、崩解和被吞噬细胞吞噬的过程，称为 Waller 变性。

8. 脱髓鞘：Schwann 细胞变性或髓鞘损伤导致髓鞘板层分离、肿胀、断裂，并崩解成脂滴，进而完全脱失称脱髓鞘。

9. 反应性胶质化：是神经系统受到损伤后的修复反应。表现为星形细胞的增生和肥大，形成大量胶质纤维，最后成为胶质瘢痕。

10. 淀粉样小体：老年人的星形胶质细胞突起聚集，形成在 HE 染色中呈圆形、向心性层状排列的嗜碱性小体，称为淀粉样小体。

11. Rosenchal 纤维：是在星形细胞质和突起中形成的一种均质性、毛玻璃样嗜酸性小体，呈圆形、卵圆形、长形和棒状，PTAH 染色呈红色至紫红色。该纤维是因胶质纤维酸性蛋白（GFAP）细丝变异而形成，常见于一些缓慢生长的肿瘤如毛细胞型胶质细胞瘤和慢性非肿瘤性疾病中胶质纤维增生区（如多发性硬化）。

12. 神经细胞卫星现象：中枢神经灰质内一个神经元由 5 个或 5 个以上少突胶质细胞围绕。在中枢神经系统炎症时，特别是病毒性感染时出现（正常灰质中 1~2 个少突胶质细胞常分布于单个神经元周围）。

13. 噬神经细胞现象：当神经元坏死时，小胶质细胞及偶有中性粒细胞侵入其胞体或突起，对死亡的神经元进行吞噬的现象，称之为噬神经细胞现象，在乙型脑炎中最常见。

14. 小胶质细胞结节：在中枢神经系统炎症时，特别是病毒性感染，小胶质细胞呈弥漫性或灶性增生，形成胶质细胞结节，常有 10~20 个小胶质细胞聚集在一起。

15. 格子细胞：小胶质细胞或巨噬细胞吞噬神经组织崩解产物后，胞体增大，胞质中出现大量脂质小滴，HE 染色呈空泡状，称为格子细胞或泡沫细胞，苏丹Ⅲ染色呈阳性反应。

16. 颗粒性室管膜炎：室管膜细胞呈立方形覆盖于脑室系统内面。各种致病因素均可引起局部室管膜细胞丢失，由室管膜下的星形胶质细胞增生，充填缺损，形成众多向脑室面突起的细小颗粒，称为颗粒性室管膜炎。

17. 脑疝形成：颅内压升高可引起脑移位和脑室变形，使部分脑组织嵌入颅脑内的分隔（如大脑镰、小脑天幕）和颅骨孔道（如枕骨大孔等）导致脑疝形成。

18. 扣带回疝：又称大脑镰下疝。当一侧大脑半球肿大或受到肿物压迫，特别是颞叶和顶叶出血或发生肿瘤时，中线向对侧移位，同时扣带回下部常从大脑镰的游离缘下方向对侧膨出，即形成扣带回疝，疝出的扣带回受大脑镰下缘的压迫形成沟迹，受压处脑组织出血、坏死，此时第三脑室变窄成新月形。

19. 海马沟回疝：又称小脑天幕疝。当小脑幕以上的脑组织体积增大或受到肿物压迫时，颞叶的海马沟回可经小脑幕孔向下膨出而形成海马沟回疝。可导致以下后果：压迫同侧动眼神经，临床上表现为同侧瞳孔一过性缩小，续之散大、固定及动眼神经所支配的眼球外直肌瘫痪，同侧眼上视与内视障碍；中脑及脑干受压后移，导致意识丧失，导水管变窄，脑脊液受阻，颅内高压；由于海马沟回疝入小脑幕孔将中脑推向对侧，使对侧中脑的大脑脚抵压于该侧小脑天幕锐利的游离缘上形成 Kernohan 切迹，严重时该处脑组织出血坏死，导致与天幕上原发病变同侧的肢体瘫痪，引起假定位症；压迫大脑后动脉引起同侧枕叶距状裂脑组织出血性梗死。

20. 小脑扁桃体疝：又称为枕骨大孔疝。当颅内压增高或后颅凹占位性病变时，小脑扁桃体膨出疝入枕骨大孔而形成小脑扁桃体疝。此时小脑扁桃体常成圆锥形，小脑腹侧面出现枕骨大孔压痕，延髓受压，严重时引起患者呼吸变慢甚至骤停，接着心脏停搏而猝死，在颅内压很高的情况下行腰椎穿刺而放出脑脊液时，也可出现这种现象。

21. 脑水肿：脑组织中液体过多贮积，是引起颅内高压的重要原因。肉眼见脑体积增大，脑回增宽，脑沟狭窄；镜下可见脑组织疏松，细胞和血管周间隙变大，尤以白质变化明显。常见有血管源性脑水肿和细胞毒性脑水肿两种。

22. 脑积水：为脑脊液量增多伴脑室扩张。主要原因是脑脊液循环道路的阻塞。病理变化表现为脑室扩张，脑室周围白质因脑脊液的积聚形成间质性水肿，脑组织受压、萎缩。

23. 华-佛综合征：暴发性脑膜炎球菌败血症又称沃-弗综合征。多见于儿童，主要表现为DIC，而脑膜的炎症病变轻微。具有急性起病、高热、头痛、呕吐，短期内即出现周围循环衰竭、休克及皮肤大块紫癜。内脏也由于微循环障碍发生严重的出血，特别是双肾上腺皮质的大片出血。

24. 脑软化灶：神经组织的局灶性坏死液化，形成的镂空筛网状病灶，称为软化灶。病灶呈圆形或卵圆形，边界清楚，分布广泛，除大脑皮质灰、白质交界处外，丘脑、中脑等处也常见。

25. 小儿麻痹症：由脊髓灰质炎病毒引起的一种急性传染病，病变主要发生在脊髓前角运动神经元，因多见于小儿（1~6岁），临床上常伴有肢体弛缓性麻痹，称为小儿麻痹症，或称为脊髓灰质炎（poliomyelitis）。

26. 恐水病：又称狂犬病（rabies）。由狂犬病毒引起的传染病，人感染多因病犬咬伤，病毒经病犬的唾液从伤口进入体内，沿周围神经上行到中枢神经，在神经细胞内繁殖，逐渐发展为恐水、怕风、畏光，看到水或听到水声、风声时，能引起反射性咽喉痉挛，病人惊恐异常，愤怒咆哮，甚至自伤，以后进入麻痹期，出现昏迷，呼吸衰竭而死亡。

27. 急性播散性脑脊髓炎：本病发生于病毒感染或疫苗注射后，表现为发热、呕吐、嗜睡、昏迷。病变特点为静脉周围脱髓鞘，伴炎性水肿，和以淋巴细胞、巨噬细胞为主的炎细胞浸润。目前认为本病与自身免疫反应有关。

28. 吉兰-巴雷综合征：旧译为格林-巴利综合征，又称急性特发性多脱髓鞘性神经炎（acute idiopathic polyneuritis）。病变主要是脊神经根和周围神经，为炎性脱髓鞘病变，临床表现为急性、对称性、进行性、上升性麻痹和四肢瘫软，伴不同程度的感觉障碍，脑脊液中常有蛋白增高而细胞数正常，多数可恢复，少数病情严重者，因呼吸肌麻痹而死亡。

29. 肝豆状核变性：又称为Wilson病，是一种先天性铜代谢障碍性疾病，主要病症为：①肝硬化；②脑变性改变，以豆状核最为明显；③角膜色素环（Kayser-fleischer环）。临床半数有家族史，青年发病，病程长短不一，主要有锥体外系累及的症状，表现为不同程度的不自主运动，震颤和肌强直。

30. 海绵状脑病：是一组以中枢神经系统慢性海绵状退行性变为特征的慢病毒感染性疾病。包括克-雅病（Creutzfeldt-Jacob disease，CJD）、库鲁病（kuru disease）、致死性家族性失眠症（fatal familial insomnia，FFI）、Gerstom-ann-Straiissler综合征（GSS），以及动物的疯牛病、羊瘙痒症等。

31. Alzheimer病：此病以进行性痴呆为主要临床表现，是大脑变性疾病，多发生于60岁以前，故又称为初老性痴呆。表现为弥漫性脑萎缩。组织学特点有老年斑，神经原纤维缠结，颗粒空泡变性，出现Hirauo小体。

32. 老年斑：为细胞外结构，直径为20~150μm，最多见于内嗅区皮质、海马CA-1区。其本质为退变的神经轴突围绕淀粉样物质，HE染色呈嗜伊红染色的团块状。银染显示，斑块中心为一均匀的嗜银团，免疫组化抗R-淀粉样蛋白（A4）抗体标记呈阳性。中心周围有空晕环绕，外围有不规则嗜银颗粒或丝状物质。电镜下，老年斑是由多个异常扩张变性的轴突终末及淀粉样细丝构成。

33. 微空泡化：表现为神经细胞胞质中出现小空泡，内含嗜银颗粒，多见于海马的锥体细胞。

34. Hirano小体：为神经细胞树突近端棒状嗜酸性包涵体，生化分析证实大多为肌动蛋白，多见于海马锥体细胞。

35. Parkinson病：临床以运动减少，肌张力强直和震颤，姿势及步态不稳，起步与止步困难，假面具样面容为主要症状。又称为震颤性麻痹（paralysis agitans）。多见于50~80岁。肉眼特点为黑质和蓝斑脱色。镜下表现为黑质致密区中含黑色素的神经元严重缺失，残余细胞也常发生变性，胞质中出现玻璃样同心形包涵体（Lewy体）。按病因分为两大类；一为原发性震颤麻痹，又称帕金森病（Parkinson disease）；另一类为继发性震颤麻痹，常在病毒性脑炎、动脉粥样硬化、颅脑外伤、中毒等疾病后发生，称为帕金森综合征（Parkinson syndrome）。

36. 腔隙状坏死：在高血压基础上引起的小出血或深部细动脉阻塞引起的梗死，均可引起脑的腔隙状坏死，形成直径小于 1.5cm 的囊性病变，常见于基底核、内囊、丘脑、脑桥基底部与大脑白质，可呈多发性。除非发生在特殊的功能区，一般无临床症状。

37. 弥漫性轴突损伤：多见于车祸颅脑损伤后即出现深昏迷和植物状态，肉眼上脑组织无明显变化，镜下可见：轴突广泛肿胀，继之髓鞘变性，以大脑白质、胼胝体和脑干部位最明显，并继续发展为灶性出血和胶质细胞增生。

38. 脑震荡：因损伤或猛烈打击头部所致的短暂性眩晕、意识丧失、恶心、脉搏微弱，持续几分钟甚至几小时，头部的旋转角度是最常见的诱发原因，无解剖学改变。

39. 肝性脑病：严重的肝脏疾患引起的中枢神经系统综合征，临床上以意识障碍（肝性昏迷），精神症状和锥体外系扑击样震颤，终至昏迷为主要表现。脑部病理改变，最特征的为 Alzheimer Ⅱ 型星形细胞增生，神经细胞无明显改变。病变主要累及于大脑皮质深层、豆状核、丘脑、黑质、小脑皮质、红核、齿状核和桥核。

40. 菊形团：在神经系统肿瘤中，肿瘤细胞向心性排列呈腺管状或花环状，中为空心腔称菊形团，若瘤细胞围绕血管由细长的胞质突起与血管壁相连，呈放射状排列，称为假菊形团。

41. 脑（脊）膜瘤：来源于蛛网膜细胞。它们经常发生在上矢状窦，也可在椎管。脑膜瘤生长缓慢，形成光滑的或结节状的、易碎的、有包膜的、白色的肿瘤，肿瘤可以侵犯其上方的骨组织。镜下表现多样，最常见的是合胞体型，由无明显界限的多角形细胞组成。少见的是过渡型，由同心圆层状排列形成漩涡的细胞巢组成，细胞巢可钙化形成砂粒体。恶性的很少见。

42. 神经鞘瘤：来自施万细胞的肿瘤，可以发生于脑神经或脊神经。颅内常见的原发部位是第八对颅神经，肿瘤一般位于内耳道听神经的内侧。肿瘤一般实性，神经鞘瘤中心会发生液化性坏死。镜下肿瘤由交织成网状的梭形细胞组成，相邻细胞平行排列形成"栅栏状"。

43. 神经纤维瘤病：多发性于皮下，常为多发，亦可单发，后者称多发性神经纤维瘤。

44. 软脑膜癌病：肿瘤细胞沿蛛网膜下腔弥漫性浸润，局部可呈现大小不等的结节或斑块，由于脑脊液循环受阻，常并发颅内高压和脑积水。

二、填空题

1. ①神经元急性坏死，②.单纯性神经元萎缩，③中央性尼氏小体溶解，④包涵体形成，⑤神经原纤维变性

2. Lewy 小体，②Negri 小体，③巨细胞病毒包涵体，④脂褐素

3. ①Waller 变性，②脱髓鞘

4. ①轴索断裂崩解，②髓鞘崩解脱失，③细胞增生反应，④Schwann 细胞，⑤少突胶质细胞

5. ①肿胀，②反应性胶质化，③淀粉样小体，④Rosenthal 纤维，⑤卫星现象，⑥噬神经细胞现象，⑦小胶质细胞结节，⑧格子细胞，⑨颗粒性室管膜炎

6. ①颅内高压，②脑疝形成，③脑水肿，④脑积水

7. ①侧卧位的脑脊液压超过 2kPa（正常为 0.6~0.8kPa），②颅内占位性病变，③脑脊液循环阻塞所致的脑积水，④代偿期，⑤失代偿期，⑥血管运动麻痹期

8. ①扣带回疝（大脑镰下疝），②小脑天幕疝（海马沟回疝），③小脑扁桃体疝（枕骨大孔疝）

9. ①存在血脑屏障，②无淋巴管，③血管源性脑水肿，④细胞毒性脑水肿，⑤细胞外间隙增宽，星形胶质细胞足突肿胀，⑥仅有细胞肿胀

10. ①脑膜炎双球菌，②冬春，③上呼吸道炎症期，④败血症期，⑤脑脊髓膜炎期，⑥败血症型，

⑦脑水肿型

11. ①脑膜刺激症状，②颅内压升高症状表现，③脑脊液改变

12. ①颈项强直，②屈髋伸膝征（Kernig sign）阳性，③角弓反张的体征

13. ①金黄色葡萄球菌，②溶血性链球菌，③肺炎球菌，④局部病灶蔓延，⑤血源性感染，⑥中耳炎，⑦乳突炎，⑧鼻窦炎，⑨脓性渗出物，⑩肉芽组织，⑪增生的星形细胞及其纤维

14. ①中枢神经系统，②亚急性硬化性全脑炎，③进行性多灶性白质脑病，④亚急性海绵状脑病

15. ①乙型脑炎病毒，②夏秋，③整个中枢神经系统灰质（脑实质），④血管变化和炎症反应，⑤神经细胞变性、坏死，⑥软化灶形成，⑦胶质细胞增生

16. ①脊髓灰质炎病毒，②1~6 岁的儿童，③脊髓运动神经元，④脊髓腰膨大，⑤肢体瘫痪

17. ①狂犬，②周围神经，③背根节，④脊髓，⑤Negri 小体

18. ①病毒性脑炎，②周围神经脱髓鞘，③空泡性脊髓病，④亚急性脑炎

19. ①克-雅病，②库鲁病，③致死性家族性失眠症，④Gerstom-ann-Straiissler 综合征（GSS），⑤动物的疯牛病、羊瘙痒症等

20. ①知觉障碍，②锥体外束运动障碍，③共济失调等运动障碍

21. ①老年斑，②神经原纤维缠结，③颗粒空泡变性，④Hirano 小体

22. ①神经色素脱失，②神经黑色素，③Lewy 小体

23. ①各种运动神经元损害，②脊髓侧索硬化，③肌肉萎缩疾病，④上肢末梢开始的神经源性肌萎缩，⑤侧索硬化型，⑥进行性球麻痹型，⑦进行性肌萎缩型，⑧关岛型

24. ①增加，②减少，③增加，④血清中缺乏铜蓝蛋白

25. ①脑震荡，②脑挫伤，③脑撕裂，④弥漫性轴突损伤，⑤脑出血

26. ①层状坏死，②海马硬化，③边缘带梗死

27. ①休克，②呼吸衰竭，③心力衰竭，④重度贫血，⑤轴索反应，⑥急性神经细胞坏死

28. ①脑内出血，②高血压病，③蛛网膜下腔出血，④先天性球性动脉瘤，⑤混合性出血，⑥动静脉畸形

29. ①胶质瘤，②脑膜瘤，③神经纤维瘤（包括听神经瘤），④天幕下，⑤天幕上，⑥肿瘤破坏、压迫周围脑组织引起局部神经症状，⑦颅内高压症状

30. ①中枢神经系统外胚层支柱细胞（神经胶质），②星形细胞瘤，③多形性胶质母细胞瘤，④少突胶质细胞瘤，⑤室管膜瘤

31. ①瘤细胞的异型性，②生物学行为，③瘤体内血管内皮细胞增生的程度，④有无坏死

32. ①施万（神经膜细胞），②神经束膜，③schwannoma（神经鞘瘤），④神经纤维瘤

33. ①听，②小脑脑桥角，③小脑脑桥角瘤，④束状型（Antoni A 型），⑤网状型（Antoni B 型）

34. ①血行，②大脑，③硬脑膜，④硬膜外间隙，⑤软脊膜，⑥脊髓

35. ①转移结节，②灰质与白质交界处及脑的深部，③软脑膜癌病，④颅内高压，⑤脑积水，⑥脑炎性转移，⑦软脑膜癌病

三、选择题

A 型题（1~50）B 型题（51~71）C 型题（72~87）X 型题（88~101）

1. A	2. D	3. B	4. C	5. A	6. D
7. D	8. E	9. A	10. D	11. B	12. B

13. D	14. D	15. B	16. D	17. B	18. C
19. B	20. C	21. C	22. A	23. D	24. C
25. C	26. D	27. A	28. C	29. C	30. E
31. D	32. D	33. C	34. B	35. B	36. A
37. E	38. D	39. D	40. A	41. A	42. D
43. C	44. D	45. B	46. A	47. C	48. E
49. C	50. C	51. A	52. D	53. D	54. D
55. A	56. B	57. C	58. E	59. D	60. D
61. C	62. E	63. C	64. E	65. D	66. A
67. B	68. C	69. D	70. A	71. E	72. A
73. D	74. C	75. D	76. D	77. B	78. A
79. B	80. C	81. B	82. D	83. C	84. A
85. D	86. D	87. A	88. ACDE	89. ABE	90. BCE
91. ABCDE	92. ABD	93. BCD	94. AE	95. ABCD	96. ABCE
97. ACE	98. CD	99. ABD	100. AE	101. ACD	

四、病例分析（1~9题）

| 1. E | 2. B | 3. B | 4. A | 5. D | 6. C |
| 7. C | 8. D | | | | |

五、问答题

1. ①病变定位与功能障碍之间关系密切，临床上可据此做出病变的定位诊断；②同种病变发生在不同部位，可出现不同的临床表现和后果；③不同性质的病变可导致相同的后果；④除了一些共性的病变（如损伤、血液循环障碍、炎症及肿瘤等）外，常见一些颅外器官所不具有的特殊病变表现，如神经元变性坏死、髓鞘脱失、胶质细胞增生和肥大等；⑤免疫特点在于颅内无固有的淋巴组织和淋巴管，免疫活性细胞来自血液循环；⑥某些解剖生理特征具有双重影响，如颅骨虽起保护作用，却也是引发颅内高压的重要条件。由血-脑屏障和血管周围间隙（Virchow-Robin间隙）构成的天然防线，在一定程度上限制了炎症反应向脑实质扩展，但也影响某些药物进入脑内发挥作用；⑦颅外器官的恶性肿瘤常可发生脑转移，但颅内原发性恶性肿瘤则极少转移至颅外。

2. 海马沟回疝即小脑天幕疝，位于小脑天幕以上额叶或颞叶内侧的肿瘤、出血、梗死等引起脑组织肿大，颞叶的海马沟回经小脑天幕孔向下膨出而形成。可导致以下后果：

（1）同侧动眼神经在穿过小脑天幕裂孔处受压，引起同侧瞳孔一过性缩小，继之散大固定，及同侧眼上视和内视障碍。

（2）中脑和脑干受压后移，可致意识丧失；导水管变窄，脑脊液循环受阻，加剧颅内压升高，血管过度牵伸，致中脑和脑桥上部出血梗死，而致昏迷死亡。

（3）中脑侧移，对侧中脑的大脑脚抵压于该侧小脑天幕锐利的游离缘上，形成Kernohan切迹，严重时该处脑组织出血坏死，导致与原发病变同侧的肢体瘫痪，引起假定位症。

（4）压迫大脑后动脉而引起同侧枕叶距状裂脑组织出血性梗死。

3. 流行性乙型脑炎和脊髓灰质炎都是嗜神经系统病毒感染引起的以变性为主的急性传染病，其区别在于：

（1）传染途径不同前者为虫媒性的血源性传染，后者主要是嗜神经性肠道病毒经消化道，少数经呼吸道传染。

（2）病变部位不同前者主要累及大脑，后者主要累及脊髓前根、腰膨大、颈膨大。

（3）临床主要症状不同前者以中枢神经损伤为主要临床表现，后者以运动神经损伤，弛缓性瘫痪为主要临床表现。

（4）产生的后遗症不同，前者可表现神经、精神症状，后者主要是肌肉瘫痪与萎缩。

4. 典型的多发性硬化症病变分布广泛，可累及大脑、脑干、脊髓、视神经等处，其中以白质，特别是脑室角或室旁白质的病变最突出，灰质也可受累。病灶圆形或不整形，大小不一（直径从 0.1cm 到数厘米），数目多少不一，新鲜病灶呈浅红色或半透明状，陈旧病灶呈灰白色，质地较硬。镜下主要变化为脱髓鞘。病变从静脉周围开始，又名静脉周脱髓鞘，伴血管周单核细胞或淋巴细胞浸润。开始时髓鞘与轴索分离，髓鞘变性崩解成颗粒状，并被吞噬细胞吞噬，形成泡沫细胞，同时轴索出现一定程度的变性而发生肿胀、扭曲、断裂，但较髓鞘变化轻微，一般病灶中髓鞘可完全脱失，而轴索仍存在；此外，少突胶质细胞明显减少，甚至脱失；星形胶质细胞反应性增生明显；可出现肥胖细胞；晚期病灶胶质化，成为硬化斑。脱髓鞘区与髓鞘区相交替时，可形成同心圆样结构，称为同心圆性硬化（Balo 病），有时大脑皮层下白质广泛融合性脱髓鞘病变称 Schilder 病。

5. 中枢神经系统病毒性疾病的基本变化

（1）神经细胞变性、坏死神经细胞变性表现为细胞肿胀，尼氏体消失，胞质内空泡形成，核偏位，严重时神经细胞可发生核浓缩、溶解、消失，并可出现卫星现象或噬神经细胞现象。

（2）血管变化和炎症反应血管高度扩张充血，血管周围间隙增宽，脑组织水肿，炎症细胞以变性坏死的神经元为中心，或围绕血管周围间隙形成血管套，以淋巴细胞，巨噬细胞，浆细胞为主。

（3）软化灶形成灶性坏死神经组织形成圆形或卵圆形的软化灶。

（4）胶质细胞增生胶质细胞增生，形成胶质细胞结节。

6. 本病是一种乳多泡病毒所致的中枢神经系统机会性感染。进行性多灶性白质脑病的病变特点是脑白质中不对称分布的多发性不规则灰白色透明凹陷病灶，质地软，严重者病灶可融合，甚至呈囊性变。镜下可见大小不一的脱髓鞘病灶，其中有多少不一的泡沫细胞。特异性变化包括：

（1）少突胶质细胞的异常，核大深染，有紫色或嗜伊红色包涵体，有诊断意义。

（2）星形胶质细胞大而奇异，多核浓染。

7. 头部创伤根据伤势的严重程度不同可发生以下病理变化

（1）脑震荡头部创伤后暂时性意识丧失，病变不明显，可在血管周围出现红细胞、血浆成分，形成轴突的"回缩球"，形成小胶质细胞瘢痕。

（2）脑挫伤可发生在直接受外力冲击处称冲击伤，也可发生在其对侧称对冲伤。病变呈楔形，底朝表面，尖端位于深层。局部软脑膜和皮质全层坏死伴皮层血管撕裂出血。后期形成纤维胶质瘢痕，病灶和硬脑膜粘连。

（3）脑撕裂伤由头部重度钝伤所致，累及皮质及深部脑组织。

（4）弥漫性轴突损伤肉眼无明显病变；镜下：轴突广泛肿胀，以大脑白质、胼胝体和脑干上部最显著，继之髓鞘变性，灶性出血坏死，小胶质细胞增生。

脑挫伤、撕裂和急性轴突损伤常引起损伤性脑出血，一般为点状或灶性出血。如大血管撕裂则可导致大出血或血肿形成。

8. 脑梗死的肉眼变化出现在梗死数小时后。梗死区灰质暗淡，灰质白质分界不清，2~3天后局部水肿，夹杂有出血点，1周后坏死组织软化，最后液化形成蜂窝状囊腔。组织学变化为首先是神经元着色变淡，中央性 Nissl 小体溶解，接着出现典型的缺血缺氧性神经元病变，红色神经元；髓鞘和轴突崩解；星形胶质细胞肿胀。1~2天出现脑水肿，中性粒细胞和巨噬细胞浸润，并开始出现泡沫细胞；第4天以后星形胶质细胞明显增生，出现修复反应；30天左右形成蜂窝状胶质瘢痕。深部细动脉阻塞可引起腔隙状坏死。

9. 脑出血常发生在：

（1）豆状核，出血来自大脑中动脉的豆纹动脉分支。

（2）脑桥。

（3）小脑白质。

主要诱因有：①高血压造成动脉粥样硬化的血管或微动脉的破裂。②原先存在的大脑损伤，如原发性或继发性肿瘤，或脓毒性病灶。出血在大脑皮质形成血肿或出血破入脑室可以导致死亡。

10.（1）先天性血管中层的缺陷导致颅内小动脉瘤的发生。尽管血管中层结构薄弱经常可见，但是引起动脉瘤却很少发生。这种动脉瘤经常发生在大脑中动脉起始处或其分支处。

（2）动脉粥样硬化。

（3）高血压。

（4）真菌病，发生于亚急性细菌性心内膜炎的患者。

11.（1）中枢神经系统肿瘤

1）神经源性肿瘤在儿童多见，节细胞瘤和节细胞胶质瘤，中枢神经细胞瘤。

2）原始神经外胚层肿瘤（primitive meuroectodermal tumor，PNET）包括髓母细胞瘤，视网膜母细胞瘤、神经母细胞瘤。

3）神经胶质肿瘤种类较多。①组织分化良好的胶质瘤，生长缓慢。依据起源细胞命名，包括星形细胞瘤；少突神经胶质瘤；室管膜瘤。②间变性胶质瘤，如多形性胶质母细胞瘤多为高度恶性。

4）脑膜瘤，多为良性。

5）神经鞘（听神经瘤）和神经根肿瘤。

6）不常见的肿瘤和囊肿：①血管瘤，一种发育畸形。②血管母细胞瘤，是恶性的。③表皮样囊肿。④畸胎瘤，恶性或良性（皮样囊肿）。⑤颅咽管瘤（小脑上囊肿），良性。

7）继发性肿瘤很常见，可以继发于身体各个部位的肿瘤，有时神经系统出现首发症状。

（2）外周神经肿瘤：①神经鞘瘤，②神经纤维瘤。

12. ①压迫或破坏周围脑组织而引起局部神经症状，如癫痫、瘫痪、视野缺损等。即使一些肿瘤分化良好，也可因压迫重要部位而致死；②颅内占位病变引起颅内压升高，表现为头痛、呕吐和视神经盘水肿等；③即使在形态学上分化很差的肿瘤也很少发生颅外转移。

13. ①良恶性的相对性：胶质瘤无论分化高低均呈浸润性生长，无包膜。第三脑室的毛细胞型星形胶质细胞瘤尽管分化良好，但因位于手术禁区难以切除，预后较差；②局部浸润：胶质瘤的浸润性生长主要累及血管周围间隙、软脑膜、室管膜和神经纤维束间；③转移：脑脊液转移是颅内肿瘤常.见的转移方式，特别是位于脑室旁和脑池旁的胶质瘤经脑脊液转移的机会更多。经其他途径转移到颅外极少见。

14. ①可发生于中枢神经系统的任何部位，尤其是大脑半球；②好发于成人；③组织学特点及生物学行为变化很大；④组织学分级一般与其浸润性关系不明显；⑤肿瘤恶性程度有不断增高的倾向，直至发展为胶质母细胞瘤为止。弥漫浸润型星形细胞瘤可再分为弥漫型星形细胞瘤、间变型星形细胞瘤和胶质母细胞瘤。

15. 神经鞘瘤镜下分为2种组织形态。一型为束状型（Antoni A 型），细胞细长，梭形，境界不清，核长椭圆形，互相紧密平行排列呈栅栏状或不完全的漩涡状，称 Verocay 小体；另一型为网状型（Antoni B 型），细胞稀少，排列成稀疏的网状结构，细胞间有较多液体，常有小囊腔形成。2 种结构往往同时存在于同一肿瘤中，其间有过渡形式，但多以其中一型为主。病程较长的肿瘤，细胞少，胶原纤维多，形成纤维瘢痕并发生玻璃样变，只在部分区域可见少量典型的神经鞘瘤的结构。

16. 脑肿瘤临床症状主要有2大类

（1）颅内占位病变引起的颅内压增高的症状，表现为头痛、呕吐及视神经盘水肿。产生机制为：①肿瘤体积增大使颅内空间失调；②瘤周脑组织水肿；③脑脊液回流障碍。

（2）脑神经定位症状是由于肿瘤直接压迫、破坏、刺激脑组织所致。如癫痫、瘫痪、视野缺损等。

第十五章　传　染　病

一、名词解释

1. 结核结节：是结核病的特征性病变。在显微镜下，由类上皮细胞、Langhans 巨细胞加上外围局部积聚的淋巴细胞和少量反应性增生的成纤维细胞构成。典型的结核结节中央还有干酪样坏死。

2. 原发综合征：是原发性肺结核病的病变特点，由肺的原发灶、淋巴管炎和肺门淋巴结结核三者构成，在 X 线片上呈哑铃状阴影。

3. 无反应性结核：是指在机体抵抗力极差或用大量激素、免疫抑制剂或细胞毒性药物时，发生严重的结核性败血症，患者常迅速死亡。尸检时，在各器官内见无数小病灶，灶内含很多结核菌，灶周几乎无细胞反应。

4. 结核球：又称结核瘤，是孤立的、有纤维包裹的境界清楚的球形的干酪样坏死灶，直径 2~5cm。多为一个，有时多个，常位于肺上叶。

5. 冷脓肿：干酪样坏死型骨结核时，坏死物质液化后可在骨旁形成结核性脓肿，局部并无红、热、痛，故又有冷脓肿之称。

6. 关节鼠：发生关节结核时，有的病例在关节腔内，有浆液、纤维素性渗出，游离的纤维素凝块长期相互撞击可形成白色的圆形或卵圆形的小体，称为关节鼠。

7. 伤寒小结：是伤寒病的特征性病变，伤寒杆菌感染后局部形成大量的伤寒细胞，伤寒细胞常积聚成团，形成小结，称为伤寒小结或伤寒肉芽肿。

8. 髓样肿胀：肠道伤寒第一期病变，回肠下段淋巴组织明显肿胀，凸出于黏膜表面，色灰红，质软。其中以集合淋巴小结肿胀最为突出，表面形似脑回样隆起，故称为髓样肿胀。

9. 蜡样变性：伤寒患者的膈肌、腹直肌和股内收肌常发生凝固性坏死，这种凝固性坏死也称蜡样变性。

10. 玫瑰疹：为伤寒病的皮肤病变，在病程的第 7~13 天，皮肤出现淡红色的小丘疹，称为玫瑰疹，以胸、腹部及背部为多，对伤寒的诊断有一定的帮助。

11. 假（伪）膜：急性菌痢时，肠黏膜表层坏死，同时渗出物中出现大量纤维素，后者与坏死组织、中性粒细胞、红细胞和细菌一起凝结成膜状物。

12. 中毒性菌痢：菌痢的一种，特征是起病急骤，肠道病变和症状不明显，但有严重的全身中毒症状，发病后迅速出现中毒性休克或呼吸衰竭，肠道通常为卡他性炎改变，有时呈滤泡性肠炎的变化。

13. 麻风球：瘤型麻风患者病灶内有多量的泡沫细胞，抗酸染色可见泡沫细胞内含有多量的麻风杆菌，甚至聚集成团，形成所谓的麻风球。

14. 神经脓肿：麻风病侵及周围神经，神经变粗，显微镜下，有结核样病灶及淋巴细胞浸润，并且累及到神经的结核样病灶中往往有干酪样坏死，坏死物质液化后形成所谓的"神经脓肿"。

15. 肾综合征出血热：是汉坦（Hantaan）病毒（单股负链 RNA 病毒）引起的一种由鼠类传播给人的自然疫源性急性传染病。临床以发热、休克、充血、出血和急性肾衰竭为主要表现。治疗不及时或重症病例多在短期内死于急性肾衰竭。

16. 狂犬病：是由狂犬病病毒（rabies virus）侵犯中枢神经系统引起的一种人畜共患病。临床表现为特有的狂躁、恐惧不安、怕风、流涎和咽肌痉挛，其特征性症状是恐水现象，故又名"恐水症"。狂犬病病死率极高。

17. 内基小体：在狂犬病患者神经细胞胞质内见到嗜酸性病毒包涵体，即内基（Negri）小体。以大脑海马回、延髓、小脑浦肯野细胞内较多见。包涵体在神经细胞内一个或数个，平均体积比红细胞稍大，圆形或卵圆形，HE 染色为红色，周围可有空晕。甲苯胺蓝染色呈淡蓝色，Giemsa 染成紫红色。内基小体对狂犬病诊断具有决定性意义。

18. 性传播性疾病：是指通过性接触而传播的一类疾病。包括梅毒、淋病、软下疳、性病性淋巴肉芽肿和腹股沟淋巴肉芽肿等。

19. 尖锐湿疣：是由 HPV（主要是 HPV 6 型和 11 型）引起的 STD。最常发生于 20~40 岁年龄组。好发于潮湿温暖的黏膜和皮肤交界的部位。男性常见于阴茎冠状沟、龟头、系带、尿道口或肛门附近。女性多见于阴蒂、阴唇、会阴部及肛周。亦可发生于身体的其他部位如腋窝等。尖锐湿疣主要通过性接触传播，但也可以通过非性接触的间接感染而致病。

20. 树胶肿：是梅毒的基本病变之一，类似于结核的肉芽肿，该肉芽肿韧而有弹性，质实如树胶，故称树胶肿。显微镜下结构颇似结核结节，中央为凝固性坏死，不如干酪样坏死彻底，弹力纤维染色尚可见到组织内原有的血管壁轮廓，淋巴细胞浆细胞多，而类上皮细胞和 Langhans 巨细胞则较少。

21. 下疳：一期梅毒，在梅毒螺旋体侵入的局部发生充血、水疱，水疱不久溃破，形成质硬、基底洁净、边缘隆起的溃疡，称为下疳，因其基质硬，又称硬性下疳。

22. 分叶肝：第三期梅毒累及肝脏，肝的树胶肿可使肝呈结节状肿大，树胶肿的干酪样坏死吸收和纤维化时，随着瘢痕的收缩，肝变为分叶状，称分叶肝。

23. 哈钦森（Hutchinson）齿：见于晚发性先天性梅毒（发生于 2 岁以上幼儿），临床特征除间质性角膜炎马刀胫和马鞍鼻外，由于牙发育障碍，中切牙小而尖，又由于牙釉质发育不全，中切牙切缘呈镰刀状缺陷，呈锯齿状。

24. 鹅口疮：口腔黏膜的念珠菌病称为鹅口疮。

25. 硫黄颗粒：放线菌病的病变为慢性化脓性炎症，形成很多小脓肿，有时肉眼可见脓液中细小的黄色颗粒，直径 1~2mm，称为"硫磺样颗粒"，显微镜下由可见其分支的菌丝交织而成。

二、填空

1. ①传染源，②传播途径，③易感人群

2. ①炎症，②潜伏期，③前驱期，④发病期，⑤愈复期

3. ①结核结节，②干酪样

4. ①局灶型肺结核，②浸润型肺结核，③慢性纤维空洞型肺结核，④干酪样肺炎，⑤结核球，⑥结核性胸膜炎

5. ①溃疡型，②增生型

6. ①髓样肿胀期，②坏死期，③溃疡期，④愈合期

7. ①肠穿孔，②肠出血，③支气管肺炎

8. ①伤寒杆菌，②急性增生性炎，③单核吞噬细胞，④伤寒小结

9. ①急性细菌性痢疾，②中毒性细菌性痢疾，③慢性细菌性痢疾

10. ①纤维素性，②大肠，③直肠，④乙状结肠

11. ①麻风，②皮肤，③周围神经

12. ①结核样型麻风，②瘤型麻风，③界限类麻风，④未定类麻风

13. ①由钩端螺旋体，②猪和鼠，③以人与污染水源接触

14. ①钩体血症期，②器官损伤期，③恢复期或后发症期

15. ①急性全身性中毒性损害，②全身毛细血管，③实质器官变性、坏死

16. ①发热期，②低血压休克期，③少尿期，④多尿期，⑤恢复期，⑥毛细血管内皮肿胀、脱落和纤维素样坏死，⑦广泛出血

17. ①淋球菌，②急性化脓性，③泌尿生殖，④性交，⑤接触

18. ①梅毒螺旋体，②灶性闭塞性动脉内膜炎及血管周围炎，③树胶肿

19. ①心血管，②中枢神经

20. ①脑膜血管瘤，②脊髓痨，③麻痹性痴呆

21. ①结核，②麻风

22. ①临床表现，②真菌学，③免疫学，④病理学，⑤证明真菌存在组织中，⑥在渗出物中可分离培养出真菌

23. ①炎细胞浸润部分小脓肿形成，②坏死灶，③肉芽肿性反应

24. ①皮肤，②耳，③鼻腔，④眼眶，⑤心，⑥脑，⑦肾，⑧呼吸道，⑨消化道，⑩肺部

25. ①化脓，②小脓肿

26. ①急性化脓性炎，②血管，③血栓形成，④血道播散

27. ①胶冻状，②肉芽肿性，③脑膜炎，④脑底部

28. ①真菌，②厌氧细菌

29. ①慢性化脓性炎症，②细菌，③纤维化，④脓肿，⑤组织破坏，⑥瘢痕形成

三、选择题

A型题（1~58）B型题（59~79）C型题（80~89）X型题（90~107）

1. A	2. C	3. D	4. A	5. B	6. E
7. B	8. B	9. C	10. C	11. C	12. D
13. E	14. B	15. B	16. B	17. D	18. D
19. D	20. D	21. E	22. B	23. B	24. C
25. D	26. B	27. C	28. D	29. D	30. A
31. A	32. C	33. E	34. C	35. E	36. B
37. E	38. E	39. D	40. C	41. A	42. E
43. C	44. D	45. B	46. B	47. B	48. D
49. C	50. C	51. D	52. D	53. E	54. D
55. C	56. E	57. A	58. D	59. B	60. C
61. B	62. C	63. E	64. E	65. C	66. A

67. B	68. C	69. B	70. A	71. D	72. E
73. A	74. B	75. C	76. A	77. C	78. B
79. D	80. C	81. B	82. A	83. D	84. A
85. C	86. C	87. D	88. B	89. C	90. ABCDE
91. CD	92. ABC	93. ABC	94. ABC	95. AC	96. BCD
97. ABCDE	98. ABCE	99. ABCDE	100. ABCE	101. ABCE	102. CE
103. ABDE	104. ACDE	105. ABD	106. ABDE	107. ABCD	

四、病例分析（1~13题）

1. C	2. B	3. B	4. C	5. E	6. C
7. B	8. C	9. A	10. E	11. B	12. B
13. E					

五、问答题

1.（1）结核病作为一种特异性炎症，基本病变包括变质、渗出与增生。以渗出为主的病变，表现为浆液性或浆液纤维素性炎；以增生为主的病变，形成具有一定诊断特征的结核结节；以坏死为主的变化，呈干酪样坏死。

（2）转化规律：①转向愈复 A. 吸收消散 B. 纤维化、纤维包裹及钙化。②转向恶化 A. 浸润进展 B. 溶解播散。

2.（1）全身粟粒性结核病肉眼：各器官内密布大小一致、分布均匀、灰白带黄、圆形的粟粒大小的结核结节；镜下：可为含菌量较少的增生性病变，也可表现为含菌量很多的渗出、坏死性病变。

（2）肺粟粒性结核病常为急性粟粒性结核病的一部分；肉眼：双肺充血，重量增加，切面暗红，密布灰白或灰黄色粟粒大小的结核；镜下：同上。

（3）肺外器官结核病某些肺外器官内形成个别的结核病灶，这些病灶可自愈或潜伏下来。

3. 来自感染的原发灶，如肺、肠或皮肤（罕见）的结核杆菌可以经淋巴管播散到邻近的淋巴结，然后经血流播散到脑、脑膜、泌尿生殖道、骨和关节。如果原发灶是肺，当痰被吞咽后可能感染肠，或者当但被咳出时可能感染气管、声带或舌。

4.（1）浸润型肺结核　这是临床上最常见的类型。当支气管被破坏时，可形成浸润型肺结核，支气管黏膜结核病灶破坏支气管和细支气管形成支气管扩张（支扩）。干酪样坏死物可随气流或咳出的痰液而被排出，形成一个急性薄壁空洞，内含大量结核杆菌。此型病人具有高度传染性。治疗后，空洞可以愈合形成瘢痕。

（2）慢性纤维空洞型肺结核　又称为"开放性肺结核"，由于纤维组织增生，空洞壁变厚（>1cm），内壁粗糙不规则。空洞壁三层结构：①干酪样坏死组织②肉芽组织③纤维结缔组织。有时在空洞内可见条索状厚壁血管通过，吸入的致病菌在空洞内可继发细菌感染。治愈慢性空洞比急性空洞更难。

5. 原发型肺结核与继发型肺结核的比较

	原发型肺结核	继发型肺结核
感染方式	初染型	再染型
好发年龄	儿童	成人
免疫状态	缺乏免疫力	有免疫力
病变部位	肺中部，肺膜下	肺尖附近，锁骨下区
病变特征	局部反应小，以渗出变质为主，形成原发综合征	病变发生迅速而剧烈，并易发生干酪样坏死，坏死灶周围以增生为主
淋巴结受累	肺门淋巴结受累为本型病变特点	肺门淋巴结多不受累
播散方式	易从淋巴道	血道播散易从支气管播散形成空洞
病变愈合	消散或钙化	消散、纤维化或钙化
病程	短（急性经过）	长（慢性经过）
死因	结核性败血征，结核性脑膜炎	空洞大出血，干酪样肺炎

6. 是在肺内有一个或多个厚壁空洞形成，同时在同侧肺组织（有时也可在对侧肺组织），特别是肺下叶可见由支气管播散引起的很多新旧不一、大小不等、病变类型不同的病灶；部位愈下，病变愈新鲜；空洞多位于肺上叶，大小不一，呈不规则形，洞壁厚，有时可达 1cm 以上，洞内常见残存的梁柱状组织，多为有血栓形成并机化闭塞的血管。空洞附近肺组织有显著纤维组织增生和肺膜增厚。镜下：洞壁分 3 层，内层为干酪样坏死物质，其中有大量结核杆菌；中层为结核性肉芽组织；外层为增生的纤维组织。由于病情迁延，病变广泛，新旧不等，肺组织遭到严重破坏，可导致肺组织广泛纤维化，最终演变为硬化性肺结核，使肺体积缩小、变形、变硬，肺膜广泛增厚并与胸壁粘连，可严重影响肺功能。

7. ①局灶型肺结核：为肺结核的起始病变；②浸润型肺结核：是由局灶型发展而来，当病人抵抗力下降时，病变扩大，并发生急性空洞；③慢性纤维空洞型肺结核：是由浸润型肺结核急性空洞发展而来；④干酪样肺炎：在病人抵抗力明显下降，结核杆菌明显增加时，由浸润型肺结核急性空洞干酪样坏死播散所致。⑤结核球：病变趋于好转，干酪样坏死灶发生纤维化、空洞的引流支气管堵塞、多个病灶融合；⑥结核性胸膜炎：各型均可在病变发展到胸膜时导致。

8. 肾结核可由有或无临床表现的身体任何部位结核病灶中的结核分枝杆菌经血源播散而引起。

9. （1）肠结核溃疡与肠长轴垂直，呈腰带状，边缘不整齐，如鼠咬状。

（2）肠伤寒溃疡边缘稍突起于黏膜表面，呈花坛状。

（3）菌痢溃疡比较表浅，针尖大小，不规则，呈地图状。

（4）肠阿米巴病溃疡口小底大，呈烧瓶状。

（5）血吸虫病表浅小溃疡。

（6）肠癌溃疡隆起，呈火山喷口状，边缘不整，底部高低不平，溃疡大。

10. （1）肾结核常为血道播散而来，病变开始于肾皮质、髓质交界处或乳头体内。其蔓延过程为：肾局灶性结核病→结核性空洞→输尿管结核→膀胱结核。

（2）生殖系统结核①男性主要经尿道而来，可使精囊和前列腺感染，以后蔓延至输精管、附睾，睾丸偶尔受累。症状主要由附睾结核引起。②女性多由血道或淋巴道播散而来，以输卵管结核最多，其次为子宫内膜，卵巢和子宫颈较少见。

11. 结核样型麻风和瘤型麻风的区别

	结核样型麻风	瘤型麻风
发病率	约占麻风患者的70%	约占麻风患者的20%
患者免疫力	细胞免疫力较强	对麻风的免疫力缺陷
病灶含菌量	极少	大量
传染性	弱	强
侵犯范围	皮肤及周围神经，绝少侵及内脏	除侵犯皮肤和神经外，还常侵及肝、脾等
皮肤病变	肉眼：斑疹或丘疹 镜下：以类上皮细胞为主的类似结核病的肉芽肿，散在于真皮浅层，有时病灶与表皮接触	肉眼：结节状病灶常形成溃疡，面部形成狮容 镜下：由多量的泡沫细胞组成的肉芽肿，病灶位于真皮内，浸润灶与表皮层之间由一薄层无细胞区相隔
周围神经	肉眼：神经变粗 镜下：有干酪样坏死，可形成神经脓肿细胞浸润	肉眼：神经变粗 镜下：有泡沫细胞及淋巴

12. 狂犬病的临床表现可分为前驱期、兴奋期和麻痹期。兴奋期临床表现为特有的狂躁、恐惧不安、怕风、流涎和咽肌痉挛，其特征性症状是恐水现象，故又名"恐水症"。典型者饮水、思水以至听到水声、提及饮水均可引起严重的咽喉肌痉挛。患者极渴但又不敢饮水，即使饮水也不敢下咽。狂犬病病死率极高，一旦发病几乎全部死亡，全世界仅有数例存活的报告。但被狂犬咬伤后，若能及时进行预防注射，则几乎均可避免发病。

13. 在神经细胞胞质内见到嗜酸性病毒包涵体，即内基（Negri）小体。以大脑海马回、延髓、小脑浦肯野细胞内较多见。包涵体在神经细胞内一个或数个，平均体积比红细胞稍大，圆形或卵圆形，HE 染色为红色，周围可有空晕。甲苯胺蓝染色呈淡蓝色，Giemsa 染成紫红色。内基小体对狂犬病诊断具有决定性意义。

14. 在男性，感染部位是尿道、前列腺、精囊腺和附睾。在女性，感染通常不严重，感染部位有尿道、宫颈、宫腔和盆腔腹膜。在青春期前的女性，由于阴道的中性 pH 值容易发生淋球菌性阴道炎。在成熟女性，由于雌激素的分泌，阴道 pH 呈酸性，因此具有抗菌作用。

15. 本病潜伏期通常为 3 个月。初起为小而尖的突起，逐渐扩大。淡红或暗红，质软，表面凹凸不平，呈疣状颗粒。有时较大呈菜花状生长。镜检：表皮角质层轻度增厚，几乎全为角化不全细胞，棘层肥厚，有乳头状瘤样增生，表皮钉突增粗延长，偶见核分裂。表皮浅层凹空细胞出现有助诊断。凹空细胞较正常细胞大，胞质空泡状，细胞边缘常残存带状胞质。核增大居中，圆形、椭圆形或不规则形，染色深，可见双核或多核。真皮层可见毛细血管及淋巴管扩张，大量慢性炎症细胞浸润。应用免疫组织化学方法可检测 HPV 抗原，用原位杂交、PCR 和原位 PCR 技术可检测 HPV DNA，有助于诊断

16. 梅毒瘤（梅毒树胶肿）是第三期梅毒的典型病变。它是几乎可发生在任何器官的凝固性坏死，并最终发生纤维化而似橡胶一般硬。病灶局部由于对梅毒螺旋体的超敏反应而发生缺血性梗死。尽管坏死类似于干酪样坏死，但是组织发生了干尸化，而不像干酪样坏死那样彻底崩解，因此，它的原始结构仍然依稀可辨。病灶中可见大量炎症细胞，包括淋巴细胞、浆细胞、组织细胞，偶见巨细胞。成纤维细胞产生胶原。好发部位是肝、睾丸、皮下组织和骨。

17. 由于这段主动脉有丰富的淋巴管。此淋巴管为梅毒螺旋体提供了从纵隔淋巴结到血管壁的通道。基本病变是血管外膜分支状滋养动脉的动脉炎。

18. ①轻度非特异性炎，病灶中仅有少数淋巴细胞、单核细胞浸润，甚至没有明显的组织反应，如脑

的隐球菌感染；②化脓性炎，由大量中性粒细胞浸润形成小脓肿，如念珠菌病、曲菌病、毛霉菌病等；③坏死性炎，可出现大小不等的坏死灶，常有明显的出血，而炎细胞则相对较少，如毛霉菌、曲菌感染等；④肉芽肿性炎。上述病变可单独存在，也可同时存在。不同病菌及引起的变态反应不同或同一病菌的不同时期，其组织反应也不一样。真菌在人体引起的病变没有特异性，诊断依据是病灶中找到病原菌。

第十六章　寄 生 虫 病

一、名词解释

1. 阿米巴痢疾：由溶组织内阿米巴寄生于结肠引起腹痛、腹泻和里急后重等痢疾症状。

2. 阿米巴脓肿：肠外阿米巴病时，阿米巴滋养体溶解组织引起液化性坏死而形成。脓肿中含有液化性坏死物和陈旧性血液，炎症反应不明显，为假性脓肿，常见于肝脏，尚见于肺和脑。

3. 阿米巴肿（瘤）：肠阿米巴病的慢性期病变，是由于肠壁肉芽组织增生过多而形成局限性包块，多见于盲肠。

4. 尾蚴性皮炎：血吸虫尾蚴侵入皮肤后引起皮肤的炎症反应，称尾蚴性皮炎。表现为红色小丘疹，奇痒，数日后自行消退。

5. 嗜酸性脓肿：在寄生虫病时，如血吸虫或丝虫等，在虫卵或虫体周围出现坏死物质和大量嗜酸性粒细胞聚集，因其病变类似脓肿，故称嗜酸性脓肿。

6. 夏科-莱登结晶：即 Charcot-Leyden 结晶，易见于组织内有大量嗜酸性粒细胞浸润时。病变坏死组织中混杂多数菱形或多面形屈光性蛋白质晶体，系嗜酸性粒细胞的嗜酸性颗粒互相融合而成

7. 假结核结节：血吸虫或丝虫病的较晚期病变，在虫卵或虫体周围出现类上皮细胞、异物巨细胞和淋巴细胞，形态上似结核结节，故称为假结核结节。

8. 干线型肝硬化：为血吸虫性肝硬化的特点。长期重度血吸虫感染病人的肝脏严重纤维化致肝脏变硬、变小，肝表面不平，严重者可形成粗大突起的结节。切面上，增生的结缔组织沿门静脉分支呈树枝状分布，故称为干线型或管道型肝硬化。

9. 含铁小结：陈旧性出血伴有铁质及钙盐沉着和纤维组织增生形成肉眼观呈棕黄色的小结。

10. 血吸虫病侏儒症：儿童长期反复重度感染血吸虫，将严重影响肝功能，以致某些激素不能被灭活，从而继发脑垂体功能抑制，腺前叶及性腺等萎缩，影响儿童的生长发育，表现为身体矮小，面容苍老，第二性征发育迟缓的表现。

11. 华支睾吸虫病：又称肝吸虫病，是由华支睾吸虫成虫寄居引起。成虫主要寄生在肝内胆管，引起胆管炎症及上皮增生。

12. 肺吸虫病：主要是肺吸虫虫体（童虫及成虫）在人体内穿行或寄居所引起的疾病。病变以在器官或组织内形成相互沟通的多房性小囊肿为特点。

13. 夜现周期性：寄生在人体的丝虫雌雄虫体交配后，雌虫即产生微丝蚴。后者从淋巴系统进入血液循环，一般它们白天滞留于肺及其他器官的毛细血管内，夜间出现于周围血液中的种现象。

14. 离心性淋巴管炎和丹毒性皮炎：丝虫引起的淋巴管炎多发生在较大的淋巴管，以下肢、精索、附睾、腹腔内淋巴管及乳腺等处较多见。肉眼观，急性期发炎的淋巴管呈一条红线样自上而下蔓延，形成所谓离心性淋巴管炎。当皮肤表浅微细淋巴管被波及时，局部皮肤则呈弥漫性红肿，称为丹毒性皮炎。

15. 象皮肿：是晚期丝虫病最突出的病变，病变皮肤及皮下组织明显增厚、粗糙、肥大而下垂，皮纹加深，犹如大象的皮肤外观，因而得名。最常见于下肢。

16. 包虫病：是人类感染棘球绦虫的幼虫所致的疾病，又称棘球蚴病。

二、填空题

1. ①肠阿米巴病，②阿米巴痢疾，③肠外阿米巴病
2. ①机械性损伤和吞噬作用，②接触溶解作用，③细胞毒素作用，④免疫抑制和逃避
3. ①盲肠，②升结肠，③乙状结肠，④直肠，⑤伴组织溶解液化的坏死性炎
4. ①口小底大的烧瓶状溃疡，②坏死，③轻微，④阿米巴滋养体
5. ①坏死、溃疡反复形成，②肉芽组织增生瘢痕形成，③肉芽组织增生过多，④阿米巴肿，⑤盲肠，⑥结肠癌
6. ①包囊，②滋养体，③囊蚴，④成虫，⑤囊蚴，⑥虫体（童虫和成虫）
7. ①非洲北部，②埃及，③拉丁美洲及非洲中部，④曼氏，⑤亚洲，⑥日本
8. ①钉螺，②淡水螺，③淡水鱼、淡水虾，④淡水螺，⑤淡水石蟹
9. ①尾蚴，②童虫，③成虫，④虫卵，⑤虫卵
10. ①乙状结肠，②直肠，③肝脏，④未成熟，⑤成熟，⑥虫卵结节
11. ①阿米巴脓肿，②嗜酸性脓肿，③神经脓肿，④冷脓肿
12. ①嗜酸性脓肿，②假结核结节
13. ①急性虫卵结节，②炎性渗出物，③粟粒性结核
14. ①血吸虫病，②丝虫病，③梅毒，④麻风
15. ①不形成假小叶，②窦前，③门静脉高压更为显著
16. ①风湿病，②硅沉着病，③结核病，④麻风，⑤伤寒，⑥血吸虫病，⑦丝虫病，⑧梅毒，⑨肺吸虫病，⑩泡状棘球蚴病
17. ①成虫，②肝内胆管，③肝吸虫病
18. ①童虫，②肺脏，③窦道，④多房性小囊肿
19. ①成虫，②淋巴管炎，③淋巴结炎，④淋巴回流障碍，⑤淋巴管扩张，⑥象皮肿
20. ①棘球绦虫，②棘球蚴病
21. ①肠慢性血吸虫病，②华支睾吸虫感染

三、选择题

A 型题（1~23 题）B 型题（24~45）C 型题（46~51）X 型题（52~64）

1. E	2. E	3. A	4. B	5. D	6. B
7. B	8. D	9. B	10. D	11. D	12. D
13. E	14. C	15. B	16. C	17. C	18. B
19. A	20. B	21. E	22. A	23. A	24. A
25. E	26. C	27. D	28. C	29. C	30. A
31. B	32. C	33. D	34. B	35. D	36. A
37. C	38. B	39. A	40. D	41. C	42. B
43. A	44. E	45. D	46. C	47. C	48. D
49. B	50. A	51. D	52. ABD	53. ABCDE	54. ABDE

55. ABCDE   56. ADE   57. ABDE   58. ADE   59. ABDE   60. ABCD

61. ABCDE   62. BD   63. BCDE   64. BCE

四、病例分析（1~2题）

1. AD   2. B

五、问答题

1.（1）肠结核溃疡与肠长轴垂直，呈腰带状，边缘不整齐，如鼠咬状。

（2）肠伤寒溃疡边缘稍突起于黏膜表面，呈花坛状。

（3）菌痢溃疡比较表浅，针尖大小，不规则，呈地图状。

（4）肠阿米巴病溃疡口小底大，呈烧瓶状。

（5）血吸虫病表浅小溃疡。

（6）肠癌溃疡隆起，呈火山喷口状，边缘不整，底部高低不平，溃疡大。

2. 我们所学的能够引起肉芽肿形成的疾病有：风湿病、硅沉着病、结核病、麻风、伤寒梅毒、血吸虫病、丝虫病、肺吸虫病及泡状棘球蚴病。

病变特点分别为形成：

（1）Aschoff 小体其中见 Aschoff 细胞。

（2）矽结节由吞噬矽尘的巨噬细胞聚集而成。

（3）结核结节由类上皮细胞、Langhans 巨细胞、淋巴细胞及成纤维细胞等构成，其中可见干酪样坏死。

（4）麻风肉芽肿结核样型麻风的肉芽肿类似于结核结节；瘤型麻风的肉芽肿由多量泡沫细胞组成。

（5）伤寒小结由增生的巨噬细胞构成，并见伤寒细胞。

（6）梅毒形成树胶肿，镜下结构颇似结核结节，中央以凝固性坏死为主，不如干酪样坏死彻底。

（7）血吸虫病、丝虫病、肺吸虫病及泡状棘球蚴病均可有假结核结节形成，根据寄生虫病的种类不同，可见不同病变。血吸虫病的肉芽肿内可见虫卵；丝虫病的肉芽肿内可见虫体片段；肺吸虫病的肉芽肿在虫囊肿壁及其周围组织内可见虫卵；泡状棘球蚴病的假结核结节旁可见泡状棘球蚴囊肿。

3. 病人肝区出现囊性病变应考虑的寄生虫病有：

（1）阿米巴肝脓肿肉眼见为含果酱样液化性坏死物质的囊腔，囊壁呈破棉絮样。镜下在坏死组织边缘的肝组织可找到阿米巴滋养体。

（2）包虫病①细粒棘球蚴病，六钩蚴引起肝包虫囊肿，多为单个，可达巨大程度，包虫囊周围有纤维性包膜。囊壁分内外两层，外层为角皮层，呈白色半透明，镜下为红染平行的板层状结构，内层为生发层，由单层或多层的生发细胞构成。②泡状棘球蚴病，泡球蚴引起的囊肿一般呈单个巨块状，由无数小囊泡聚集成海绵状，外周无纤维包膜，与周围组织分界不清。

4. 可从几个大方面考虑：

（1）炎症如各种肺炎，肺结核；

（2）肿瘤如肺或胸膜的各种良性和恶性肿瘤；

（3）寄生虫病如肺的阿米巴脓肿、血吸虫病、肺吸虫病、包虫病；

（4）尘肺如矽肺、石棉肺；

（5）其他如肺梗死、肺萎陷。

5. 日本血吸虫虫卵随门静脉血流到达肝脏，栓塞于门静脉末梢支，引起虫卵结节形成和纤维化。在长期重度感染的病例，由于反复大量虫卵结节形成和纤维化，致使门静脉分支周围有大量纤维组织增生，肝脏因而缩小、变硬，导致血吸虫性肝硬化。肝表面不平，有浅沟纹构成微隆起的分区，严重者可形成粗大突起的结节。切面上，增生的结缔组织沿门静脉分支呈树枝状分布，称为干线型肝硬化。

6. 阿米巴滋养体侵入结肠腺体隐窝，在黏膜层内不断繁殖，破坏组织，并穿过黏膜肌层到达黏膜下层，由于肠黏膜下层组织结构疏松，阿米巴滋养体易于向周围蔓延，因而组织坏死广泛，病灶不断扩大，坏死组织液化脱落后形成溃疡。溃疡口小，位于黏膜面，而溃疡底则位于黏膜下层，范围较广，呈特征性的口小底大的烧瓶状溃疡。鼠咬样边缘环绕肠壁的带状溃疡为肠结核溃疡的特点，溃疡边缘干酪样坏死物呈参差不齐的鼠咬状。漏斗状溃疡为胃溃疡病的特点。火山口状溃疡为癌性溃疡，边缘隆起部为癌组织。菌痢的溃疡由假膜不规则脱落所致，呈地图状，多数较浅表。

7. 受感染的肠壁上皮变得粗糙并可形成溃疡。在晚期肠壁纤维化，也可钙化。在肠壁可见多核虫卵。

8. （1）Milroys' 病：淋巴管先天性缺乏或发育不良。

（2）肿瘤性渗透。

（3）慢性淋巴腺炎。

（4）班氏丝虫对淋巴管的侵袭，或成虫阻塞淋巴管，尤其是引流双下肢和外生殖器的淋巴管。

9. （1）淋巴管炎多发生在较大的淋巴管，以下肢、精索、附睾、腹腔内淋巴管及乳腺等处较多见。肉眼观，急性期发炎的淋巴管呈一条红线样自上而下蔓延，形成所谓离心性淋巴管炎。当皮肤表浅微细淋巴管被波及时，局部皮肤则呈弥漫性红肿，称为丹毒性皮炎。镜下，常见淋巴管扩张、内皮细胞肿胀增生，管壁水肿增厚和嗜酸性粒细胞及单核细胞浸润。虫体死亡后对组织刺激强烈，引起凝固性坏死及大量嗜酸性粒细胞浸润，形成所谓的嗜酸性脓肿。坏死组织中央可见死亡虫体片段及脱出于虫体外的微丝蚴，病变附近可找到 Charcot-Leyden 结晶。慢性期在脓肿周围出现类上皮细胞、巨噬细胞及异物巨细胞，形成结核样肉芽肿。随着虫体的钙化，肉芽肿逐渐纤维化，形成同心圆状排列的实心纤维索，使淋巴管管腔完全闭塞，形成闭塞性淋巴管炎，从而引起一系列继发改变。

（2）淋巴结炎一般与淋巴管炎同时发生，可引起腹股沟、腘窝及腋窝等处的淋巴结肿大。镜下病变的发展过程与上述淋巴管炎的改变基本相同。急性期表现为淋巴结充血，嗜酸性粒细胞浸润。病变进一步发展，逐渐纤维化成为瘢痕，影响淋巴液的流通，导致淋巴淤滞。

（3）淋巴系统阻塞引起的病变长期反复感染的丝虫性淋巴管炎和淋巴结炎可引起淋巴液的回流障碍，受阻部位远端管内压力增高而发生淋巴管曲张或破裂，淋巴液流入周围组织导致淋巴肿或淋巴积液。由于病变部位不同，患者的临床表现也因之而异。

1）象皮肿：由于长期淋巴液回流受阻，受阻远端出现淋巴水肿，组织间隙滞留的淋巴液富含蛋白质，刺激皮下纤维组织增生，最终可发展为象皮肿。肉眼观，病变部位皮肤及皮下组织明显增厚、粗糙、肥大而下垂，皮皱加深，有如大象的皮肤外观。有时尚可伴有苔藓样变、棘刺及疣状突起等变化。镜下，表皮角化过度和棘细胞层肥厚，真皮及皮下有致密纤维组织过度增生，淋巴管和小血管周围有少许淋巴细胞、浆细胞及嗜酸性粒细胞浸润。真皮淋巴管内皮细胞增生，甚至使管腔完全闭塞，皮下淋巴管壁可有明显肌层肥厚。病变较久者肢体皮肤常伴有继发性细菌或真菌感染。

2）丸鞘膜积液和阴囊淋巴肿：多由班氏丝虫所致。当阻塞位于精索及睾丸淋巴管时，可出现睾丸鞘膜积液；当阻塞位于浅表淋巴结或淋巴管时，可发生阴囊淋巴肿。

（4）乳糜尿是班氏丝虫病最常见的症状，通常是因乳糜池以下的腹膜后淋巴结阻塞，使肠壁淋巴管内来自消化食物的乳糜液在流经肾盂、输尿管和膀胱的淋巴管时，引起破裂，乳糜液溢入尿中，形. 成乳糜尿。患者的小便呈乳白色，如淘米水样。

丝虫病的病变还可发生在人体的其他部位，如乳房丝虫结节、眼丝虫病及丝虫性心包炎等。

10. （1）包虫囊的占位性生长压迫和破坏邻近组织，其严重程度取决于棘球蚴的体积、数量、寄生时间和部位等。

（2）囊肿破裂后，囊液内所含的异种蛋白使机体发生过敏反应，甚至过敏性休克致死。

（3）包虫囊生长发育过程中摄取宿主营养、影响机体健康。

第十七章　骨和关节疾病

一、名词解释

1. 内骨痂：骨折愈合过程中，骨内膜细胞及骨髓未分化间叶细胞演变为成骨细胞，形成编织骨。

2. 病理性骨折：是指已有病变的骨，在通常不足以引起骨折的外力作用下发生的骨折，或没有任何外力而发生的自发性骨折。

3. 脆性骨综合征：为一种常染色体显性遗传病，在胎儿或儿童时期发病，乃由于先天性间充质发育缺陷，不易分化为成骨细胞，同时成骨细胞合成骨基质中Ⅰ型胶原纤维障碍，因此长骨骨皮质很薄，骨细而脆，极易发生多发性病理性骨折，故称之。

4. 佝偻病串珠：在佝偻病患者，由于软骨及骨样组织的堆积，致肋骨和肋软骨的结合部呈结节状隆起。因多个肋骨同时受累，故结节状隆起排列成行，形似串珠。

5. 类风湿小结：类风湿关节炎病变累及结缔组织，全身间质胶原纤维和血管可呈现纤维素样变性或坏死，该小结在镜下：中央为大片纤维素样坏死，周围有核呈栅状或放射状排列的类上皮细胞，外围为增生的毛细血管和成纤维细胞、炎症细胞浸润。最后则纤维化，主要发生于皮肤，其次在心、肺、脾、浆膜。

6. 纤维性骨痂：在骨折后的第2天，从骨内膜及骨外膜增生的成纤维细胞及新生的毛细血管侵入血肿，血肿开始机化。上述增生的组织逐渐弥合，填充并桥接了骨折的断端，继而发生纤维化形成纤维性骨痂，或称暂时性骨痂（privisional callus）。

7. 骨质疏松症：指骨小梁的数量绝对值减少，而骨小梁的结构及骨基质的钙化均正常，也称之为骨质缺乏症（osteopenia）。

8. 痛风：由大量嘌呤代谢终产物尿酸在局部组织积累，即体液中含过饱和浓度的尿酸盐结晶，并沉积在组织中所致。该病表现为反复发作的急性关节炎，伴痛风石形成和慢性关节变形。

二、填空题

1. ①血肿形成，②纤维性骨痂形成，③骨性骨痂形成，④骨痂改建或再塑

2. ①骨软骨瘤 ②软骨肉瘤 ③骨巨细胞瘤 ④骨肉瘤

3. ①肿瘤性软骨细胞 ②软骨基质 ③中央 ④周围

4. ①最浅层的纤维层 ②中间的软骨层 ③深层的松质骨（肿瘤主体）

5. ①单核基质细胞 ②多核巨细胞 ③血管

6. ①肿瘤细胞直接形成肿瘤性类骨组织 ②骨组织

7. ①类风湿小结形成 ②小血管炎 ③全身各处关节 ④多发性 ⑤对称性 ⑥慢性 ⑦增生性 ⑧关节强直畸形

8. ①局部血供 ②骨折断端状态 ③骨折断端固定 ④感染

9. ①骨原发性或转移性肿瘤 ②骨质疏松 ③内分泌紊乱 ④骨的发育障碍

10. ①骨骼的活跃生长 ②放射线 ③遗传 ④病毒

11. ①间叶细胞 ②多向分化 ③成骨细胞型 ④成软骨细胞型 ⑤成纤维细胞型 ⑥血管扩张型

12. ①血清碱性磷酸酶 ②Codman 三角 ③日光放射状阴影 ④肿瘤组织块影

三、选择题

A 型题（1~20 题）B 型题（21~33 题）C 型题（34~38 题）X 型题（39~49 题）

1. D	2. C	3. A	4. A	5. B	6. E
7. B	8. B	9. E	10. D	11. A	12. B
13. A	14. D	15. D	16. E	17. E	18. D
19. B	20. E	21. A	22. B	23. C	24. D
25. D	26. A	27. E	28. C	29. B	30. D
31. C	32. A	33. D	34. C	35. A	36. B
37. B	38. D	39. ABCD	40. DE	41. ABD	42. CDE
43. ABCDE	44. BCE	45. ABCE	46. BCDE	47. ACD	48. ABD
49. BC					

四、病例分析（1~4 题）

1. D　　　　2. D　　　　3. E　　　　4. C

五、问答题

1. 骨折延迟愈合，骨变形，假关节，新关节。年老、体弱、营养不良时，特别是蛋白质、维生素 C、维生素 D 缺乏，或局部血供差，或断端对位不好，或有软组织嵌塞，或损伤严重时，局部形成巨大血肿，影响断面接触，且血肿机化时间延长；或断端未得到很好的固定引起出血及周围软组织损伤而难以形成骨；或骨折同时合并有严重感染时，均可引起骨折延迟愈合。新骨形成过多时，可形成赘生骨痂，愈合后有明显的骨变形，影响功能的恢复。纤维骨痂不能变成骨性骨痂，并出现裂隙，但骨折断端仍能活动，形成假关节；若此时在断端有新生软骨被覆则形成新关节。

2. 骨的原发性或转移性肿瘤，骨质疏松，内分泌紊乱，骨的发育障碍。

3. 成骨性肿瘤成软骨性肿瘤，多核巨细胞骨髓源性肿瘤，结缔组织性肿瘤，脉管组织性肿瘤，脂肪组织性肿瘤，神经组织性肿瘤，脊索源性肿瘤，瘤样病变。

4. 骨软骨瘤，骨肉瘤，骨巨细胞瘤。其特点如下：

（1）骨软骨瘤多发生在 11~20 岁青少年，是发生于长管状骨（如股骨、枕骨）表面及四肢长骨干骺端的带有软骨帽的骨性隆起处。它带有畸形生长性质。有人认为它的发生与长管状骨骺软骨板额外增生有关。骨软骨瘤是长骨表面的肿瘤，其结构有特征性一般可分为三层：表面为一薄层软骨膜和相邻骨膜相连，为薄层纤维组织；中间一层为软骨帽，年龄越小，软骨帽越厚；软骨帽之下的基底部是由松质骨组成的肿瘤主体。

（2）骨肉瘤多发生在 11~30 岁，最常见于四肢长骨，在长骨，肿瘤位于干骺端并可向骨髓腔及一侧或四周皮质浸润形成肿块，但一般不侵及骨骺的骺板，半数以上发生于股骨下端和胫骨或腓骨上端。骨肉瘤的主要血清学化验的阳性发现是血清中碱性磷酸酶活性增高。因为在正常成骨细胞内有丰富的碱性磷酸酶，该酶与促进骨样组织钙化有关。骨肉瘤中肿瘤的实质成分向成骨细胞分化并有成骨的过程，因而骨肉瘤患者血清碱性磷酸酶活性升高。长骨发生骨肉瘤时，骨外膜被肿瘤掀起，原来骨外膜供应骨组织的小血管受牵拉而与骨表面垂直。在这些垂直的小血管附近组织供血丰富，所以反应性增生的新生骨也特别多，因之形成一系列与骨表面垂直或辐状的反应性新生的骨小梁，而在 X 线上显示为日光放射状条纹阴影。当骨肉瘤穿透骨皮质，它使骨膜掀起。掀起的骨膜通常与其下面的正常骨皮质形成一个"锐角"，这一现象称为 Codman's 三角。Codman's 三角作为一种明显的 X 线表现对骨源性肉瘤的诊断有参考价值。

（3）骨巨细胞瘤多发生在 20~40 岁青壮年，绝大多数发生于四肢长骨的骨骺端，半数位于膝关节附近，即包括股骨、胫骨上端和肱骨上端，发生于长骨以外以脊椎骨为多见。故有人认为它的发生与损伤有关。骨巨细胞瘤由肿瘤组织的溶骨性破坏，常造成病理性骨折。骨巨细胞瘤在光学显微镜下可见它是由梭形或卵圆形的基质细胞和多核巨细胞组成的，电子显微镜下发现基质细胞又可分为 2 型：Ⅰ 型基质细胞是成纤维细胞样基质细胞；Ⅱ 型基质细胞是巨噬细胞样细胞。目前认为 Ⅰ 型基质细胞是肿瘤的主要成分。所以，骨巨细胞瘤的异型性主要表现在 Ⅰ 型基质细胞即成纤维细胞样基质细胞上。骨巨细胞瘤没有肿瘤细胞成骨的能力，为非成骨性肿瘤，不含成骨细胞和成软骨细胞。但有时可见多少不等的类骨组织及新生骨小梁，其来源可能是反应性新骨形成，纤维间质的骨性化生或病理性骨折后形成的骨痂。本瘤在病理组织学上分为 3 级：Ⅰ级基本为良性，具低度侵袭性；Ⅲ级高度恶性；Ⅱ级介于二者之间。骨巨细胞瘤骨巨细胞瘤的侵蚀性大小与肿瘤组织异型程度有关。用组织化学方法显示，组成骨巨细胞瘤的 2 种成分——基质细胞和多核巨细胞，其内都有丰富的酸性磷酸酶。曾有学者认为它是来源于破骨细胞的肿瘤。骨巨细胞瘤的破骨活动侵蚀了原有骨组织，该处骨组织遭受破坏而膨大。X 线呈肥皂泡状骨质侵蚀图像。由于它具有的侵蚀性的生物学行为，局部的肿瘤刮除常不易清除干净，故常有复发，是一种带有侵袭性并有复发倾向的骨肿瘤。

5. 都是以骨基质钙盐沉着障碍为主的慢性全身性疾病，表现为骨组织内类骨组织的过多积累。发生在婴幼儿为佝偻病，发生在成人为骨软化病。

6. 是骨小梁的数量绝对值减少，而骨小梁的结构及骨基质的钙化均正常。分局限型骨质疏松和全身性骨质疏松。

7. 基本病变是类风湿性肉芽肿（见本章名词解释第 5 题）、血管炎。主要发生在小动脉、小静脉，轻重不一。少数严重者可出现纤维素样坏死性动脉炎，常伴血栓形成。各器官的病变有：

（1）关节的病变为多发性、对称性小关节，表现为急慢性骨膜炎，关节软骨糜烂，小灶性坏死及被破坏，关节腔狭窄与关节强直及关节畸形。

（2）关节相邻近的组织变化有：①骨组织吸收和骨质疏松可导致病理性骨折；②关节附近肌腱、韧带和肌肉常受累，有局灶性淋巴细胞、浆细胞和巨噬细胞浸润，偶见风湿小结，肌肉有失用性萎缩；③关节病变的引流淋巴结肿大，淋巴组织增生，生发中心明显，可形成类风湿肉芽肿。

（3）关节外的瘤变：①皮下小结；②心、肺灶性或弥漫性间质纤维化，偶尔累及心瓣膜，或纤维素性心包炎、胸膜炎引起心包、胸膜的广泛增厚、粘连；③血管病变少见，主要是急性纤维素样坏死性动脉炎，常伴血栓形成或引起相应组织的梗死，主动脉亦可受累。

8. 是以关节软骨变性、坏死为主的慢性地方性疾病。疾病晚期，继关节软骨变性、坏死而出现关节周围代偿性软骨及骨质增生，关节周径显著增粗变形。

9. 从两者不同的病因、病变部位、病变特点、预后及临床表现、血清学方面进行比较。

第十八章 遗传性疾病

一、名词解释

1. 三体综合征：染色体病中常见的非整倍体患者的某对染色体不是 2 条而出现 3 条。

2. 单体综合征：染色体病中，某对染色体缺少 1 条，称为单体综合征。

3. Down 综合征：是最常见的常染色体病，其染色体异常是 21 三体，主要核型为三体型。智力低下，有特有的面部特征。鼻梁低平，眼裂外斜，小耳、小颌、枕平，颈短及肌张力降低。伴有先天性心脏病。

4. 嵌合体：如果两种不同核型的细胞起源于单一合子，则这种由两种或两种以上细胞组成的个体。

5. 变形症：是先天畸形的一种类型，指外来机械力作用引起的变形。

6. 常染色体显性遗传病：是一种单基因遗传病，其致病基因在常染色体上，等位基因之一突变，杂合状态下即可发病。

7. 常染色体隐性遗传病：是一种单基因遗传病，其致病基因在常染色体上，基因性状是隐性的，即只有纯合子突变时时才可显示病状。

8. 阻断症：是先天畸形的一种类型，指胚胎或胎儿本身没有内在缺陷，在发育中胎儿体外的某些因素如羊膜带或体内血栓形成等，使组织、器官的发育受阻或破坏，造成畸形。

9. 序列征：在胚胎发育中，在某种因素影响下，先产生一种畸形，由此畸形进一步导致相关组织、器官的一系列畸形。

10. 联合征：指一群或几种畸形常伴同在一起，出现在同一个体中。但不如综合征那样恒定，也不是偶然的巧合，这样一组畸形称之。

11. 遗传性疾病：由人体生殖细胞或受精卵的遗传物质发生改变而引起的疾病，可以亲代传至后代，通常可以分为 3 大类，即染色体病、单基因遗传病和多基因遗传病。近年来又有线粒体遗传病。

12. 染色体病：是由于染色体数目或结构异常而发生的疾病。

13. 易位：当 2 条非同源染色体同时发生断裂时，断落片段由一条染色体移至另一条染色体的断端上，形成易位染色体。易位可以是不平衡性或平衡性的。

14. 遗传印记：父源和母源染色体上的某些基因不能互相替代，基因由父方传给子女和由母方传给子女可有不同表现。这是由于基因在生殖细胞分化过程中受到不同的修饰产生的现象。遗传印记的分子机制主要是 DNA 的甲基化。

15. 线粒体遗传病：人类染色体细胞核外 DNA 突变可致线粒体功能异常，由此出现的疾病总称之。即由卵细胞胞质内突变的线粒体 DNA 传递给下一代，表现为母系遗传。家系中男女均可患病，但男性患者不遗传至后代。

16. 畸形：器官或组织的体积、形态、部位或结构的异常或缺陷。

二、填空题

1. ①染色体病，②单基因遗传病，③多基因遗传病

2. ①缺失，②环状染色体，③易位，④重复，⑤倒位，⑥等臂染色体

3. ①21 三体，②18 三体，③13 三体，④5 号染色体短臂部分或全部缺失，⑤45，XO，⑥47，XXY

4. ①46，XY/47，XXY；②47，XXY/48，XXXY

5. ①常染色体，②常染色体，③X 染色体

6. ①遗传因素，②环境因素，③病毒和感染，④化学药物

7. ①综合征，②联合征，③变形症，④阻断症，⑤序列征

8. ①风疹，②巨细胞病毒感染，③水痘，④单纯疱疹 B

9. ①基因突变，②染色体畸变

10. ①毛细血管扩张性共济失调症，②Bloom 综合征，③着色性干皮症，④Fanconi 贫血

11. ①Marfan 综合征，②先天性软骨发育不全，③多囊肾，④结节性硬化，⑤家族性高胆固醇血症，⑥神经纤维瘤病

12. ①糖原累积症，②脂质贮积症，③苯丙酮尿症，④肝豆状核变性，⑤半乳糖血症，⑥白化病

13. ①血友病 A，②红绿色盲，③假性肥大性肌营养不良症

14. 抗维生素 D 性佝偻病

15. ①高血压，②糖尿病，③躁狂抑郁症，④类风湿关节炎，⑤先天性心脏病，⑥唇裂

16. ①氨基蝶呤，②链霉素，③去甲睾酮，④四环素，⑤三甲双酮，⑥雌激素

17. ①胚胎组织形成不良，②变形，③胚胎组织或胎儿的发育过程受到外来作用的阻断

18. 12%

19. ①2%，②1%，③0.5%

20. ①垂直传递，②先天性，③终生性，④家族性

21. ①IgM，②病原基因

三、选择题

A 型题（1~26）B 型题（27~37）C 型题（38~52）X 型题（53~66）

1. D	2. C	3. D	4. C	5. B	6. A
7. A	8. A	9. C	10. D	11. E	12. E
13. D	14. B	15. D	16. C	17. C	18. C
19. A	20. B	21. B	22. B	23. C	24. E
25. D	26. D	27. E	28. B	29. A	30. D
31. D	32. D	33. E	34. D	35. E	36. C
37. B	38. B	39. B	40. A	41. D	42. D
43. C	44. A	45. A	46. B	47. D	48. A
49. B	50. C	51. B	52. D	53. ACE	54. ABCE
55. ACE	56. ABCD	57. ABC	58. ABCDE	59. ABCD	60. ABC
61. ABDE	62. ACDE	63. ABCD	64. ABCDE	65. ABC	66. ABCDE

四、病例分析（1~3题）

1. A	2. B	3. D

五、问答题

1.（1）Down 综合征的表型特征：精神发育迟缓、眼内眦赘皮和眼裂上斜，常伴有先天性心脏病，染色体异常为常染色体21三倍体。

（2）Turner 综合征的表型特征有身材矮小、卵巢发育不全、女性不育症，染色体核型为45，X。

（3）Klinefelter 综合征表型特征有身材修长、睾丸发育不全、男性乳腺发育，染色体核型为47，XXY。

2. 单基因遗传病的类型

（1）常染色体显性遗传病：是单基因遗传病，其致病基因在常染色体上，等位基因之一突变，杂合状态下即可发病。致病基因可以是生殖细胞发生突变而新产生，也可以是由双亲任何一方遗传面来。此种患者的子女发病的概率相同，均为 1/2。

（2）常染色体隐性遗传病：是单基因遗传病，其致病基因在常染色体上，基因性状是隐性的，即只有纯合子才可显示病状。此种遗传病父母双方均为致病基因携带者，故多见于近亲婚配者的子女。子代有1/4的概率患病，子女患病概率均等。

（3）性连锁遗传病：致病基因在 X 染色体上，性状是隐性的，女性大多只是携带者，这类女性携带者与正常男性婚配，子代中的男性有 1/2 的概率患病，女性不发病，但有 1/2 的概率是携带者。男性患者与正常女性婚配，子代中男性正常，女性都是携带者。

3.（1）Edwards 综合征的表型特征有肾畸形、肌张力增高及手紧握、小头、低位耳，染色体异常为 18 三体。

（2）Patau 综合征的表型特征有中枢神经系统发育缺陷、视网膜发育不良、智力低下，染色体异常为 13 三体。

（3）猫叫综合征的表型特征有严重智力低下、眼距宽、小头，婴儿时期哭声似猫叫，染色体异常为 5 号染色体短臂部分或全部缺失。

4. 多基因遗传病的特点：受多项基因决定，多基因遗传病是由两对以上微效基因共同作用造成的，无显性和隐性之分。每对基因作用较小，但有积累效应。在发病时还常受环境因素的影响。例如高血压、糖尿病、躁狂抑郁症、类风湿关节炎、先天性心脏病、唇裂均属多基因遗传病。

5. 先天畸形的形成方式有：①胚胎组织形成不良。②变形胚。③胎组织或胎儿的发育过程受到外来作用的阻断。

主要类型有 5 类：

（1）综合征：指一群或几种畸形共同出现在一个个体中。

（2）联合征（见本章名词解释 10）。

（3）变形症（见本章名词解释 5）。

（4）阻断症（见本章名词解释 8）。

（5）序列征（见本章名词解释 9）。

6. 可致畸的病毒感染

（1）风疹：妊娠前 4 周感染致畸率 61%，5~8 周时为 26%，9~10 周时 6%。

（2）巨细胞病毒感染：10% 感染胎儿出现症状。

（3）水痘：致畸危害在胚胎前 16 周或产前 4 天内发生。

（4）单纯疱疹 B。

7. 单基因遗传病起源于单一（对）基因的突变，单基因遗传病的传递方式是按孟德尔法则传至后代的，有显性和隐性之为，不受环境因素的影响。

多基因遗传病是受多项基因决定的，是由两对以上微效基因共同作用造成的。多基因遗传病的传递方式并不是按孟德尔法则传至后代的，无显性和隐性之分。每对基因作用较小，但有积累效应。在发病时还常受环境因素的影响。

8. 要确定某一疾病为多基因遗传病是比较困难的，首先要除外染色体病和单基因遗传病，还要进行较为周密的家系调查。

9. Down 综合征的发生是由于在卵子生成期 21 号染色体分离失败，最后导致在受精卵中出现了三条这样的染色体。因此，在典型的 Down's 综合征患儿的体内染色体的组成是 47, XX, +21 或 47, XY, +21。这种组合方式说明了在男性或女性体内有一条多余的 21 号染色体，这种基因型称为 21 三体。Down 综合征多见于高龄产妇。Down 综合征有一种罕见的形式与母亲年龄无关，而是 46 条染色体。这其中有一条大的染色体由 21 号和 15 号染色体通过易位组成，这样的情况实际上是隐匿性的三体。